D1695215

Regionale Tumortherapie

Springer
*Berlin
Heidelberg
New York
Hongkong
London
Mailand
Paris
Tokio*

J. Boese-Landgraf   U. Gallkowski
G. Layer   A. Schalhorn   (Hrsg.)

Im Auftrag der ART
(Arbeitsgemeinschaft für Regionale Tumortherapie e.V.)

Regionale Tumortherapie

Mit 86 Abbildungen in 159 Einzeldarstellungen,
teilweise in Farbe und 63 Tabellen

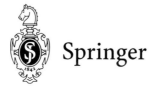

Springer

PD Dr. J. Boese-Landgraf
Klinik für Chirurgie, Klinikum Chemnitz
Flemmingstraße 2, 09116 Chemnitz

Dr. Uwe Gallkowski
Chirurgische Klinik, DRK-Krankenhaus Neuwied
Marktstraße 104, 56564 Neuwied

PD Dr. G. Layer
Zentralinstitut für Diagnostische und Interventionelle Radiologie
Klinikum der Stadt Ludwigshafen
Bremserstraße 79, 67063 Ludwigshafen

Prof. Dr. A. Schalhorn
Medizinische Klinik III, Klinikum Großhadern
Marchioninistraße 15, 81377 München

ISBN 3-540-41762-1 Springer-Verlag Berlin Heidelberg New York

Bibliografische Information Der Deutschen Bibliothek
Die Deutsche Bibliothek verzeichnet diese Publikation in der Deutschen Nationalbibliografie;
detaillierte bibliografische Daten sind im Internet über <http://dnb.ddb.de> abrufbar.

Dieses Werk ist urheberrechtlich geschützt. Die dadurch begründeten Rechte, insbesondere
die der Übersetzung, des Nachdrucks, des Vortrags, der Entnahme von Abbildungen und Tabellen, der Funksendung, der Mikroverfilmung oder der Vervielfältigung auf anderen Wegen
und der Speicherung in Datenverarbeitungsanlagen, bleiben, auch bei nur auszugsweiser Verwertung, vorbehalten. Eine Vervielfältigung dieses Werkes oder von Teilen dieses Werkes ist
auch im Einzelfall nur in den Grenzen der gesetzlichen Bestimmungen des Urheberrechtsgesetzes der Bundesrepublik Deutschland vom 9. September 1965 in der jeweils geltenden Fassung zulässig. Sie ist grundsätzlich vergütungspflichtig. Zuwiderhandlungen unterliegen den
Strafbestimmungen des Urheberrechtsgesetzes.

Springer-Verlag Berlin Heidelberg New York
ein Unternehmen der BertelsmannSpringer Science+Business Media GmbH
http://www.springer.de

© Springer-Verlag Berlin Heidelberg 2003
 Printed in Germany

Die Wiedergabe von Gebrauchsnamen, Handelsnamen, Warenbezeichnungen usw. in diesem
Werk berechtigt auch ohne besondere Kennzeichnung nicht zu der Annahme, dass solche
Namen im Sinne der Warenzeichen- und Markenschutz-Gesetzgebung als frei zu betrachten
wären und daher von jedermann benutzt werden dürften.

Produkthaftung: Für Angaben über Dosierungsanweisungen und Applikationsformen kann
vom Verlag keine Gewähr übernommen werden. Derartige Angaben müssen vom jeweiligen
Anwender im Einzelfall anhand anderer Literaturstellen auf ihre Richtigkeit überprüft werden.

Datenkonvertierung: K&V Fotosatz GmbH, Beerfelden
Druck und Bindearbeiten: Stürtz AG, Würzburg
Umschlaggestaltung: deblik, Berlin

Gedruckt auf säurefreiem Papier   21/3150 ih-5 4 3 2 1 0

Vorwort

Allen Bemühungen um eine Frühdiagnose zum Trotz wird die Mehrzahl der malignen Tumoren immer noch so spät entdeckt, dass bei Primärdiagnose oder im weiteren Verlauf Rezidive und/oder Fernmetastasen auftreten. Nur bei wenigen soliden Tumoren ist die Effektivität der systemischen Therapie ausreichend. In dieser Situation versucht man, durch regionale Therapieansätze Tumormanifestationen besonders wirkungsvoll zu behandeln. Bei nicht metastasierten Karzinomen steht die regional hohe Therapieintensität mit großer Effizienz (z. B. Alkoholinstillation beim inoperablen HCC) bei normaler oder fehlender Belastung des Gesamtorganismus im Vordergrund.

Ist eine Tumorerkrankung bereits metastasiert, haben regionale Therapieansätze zwar nur einen geringen Einfluss auf das Überleben, können aber in Regionen mit klinisch relevanter Tumoraktivität palliativ sehr segensreich sein. Neben den chemotherapeutischen Ansätzen sind hier besonders Stents, Embolisationen und Thermoablationsverfahren zu nennen.

Das Spektrum möglicher Indikationen für eine regionale Tumortherapie ist sehr groß, und je nach Lokalisation des Tumors und der Wahl der Therapie kommen unterschiedlichste Methoden zum Einsatz.

In dem vorliegenden Werk versuchen wir erstmals im deutschsprachigen Raum einen Überblick zu vermitteln über
- die theoretischen Voraussetzungen einer regionalen Therapie,
- die verschiedenen Techniken zu deren Durchführung und
- die bisher gewonnenen Ergebnisse unter Berücksichtigung des jeweiligen Tumortyps, seiner Lokalisation und der angewandten Form der regionalen Therapie.

Dies erscheint uns vor allem deshalb notwendig, weil
- kleine Fallzahlen und hohe Patientenselektion oft zu unterschiedlichen Ergebnissen führen und meist keine ausreichend sicheren Schlussfolgerungen zulassen, wie die zahlreichen regionalen Chemotherapiestudien bei der Behandlung kolorektaler Lebermetastasen zeigen;
- fehlende technische Expertise einen im Prinzip guten Therapieansatz zunichte machen kann und u. U. sogar schädlich ist, wenn z. B. bei inkorrekter Lage des Katheters ein falsches oder zu großes Areal mit potenziell toxischen Substanzen perfundiert wird oder wenn ein nicht erkannter Port/Katheter-Defekt oder eine Fehlpunktion zum Paravasat eines Zytostatikums führt.

Am Ende der Therapiekapitel geben die Herausgeber einen Kommentar, in dem versucht wird, die Wertigkeit des jeweilgen regionalen Therapieverfahrens einzuordnen. Dabei ist uns bewusst, dass diese Darstellung subjektiven Charakter haben muss.

Mit diesem Einblick in die regionalen Therapieansätze hoffen wir, das Interesse aller in der Tumordiagnostik und -therapie tätigen Ärzte zu wecken.

Die Bereitschaft zur Teilnahme an größeren Studien ist erforderlich, um den Wert einer bestimmten regionalen Tumortherapie zu beweisen. Nur so besteht in der Zukunft die Chance, geeignete regionale Tumortherapien zum Nutzen für die Patienten häufiger, effektiver und sicherer einzusetzen. Dabei ist es zur sicheren und effektiven Durchführung erforderlich, dass Ärzte der verschiedenen Fachrichtungen intensiv zusammenarbeiten.

Bei der Vielzahl der regionalen Therapieansätze, der verschiedenen Tumoren und betroffenen Organe will und kann das vorliegende Werk keinen Anspruch auf Vollständigkeit erheben. Wir hoffen, den interessierten Leser anzuregen, in der ART, der Arbeitsgemeinschaft Regionale Tumortherapie, mitzuarbeiten und das Spektrum der Indikationen zu erweitern.

Februar 2003   Die Herausgeber

Inhaltsverzeichnis

I	*Rationale der regionalen Therapie bei malignen Tumoren*	1
1	**Biologische Aspekte der Metastasierung** . . . . J. Boese-Landgraf	3
	Literatur	4
2	**Allgemeine Pharmakologie** . . . . A. Schalhorn	5
2.1	Pharmakologisch-pharmakokinetische Voraussetzungen für eine regionale Tumortherapie	6
2.1.1	Übertritt regional applizierter Zytostatika in den Körperkreislauf	7
2.1.2	Anreicherung der Zytostatika durch Verlangsamung oder Stopp der Blutzufuhr	8
2.2	Voraussetzungen von seiten des Tumors	8
2.3	Technische Voraussetzungen für die regionalen Therapieansätze	9
2.4	Toxizitäten der regionalen Therapieverfahren	9
2.5	Schlussfolgerungen	10
	Literatur	10
3	**Spezielle Pharmakokinetik** . . . . A. Schalhorn	11
3.1	Pharmakokinetische Messungen unter einer regionalen Therapie	11
3.2	Hepatische Extraktionsraten und systemische Wirkung	12
3.3	Gewebespiegel unter einer regionalen Chemotherapie	13
3.4	Klinische Effektivität der intraarteriellen Chemotherapie	15
3.5	Steigerung der Effektivität einer regionalen Chemotherapie . .	15
3.5.1	Flussverlangsamung	15
3.5.2	Neue Ansätze	16
	Literatur	16

II	*Techniken zur intraarteriellen Behandlung*	17
4	**Embolisationen**	19
	G. Layer, T. Kirchhoff, G. Berger	
4.1	Embolisationsmaterialien	19
4.2	Pharmakokinetik bei Chemookklusion der Leber	22
4.3	Präoperative Devaskularisation	24
4.4	Embolisationsbehandlung nach Organbereichen	25
4.4.1	Embolisationen im Kopf-/Halsbereich	25
4.4.2	Bronchialkarzinom	25
4.4.3	Ösophaguskarzinom	27
4.4.4	Nierentumorembolisation	27
4.4.5	Leberembolisation	28
4.4.6	Gastrointestinale Tumoren	29
4.4.7	Embolisationen bei blutenden Beckentumoren	30
4.5	Komplikationen der interventionellen Tumorembolisation . . .	31
	Literatur	32
5	**Spezielle chirurgische Kathetertechniken**	35
	J. Boese-Landgraf	
5.1	Leberarterienkatheter (HAI)	35
5.1.1	Operationstechnisches Vorgehen bei der Implantation	38
5.1.2	Technische Pflege des Kathetersystems	39
5.1.3	Komplikationen des Leberarterienkatheters	40
5.2	Vorgehen bei komplexen Gefäßanomalien	41
5.3	Minimalinvasive, laparoskopische Implantationstechnik des arteriellen Therapiekatheters	42
5.4	Der portalvenöse Leberkatheter	44
5.5	Arterielle Therapiekatheter für andere Körperregionen	45
5.5.1	Lunge	45
5.5.2	Mamma	45
5.5.3	Pankreas	45
5.5.4	Kleines Becken	46
	Literatur	46
6	**Perkutan implantierte arterielle Port-Katheter-Systeme** . .	49
	F. Fobbe	
6.1	Methode	49
6.1.1	Zugang	49
6.1.2	Vorbereitung des Gefäßbettes zur Katheterimplantation	51

6.1.3	Therapiekatheter, Port	53
6.1.4	Komplikationen	54
6.2	Zusammenfassung	56
	Literatur	56

III Intraarterielle Chemotherapie ... 59

7 Mundhöhlen- und Oropharynxkarzinome ... 61
A. Eckardt

7.1	Historische Entwicklung	61
7.2	Pharmakokinetischer Hintergrund	62
7.3	Diagnostische Maßnahmen	62
7.4	Operative Technik und Methode	63
7.5	Perfusionskontrolle	64
7.6	Bisherige klinische Studien und gegenwärtiger Entwicklungsstand der regionalen Chemotherapie im Kopf-Hals-Bereich	64
7.7	Ausblick	68
	Literatur	68
	Kommentar	71

8 Mammakarzinom ... 73
J. Görich, S. Krämer

8.1	Technik	73
8.2	Ergebnisse	76
8.2.1	Primärtumoren	76
8.2.2	Lokalrezidive	81
8.3	Systemische Therapieeffekte (Nebenwirkungen)	82
	Literatur	82
	Kommentar	83

9 Pankreaskarzinom ... 85
A. Formentini, K. H. Link

9.1	Epidemiologie und Ätiologie	85
9.2	Pathologie	86
9.3	Stadieneinteilung des Pankreaskarzinoms und klinische Symptomatik	86
9.4	Biologie und Prognosefaktoren	87

9.5	Therapeutische Optionen	87
9.5.1	Resektables duktales Adenokarzinom des Pankreas	87
9.5.2	Lokalfortgeschrittenes und metastasiertes Pankreaskarzinom	91
9.6	Praktische Durchführung der intraarteriellen Therapie	94
	Literatur	95
	Kommentar	98

10 Primäre Lebertumoren 99
U. Gallkowski, J. Rudolph, G. Layer

10.1	Epidemiologie und Ätiologie	99
10.2	Pathologie	100
10.2.1	Epitheliale Tumoren	100
10.2.2	Nichtepitheliale Tumoren	102
10.3	Stadieneinteilung des HCC und klinische Symptomatologie maligner Lebertumoren	102
10.4	Prognosefaktoren	102
10.5	Therapeutische Optionen maligner Lebertumoren	105
10.5.1	Operative Therapie	105
10.5.2	Systemische Chemotherapie und Hormontherapie	106
10.6	Intraarterielle Chemoperfusion und Chemoembolisation des HCC	106
10.6.1	Intraarterielle Chemoperfusion	107
10.6.2	Intraarterielle Chemoembolisation unter Verwendung von Lipiodol	108
10.6.3	Intraarterielle Chemoembolisation unter Verwendung diverser Embolisate	108
10.6.4	Jod-131-Lipiodol-Therapie des HCC	112
10.6.5	Adjuvante und neoadjuvante regionale Chemotherapie des HCC	112
10.6.6	Indikationen und Kontraindikationen für die intraarterielle Chemoperfusion und Chemoembolisation	113
10.6.7	Technische Durchführung der intraarteriellen Chemoperfusion und Chemoembolisation	116
10.6.8	Komplikationen	120
10.6.9	Erfolgskontrolle	122
10.6.10	Chemoembolisation der Pfortader	122
10.6.11	Technik der Pfortaderembolisation	123
	Literatur	123
	Kommentar	128

11 Sekundäre Lebertumoren ... 131
A. Schalhorn, J. Boese-Landgraf, E. Schmoll

11.1	Kolorektale Lebermetastasen ...	131
11.1.1	Effektivität der intraarteriellen Therapie (A. hepatica-Infusion, FUDR) ...	131
11.1.2	Adjuvante regionale Therapie ...	135
11.1.3	Indikationen für regionale Chemotherapie ...	136
11.1.4	Wahl der regionalen Chemotherapie ...	137
11.1.5	Implantation von Port-Katheter-Systemen ...	137
11.1.6	Durchführung der regionalen Chemotherapie ...	137
11.2	Sonstige Lebermetastasen ...	138
11.2.1	Lebermetastasen des Mammakarzinoms ...	138
11.2.2	Lebermetastasen des malignen Melanoms ...	139
11.2.3	Lebermetastasen vom Pankreaskarzinoms ...	140
11.2.4	Lebermetastasen von Weichteilsarkomen, neuroendokrinen Tumoren und Nierenzellkarzinomen ...	140
	Literatur ...	141
	Kommentar ...	143

12 Gynäkologische Tumoren ... 145
S. Baus, C. Thiele-Baus, A. Chavan

12.1	Benigne Tumoren ...	145
12.1.1	Myomektomie ...	145
12.1.2	Minimalinvasive Verfahren ...	145
12.1.3	Intraarterielles Verfahren ...	146
12.2	Maligne Tumoren ...	146
12.3	Fallbeispiel ...	147
	Literatur ...	148
	Kommentar ...	149

13 Intraarterielle Chemotherapie beim inoperablen Rektumkarzinom und Rektumkarzinomrezidiv ... 151
H. D. Pieroth

13.1	Indikation zur intraarteriellen Therapie ...	151
13.2	Das inoperable Lokalrezidiv ...	151
13.3	Das primär inoperable, lokal fortgeschrittene Rektumkarzinom	152
13.4	Technisches Vorgehen ...	152
13.4.1	Methode beim inoperablen Rezidiv ...	152
13.4.2	Prätherapeutische radiologische Effizienzkontrolle ...	152

13.4.3	Anlage arterieller Ports beim Rektumkarzinomrezidiv	153
13.4.4	Kathetertechnik beim primär inoperablen Rektumkarzinom	154
13.5	Therapeutisches Vorgehen	155
13.6	Kontraindikationen	156
13.7	Komplikationen	156
13.8	Ergebnisse	157
	Literatur	157
	Kommentar	158

14 Die isolierte Extremitätenperfusion zur Behandlung von Weichteilsarkomen, Transitmetastasen des malignen Melanoms sowie anderen irresektablen Tumoren 159
A. M. M. Eggermont, T. L. M. ten Hagen

14.1	Allgemeines zur isolierten Extremitätenperfusion	159
14.2	Technik und Medikamentendosierung	159
14.3	Überwachung der Gewebetemperatur und des Perfusionslecks	159
14.4	Klassifikation der lokalen Toxizität nach isolierter Extremitätenperfusion	160
14.5	Die isolierte Extremitätenperfusion beim malignen Melanom	160
14.5.1	Zuführung von Hitze	160
14.5.2	Perfusionssequenz	162
14.5.3	Weitere zytostatische Medikamente	162
14.5.4	Erfolgreiche Anwendung von Tumornekrosefaktor alpha	162
14.5.5	Misserfolg der isolierten Extremitätenperfusion als adjuvante Maßnahme beim primären Hochrisikomelanom	163
14.6	Die isolierte Extremitätenperfusion zur Behandlung des fortgeschrittenen Weichteilsarkoms	164
14.6.1	Rationale für die Anwendung von TNF bei der isolierten Extremitätenperfusion zur Erhaltung der Extremität	164
14.6.2	TNF α in der klinischen Anwendung bei der isolierten Extremitätenperfusion	164
14.6.3	Histologische und bildgebende Studien zum Antitumoreffekt von TNF α	165
14.7	Entwicklung von Extremitätenperfusionsmodellen an der Ratte	165
14.8	Die isolierte Extremitätenperfusion und die Gentherapie	168
	Literatur	168
	Kommentar	171

IV Hypoxische Perfusion 173

15 Hypoxisch abdominelle Perfusion (Stop-flow-Methode) ... 175
U. Gallkowski

15.1   Technische Durchführung 175
15.1.1 Vorbereitung der Patienten 175
15.1.2 Operationstechnik 175
15.1.3 Postoperative Maßnahmen 176

15.2   Kontraindikationen 176
15.3   Komplikationen 176
15.4   Pharmakokinetik unter Stop-flow-Therapie 177
15.5   Ergebnisse 177

Literatur 178

Kommentar 179

V Ablative Therapieverfahren von Lebertumoren 181

Einleitung 183
C. T. Germer, J. P. Ritz

Literatur 184

16 Laserverfahren 185
C. T. Germer, J. P. Ritz

16.1   Lasersysteme und Laser-Gewebe-Interaktion 186
16.2   Laserapplikatoren 187
16.3   Methoden zur Effektivitätssteigerung 188
16.4   Klinische Anwendung 189

Literatur 191

17 Radiofrequenzablation 193
P. Huppert, J. Trübenbach

17.1   Grundlagen und Wirkungsweisen 193
17.2   Technischer Aufbau von RFA-Systemen, bildgebende Steuerung
       und Methodik bei klinischer Anwendung 194
17.3   Lokale Effektivität der RFA 196
17.4   Klinische Ergebnisse der RFA 200
17.5   Perkutane vs. intraoperative RFA 205
17.6   Nachsorge nach RFA 206
17.7   Indikationen und Kontraindikationen 207

Literatur 207

| 18 | **Kryotherapie primärer und sekundärer Lebertumoren** ... | 211 |

T. Junginger, J. Seifert, A. Heintz

18.1	Wirkungsmechanismus	211
18.2	Anwendung	213
18.3	Anwendung bei Metastasen kolorektaler Karzinome	214
18.3.1	Risiken	215
18.3.2	Lokale Tumordestruktion	215
18.3.3	Überlebensraten	216
18.4	Ergebnisse bei hepatozellulären Karzinomen	217
18.5	Ergebnisse bei Metastasen neuroendokriner Tumoren	218
18.6	Ergebnisse bei Metastasen sonstiger Malignome	219
18.7	Indikationen zur Kryotherapie	219
18.8	Kontraindikationen	220
18.9	Schlussfolgerungen	220
	Literatur	221

| 19 | **Perkutane Alkoholinjektion** | 223 |

J. Boese-Landgraf, F. Fobbe

19.1	Technik	223
19.1.1	Behandlung unter Ultraschallkontrolle	223
19.1.2	Behandlung unter CT-Kontrolle	225
19.2	Nebenwirkungen	225
19.3	Komplikationen	225
19.4	Indikationen und Kontraindikationen für die Alkoholinjektion	225
19.5	Überlebens- und Rezidivrate	226
	Literatur	227
	Gesamtkommentar: Ablative Therapien von Lebertumoren	228

| VI | *Photodynamische Therapie* | 229 |

| 20 | **Photodynamische Therapie in der Gastroenterologie** | 231 |

F. L. Dumoulin, T. Gerhardt

20.1	Prinzipien der photodynamischen Therapie (PDT)	231
20.1.1	Photosensitizer	231
20.1.2	Phototoxischer Effekt	232
20.1.3	Lichtquellen und Lichtleiter	232
20.1.4	Vorteile und Grenzen der PDT	233
20.2	Klinische Anwendung der PDT in der Gastroenterologie	234
20.2.1	Ösophagus	234

20.2.2	Magen		236
20.2.3	Gallengang		236
20.2.4	Kolon		237
	Literatur		238
	Kommentar		241

VII *Stents* 243

21 Stents: Materialien, Typ, Hersteller 245
H. Strunk

21.1	Ballondilatierbare Stents	247
21.2	Selbstexpandierende Stents	247
21.3	Endovaskuläre Grafts/ummantelte Stents	248

22 Ösophagusstent 249
P. Decker, D. Decker

22.1	Bedeutung der palliativen Therapie	249
22.2	Indikationen	251
22.3	Technische Durchführung der Stentimplantation	251
22.4	Ergebnisse	252
	Literatur	253

23 Tracheobronchialstents 255
H. D. Becker, F. Herth

23.1	Einführung	255
23.2	Anatomische, funktionelle und technische Voraussetzungen	256
23.3	Narkosetechnik, Stenosendilatation und -Messung	257
23.4	Stentsysteme	258
23.4.1	Kunststoffstents	258
23.4.2	Dynamic Stent	260
23.4.3	Polyester Stent	260
23.4.4	Metallstents	261
23.4.5	Expandierbare Metallstents	261
23.4.6	Selbstexpandierende Metallstents	261
23.5	Resultate der Stentbehandlung	262
23.6	Probleme der Stentimplantation in den Atemwegen	264
23.7	Zusammenfassung und Ausblick	265
	Literatur	266

24	**V.-cava-Stent**	267
	K. Wilhelm	
24.1	Diagnostik und Klassifikation der oberen Einflussstauung . . .	267
24.2	Interventionelle Technik	268
24.3	Komplikationen	270
24.4	Ergebnisse	271
24.5	Wertung	272
	Literatur	273
25	**Gallenwegstents**	275
	C. Scheurlen, T. Sauerbruch	
25.1	Tumorstenosen des distalen und mittleren Gallengangs	276
25.1.1	Ablative endoskopische Verfahren für Papillenkarzinome	276
25.1.2	Palliative Gallengangdrainagen	276
25.2	Tumorstenosen der hilären Gallenwege	277
25.2.1	Endoskopische vs. perkutane Drainageeinlage	278
25.2.2	Einseitige oder doppelseitige Drainage	279
25.2.3	Kunststoff- oder Metall-Endoprothese	279
25.2.4	Erfolgsraten und Komplikationen der Prothesenimplantation .	280
25.3	Zusammenfassung	280
	Literatur	281
	Kommentar	282
VIII	*Hyperthermie*	283
26	**Hyperthermie**	285
	M. Schlemmer, S. Abdel-Rahman, R. D. Issels	
26.1	Thermobiologische Grundlagen	285
26.2	Interaktion mit Radiotherapie und Chemotherapie	286
26.3	Physikalische Grundlagen und technische Möglichkeiten	287
26.3.1	Lokale Oberflächenhyperthermie	288
26.3.2	Regionale Tiefenhyperthermie	288
26.3.3	Thermometrie	289
26.4	Klinische Studien und Ergebnisse	290
26.4.1	Hyperthermie in Kombination mit Radiotherapie	290
26.4.2	Hyperthermie in Kombination mit Chemotherapie	293
26.4.3	Hyperthermie in Kombination mit Radiochemotherapie	295
	Literatur	296
	Kommentar	299

IX Möglichkeiten der regionalen Gentherapie 301

27 Lokale Gentherapie zur Behandlung von Lebertumoren ... 303
V. Schmitz, W. H. Caselmann

27.1	Grundlagen der Gentherapie	303
27.2	Lokale Gentherapie von Lebertumoren	304
27.2.1	Gensubstitution	304
27.2.2	Suizidgentherapie	305
27.2.3	Immunmodulation.............................	305
27.2.4	Antiangiogene Gentherapie	306
27.3	Ausblick	307
	Literatur	307
	Kommentar	308

Sachverzeichnis 309

Autorenverzeichnis

Abdel-Rahman, S. Dr.
Medizinische Klinik III, Klinikum Großhadern
Marchioninistraße 15, 81377 München

Baus, Stefan, Dr.
Diagnostische Radiologie I, Medizinische Hochschule Hannover
Carl Neuberg Straße 1, 30625 Hannover

Becker, H. D., Clinical Professor
University of Nevada School of Medicine
Visiting Professor Harvard Medical School
Leitender Arzt Sektion Interdisziplinäre Endoskopie
Thoraxklinik-Heidelberg GmbH
Amalienstraße 5, 69126 Heidelberg

Berger, G., Dr.
Chirurgische Klinik und Poliklinik, Allgemein-, Gefäß- und Thoraxchirurgie
Klinikum Benjamin Franklin, Freie Universität
Hindenburgdamm 30, 12200 Berlin

Boese-Landgraf, J., PD Dr.
Klinik für Chirurgie, Klinikum Chemnitz
Flemmingstraße 2, 09116 Chemnitz

Caselmann, W. H., Prof. Dr.
Medizinische Klinik I, Rheinische Friedrich-Wilhelms-Universität
Sigmund-Freud-Straße 25, 53105 Bonn

Chavan, A., PD Dr.
Diagnostische Radiologie I, Medizinische Hochschule Hannover
Carl Neuberg Straße 1, 30625 Hannover

Decker, D., PD Dr.
Klinik und Poliklinik für Allgemein-, Viszeral-, Thorax- und Gefäßchirurgie
Rheinische Friedrich-Wilhelms-Universität
Sigmund-Freud-Straße 25, 53105 Bonn

Decker, P., PD Dr.
Klinik und Poliklinik für Allgemein-, Viszeral-, Thorax- und Gefäßchirurgie
Rheinische Friedrich-Wilhelms-Universität
Sigmund-Freud-Straße 25, 53105 Bonn

Dumoulin, F. L., PD Dr.
Medizinische Klinik und Poliklinik I, Universitätsklinikum Bonn
Sigmund-Freud-Straße 25, 53105 Bonn

Eckardt, A., Prof. Dr. Dr.
Klinik und Poliklinik für Mund-, Kiefer- und Gesichtschirurgie
Medizinische Hochschule Hannover
Carl Neuberg Straße 1, 30625 Hannover

Eggermont, A. M. M., Prof. Dr.
Department of Surgical Oncology, University Hospital Rotterdam
Daniel den Hoed Cancer Center, Erasmus University Rotterdam
301 Groene Hilledijk, 3075 EA Rotterdam, The Netherlands

Fobbe, F., Prof. Dr.
Abteilung für Röntgendiagnostik und Interventionelle Therapie
Auguste-Viktoria-Krankenhaus
Rubensstraße 125, 12157 Berlin

Formentini, A., Prof. Dr.
Chirurgische Klinik, Universitätsklinik Ulm
Steinhövelstraße 9, 89075 Ulm

Gallkowski, U., Dr. med.
DRK-Krankenhaus Neuwied, Chirurgische Klinik
Marktstraße 104, 56564 Neuwied

Gerhardt, T., Dr.
Medizinische Klinik und Poliklinik I, Universitätsklinikum Bonn
Sigmund-Freud-Straße 25, 53105 Bonn

Germer, C. T., Prof. Dr.
Chirurgische Klinik und Poliklinik, Allgemein-, Gefäß- und Thoraxchirurgie
Klinikum Benjamin Franklin, Freie Universität
Hindenburgdamm 30, 12200 Berlin

Görich, J., Prof. Dr.
Abteilung Röntgendiagnostik, Universitätsklinik Ulm
Steinhövelstraße 9, 89075 Ulm

Hagen, T. L. M. ten, Dr.
Department of Surgical Oncology
Daniel den Hoed Cancer Center, University Hospital Rotterdam
301 Groene Hilledijk, 3075 EA Rotterdam, The Netherlands

Heintz, A., Dr.
Klinik für Allgemein- und Abdominalchirurgie
Klinikum der Johannes Gutenberg-Universität
Langenbeckstraße 1, 55101 Mainz

Herth, F., Dr.
Thoraxklinik-Heidelberg GmbH
Amalienstraße 5, 69126 Heidelberg

Huppert, P., PD Dr.
Institut für Strahlendiagnostik und Nuklearmedizin, Klinikum Darmstadt
Grafenstraße 9, 64283 Darmstadt

Issels, R. D., Prof. Dr.
Medizinische Klinik III, Klinikum Großhadern
Marchioninistraße 15, 81377 München

Junginger, T., Prof. Dr.
Klinik für Allgemein- und Abdominalchirurgie
Klinikum der Johannes Gutenberg-Universität
Langenbeckstraße 1, 55101 Mainz

Kirchhoff, T., Dr.
Diagnostische Radiologie I, Medizinische Hochschule Hannover
Carl Neuberg Straße 1, 30625 Hannover

Krämer, S., Dr.
Abteilung Röntgendiagnostik, Universitätsklinik Ulm
Steinhövelstraße 9, 89075 Ulm

Layer, G., PD Dr. med.
Zentralinstitut für Diagnostische und Interventionelle Radiologie
Klinikum der Stadt Ludwigshafen
Bremserstraße 79, 67063 Ludwigshafen

Link, K. H., Prof. Dr.
Chirurgische Onkologie, Asklepios-Paulinen-Klinik
Geisenheimer Straße 10, 65197 Wiesbaden

Pieroth, H. D., Prof. Dr. Dr.
Abteilung Onkologie und Radiologie, Marien-Hospital
Rochusstraße 2, 40479 Düsseldorf

Ritz, J. P., Dr.
Chirurgische Klinik und Poliklinik, Allgemein-, Gefäß- und Thoraxchirurgie
Klinikum Benjamin Franklin, Freie Universität
Hindenburgdamm 30, 12200 Berlin

Rudolph, J., Dr.
Klinik und Poliklinik für Allgemein-, Viszeral-, Thorax- und Gefäßchirurgie
Rheinische Friedrich-Wilhelms-Universität
Sigmund-Freud-Straße 25, 53105 Bonn

Sauerbruch, T., Prof. Dr.
Medizinische Klinik I, Rheinische Friedrich-Wilhelms-Universität
Sigmund-Freud-Straße 25, 53105 Bonn

Schalhorn, A., Prof. Dr.
Medizinische Klinik III, Klinikum Großhadern
Marchioninistraße 15, 81377 München

Scheurlen, C., PD Dr.
Medizinische Klinik und Poliklinik I
Rheinische Friedrich-Wilhelms-Universität
Sigmund-Freud-Straße 25, 53105 Bonn

Schlemmer, M., Dr.
Medizinische Klinik III, Klinikum Großhadern
Marchioninistraße 15, 81377 München

Schmitz, V., Dr.
Medizinische Klinik I, Rheinische Friedrich-Wilhelms-Universität
Sigmund-Freud-Straße 25, 53105 Bonn

Schmoll, E., Dr.
Abteilung für Hämatologie/Onkologie, Medizinische Hochschule Hannover
Carl Neuberg Straße 1, 30625 Hannover

Seifert, J., PD Dr.
Klinik für Allgemein- und Abdominalchirurgie
Klinikum der Johannes Gutenberg-Universität
Langenbeckstraße 1, 55101 Mainz

Strunk, H., PD Dr.,
Radiologische Klinik, Rheinische Friedrich-Wilhelms-Universität
Sigmund-Freud-Straße 25, 53105 Bonn

Thiele-Baus, C., Dr.
Diagnostische Radiologie I, Medizinische Hochschule Hannover
Carl Neuberg Straße 1, 30625 Hannover

Trübenbach, J., Dr.
Abteilung für Radiologische Diagnostik, Eberhard-Karl-Universität
Hoppe-Seyler-Straße 3, 72076 Tübingen

Wilhelm, K., Dr.
Radiologische Klinik, Rheinische Friedrich-Wilhelms-Universität
Sigmund-Freud-Straße 25, 53105 Bonn

Rationale der regionalen Therapie bei malignen Tumoren

Biologische Aspekte der Metastasierung

J. Boese-Landgraf

Im menschlichen Organismus verläuft die hämatogene Metastasierung über die Schlüsselorgane Leber, Lunge und Skelettsystem. Dabei entscheidet die Art und die Lokalisation des Primärtumors über den Organbefall im Rahmen der hämatogenen Metastasierung. Die Vorstellung, dass zum Beispiel beim Befall der Leber grundsätzlich eine diffuse Metastasierung vorliegen muss, wurde von Walther (1948) widerlegt.

Die Entwicklung der Kaskadentheorie der hämatogenen Metastasierung geht davon aus, dass im Filterorgan der Erstmetastasierung eine Selektion von Tumorzellen stattfindet, die diese zur weiteren Metastasierung befähigt (August et al. 1985; Batson 1940; Eder 1985; Walther 1948). Obwohl diese Theorie bei der Mehrzahl der Patienten mit Fernmetastasen den Metastasierungsablauf erklärt, sind immer wieder Einzelfälle beobachtet worden, die hiervon abweichen, so dass noch weitere Faktoren eine Rolle spielen müssen, die bisher noch nicht im Einzelnen bekannt sind (Kath 1996). Postuliert wird, dass spezifische Tumorzelladhäsionsmoleküle (z.B. CD44) für die Organatropie der Metastasierung mitverantwortlich sind. Dafür spricht auch, dass zum Beispiel in einer zirrhotischen Leber deutlich seltener Lebermetastasen von soliden Tumoren auftreten als in einer gesunden Leber. Hier könnte die Verminderung der Lektinrezeptoren in der zirrhotischen Leber mitverantwortlich sein.

Nach Angaben von Walther (1948) und Eder (1985) stellt die Leber vor allem das Schlüsselorgan der Metastasierung beim kolorektalen Karzinom und beim Magenkarzinom vom intestinalen Typ dar. Dabei liegt die prozentuale Beteiligung der Leber bei hämatogener Ein- und Mehrfachmetastasierung beim kolorektalen Karzinom bei ungefähr 80%. Die Lunge ist mit 31% betroffen, gefolgt von der Wirbelsäule mit 16% und der Pleura mit 10,8%. Die Metastasierung in die Niere mit 4,9% und in die Nebenniere mit 1,3% spielen eine untergeordnete Rolle.

Ein ähnliches prozentuales Verteilungsmuster findet sich auch beim Magenkarzinom vom intestinalen Typ. Hier ist ebenfalls bei Betrachtung der hämatogenen und lymphogenen Metastasierung die Leber mit 60% der häufigste Metastasierungsort, gefolgt von der Wirbelsäule mit 33% und der Peritonealkarzinose mit 26%. Pleura, Lunge und Nebenniere sind jeweils mit 17% gleich häufig betroffen.

Ganz anders stellt sich die prozentuale Beteiligung der Organe bei Ein- und Mehrfachmetastasierung des Magenkarzinoms vom diffusen Typ dar. Hier ist die Leber nur in 7,6% der Fälle befallen. Am häufigsten findet sich eine Peritonealkarzinose mit 65%, gefolgt von der Pleura mit 42% und der Wirbelsäule mit 38%. Nebenniere mit 15% und Lunge mit 3% spielen ebenfalls keine übergeordnete Rolle.

Die Indikation zur regionalen Therapie leitet sich aus den grundlegenden Arbeiten von Eder (1985) und Pestana et al. (1964) ab, die zeigen konnten, dass insbesondere beim kolorektalen Karzinom die Leber sowohl das Erstorgan der Metastasierung darstellt als auch bei einigen Patienten das einzige für den Tod verantwortliche Endorgan. Eder (1985) gibt eine Häufigkeit des isolierten metastatischen Leberbefalls beim kolorektalen Karzinom von etwa 50% an, während sich im Sektionsgut von Pickren et al. (1982) nur bei 10% der Patienten ein isolierter metastatischer Leberbefall findet. Wodurch sich die Lebermetastasen auszeichnen, deren Organbefall sich auf die Leber beschränkt, ist bis heute nicht bekannt.

Ziel der regionalen Therapie ist es daher, die Fernmetastasierung in der Phase der monotopen Metastasierung zu erfassen und damit die Kaskade zur polytopen Metastasierung zu unterbrechen.

Literatur

August DA, Sugarbaker PH, Schneider PD (1985) Lymphatic dissemination of hepatic metastases. Cancer 55:1940–1944

Batson OV (1940) Role of vertebral veins in metastatic processes. Ann Surg 112:138–144

Eder M (1985) Die Metastasierung: Fakten und Probleme aus humanpathologischer Sicht. In: Hübner K (Hrsg) Metastasen. Gustav Fischer, Stuttgart, S 1–11

Hermanek P (1989) Chirurgische Pathologie der regionären Lymphknotenmetastasen und der Fernmetastasen. In: Rothmund M (Hrsg) Metastasenchirurgie. Thieme, Stuttgart, S 17–22

Pestana C, Reitemeier RJ, Moertel CG, Jud ES, Dockerty MB (1964) The natural history of carcinoma of the colon and rectum. Am J Surg 108:826–829

Kath R (1996) Biologie und Molekularbiologie der Metastasierung. In: Schmoll HJ, Höffken K, Possinger K (Hrsg) Kompendium Internistische Onkologie, 2. Aufl., Bd. 1. Springer, Berlin Heidelberg New York, Tokyo, S 50–51

Pickren JW, Tsukada Y, Lane WW (1982) Liver metastases: analysis of autopsy data. In: Weiss L, Gilbert MA (eds) Liver metastases. Hall, Boston, pp 2–18

Walther HE (1948) Krebsmetastasen. Schwabe, Basel

Allgemeine Pharmakologie

A. Schalhorn

Eine medikamentöse Therapie maligner Neoplasien ist an zwei Voraussetzungen geknüpft: Einmal muss das betreffende Medikament prinzipiell wirksam sein können und zum anderen muss das Prinzip der Dosis-Wirkungs-Beziehung bedacht werden. Dies bedeutet, dass ein Medikament mit steigender Dosis eine steigende biologische Wirkung entfaltet. Gleichzeitig steigt aber auch das Risiko von unerwünschten Nebenwirkungen, so dass besonders bei der Therapie maligner Neoplasien die Dosierung so gewählt werden muss, dass eine möglichst günstige Relation zwischen Wirkung und Nebenwirkungen besteht. Bei den meisten Zytostatika ist die therapeutische Breite, also der Bereich, in dem mögliche positive Effekte erwartet werden dürfen, ohne dass nichttolerable Toxizitäten auftreten, gering. Oft ist man gezwungen, für einen bescheidenen therapeutischen Gewinn auch stärkere Nebenwirkungen in Kauf zu nehmen.

Im Gegensatz z. B. zu den akuten Leukosen, dem M. Hodgkin und der Mehrzahl der Non-Hodgkin-Lymphome sprechen die meisten soliden Tumoren immer noch nicht wirklich befriedigend auf die gängigen Chemotherapien an, wenn man z.B. von den Hodentumoren und kleinzelligen Bronchialkarzinomen absieht.

Solange nicht neue, deutlich effektivere Zytostatika und/oder biologische Therapieansätze zur Verfügung stehen, wird man weiterhin versuchen, durch eine Dosissteigerung die Wirkung gegenüber malignen Neoplasien so zu steigern, dass doch noch ein Ansprechen erzielt wird. Der Dosisintensivierung der Chemotherapie steht aber die enge therapeutische Breite entgegen. Somit bieten sich potenziell nur zwei Möglichkeiten an:
- Steigerung der Dosis im Sinne einer Hochdosischemotherapie mit Stammzellsupport. Durch die vorherige – meist periphere – Entnahme von Stammzellen und deren Gabe nach Ende des Chemotherapiezyklus gelingt es heute meist, eine rasche Regeneration des Knochenmarks zu erzielen und die Phase der ausgeprägten Leuko- und Thrombozytopenie kurz zu halten und von dieser Seite größere Gefahren zu vermeiden. Andere Toxizitäten wie z.B. die Schädigung der Schleimhäute, der Leber oder des Herzens sind oft dosislimitierend und verhindern meist eine wirklich effektive Dosissteigerung. Während die Hochdosischemotherapie mit Stammzellsupport in der Hämatologie bereits einen sehr hohen Stellenwert hat, ist sie bei den soliden Tumoren derzeit noch kein Standard und im Allgemeinen nur in Studien zu rechtfertigen.
- Ein andere Möglichkeit der Dosissteigerung ist die regionale Applikation der Medikamente, wobei zwar zumeist Chemotherapeutika genutzt werden, in Zukunft aber sicher auch andere Pharmaka wie z.B. biologische Response-Modifier, Antikörper bzw. Angiogenese-Inhibitoren u. a. an Bedeutung gewinnen werden.

Trotz des attraktiven Ansatzes, durch die regionale Applikation die Effektivität einer medikamentösen Therapie in dem perfundierten Bereich zu steigern, müssen zahlreiche Voraussetzungen gegeben sein, damit diese meist doch aufwendige Therapieform eingesetzt werden darf.

An eine regionale Therapie darf nur gedacht werden, wenn *alle* Voraussetzungen vonseiten
- des Medikaments und seiner pharmakologisch-pharmakokinetischen Eigenschaften,
- des Tumors und seines biologischen Verhaltens,
- des Patienten in seiner Gesamtsituation und mit seinen anatomischen Verhältnissen und
- der jeweiligen Institution mit den notwendigen technischen Möglichkeiten

erfüllt sind. Im Folgenden wollen wir auf die einzelnen Punkte eingehen und damit versuchen, klare Indikationen für regionale Tumortherapien zu geben.

2.1 Pharmakologisch-pharmakokinetische Voraussetzungen für eine regionale Tumortherapie

Eine Substanz, die mit einer sehr langen Halbwertszeit aus dem Körper eliminiert wird, hat z. B. im Falle der Leber für lange Zeit die Möglichkeit, bei Durchströmung der Leber auch Wirksubstanz an etwaige Metastasen abzugeben. Eine kurzfristige Steigerung der lokalen Konzentration durch eine regionale Infusion hat auf die AUC, die „area under the concentration time curve" und die Menge des Zytostatikums, die vom Tumor aufgenommen wird, keinen entscheidenden Einfluss mehr. Auf der anderen Seite bedeutet ein sehr großer Blutfluss, dass bei einer konstanten Infusion eines Medikaments in die Leberarterie die Konzentration im Gefäßbaum der Leber niedriger ist als wenn die Durchblutung spontan aus anatomischen Gründen oder artifiziell nur sehr niedrig ist. Diese vergleichsweise einfachen Zusammenhänge führen zu den zwei entscheidenden Formeln, die die pharmakokinetischen Voraussetzungen für den Einsatz eines Medikaments in der regionalen Chemotherapie definieren. Dies sind in Anlehnung an Collins (1984) einmal der *Regionale Konzentrationsvorteil* R_{target} und zum anderen die *Selektivität* R_d:

(1) Konzentrationsvorteil einer regionalen Chemotherapie

$$R_{target} = 1 + \frac{Cl_{TB}}{Q}$$

Cl_{TB} entspricht der Gesamtkörperclearance und Q der Austauschrate im jeweiligen Gebiet. Eine Substanz ist dann für eine regionale Chemotherapie geeignet, wenn sie eine hohe Gesamtkörperclearance hat. Typische Beispiele sind die fluorierten Pyrimidine FUDR (Fluordeoxyuridin) und 5-FU (5-Fluorouracil), die ja auch seit vielen Jahren ihren festen Stellenwert in der regionalen Chemotherapie kolorektaler Karzinome haben.

Die Austauschrate Q spiegelt im Falle der Leber den arteriellen Blutfluss wieder, repräsentiert aber bei z. B. Aszites oder Liquor die Menge, die pro Zeiteinheit ersetzt wird. Der regionale Konzentrationsvorteil ist damit einer niedrigen Austauschrate umgekehrt proportional. Dies ist auch eine Begründung für regionale Therapieansätze im Fall von Aszites als Folge einer Peritonealkarzinose oder einer intrathekalen Therapie einer Meningeosis neoplastica, wo ja vergleichsweise niedrige und systemisch oft nicht mehr ausreichend wirksame Dosen von z. B. MTX und/oder Cytosinarabinosid zu einer effektiven Reduktion der malignen Zellpopulation ausreichen.

Die Selektivität einer regionalen Tumortherapie wird zusätzlich durch die Extraktionsrate bestimmt. Sie ist nach Collins (1984) definiert als

(2) Selektivität R_d einer regionalen Chemotherapie

$$R_d = 1 + \frac{Cl_{TB}}{Q(1-E)}$$

Die Selektivität ist wiederum besonders hoch bei den fluorierten Pyrimidinen, wobei nach sehr alten Daten von Ensminger u. Gyves (1983) die Extraktion für FUDR bis 90% betragen soll. Bei den meisten Zytostatika ist die Extraktionsrate niedriger, so dass die systemischen Spiegel z. B. von 5-FU nach einer regionalen Applikation ungefähr 70% der Werte erreichen, die bei venöser Gabe identischer 5-FU-Dosen bestimmt werden (Schalhorn u. Kühl 1995; Meta-Analysis Group in Cancer 1996).

In den meisten Arbeiten werden immer noch die Daten zum Konzentrationsvorteil und zur Selektivität angegeben, die vor Jahren schon von Ensminger u. Collins (1983) zusammen getragen wurden (Collins 1984; Ensminger u. Gyves 1983). Die Werte beim Patienten können sich erheblich von den in Tabelle 2.1 angegebenen Daten unterscheiden, einmal weil eine große interindividuelle Variabilität bezüglich der Körperclearance besteht und zum anderen, weil auch ohne zusätzliche Manipulation die Durchblutung der Leber stark schwanken kann. Bei 5-FU z. B. ist zu bedenken, dass die Clearance erheblich von der Dosis und der Geschwindigkeit der Applikation (Bolus, Infusion) abhängt. Bei Bolusgabe von z. B. 500 mg/m² 5-FU bestimmen wir im all-

Tabelle 2.1. Regionaler Konzentrationsvorteil ausgewählter Zytostatika in Abhängigkeit von der Austauschrate Q nach Angaben von Collins (1984), Ensminger u. Gyves (1983), Abigerges (1995), Heinemann (1997) und Kern (2001)

	Cl_{TB}	Q = 1	Q = 10	Q = 100	Q = 1000
Fluordeoxyuridin	25	250001	2501	251	26
5-Fluorouracil	4	4001	401	41	5
Ara-C	3	3001	301	31	4
Gemcitabin	2	2001	201	21	3
BCNU	1	1001	101	11	2
Adriamycin	0,9	901	91	10	1,9
Irinotecan	0,44	441	45	5,4	1,44
Cisplatin	0,4	400	41	5	1,4
Methotrexat	0,2	201	21	3	1,2
Oxaliplatin	0,2	201	21	3	1,2
Cyclophosphamid[a]	1	1	1	1	1

[a] Aktivierung in der Leber.

Tabelle 2.2. Systemische 5-Fluorouracilspiegel angegeben als AUC nach intraarterieller („hepatic artery infusion", HAI) oder periphervenöser (i.v.) 2-h-Infusion identischer 5-FU-Dosen bei 20 Patienten mit isolierten Lebermetastasen kolorektaler Karzinome

	5-FU-Dosis	AUC-HAI	AUC i.v.	AUC-HAI i.v.
	[mg]	(µM·min)	(µM·min)	[%]
Mittelwert	1180	2223	3140	71,2
Median	1200	1964	2645	72,8
Bereich	950–1500	571–4709	1397–6668	29–111

gemeinen Werte für die Clearance um 1 l/min, die damit deutlich niedriger sind als die von Collins und Ensminger angegebenen 2–5 l/min (Collins 1984; Ensminger u.Gyves 1983; Schalhorn u. Kühl 1995). In Tabelle 2.1 ist auch der Effekt der Austauschrate Q angegeben. Je geringer die Durchblutung oder der Abstrom aus dem Abdomen (Aszites) oder dem Liquor ist, desto größer ist die Exposition der dort vorhanden Tumorzellen.

Dass die auf soliden pharmakokinetischen Voraussetzungen beruhende regionale Chemotherapie tatsächlich eine wesentlich effektivere Therapie ermöglicht, ist zumindest für die Lebermetastasen kolorektaler Karzinome in mehreren randomisierten Studien gezeigt worden, und die entsprechende Metaanalyse belegt eindeutig und höchst signifikant den Anstieg der Remissionsraten von etwa 14 auf 41% (Meta-Analysis Group in Cancer 1996).

2.1.1
Übertritt regional applizierter Zytostatika in den Körperkreislauf

Mit Ausnahme von FUDR treten wegen einer meist nur partiellen Extraktion in der Leber relevante Mengen des Zytostatikums auch in den extrahepatischen Kreislauf über. Bei 20 Patienten mit isolierten Lebermetastasen eines kolorektalen Karzinoms bestimmten wir vergleichend die systemische AUC nach einer intraarteriellen oder intravenösen 2-h-Infusion identischer 5-FU-Mengen. Die Ergebnisse sind in Tabelle 2.2 dargestellt. In allen Fällen trat ein großer Teil des regional applizierten 5-FU in den extrahepatischen Kreislauf über, wobei aber das Ausmaß erheblich schwankte. Im Mittel bzw. Median erreichte die systemische AUC von 5-FU unter einer regionalen Therapie 71,2 bzw. 72,8% der Werte, die unter einer intravenösen Therapie bestimmt wurden. Ähnlich verhalten sich praktisch alle anderen regional infundierten Zytostatika, wenn man von dem oben bereits erwähnten FUDR absieht. Stand früher als Argument für eine regionale Therapie neben der lokal höheren Wirksamkeit besonders die Vermeidung systemischer Nebenwirkungen im Vordergrund, muss man doch immer wieder betonen, dass der Übertritt eines Teiles der Zytostatika bei den meisten Tumoren erwünscht ist: Heute sollten die Ziele der regionalen Tumortherapie regional hohe und besonders effektive Wirkspiegel bei gleichzeitig systemischen Konzentrationen sein, die wenigstens im Einzelfall die Chance auf Effektivität gegen noch nicht erkannte extrahepatische (sog. okkulte) Metastasen haben können. In Zukunft sollten die regionalen Therapien für die Mehrzahl der malignen Tumoren unter regelmäßigen Kontrollen der venösen Blutspiegel so gestaltet werden, dass systemisch die gleichen Wirkspiegel erreicht werden wie unter einer systemischen i.v.-Therapie, dass aber im perfundierten Bereich durch die massive Steigerung des Konzentrationsvorteils ein besonders guter therapeutischer Gewinn erzielt wird.

2.1.2
Anreicherung der Zytostatika durch Verlangsamung oder Stopp der Blutzufuhr

Zeigt eine Substanz keine pharmakokinetischen Vorteile, um eine regionale Infusion zu rechtfertigen, kann man in geeigneten Fällen dennoch versuchen, die Konzentration des betreffenden Zytostatikums lokal anzureichern. Wie bereits aus den Formeln 1 und 2 sowie aus Tabelle 2.1 ersichtlich, steigt die Konzentration im von einem Tumor befallenen Organ, wenn es gelingt, den Blutfluss zu verlangsamen oder vorübergehend völlig zum Stillstand zu bringen. Der Anstieg der lokoregionalen Wirkkonzentration wird in diesen Fällen durch die Modifikation der Organdurchblutung erzielt:
- Flussverlangsamung durch temporäre Okklusion von außen, z. B. durch sog. Okkluder nach der Methode von Bengmark,
- Flussverlangsamung durch kontinuierliche Koadministration der Zytostatika mit rasch abbaubaren Stärkepartikeln,
- vorübergehender Stopp der Durchblutung durch rasche Injektion von Stärkepartikeln in Mischung mit Zytostatika unter Röntgenkontrolle,
- längerfristiger Stopp der Durchblutung, insbesondere im Bereich der Tumormanifestationen z. B. durch Lipiodol, das unter Röntgenkontrolle in Mischung mit Anthrazyklinen, Cisplatin oder MMC injiziert wird, eine Methode, die besonders beim HCC und beim hepatisch metastasierten Karzinoid Anwendung findet.

Die hier aufgeführten Formen der Blutfluss-Verlangsamung sind mit Ausnahme der Lipiodol/Zytostatika-Therapien noch kein Standard und bedürfen weiterer sorgfältig geplanter Studien, um die optimale Methodik zu erarbeiten und dann den Stellenwert zu ermitteln. Viel zu wenig bedacht wird oft die Tatsache, dass bei vielen Zytostatika die Wirkung abgeschwächt wird, wenn das Gewebe nicht ausreichend oxygeniert ist. Dies könnte möglicherweise in Zukunft ein Grund sein, stärker die partielle und vor allem temporäre Flussverlangsamung zu untersuchen.

2.2
Voraussetzungen von seiten des Tumors

Eine regionale Tumortherapie ist, unabhängig von den prinzipiellen pharmakokinetischen Vorzügen einer gewählten Substanz, immer an zwei Voraussetzungen gebunden:
- Die Substanz muss prinzipiell bei dem vorliegenden Tumor wirken können, so dass die Chance besteht, durch den Anstieg der lokoregionalen Konzentration eine Wirkung zu erzielen. Würde man bei Lebermetastasen eines kolorektalen Karzinoms z. B. BCNU wählen und die regionale applizierte Dosis massiv steigern, würde man dennoch keine Wirkung auf die Metastasen erzielen, wohl aber lokoregionale und/oder systemische Toxizitäten induzieren und den Patienten unnötigen Belastungen aussetzen.
- Der Tumor muss auf das regional behandelte Gebiet beschränkt sein. Im Falle der Leber sind extrahepatische Metastasen im Allgemeinen eine Kontraindikation gegen eine regionale Chemotherapie. Auch Tumoren, bei denen in der Mehrzahl der Fälle die Leber nicht der einzige Manifestationsort der Metastasen ist oder bleiben wird, sind keine guten Kandidaten für eine regionale Chemotherapie. Hier sind besonders das Mamma-, das Magen- und das Pankreaskarzinom zu nennen. Derzeit können primäre Tumoren der Leber, insbesondere das HCC, Lebermetastasen kolorektaler Karzinome und von Karzinoiden als relativ gesicherte Indikationen für regionale Therapieansätze gelten. Aber mit zunehmender Zahl und Größe der Metastasen steigt das Risiko des Auftretens extrahepatischer Metastasen erheblich, und die Ergebnisse werden schlechter. Dies ist sicher ein Grund für die vergleichsweise unbefriedigenden Ergebnisse, die Lorenz u. Müller (2000) in ihrer randomisierten Studie zur regionalen Chemotherapie bei kolorektalen Karzinomen erzielt haben. Die derzeit relativ strengen Auswahlkriterien zur regionalen Chemotherapie sollten nur in Einzelfällen außer Acht gelassen werden, insbesondere wenn eine regionale Therapie aus rein palliativen Erwägungen z. B. zur Bekämpfung von therapierefraktären Schmerzen durchgeführt werden soll.

Dass in allen Fällen normale Organfunktionen, ein guter AZ, eine hohe Motivation sowie eine gute und vollständige Aufklärung des Patienten zwingende Voraussetzung auch für die regionalen Therapieansätze sind, muss nicht besonders betont werden. Die spezifischen Einzelheiten und Voraussetzungen für die jeweiligen Form des regionalen Therapieansatzes ist in den entsprechenden Kapiteln nachzulesen.

2.3
Technische Voraussetzungen für die regionalen Therapieansätze

Bei regionalen Infusionen und Embolisationen sind entsprechende Gefäßzugänge Voraussetzung. Das bedeutet, dass der Tumor bzw. das den Tumor tragende Organ überwiegend durch ein Gefäß versorgt wird und dass dieses gut katheterisiert werden kann. Hat man früher bei der regionalen Tumortherapie der Leber den Katheter in die A. gastroduodenalis platziert und mit subkutan implantierbaren Pumpen oder Ports konnektiert, gewinnen heute zunehmend perkutan implantierbare Portsysteme (PIPS) an Bedeutung (Herrmann et al., im Druck). Gerade die Implantation der Katheterspitze in die A. gastroduodenalis machte einen operativen Eingriff notwendig, der eine große Erfahrung des Chirurgen erfordert (Campbell et al. 1993). Oft sind zudem die so implantierten Systeme nur für etwa 6 bis 8 Monate nutzbar, weil lokale Port-, Katheter- oder Gefäßprobleme einen Abbruch der regionalen Therapie erzwingen (Jakob et al. 1996). Wir sehen daher in der Regel eine Indikation für ein chirurgisch zu implantierendes Port-/Kathetersystem nur noch, wenn die Implantation keinen zusätzlichen operativen Eingriff erforderlich macht, sondern das System bereits im Rahmen der Operation des Primärtumors gelegt wird.

2.4
Toxizitäten der regionalen Therapieverfahren

Wie unter jeder differenzierten Therapie sind Toxizitäten auch unter den verschiedenen regionalen Therapieverfahren möglich und auch bei sehr sorgfältiger Therapieplanung und -durchführung nicht völlig auszuschließen.

- *Lokoregionale Toxizität im Bereich des Pumpen/Port/Kathetersystems:* Hier sind besonders zu nennen: Entzündungen im Bereich der Pumpen/Porttasche. Paravasate durch Fehlpunktion, Lockerung der Pumpen/Portmembran oder Defekte im Kathetersystem bzw. lokal entzündliche Veränderungen im Bereich der Katheterspitze mit konsekutivem Auftreten einer Kathetermigration.
- *Toxizität im Bereich der perfundierten Arterie:* Gerade bei nicht fest implantierten Kathetern kann es gelegentlich zu Gefäßdissektionen kommen. Da zudem der Katheter trotz primär korrekter Lage wandern kann, ist vor jeder Therapie eine röntgenologische Kontrolle erforderlich. Besonders durch die regional applizierten Zytostatika kann es zu entzündlichen Veränderungen der Gefäßintima kommen, die schließlich zum Verschluss des Gefäßes führen und zum Abbruch der regionalen Therapie zwingen. Wegen der möglichen Gefäßtoxizitäten sollten auch bekannte Zytostatika bei regionaler Anwendung im Rahmen von Phase-I-Studien auf ihre lokale Verträglichkeit getestet werden (Kern et al. 2001).
- *Fehlperfusion:* Durch Verschluss der Zielarterie, durch Fehlpositionierung der Katheterspitze bzw. nicht korrekter Ausschaltung von deren Seitenästen kann es zur Fehlperfusion anderer Organe, im Fall der regionalen Therapie der Leber z.B. des Magens bzw. des Pankreas mit dem Auftreten von Ulzera sowie mit möglichen Entzündungen (Pankreatitis) kommen, die sekundär erhebliche klinische Probleme bereiten. Hier ist auch darauf zu achten, dass der Katheter so platziert wird, dass wirklich nur das tumortragende Zielgebiet und nicht – wie gelegentlich bei einer regionalen Therapie im Bereich des kleinen Beckens – normale Nachbarstrukturen, erkenntlich z.B. an einer schweren Entzündung der Haut im Glutealbereich mit perfundiert werden!
- *Systemische Nebenwirkungen:* Wie oben bereits erwähnt, kommt es bei fast allen Medikamenten zu einem erwünschten Übertritt in den Körperkreislauf. Dies bedeutet, dass systemische Toxizitäten dann auftreten können, wenn bei niedrigen regionalen Extraktionsraten die gewählte Dosis nur im Bereich der systemisch applizierten Regeldosis liegt oder nur leicht gesteigert wurde. Selbst bei einer vergleichsweise günstigen Ex-

traktionsrate, wie sie für 5-FU nachgewiesen wurde, können systemische Toxizitäten auftreten, besonders wenn die Dosis deutlich über die i. v.- Standarddosen gesteigert wurde und/oder wenn sie zudem sehr schnell infundiert wird. Wir konnten aber in entsprechenden Fällen unter Kenntnis der pharmakokinetischen Daten z. B. beim 5-FU die Infusionsgeschwindigkeit so adjustieren, dass trotz der höheren Dosen systemische Nebenwirkungen vollständig verhindert werden konnten (CCC2, 14). Sind die kinetischen Daten einer Substanz und besonders ihre Extraktionsrate nicht bekannt, sollte bei der ersten Therapie die regionale Dosis so gewählt werden, dass sie maximal so hoch ist, wie bei einem entsprechenden systemischen Therapieprotokoll.

2.5 Schlussfolgerungen

Sind die pharmakologisch-pharmakokinetischen Voraussetzungen erfüllt, kann die regionale Tumortherapie besonders dann hoch effektiv sein, wenn die mittels der systemischen Applikation erzielten Konzentrationen nicht ausreichen, einen Tumor erfolgreich zu behandeln. Bisher wurden aber die meisten regionalen Therapien in zu kleinen Studien und oft auch nicht genügend standardisiert durchgeführt. Nachdem jetzt die methodischen Voraussetzungen durch neue Therapiesysteme besser erfüllt sind, und wenn endlich die verschiedenen Arbeitsgruppen ihre Aktivitäten bündeln und zu vernünftigen Phase-II- und Phase-III-Studien nutzen, dann wird die regionale Tumortherapie in Zukunft erheblich an Bedeutung gewinnen und den Stellenwert gewinnen, der ihr unserer Meinung nach zusteht.

Literatur

Abigerges D (1995) Phase I and pharmacologic studies of the camptothecin analog irinotecan administered every three weeks in cancer patients. J Clin Oncol 13:210–221

Campbell KA, Burns RC, Sitzman JV et al. (1993) Regional chemotherapy devices: effect of experience and anatomy on complications. J Clin Oncol 11:822–826

Collins J (1984) Pharmacologic rationale for regional drug delivery. J Clin Oncol 2:498–504

Ensminger WD, Gyves JW (1983) Clinical pharmacology of hepatic arterial chemotherapy. Sem Oncol 10:176–182

Heinemann V (1997) Pharmacokinetics of gemcitabine in patients with advanced pancreatic cancer. Onkologie 20 [Suppl 1]:54

Herrmann KA, Waggershauser T, Sittek H, Reiser MD Interventional percutaneous implantation of port-cathetersystems for intraarterial chemotherapy of the liver – a new technique. Radiology, im Druck

Jakob AR, Kühl M, Jauch KW et al. (1996) Complications using implantable portsystems for regional chemotherapy of liver metastases. Reg Cancer Treat 9:33–36

Kern W, Beckert B, Lang N et al. (2001): Phase I and pharmacokinetic study of hepatic arterial infusion with oxaliplatin in combination with folinic acid and 5-fluorouracil in patients with hepatic metastases from colorectal cancer. Ann Oncol, im Druck

Kern W, Braess J, Bottger B (1999) Oxaliplatin pharmacokinetics during four-hour infusion. Clin Cancer Res 5:761–765

Lorenz M, Müller HH, for the German Cooperative Group on Liver Metastases (2000) Randomized multicenter trial of fluorouracil plus leucovorin administered either via hepatic arterial or intravenous infusion versus fluorodeoxyuridine administered via hepatic arterial infusion in patients with nonresectable liver metastases from colorectal carcinoma. J Clin Oncol 18:243–254

Meta-Analysis Group In Cancer (1996) Reappraisal of hepatic arterial infusion in the treatment of nonresectable liver metastases from colorectal cancer. J Natl Cancer Inst 88:252–258

Schalhorn A, Kühl M (1992) Clinical pharmacokinetics of fluorouracil and folinic acid. Sem Oncol 19 [Suppl 3]: 82–92

Schalhorn A, Kühl M (1995) Pharmakologie der regionalen Chemotherapie kolorektaler Lebermetastasen. Zentralbl Chir 120:764–768

Schalhorn A, Lorenz M, Schmoll E (1999) Regionale Chemotherapie von Lebermetastasen. In: Schmoll HJ, Höffken K, Possinger K (Hrsg) Kompendium internistische Onkologie, 3. Aufl, Bd 2. Springer, Berlin Heidelberg New York Tokyo, S 2425–2439

Spezielle Pharmakokinetik

A. Schalhorn

In Kapitel 2 wurden bereits die pharmakologischen Voraussetzungen besprochen, die für alle regionalen Therapieverfahren gelten. Die intraarterielle Applikation von Zytostatika, aber natürlich auch von Substanzen, die den Blutfluss regulieren, ermöglicht therapeutische Ansätze, die gezielt auf ein Organ oder ein bestimmtes Körperareal gerichtet sind. Bei Substanzen, die eine sehr langsame Eliminationshalbwertszeit haben, fallen die Konzentrationen nur sehr langsam ab, und das betreffende Zytostatikum hat damit über einen längeren Zeitraum die Chance, von einem Tumor oder seinen Metastasen aufgenommen zu werden. Die kurzfristig hohen Wirkspiegel, die durch eine meist zeitlich begrenzte intraarterielle Applikation erzielt werden, werden bei solchen Substanzen meist nicht zu einer wesentlich verbesserten Therapieeffektivität führen. Entsprechend der von Collins (1984) angegebenen Formel

$$R_{target} = 1 + \frac{Cl_{TB}}{Q}$$

mit R_{target} für den regionalen Konzentrationsvorteil und Q für die Austauschrate/Durchblutung, dürfen nur Substanzen mit einer hohen Gesamtclearance (Cl_{TB}) gewählt werden, und die Durchblutung sollte möglichst niedrig sein.

3.1 Pharmakokinetische Messungen unter einer regionalen Therapie

Auch wenn die pharmakokinetischen Voraussetzungen für ein bestimmtes Zytostatikum für eine intraarterielle Therapie erfüllt sind, ist keineswegs klar, wie stark sich die direkte arterielle Infusion auf die Aufnahme durch den Tumor auswirkt, da es normalerweise nicht möglich ist, direkt vergleichend die Gewebekonzentration im Normal- und Tumorgewebe zu bestimmen. Im Falle der intraarteriellen Therapie von Lebertumoren bzw. Lebermetastasen bieten sich Messungen der systemischen (venösen) Spiegel des betreffenden Zytostatikums an. In Tabelle 3.1 haben wir vergleichend die 5-Fluorouracil-Serumspiegel dargestellt, die wir bei verschiedenen Patienten bestimmt haben, die wegen isolierter Lebermetastasen kolorektaler Karzinome intraarteriell mit einer Folinsäure/5-FU-Therapie behandelt worden sind.

Diese Ergebnisse belegen exemplarisch, dass nach intraarterieller 5-FU-Gabe

- in allen Fällen 5-FU in den extrahepatischen Kreislauf übergetreten ist,
- dass die systemisch erreichten Spiegel und damit auch die AUC (*a*rea *u*nder the concentration *c*urve) erheblich schwanken,
- dass je nach Höhe der systemischen 5-FU-Spiegel unterschiedliche systemische Effekte möglich erscheinen und
- dass unter den gewählten Bedingungen knapp 30% des 5-FU in der Leber retiniert werden.

Direkte Rückschlüsse auf die Tumoraufnahme von 5-FU sind aber nicht erlaubt, da die Leber das entscheidende Organ für den Katabolismus von 5-FU ist und als Folge eines First-pass-Effektes bereits bei der ersten Leberpassage einen großen Teil des 5-FU mittels der Dihydropyrimidindehydrogenase zum biologisch inaktiven Dihydro-5-Fluorouracil (FU-H$_2$) katabolisiert hat, das weiter zu Fluoroureidopropionsäure und Fluor-β-Alanin abgebaut wird (Schalhorn 1988).

Tabelle 3.1. Systemische AUC von 5-FU nach intravenöser und intraarterieller Infusion identischer 5-FU-Dosen. Die Infusionsdauer betrug jeweils 120 min. Aus Platzgründen wurden bewusst die Ergebnisse von nur 10 fortlaufenden Patienten aufgeführt

Name	5-FU i.v.- oder i.a.-Verhältnis		Systemische AUC		
	Alter (Jahre)	[mg/120 min]	i.a.-Gabe [µM min]	i.v.-Gabe [%]	i.a./i.v.
Roland H.	52	1250	1959	2574	76
Brigitte Sch.	54	950	1172	1776	66
Gerd I.	58	1500	1152	1397	82
Wilhelm Z.	53	1100	919	1495	61
Barbara F.	56	900	730	1756	42
Heinrich F.	76	800	1968	2693	82
Joachim F.	75	1000	2693	3353	80
Reinhard H.	46	1300	1957	1976	99
Anton W.	51	1250	1974	2598	76
Maria H.	60	1000	1386	2193	63

3.2 Hepatische Extraktionsraten und systemische Wirkung

Aus der Literatur und teilweise aus eigenen Messungen (Mitomycin C, Mitoxantron, Adriamycin, Oxaliplatin) ist bekannt, dass die Mehrzahl der Zytostatika auch unter der intraartriellen Therapie nur unvollständig durch das perfundierte Gewebe extrahiert wird (Blesing u. Kerr 1996; Schalhorn 1988; Schalhorn u. Kühl 1992; Schalhorn et al. 1998). Ausnahme hiervon könnte das FUDR sein, für das Ensminger u. Gyves (1983) sehr hohe hepatische Extraktionsraten angaben. Bei den sehr niedrigen Tagesdosen von FUDR kann tatsächlich die Extraktionskapazität der Leber ausreichend sein, um dieses fluorierte Pyrimidin nahezu bei der ersten Passage zu entfernen und damit systemische Wirkungen weitgehend auszuschließen. Angaben in der Literatur zur exakten Extraktionsrate sind spärlich (Blesing u. Kerr 1996). Während für FUDR eine sehr hohe hepatische Extraktionsrate von 0,94 angegeben wird, liegen die Werte für Adriamycin (0,6) und Mitomycin C (0,2) deutlich niedriger (Blesing u. Kerr 1996). In der Übersicht von Blesing u. Kerr (1996) werden für 5-FU in Abhängigkeit von der Infusionsgeschwindigkeit unterschiedliche Extraktionsraten angegeben: Bei einer 24-h-Infusion soll die Extraktionsrate 0,8 betragen, während sie bei Bolusgabe mit 0,5 deutlich niedriger bestimmt wurde (Blesing u. Kerr 1996). Die in Tabelle 3.1 dargestellten eigenen Daten weisen selbst bei einer Zwei-Stunden-Infusion nur auf eine Extraktionsrate von etwa 0,3 hin.

In dem experimentellen System der isolierten Leberperfusion konnten wir bei 8 Patienten mit isolierten Lebermetastasen kolorektaler Karzinome die maximale hepatische Extraktion von 5-FU bestimmen. Sie betrug mit vergleichsweise geringen Schwankungen 11,2±1,9 mg 5-FU/min (Schalhorn et al. 1998). Dies bedeutet, dass im offenen System der intraarteriellen Therapie dieser maximale Extraktionswert kaum erreicht wird, dass die systemischen Spiegel besonders dann ansteigen, wenn die Dosis pro Zeiteinheit gesteigert wird.

Wir bestimmten unter einer intraarteriellen 5-FU-Therapie mit unterschiedlichen Dosierungen und Flussraten die systemischen 5-FU-Spiegel (Schalhorn 1988; Schalhorn u. Kühl 1992, 1995). Bei konstanter Infusionsdauer von 90 min führte die Verdopplung der 5-FU-Dosis von 1000 über 1500 auf 2000 mg zu einer überproportionalen Steigerung der systemischen 5-FU Steady-state-Spiegel um einen Faktor von etwa 8. Nach einem 5-Tage-Zyklus mit Infusion von 1500 mg 5-FU an 2 und 2000 mg 5-FU an 3 Tagen entwickelte ein Patient schwere toxische Nebenwirkungen auf Schleimhäute und Knochenmark. Nach Erholung wurde die Therapie mit nicht reduzierter 5-FU-Dosis (5 Tage mit je 2000 mg 5-FU) wiederholt, die Infusionsdauer aber auf 4 Stunden ausgedehnt: Die systemischen Steady-state-Spiegel fielen um einen Faktor von >10, und Nebenwirkungen traten nicht mehr auf (Schalhorn 1988; Schalhorn et al. 1998). Die Bedeutung der pro Zeiteinheit applizierten Menge eines intraarteriell applizierten Zytostatikums wird dadurch besonders demonstriert, dass ein Anstieg der intraarteriellen Flussrate von 5-FU von 5 auf 20 mg/min zu einem 10fachen Anstieg der systemischen 5-FU-Spiegel führte.

Für die Planungen intraarterieller Chemotherapien lassen sich daraus folgende Schlussfolgerungen ziehen:
- Mit zunehmender Dosis einer intraarteriellen Therapie steigen auch die systemischen Spiegel des betreffenden Zytostatikums an.
- Einen entscheidenden Einfluss hat auch die Infusionsgeschwindigkeit: Mit zunehmender *Dosis pro Zeiteinheit* wird die Extraktionskapazität in der Leber erreicht bzw. überschritten, und die systemischen Spiegel steigen überproportional an.
- Unter einer regionalen Chemotherapie können besonders bei niedriger und dann schnell überschrittener Extraktionskapazität schwere systemische Nebenwirkungen auftreten.
- Der Übertritt in den systemischen Kreislauf ist im Prinzip erwünscht, da für die Mehrzahl der Tumoren im weiteren Verlauf auch ein extrahepatischer Progress zu erwarten ist. Bei günstiger Wahl der i.a. applizierten Gesamtdosis und der Infusionsgeschwindigkeit werden unter der intraarteriellen Therapie identische systemische Spiegel ermöglicht, wie unter einer klassischen systemischen Therapie
- Intraarterielle Bolustherapien machen nach den bisher vorliegenden Untersuchungen keinen Sinn, da der mögliche regionale Konzentrationseffekt durch die sehr geringe Extraktion zumindest abgeschwächt wird.
- Bei der intraarteriellen Therapie außerhalb der Leber ist die Extraktionskapazität des Gewebes im Allgemeinen so gering, dass systemisch praktisch die gleichen Spiegel erreicht werden wie unter einer systemischen Therapie. In diesen Indikationen sollte als Faustregel gelten, dass die regionale Therapie maximal die sonst systemisch verwandten Dosen wählen darf und dass eine Steigerung nur unter klinischer Kontrolle erfolgen darf, wenn keine systemischen Nebenwirkungen aufgetreten sind.

Unabhängig von diesen pharmakokinetischen Voraussetzungen einer intraarteriellen Chemotherapie müssen bei den immer noch häufigen technischen Problemen der Katheter-Port-Systeme (Jakob et al. 1996) die möglichen lokoregionären Toxizitäten im Bereich der Leber bedacht werden, die wie beim FUDR zur biliären Sklerose (Schalhorn et al. 1999) und z. B. bei dem auch regional hochaktiven Oxaliplatin ohne Zusatztherapie (Dolantin i.a., Nifedipin oral) zum akuten Verschluss der A. hepatica führen können (Kern et al. 2001).

3.3
Gewebespiegel unter einer regionalen Chemotherapie

Untersuchungen zu den Gewebespiegeln regional applizierter Zytostatika sind sowohl im Tiermodell, wie bei Patienten immer noch spärlich und wurden oft schon vor langer Zeit durchgeführt. Die prinzipielle Möglichkeit, durch eine intraarterielle Chemotherapie die Spiegel nicht nur im Normal- sondern auch im Tumorgewebe zu steigern, wird an folgenden Beispielen kurz dargestellt:

Zografos et al. (1994) untersuchten nach intravenöser, intraarterieller oder intraportaler Applikation die Gewebespiegel von Adriamycin und 5-FU in normaler Kaninchenleber. Sowohl die intraarterielle wie die intraportale Infusion (Dauer ≤1 h) führten im Vergleich zur intravenösen Gabe zu signifikant höheren Gewebespiegeln, während der regionale Konzentrationsvorteil für die i.a. Gabe von 5-FU mit zunehmender Infusionsdauer (3 h) wieder abnahm.

Kaneko et al. (1999) bestimmten ebenfalls bei Kaninchen den Einfluss des Applikationsortes auf die Gewebespiegel der Zytostatika Mitomycin C, 5-FU und Cisplatin und verglichen dabei die intravenöse, intraportale und eine intraarterielle Infusion. Wie Tabelle 3.2 zeigt, steigen bei 5-FU die Konzentrationen in der normalen Leber unter der intraarteriellen oder intraportalen Infusion im Vergleich zur periphervenösen Gabe etwa um den Faktor 5–10 an, während die Anreicherung in der experimentellen

Tabelle 3.2. Einfluss des Applikationsortes auf die 5-FU-Spiegel in normalem Lebergewebe und in der VX2-Karzinom-Lebermetastase. Kaneko et al. infundierten Kanichen 9,7 mg/kg 5-FU jeweils über 60 min und bestimmten die Gewebespiegel bei Infusionsende und 10 min danach. (Kaneko et al. 1999)

		5-FU-Gewebespiegel (µg/g) nach 5-FU-Infusion		
	[min]	Systemisch i.v.	V. portae	A. hepatica (HAI)
Lebergewebe	60 nach Start	13±7	131±73	65±73
	10 nach Ende	n.d.	177±71	195±71
Lebermetastase	60 nach Start	1405±96	4978±1332	4362±4385
	10 nach Ende	428±110	3343±546	2430±588

Lebermetastase (VX2-Karzinom) bei Ende der 60-minütigen Infusion um etwa das Dreifache und 10 min nach Ende der Therapie um etwa das 5- bis 8Fache anstieg. Die sehr kleinen Fallzahlen von jeweils nur 4 Tieren belegen nur den prinzipiellen Konzentrationsvorteil der regionalen Therapieformen und lassen bei erheblichen Schwankungen keine wirklich exakten Vergleiche zu. Die Untersuchungen belegen aber auch, dass zumindest für 5-FU, MMC und Cisplatin unter einer portalen Infusion ähnliche Spiegel im Lebergewebe und in Lebermetastasen erzielt werden, wie unter einer Arteria-hepatica-Infusion (Kaneko et al. 1999).

Im Kaninchen-Modell konnte auch für Adriamycin eine 3fache Steigerung der Konzentration von Adriamycin im VX-Tumorgewebe der Leber nachgewiesen werden, wenn ^{14}C-markiertes Adriamycin nicht venös, sondern intraarteriell über 30 min infundiert wurde (Ridge et al. 1988)). In diesem Ansatz mit einem unter systemischer Therapie niedrigen Verhältnis von Tumor- zu Leber-Radioaktivität stieg der Quotient unter der i.a.-Therapie auf fast das Doppelte, auf 0,68 an (Ridge et al. 1988). Auch für die Untersuchungen mit Cisplatin wurde das Kaninchenmodell verwandt: Die verschiedenen Formen der regionalen Therapie (HAI, portalvenös, HAI plus Collagen-Embolisation) führten zu einem geringen Anstieg der Platinkonzentration in der Leber und unter der i.a. Gabe zu einer nur geringen Erniedrigung der systemisch wirksamen venösen Wirkspiegel (Kar et al. 1987).

An einer sehr kleinen Fallzahl von jeweils nur 5 Patienten untersuchten Sigurdson et al. (1987) die Tumor- und Leberaufnahme von ^{3}H-FUDR nach regionaler intraarterieller oder portalvenöser Therapie. Nach rascher Injektion erreichten die Lebermetastasen nach 2 und 5 min Konzentrationen, die im Mittel 42% des normalen Lebergewebes erreichten. In diesem Ansatz führte die portalvenöse Gabe nur zu sehr niedrigen Spiegeln in den Metastasen, die damit nur knapp 7% der Werte nach i.a. Gabe ausmachten.

Dass Substanzen mit vergleichsweise niedriger Körperclearance ohne zusätzliche Manipulation für eine regionale Chemotherapie ungeeignet sind, zeigen Untersuchungen von Berger (in Vorbereitung): Im Kaninchen führt der Wechsel einer periphervenösen auf eine intraarterielle Carboplatininfusion nur zu einem äußerst geringen Anstieg der Carboplatin-Konzentration in der Leber (Faktor 1,5) und im Tumor (2,2; Tabelle 3.3).

Diese hier kurz skizzierten Untersuchungen, zumeist in Tierexperimenten, zeigen, dass die regionale Applikation für die bekannten Zytostatika mit den pharmakologischen Voraussetzungen für eine intraarterielle Therapie tatsächlich zu einer Steige-

Tabelle 3.3. Einfluss verschiedener Techniken der intraarteriellen Therapie auf den Carboplatingehalt (AUC) in Leber und Lebermetastasen im Kaninchen. (Berger, in Vorbereitung)

	Carboplatin AUC (µg/g × min)		AUC-Verhältnis zur i.v.-Gabe	
	Leber	Tumor	Leber	Tumor
Carbo i.v.	4718	2873	1,0	1,0
Carbo i.a.	7124	6461	1,5	2,2
Carbo + DSM i.a.	14790	87950	3,1	30,6
Carbo-Liposomen i.v.	20720	21450	4,4	7,5
Carbo-Liposomen i.a.	27620	31060	5,5	10,8
Carbo-Liposomen + DSM i.a.	50060	434200	10,6	152,0

Carbo Carboplatin; *DSM* „degradable starch microspheres" (Spherex).

rung der Gewebespiegel in der Leber und – besonders wichtig – auch im Lebertumor bzw. in Lebermetastasen führen kann. Die optimale Dosierung und Infusionsgeschwindigkeit steht für die meisten Medikamente noch nicht fest, so dass bisher leider immer noch die meisten Protokolle auf reiner Empirie beruhen.

3.4
Klinische Effektivität der intraarteriellen Chemotherapie

Auf die klinische Effektivität der intraarteriellen Therapie soll an dieser Stelle nur kurz vom Prinzip her eingegangen werden. Dass sie bei geeigneter Auswahl der Medikamente, des arteriellen Therapieprotokolls und bei richtiger Patientenauswahl wirksamer ist als eine entsprechende systemische Therapie, konnte besonders gut bei isolierten Lebermetastasen kolorektaler Karzinome gezeigt werden. Die Metaanalyse belegt beeindruckend, dass die regionale Therapie mit Remissionsraten um 50% höchst signifikant besser ist als die systemische mit unter 20%, auch wenn bezüglich des Überlebens noch keine signifikanten Vorteile gesichert werden konnten (Meta-Analysis Group In Cancer 1996). Bei Bewertung der Überlebenszeiten ist zu berücksichtigen, dass aus den systemischen Therapiearmen einige Patienten sekundär regional behandelt wurden und dass die Zahl der Patienten trotz des meist längeren Überlebens jeweils zu gering war, um einen geringen Lebensgewinn auch statistisch absichern zu können. Eine neuere randomisierte Studie von Lorenz et al. (2000) belegt besonders die Bedeutung des Tumorvolumens: Patienten mit < 25% Befall der Leber profitieren wesentlich besser als bei stärkerer Durchsetzung von einer regionalen Folinsäure/5-FU-Therapie. Auf die Notwendigkeit, Ausmaß, Metastasierungsmuster und Risiko eines extrahepatischen Befalls der jeweiligen Erkrankung zu berücksichtigen, wurde bereits in Kapitel 1 hingewiesen.

3.5
Steigerung der Effektivität einer regionalen Chemotherapie

3.5.1
Flussverlangsamung

Wie aus der oben aufgeführten Berechnungsformel gut ersichtlich ist, ist der Konzentrationsvorteil einer Substanz der Austauschrate und damit im Falle der Leber dem Blutfluss umgekehrt proportional. Dies bedeutet, dass bei einer niedrigen Leberdurchblutung der Konzentrationsvorteil einer Substanz wesentlich höher ist als bei einer hohen Durchblutung. Zahlreiche Versuche wurden unternommen, die Durchblutung eines tumortragenden Organs bzw. eines Tumors zu reduzieren und damit die Wirksamkeit einer zytostatischen Therapie zu steigern. Die Chemoembolisation (s. Kap. 4) ist letztlich das Extremmaß der Flussverlangsamung.

In diesem Zusammenhang sind auch die rasch abbaubaren Stärkepartikel (DSM, Spherex) zu nennen, die mit einem mittleren Durchmesser von 45 µm z. B. die Arteriolen in der Leber okkludieren und die in etwa 30 min von der körpereigenen Serumamylase rasch abgebaut werden. Untersuchungen von Berger (in Vorbereitung) belegen sehr schön (Tabelle 3.3), dass die Mischung von Carboplatin mit Spherex sowohl im normalen Lebergewebe wie im Tumorgewebe zu einem erheblichen Anstieg der AUC um den Faktor 3,1 bzw. im Falle von Metastasen sogar um den Faktor 30,6 führt.

Da auch diese kurz wirkende aber komplette Stärke-Embolisation ähnlich wie die länger wirkenden Embolisate zu einer Ischämie der Leber/des Tumors führt, könnte der Konzentrationsvorteil für manche Zytostatika durch den Sauerstoffmangel wieder aufgehoben werden. Möglicherweise gewinnt daher in Zukunft ein Ansatz an Bedeutung, den wir derzeit in einer Phase-I-Studie untersuchen: Koadministration von Zytostatika und Stärkepartikeln als intraarterielle Infusion über 2 Stunden: In Abhängigkeit von der verwandten Menge an Stärkepartikeln pro Zeiteinheit und von der kontinuierlich aktiven Amylase werden immer nur einige Gefäße okkludiert, womit eine partielle Flussverlangsamung bei erhaltender Oxygenierung der Leber erzielt wird.

3.5.2
Neue Ansätze

Die in Tabelle 3 aufgeführten sehr wichtigen Untersuchungen von Berger (im Druck) unter der regionalen Chemotherapie belegen die Wirksamkeit von DSM zumindest in dem experimentellen System der Ratte und des Kaninchens. Möglicherweise versprechen aber auch neue Formulierungen von Zytostatika wie das Einbringen in pegylierte Liposomen weitere Fortschritte in der intraarteriellen Chemotherapie. Berger zeigte, dass Carboplatin enthaltende Liposomen intravenös gegeben im Vergleich zum freien Carboplatin einen Anstieg in Lebermetastasen um den Faktor 7,5 ermöglichen, und dass die regionale Applikation bei den Liposomen nur noch eine geringe Wirkungsverstärkung auf den Faktor 10,8 ermöglicht. Die Kombination der Liposomen mit DSM (Spherex) führt aber zu einem beeindruckenden Anstieg der Tumorspiegel um den Faktor 151 im Vergleich zur alleinigen systemischen Carboplatin-Gabe. Wichtig ist, dass durch diese neue kombinierte Form der intraarteriellen Therapie mit dem „Drug Carrier Embolization System" (DCES) das Verhältnis der Carboplatin-Konzentration im Tumor im Vergleich zum Normalgewebe von 1,6 (Carboplatin i.v.) auf 8,6 anstieg (Berger, im Druck).

Die Kombination einer intraarteriellen Chemotherapie aus 5-FU-haltigen Liposomen mit DSM führte zu noch beeindruckenderen Anreicherungen im Tumor, die AUC stieg im Vergleich zur alleinigen intravenösen 5-FU-Gabe um etwa 2000 beim Kaninchen und um etwa 7000 bei der Rate an. Diese Ansätze bedürfen dringend gründlicher Phase-I-Studien beim Menschen, da möglicherweise die Wirksamkeit der intraarteriellen Therapie durch das „DCES" entscheidend gesteigert werden kann.

Literatur

Berger G (in Vorbereitung) Ein neues Drug-Carrier-Embolisationssystem (DCES) für ein effizientes Tumortargeting von Lebermetastasen

Blesing CH, Kerr DJ (1996) Intra-hepatic arterial drug delivery. J Drug Targeting 3:341–347

Collins J (1984) Pharmacologic rationale for regional drug delivery. J Clin Oncol 2:498–504

Ensminger WD, Gyves JW (1983) Clinical pharmacology of hepatic arterial chemotherapy. Sem Oncol 10:176–182

Jakob AR, Kühl M, Jauch KW, Schalhorn A, Wilmanns W (1996) Complications using implantable port-systems for regional chemotherapy of liver metastases. Reg Cancer Treat 9:33–36

Kaneko A, Naomoto Y, Aoyama M, Tanaka N (1999) Tissue levels of chemotherapeutic agents for hepatic metastasis during hepatic arterial and portal infusion. In vivo 13:195–198

Kar R, Opfell R, Wile AG (1987): The pharmacology of hepatic regional administration of cisplatin in a rabbit model. Cancer Drug Delivery 4:225–232

Kern W, Beckert B, Lang N et al. (2001) Phase I and pharmacokinetic study of hepatic arterial infusion with oxaliplatin in combination with folinic acid and 5-fluorouracil in patients with hepatic metastases from colorectal cancer. Ann Oncol 12:599–603

Lorenz M, Müller HH for the German Cooperative Group on Liver Metastases (2000) Randomized, multicenter trial of fluorouracil plus leucovorin administered either via hepatic arterial or intravenous infusion versus fluorodeoxyuridine administered via hepatic arterial infusion in patients with nonresectable liver metastases from colorectal carcinoma. J Clin Oncol 18:243–254

Meta-Analysis Group in Cancer (1996) Reappraisal of hepatic arterial infusion in the treatment of nonresectable liver metatsases from colorectal cancer. J Natl Cancer Inst 88:252–258

Ridge JA, Collin C, Bading JR, Hancock C, Conti PS, Daly JM, Raaf JH (1988) Increased adriamycin levels in hepatic implants of rabbit Vx-2 carcinoma from regional infusion. Cancer Res 48:4584–4587

Schalhorn A (1988) Clinical pharmacology of folinic acid and 5-fluorouracil. In: Erlichman C (ed) Leucovorin: An expanding role in chemotherapy, Pharma Libri Publishers, Montreal, pp 33–50

Schalhorn A, Kühl M (1992) Clinical pharmacokinetics of fluorouracil and folinic acid. Sem Oncol 19 [Suppl 3]:82–92

Schalhorn A, Kühl M (1995) Pharmakologie der regionalen Chemotherapie kolorektaler Lebermetastasen. Zentralbl Chir 120:764–768

Schalhorn A, Lorenz M, Schmoll E (1999) Regionale Chemotherapie von Lebermetastasen. In: Schmoll HJ, Höffken K, Possinger K 9 (Hrsg) Kompendium Internistische Onkologie. Springer, Berlin Heidelberg, New York, Tokyo, 3. Aufl, Bd 2, S 2425–243

Schalhorn A, Peyerl G, Denecke H (1998) Pharmacokinetics of 5-fluorouracil during isolated liver perfusion. Reg Cancer Treat 1:21–27

Sigurdson ER, Ridge JA, Kemeny N, Daly JM (1987) Tumor and liver uptake following hepatic artery and portal vein infusion. J Clin Oncol 5:1836–1840

Zografos GC, Kanter P, Sharma SD, Driscoll DL, Blumenson LE, Karakousis CP (1994) Regional chemotherapy in the canine liver. J Surg Oncol 56:113–115

Techniken zur intraarteriellen Behandlung

4 Embolisationen

G. Layer, T. Kirchhof, G. Berger

Bei Embolisationstherapien für onkologische Patienten kann unterschieden werden zwischen
- der Leberembolisation/-okklusion im Rahmen der intraarteriellen Chemotherapie bei primären und sekundären Lebermalignomen,
- der präoperativen Devaskularisation durch transarterielle Embolisation bei hypervaskulären Tumoren,
- der Embolisation zur Blutstillung bei blutenden Tumoren und
- der prophylaktischen Embolisation mit dem Ziel der Vermeidung von Blutungen und Besserung von Schmerzen.

Seit mehr als 30 Jahren stehen für die genannten Indikationsbereiche eine Vielzahl von Embolisationsmaterialien zur Verfügung. Kaufmann u. Richter (1995) haben zu Recht darauf hingewiesen, dass z. B. binnen 15 Jahren, zwischen 1970 und 1985, insgesamt allein 26 verschiedene Substanzen zur Nierentumorembolisation in Veröffentlichungen propagiert wurden. Dieser Sachverhalt zeigt, dass es trotz des Wissens, wie ein Tumorembolisat optimalerweise wirksam werden sollte, kein ideales Embolisat gibt und auch, dass Studien zur Tumorembolisationsbehandlung nur schwer vergleichbar sind.

Ziel einer jeden Tumorembolisationsbehandlung – egal welcher Indikation – ist es, einen kompletten Verschluss des gesamten Tumorgefäßkompartimentes mit Anoxie des Tumors und Ausschaltung der tumortypischen Parasitärversorgung zu erzielen. Das sind schwierige Anforderungen an die Materialien und das technische Können des Interventionalisten. Es ist notwendig, dass nicht nur zuführende Arterien, sondern auch Kapillaren und kleine Tumorsinusoide komplett embolisiert werden. Andererseits darf das Embolisat nicht über den Tumor hinaus in die Peripherie, z. B. bei AV-Shunts verschleppt werden. Eine vollständige Tumorzerstörung oder eine kurative Tumorbehandlung ist mit der Embolisationstechnik auch bei optimalem technischen Erfolg in der Regel nicht möglich.

Die Leberarterienokklusion im Rahmen der Chemoembolisation der Leber stellt einen besonderen Indikationsbereich dar. Im vorliegenden Kapitel soll nur der Embolisations-/Okklusionsaspekt dieser Therapie besprochen werden und pharmokokinetische experimentelle Ergebnisse dargestellt werden. Klinische Ergebnisse der Chemoembolisation werden in Kapitel 10 diskutiert. Von Chemookklusion sprechen wir im Gegensatz zur Embolisation dann, wenn zur Erzielung einer Tumorischämie mit nachfolgender Nekrose nicht der komplette dauerhafte Gefäßverschluss, sondern die temporäre Lumenverlegung der kleinsten arteriellen Gefäße mit anhaltender Blutstromverlangsamung in den Lebergefäßen angestrebt wird.

4.1 Embolisationsmaterialien

Grundsätzlich kann eine Unterscheidung vorgenommen werden in folgende Produkte:
- Ballon,
- Spiralen,
- Gelatine (Gelfoam),
- Ethanol,
- Polyvinylalkohol (PVA, Ivalon),
- Cyanoacrylate (Histoacryl),
- Ethibloc,
- Lipiodol,
- Mikrosphären (z. B. Spherex).

Ballons, egal in welcher Form und mit welcher Technik ablösbar, sind zur Behandlung von Tumoren

Tabelle 4.1. Embolisationsmaterialien und ihre Gebräuchlichkeit in der Interventionellen Onkologie

Material	Gebrauch	Problem
Ballon	–	Teuer, großkalibrig, nur zentraler Verschluss
Spirale	+	Teuer, nicht kapillargängig, fast nur bei GI-Blutung
Gelatine	+	Rekanalisation, meist in Kombination angewendet
Ethanol	++	Hochtoxisch, systemische Wirkung, schmerzhaft
PVA	++	Toxisch, nicht ganz kapillargängig
Cyanoacrylat	+++	Schwer steuerbar, nicht röntgensichtbar
Ethibloc	+++	Teuer, schwer steuerbar, Kombination mit Lipiodol
Lipiodol	+++	Preiswert, kein eigentliches Embolisat, häufig z. T. in Kombination zur Leberchemoembolisation
Stärkemikrosphären	+++	Teuer, körpereigen rasch abbaubar, opt. präkapillär

nicht geeignet. Sie messen 4–20 mm im Durchmesser und erlauben damit keine superselektive Embolisation auf kapillarer Verschlussebene. Diese Materialien spielen lediglich in Form von Okklusionsballonkathetern zur Verhinderung eines Embolisatrefluxes eine Rolle. Insbesondere bei hohen Injektionsdrücken oder größeren Embolisationsvolumina von Flüssigmaterialien in Tumoren kann die Applikation über Ballonokklusionskatheter zur Verhinderung eines Embolisatrefluxes Vorteile bieten.

Spiralen sind gut röntgendichte Materialien, die erst im Gefäß ihre Konfiguration annehmen und über die Induktion einer Thrombozytenaggregation zur Embolisation führen. Sie sind sowohl über 5F als auch kleinerlumige Koaxialsysteme sehr sicher applizierbar. Sie sind jedoch in der Regel weder als Gianturcospiralen noch als Mini- bzw. Mikrospiralen zur Behandlung von Chemoembolisationen geeignet. Auch für eine Nidusbehandlung kommen sie nicht in Frage. Lediglich bei blutenden Tumoren sind sie dann das Mittel der Wahl für die Behandlung, wenn eine nachfolgende Operation geplant ist und die Selektivsondierung der tumortragenden Gefäße möglich ist. Die metalldichten Spiralen stellen in solchen Fällen gleichzeitig eine dem Operateur hilfreiche Landmarke für den Eingriff dar. Da Spiralen sehr exakt platzierbar sind und die Nekrosegefahr gering ist, werden sie insbesondere bei akuten gastrointestinalen Blutungen häufig eingesetzt. Ihr Einsatz setzt ein intaktes Gerinnungssystem voraus, da neben der mechanischen Gefäßverlegung die Thrombozytenaggregation zur Gefäßembolisation erforderlich ist.

Gelatineschwammpräparate sind in verschiedenen Formen im Handel. Es sind sowohl Würfel, die vom Untersucher selbst portionierbar sind, als auch Pulver, z. B. Gelfoam, erhältlich. Die Substanz wird mit Kontrastmittel durch den Katheter injiziert, da sie selbst nicht röntgendicht ist. Sie besitzt erhebliche Viskosität. Die Applikation durch Koaxialkatheter kann oft schwierig bis unmöglich sein. Der Okklusionsmechanismus beruht auf mechanischer Verlegung der Blutgefäße und anschließender Thrombozytenaggregation mit konsekutiver Thrombosierung. Für die Tumorbehandlung besitzt Gelfoam als alleinige Substanz keine Bedeutung, schon deshalb, weil eine Rekanalisation des primär verschlossenen Gefäßes regelmäßig erfolgt. Allerdings wird es sehr häufig als Kombinationspräparat bei der Leberchemoembolisation (s. Abschn. 4.5) eingesetzt.

Alkoholpräparate sind als Embolisate ebenfalls seit langem im Einsatz. Möglich ist sowohl die Verwendung hochprozentiger Alkohole als auch Polyvinylalkohole (feste Partikel). Auch die Sklerosierungspräparate, die insbesondere für die Behandlung von venösen Varizen Anwendung gefunden haben, sind alkoholähnliche Substanzen.

Hochprozentiger *Alkohol* (Ethanol) ist ein kapillargängiges Embolisat. Es ist lokal toxisch, daher auch sehr schmerzhaft und wurde in der Tumorembolisation insbesondere bei Nierentumoren in zahlreichen Studien eingesetzt. Der Wirkungsmechanismus besteht in der toxischen Endothelschädigung mit konsekutiver Gefäßthrombose. Außerhalb der Niere sind uns dagegen keine systematischen Tumoranwendungen bekannt. Zu beachten ist die systemische Wirkung – 1 mg/kg KG sollte als Dosierung nicht überschritten werden. Der Einsatz erfolgt in der Regel unter dem Schutz von Ballonokklusionskathetern, um ein Abfluten zu verhindern.

Polyvinylalkohol (Ivalon) wird als definiertes Partikelpräparat ähnlich dem Gelfoam eingesetzt. Es handelt sich um einen nichtresorbierbaren, nicht löslichen Polivinylalkohol, der in Partikelgrößen zwischen 150–1200 μm geliefert wird und durch Wasseraufnahme um den Faktor 10 expandiert. Im Gegensatz zu Gelfoam ist Ivalon intravasal nicht abbaubar und führt zu einer lokalen toxischen Gefäßreaktion. Das Präparat ist insbesondere in der Neuroradiologie gebräuchlich und wird zur Tumorbehandlung selten eingesetzt, weil eine kapilläre Verschlussebene nur schwer erreichbar ist. Es eignet sich zur Blutungsbehandlung bei Tumoren oder auch zur Organausschaltung bei Tumoren, wenn kapilläre Behandlungen zu risikoreich oder technisch nicht realisierbar sind.

Cyanoacrylat (Histoacryl) ist ein flüssiger, schnell aushärtender Gewebekleber, der aus der chirurgischen Wundversorgung seit langem bekannt ist und dessen Einsatz auf die perkutanen Verfahren aus der Kenntnis der Chirurgie übertragen wurde. Für die Verschlussebene ist entscheidend, bis zu welchem Gefäßquerschnitt die Substanz im Gefäßsystem transportiert wird. Die Okklusion beruht dann auf einer Polymerisation des flüssigen Monomers im Blut. Diese Polymerisation unterliegt einem Alles-oder-Nichts-Prinzip. Sobald sie katalytisch gestartet wird, läuft sie unbeeinflussbar ab. Sie ist temperaturabhängig und nach gestarteter Reaktion nicht mehr beeinflussbar. Da die Substanz selbst nicht röntgendicht ist, werden ihr ölige Kontrastmittel (Lipiodol) beigesetzt. Sie härten mit dem Komplex aus und führen zu einer permanenten Kontrastierung des Gefäßes. Über sie ist jedoch auch der Zeitpunkt des Startes der Polymerisation steuerbar. Je höher die Beimischung des Lipiodol, desto langsamer die Polymerisation und desto weiter verlagerbar ins Kapillarnetz. In der Praxis haben sich Mischungsverhältnisse zwischen Cyanoacrylat und Lipiodol von 1:1 bis 1:3 für die Tumorbehandlung bewährt. Die Applikationstechnik ist aufgrund der geschilderten Zusammenhänge komplizierter als bei den anderen beschriebenen Substanzen. Es ist sinnvoll, für die Applikation Koaxialsysteme zu verwenden, um eine Aushärtung noch im Katheter zu verhindern bzw. den Katheter bergen zu können, falls es doch zu einer solchen Aushärtung kommt. Aus dem gleichen Grunde wird hochprozentige Glukose vor das Cyanoacrylat-Lipiodol-Gemisch vorgeschaltet, da durch die starke osmotische Wirkung eine vorzeitige Polymerisation im Katheter vermieden wird. Ebenso wird das Gemisch mit geringen Mengen der hochprozentigen Glukose auch aus dem Katheter ausgespült und der Koaxialkatheter unmittelbar nach der Injektion in den Mutterkatheter zurückgenommen. In der Regel sind zur Behandlung von blutenden Tumoren nur geringe Mengen Embolisat erforderlich. Durch die Beimischung von Lipiodol, welches allerdings vorher gut mit dem Embolisat gemischt werden muss, ist eine exakte Beobachtung des Embolisationserfolges möglich. Zu bedenken ist allerdings, dass Kathetersysteme selbst bereits oft eine größere Menge an Substanz fassen, als für eine Embolisationsbehandlung des Tumors erforderlich ist. Der regelrechte Umgang mit Cyanoacrylat/Lipiodol als Embolisationsmaterial erfordert erhebliche Erfahrung des Interventionsradiologen, ist jedoch neben der Behandlung mit Ethibloc das effektivste und gebräuchlichste Behandlungsverfahren.

Bei Ethibloc handelt es sich um ein Okklusionsgel mit zäher Konsistenz. Grundlage ist ein Maisprotein (Zein), dem hochprozentiger Alkohol, Kontrastmittel und Konservierungsstoffe beigemischt sind. Die Röntgendichte ist trotz der Beimischung von Kontrastmittel nicht sehr gut und kann durch die Beigabe von Lipiodol ähnlich wie bei Cyanoacrylat deutlich verbessert werden. Die Substanz muss im Kühlschrank aufbewahrt werden, sollte jedoch nur nach Erwärmung auf Körpertemperatur Verwendung finden, da ansonsten die Viskosität zu hoch und die Applikationsfähigkeit eingeschränkt ist. Genau wie beim Cyanoacrylat steuert die Menge der Beimischung von Lipiodol die Ebene des Verschlusses. Für eine effektive Tumorbehandlung sollte das gesamte Tumorkapillarbett ausgegossen werden einschließlich der Venolen, der venöse Abstrom des Ethibloc jedoch verhindert werden. Dies ist nach eigenen Erfahrungen über eine Mischung von Lipiodol und Ethibloc im Verhältnis 1:1 in aller Regel gut möglich. Die Applikationsweise ist identisch mit der bei Cyanoacrylat geschilderten Anwendung. Im Gegensatz zum Cyanoacrylat ist mit Ethibloc jedoch eine gewisse Steuerung der Präzipitation möglich. Die Geschwindigkeit der Ausfällung des Gels im Blut ist direkt abhängig von der Lösungsgeschwindigkeit des Alkohols im Blut. Das heißt, dass bei sehr langsamer Injektion in viel fließendes Blut eine schnelle Präzipitation, bei Applikation von einer relativ hohen Menge Ethibloc in wenig Blut eine langsame Präzipitation gegeben ist. Aus dem gleichen Grunde ist bei der Behandlung von Tumoren die Vorabinjektion von hochprozentiger Glukose (G 40%) sinnvoll. Durch die hohe osmotische Bindung der Glukose kommt es erst dann zur Präzipitation des Embolisats im Blut, wenn sich die Glukose selbst im Blutsystem wieder verteilt hat. Auf diese Weise wird die kapilläre Okklusion weiter unterstützt. Ethibloc hat sowohl für die Embolisationsausschaltung von Tumoren als auch zur Behandlung von Blutungskomplikationen bei onkologischen Patienten klinische Bedeutung erlangt. Es ist wohl die in der Embolisation von Tumoren am häufigsten benutzte Substanz.

Lipiodol ist der jodinierte Fettsäureethylester des Mohnsamenöls, das in der Radiologie früher zur Lymphographie verwendet wurde. Ob Lipiodol selbst eine therapeutisch embolisierende Wirkung entfaltet, wird kontrovers diskutiert (Kalayci 1990; Takayasu 1987). Es wird wie bereits beschrieben einerseits zur Verbesserung der Röntgenkontrasteigenschaften anderer Embolisate diesen zugemischt, andererseits werden die Embolisationseigenschaften durch den Zusatz modifiziert und gesteuert. Als alleiniges „Embolisat" findet Lipiodol nur im Rahmen der Chemoembolisation der Leber Anwendung. Der genaue Wirkmechanismus ist dabei weiterhin ungeklärt (s. Kap. 10).

Mikrosphären sind Albumin- oder Stärkepartikel mit einer Größe zwischen 15–50 µm. Diese Teilchen sind biologisch abbaubar und haben eine Halbwertszeit von wenigen Minuten bis mehreren Tagen. Die umfangreichsten Studien dieser praktisch ausschließlich für die Chemoembolisation der Leber eingesetzten Substanz liegen für Amilomer (Spherex) vor: Diese pharmazeutisch mit hoher Reinheit herstellbaren, nicht immunogen wirkenden, in wässriger Lösung quellbaren Partikel weisen zu 95% einen Durchmesser zwischen 20 und 70 µm auf und sind damit in der Lage, in optimaler Weise die kleinen arteriellen Gefäße nahe dem Kapillarbett zu verlegen. Spherex wird über die körpereigene α-Amylase physiologischerweise mit einer Halbwertszeit von 20–30 min abgebaut. Diese kurze Auflösungszeit entspricht der ebenfalls nur kurzen Expositionsdauer der meisten Zytostatika. Spherex ist unseres Wissens das einzige zum Zweck der Leberchemoembolisation offiziell zugelassene Präparat.

4.2
Pharmakokinetik bei Chemookklusion der Leber

Die Effizienz der Therapie solider Tumoren ist wesentlich beeinflusst von der erreichbaren Konzentration und der Zeitspanne relevanter Konzentrationen des Therapeutikums im Tumor bei möglichst geringer systemischer Belastung. Derzeit werden verschiedene Drugcarrier zum Tumortargeting untersucht, u. a. Kopplung von Zytostatika an Antikörper, Antikörper-Toxin, Polymere und konjugierte oder sterisch stabilisierte Liposomen.

Im Rahmen des hier behandelten Themas „Embolisation" wird über die Resultate von pharmakokinetischen Untersuchungen der Kombination von Chemotherapeutika und Stärkemikrosphären im Tierversuch berichtet:

In zwei unterschiedlichen Tiermodellen an zwei unterschiedlichen Tumoren konnte durch die Arbeitsgruppe um G. Berger nachgewiesen werden, dass die Konzentration des Zytostatikums um den Faktor 151–7796 durch eine temporäre Gefäßokklusion mittels Spherex gesteigert werden kann (Abb. 4.1, 4.2). In diesen Tierversuchen konnte auch bewiesen werden, dass bereits die intraarterielle der intravenösen Zytostatikaapplikation signifikant überlegen ist (a vs. b), und dass der Zusatz von Stärkemikrosphären (DSM) diese Wirkung noch einmal enorm steigern kann (b vs. c).

Die Carrierfunktion für die Stärkemikrosphären zeigt sich auch in der Verteilung innerhalb des Tumors: Im Tumorzentrum befinden sich nur 30% der Zytostatika, während im Angiosystem des Tumorrandsaums 70% der Substanz zu finden sind. Dass die Zytostatika aber in die Tumorzellen perfundieren, beweisen hohe Konzentrationen des FU-Metaboliten 5-FUrd, der in der gemessenen Höhe den aktiven Tumormetabolismus vorraussetzt (Abb. 4.3).

Andere experimentelle Untersuchungen bestätigen ähnliche pharmakokinetische Vorteile der regionalen Chemoembolisation nicht nur für Stärkemikrosphären, sondern auch für Lipiodol (Berger et al. 1996) und Gelfoam (Pohlen et al. 2000).

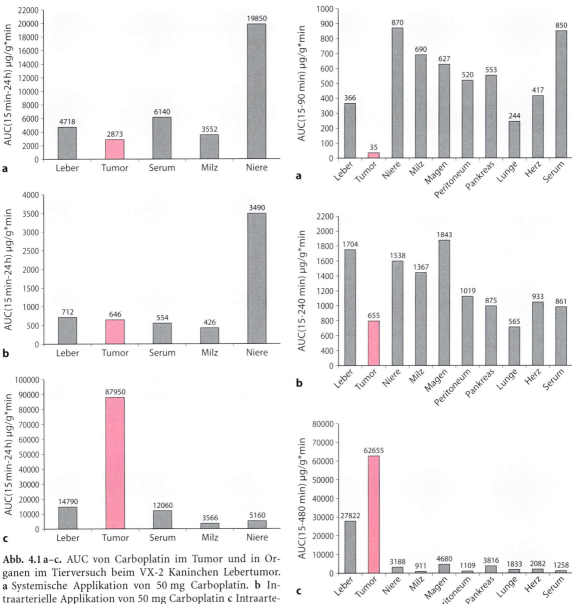

Abb. 4.1 a–c. AUC von Carboplatin im Tumor und in Organen im Tierversuch beim VX-2 Kaninchen Lebertumor. **a** Systemische Applikation von 50 mg Carboplatin. **b** Intraarterielle Applikation von 50 mg Carboplatin **c** Intraarterielle Applikation von 50 mg Carboplatin plus 60 mg DSM i.a.

Abb. 4.2 a–c. AUC von 5-FU im Tumor und in Organen im Tierversuch beim CC-531 Ratten Lebertumor. **a** Systemische Applikation von 10 mg 5-FU. **b** Intraarterielle Applikation von 10 mg 5-FU **c** Intraarterielle Applikation von 10 mg 5-FU plus 6 mg DSM i.a.

4.3 Präoperative Devaskularisation

Häufigste Indikation für eine präoperative Embolisationsbehandlung von hypervaskularisierten Tumoren ist die Embolisation von Knochenmetastasen bei malignen Tumoren, insbesodere beim Hypernephrom. Der Grund dafür ist, dass Hypernephrome außerordentlich gut vaskularisiert sind und der Blutverlust bei Eingriffen im Bereich der Wirbelsäule oder auch z. B. des Beckenskeletts im Rahmen der Metastasenchirurgie mit Blutverlusten von mehreren Litern verbunden sein können. Nach eigener Erfahrung und zahlreichen, wenn auch z. T. nur schwer vergleichbaren Studien (Roscoe 1989, Bakal 1993, Olerud 1993, Sun 1998, Chatziioannou 2000) muss davon ausgegangen werden, dass der operative Blutverlust in der Metastasenchirurgie z. B. bei Hypernephrommetastasen um zwei Drittel gesenkt werden kann, wenn in einem engen zeitlichen Zusammenhang (möglichst nicht größer 24 Stunden) präoperativ eine intraarterielle selektive Embolisationsbehandlung vorgenommen wird (Tabelle 4.2).

Die Wahl des Embolisationsmaterials ist nicht von entscheidender Wichtigkeit, da unmittelbar anschließend die Operation erfolgen sollte. Die Ausbildung von Umgehungskreisläufen ist zwar obligat, findet jedoch erst zu einem späteren Zeitpunkt statt. Wenn es sich um eine Tumorregion ohne Gefährdung gesunder Nachbarstrukturen handelt, so kann mit Flüssigklebstoff (Ethibloc, Cyanoacrylat) gearbeitet werden. Insbesondere bei Wirbelsäulenmetastasen, wo eine Mitembolisation der A. spinalis ante-

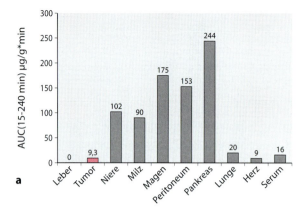
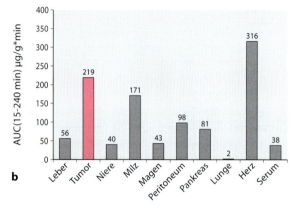
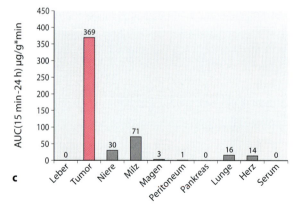

Abb. 4.3 a–c. AUC von 5-FUrd im Tumor und in Organen im Tierversuch beim CC-531 Ratten Lebertumor. **a** Systemische Applikation von 10 mg 5-FU. **b** Intraarterielle Applikation von 10 mg 5-FU. **c** Intraarterielle Applikation von 10 mg 5-FU plus 6 mg DSM i.a.

Tabelle 4.2. Präoperative Embolisation von Skelettmetastasen: Operativer Blutverlust

Autor	n	Blutverlust bei vollständiger Embolisation	Blutverlust bei nichtkomplizierter Embolisation	Blutverlust ohne Embolisation
Sun 1998	16	460 ml	750	–
Matrioannon 2000	28	535	1247	–
Roscoe 1989	28	940	–	1975
Bakal 1993	93	250	–	800
Olerud 1993	21	1/3	–	1 Relativangabe

rior gefürchtet wird, ziehen wir selbst eine vorsichtige Embolisation durch Spiralen bzw. Ivalon vor. Die Gefahr der Querschnittslähmung ist auch als wichtigste Limitation des Verfahrens zu beachten. Unter Embolisation verändern sich die Perfusionsverhältnisse durch den Verschluss einzelner Arterien erheblich. Durch eine Art Stealphänomen können dann Verbindungen zur A. spinalis anterior offenkundig werden, die vorher verborgen geblieben waren. Wann immer also im Bereich von Wirbelkörpermetastasen präoperativ embolisiert wird, ist es von großer Wichtigkeit, ständige angiographische Kontrollen während des Fortganges der Embolisation durchzuführen, um solche Verbindungen nachzuweisen und gegebenenfalls dann rechtzeitig auf eine weitere Embolisationsbehandlung zu verzichten.

Auch bei Kopf-, Hals- und Schädelbasistumoren sind Indikationen für die Embolisation nicht nur akute Blutungen, sondern sogar häufiger präoperative Situationen bei hypervaskularisierten Tumoren. Insbesondere das juvenile Nasenrachenfibrom oder der außerordentlich gut vaskularisierte Glomustumor sind hier zu nennen. Aus unserer Sicht hat es sich bewährt, wenn es sich nicht um eine Notfallindikation handelt, zunächst in einer ersten Sitzung eine ausgiebige diagnostische, auch superselektive Angiographie durchzuführen, um dann mit dem Chirurgen das genaue weitere Procedere mit Ausmaß und Intention der Embolisationsbehandlung und evtl. anschließender Operation durchzusprechen. Die Embolisationsbehandlung solcher Kopf-, Hals- und Schädelbasistumoren sollte Zentren mit enger Zusammenarbeit zwischen Interventionsradiologie und operativem Zentrum vorbehalten bleiben, um Komplikationen bzw. unvollständige Interventionen zu vermeiden.

4.4 Embolisationsbehandlung nach Organbereichen

4.4.1 Embolisationen im Kopf-/Halsbereich

Bei der Embolisation von Tumoren im Kopf-/Halsbereich handelt es sich um Tumoren, die aus dem Territorium der A. carotis externa versorgt werden. Vor einer eventuellen Embolisation ist die genaue Kenntnis der Gefäßanatomie, der Kollateralisierungsverhältnisse und insbesondere eventueller Verbindungen zwischen A. carotis externa und intrazerebralen Gefäßen erforderlich. Es ist daher unabdingbar, dass vor einer Embolisationsbehandlung eine komplette intra- und extrazerebrale Angiographie der supraaortalen Gefäße durchgeführt wird. Bekannterweise versorgen z. B. Äste der A. pharyngea ascendens die Hirnnerven 9 bis 12. Die A. meningea media hat eine Verbindung zum Versorgungsbereich des 5. Hirnnerven.

Die meisten neuroradiologischen Zentren embolisieren tumorangepasst mit PVA-Partikeln unterschiedlicher Größe (Bhansali 1986). Nur bei rein präoperativem Vorgehen kann auch eine selektive Embolisation über Mikrocoils erfolgen. Hierdurch wird dann gegebenenfalls auch bereits eine gewisse Markierung des Tumorareals für die nachfolgende Operation vorgenommen.

Die Behandlung von tumorbedingten Gefäßarrosionen erfolgt heute in der Regel nicht mehr durch Embolisation, sondern durch Schienung des Gefäßes durch gecoatete Stents (Abb. 4.4). Dieses Verfahren ist bei größeren Gefäßen effektiver, schneller und sicherer. Tumorarrosionsblutungen kleiner Gefäße sollten ebenso wie in anderen Gefäßregionen dagegen eher mit Ethibloc oder PVA-Partikeln behandelt werden.

4.4.2 Bronchialkarzinom

Das Bronchialkarzinom gehört zu den steigenden, jedoch immer noch selteneren Indikationen (etwa 10 % aller Hämoptysenursachen) für eine Embolisationsbehandlung von blutenden Bronchialarterien (Lee 2000; Görich 2001). Selbstverständlich kann das Bronchialkarzinom zu akuten Hämoptysen führen, die schnell und effektiv über eine Embolisationsbehandlung gestillt werden sollten. Es gibt bisher aber keine Studien, die sich ausschließlich mit dem Erfolg von Bronchialarterienembolisationen bei Bronchialkarzinomen auseinandersetzen. Grundsätzlich ist davon auszugehen, dass die Erfolgsrate der Embolisationsbehandlung nicht we-

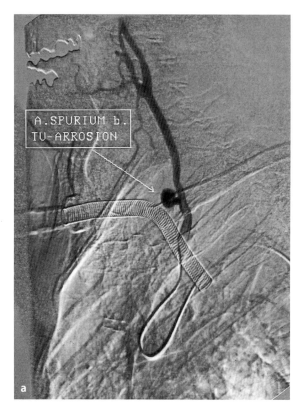 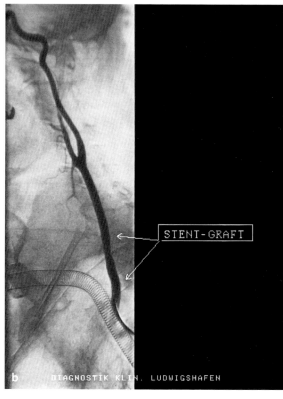

Abb. 4.4 a, b. Verschluss eines Aneurysma spuriums bei Tumorarrosionsblutung durch inoperablen vorbehandelten HNO-Tumor über Carotisstent. **a** Nachweis des Aneurysma spuriums über Selektivdarstellung der A. carotis über Sidewinderkatheter. Man erkennt das in der Nachbarschaft gelegene Tracheostoma bei Zustand nach Operation und Radiatio des rezidivierenden HNO-Malignoms. **b** Zustand nach Ausschaltung des Aneurysmas und damit auch der Tumorblutung über gecoverten Stent. Die A. carotis ist vollständig geglättet. Aneurysma und damit auch die Tumorblutung sind beseitigt

sentlich unterschiedlich ist von der allgemeiner Transkatheterembolisationen von Bronchialarterien. Diese wird in der Literatur mit etwa 75–90% angegeben (Wholey 1976; Fernando 1998; Mal 1999). Rezidivblutungen treten in einer Häufigkeit von 10–20% auf. Ursache für Rezidivblutungen sind die Bildung von Kollateralsystemen bei wachsendem Tumor, die unvollständige oder zu weit zentrale Embolisationsbehandlung oder selten Blutungen aus arrodierten Pulmonalarterien (etwa 5%).

Häufigste und schwerwiegendste Komplikation der Embolisationsbehandlung ist ebenso wie im Bereich der bereits erwähnten Embolisation von Wirbelkörpermetastasen die Verschleppung des Embolisates zur A. spinalis anterior mit entsprechender Embolisation der das Rückenmark versorgenden Äste mit möglicher Querschnittsfolge. Cohen (1990) berichtet über Verbindungen zwischen Bronchialarterien und A. spinalis anterior in 55% der Fälle! Außerdem ist die Möglichkeit einer Infarzierung mit Ausbildung einer ösophagobronchialen Fistel zu erwähnen.

Die Wahl des Embolisationsmaterials hängt hauptsächlich mit den Größenverhältnissen der zu embolisierenden Bronchialarterienabschnitte zusammen: Kleinere Gefäßareale können mit Ethibloc ausgegossen werden, größere Gefäßareale sind oft nur in einer Kombination aus Spiralembolisation und Flüssigkleber zu behandeln.

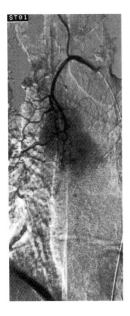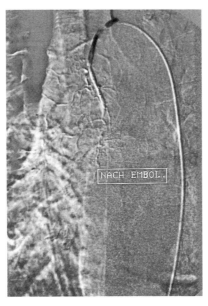

Abb. 4.5. Blutendes, endoskopisch nicht behandelbares Ösophagus-Karzinom-Rezidiv. Die Selektivsondierung der A. mammaria weist einen Tumorblush, aber keine aktive Blutung im Bereich dieses Gefäßes nach. Nach Ausgießung der Tumorgefäße mit einem Gemisch aus Ethibloc und Lipiodol kann man die vollständige kapilläre Ausschaltung des Tumors erkennen. Die positive Kontrastierung ist auf das Lipiodol zurückzuführen

4.4.3 Ösophaguskarzinom

Für das Ösophaguskarzinom gilt dasselbe wie für das vorgestellte Vorgehen beim Bronchialkarzinom. Die Gefäßversorgung und die Blutungsquellen sind variabel. Je nach Lokalisation des Tumors muss eine Komplettangiographie von thyreoidalen Ästen, Direktabgängen aus der Aorta, A. subclavia, A. mammaria interna, A. bronchiales und A. intercostales oder über die Rami oesophagei der A. gastrica sinistra oder A. phrenica erfolgen. Bei Zweifeln über die korrekte Tumorgefäßversorgung kann ein arteriell kontrastverstärktes CT Hilfestellung für Lokalisation und Ausdehnung des Befundes bieten. Mit Hilfe dieses CT kann auch eine Planung des Ausmaßes der Embolisation vorgenommen werden, da beim Ösophaguskarzinom in besonderer Weise mitzubedenken ist, dass eine endoskopisch nicht stillbare Blutung bei transarterieller Embolisation zur Nekrosenbildung und Fistelbildung neigt. Aus diesem Grunde sollte eine eventuelle Tumorembolisation unter Umständen zunächst auch sehr zurückhaltend und gegebenenfalls unvollständig vorgenommen werden. Eine Komplettembolisation eines ulzerierten, blutenden Ösophaguskarzinoms über Ethibloc (Abb. 4.5) kann durchaus zu einer nicht weiterbehandelbaren Nekrose führen.

4.4.4 Nierentumorembolisation

Der Tumorgefäßverschluss eines Nierentumors erfolgt entweder präoperativ oder palliativ bei Makrohämaturie. Es gibt keine klar definierten Indikationen für das Verfahren. Der Eingriff ist in jedem Falle mit dem Patienten bzw. seinen Angehörigen und dem Urologen bzw. Onkologen abzustimmen. Häufig handelt es sich um metastasierte Nierentumoren unter schwerer Hämaturie mit Schmerzen oder paraneoplastischen Syndromen. Anzustreben ist in jedem Fall ein weit peripherer bzw. kapillärer Verschluss des Tumors bzw. gegebenenfalls des Gesamtorgans. Eine solche Behandlung ist in der Regel nur unter adäquater Analgesie am ehesten durch Epiduralanästhesie möglich. Eine alleinige Sedierung erscheint uns nach eigenen Erfahrungen wenig empfehlenswert. Am leichtesten wird das kapilläre Verschlussprinzip über eine Okklusionsbehandlung mit Ethibloc unter Zusatz von Glukose erreicht. Dazu wird ein Ballonokklusionskatheter in das entsprechende Gefäß vorgeführt. Es wird eine Volumenabschätzung über präinterventionelle Angiographie vorgenommen und dann 50%ige Glukoselösung vorgespritzt und danach das in der Regel 50:50% gemischte Ethibloc-Lipiodol-Gemisch langsam mittels kleiner Spritzen injiziert. Nach jeder Ethibloc-Injektion erfolgt das Durchspülen des Katheters über hochprozentige Glukose. Ob nach Entblockung des Katheters eine Kontrollangiogaphie über den Katheter noch vorgenommen werden soll, ist strittig, da damit zu rechnen ist, dass trotz Nachspülung mit Glukose kleine Ethibloc-Reste im Katheter verbleiben und es zu einer Verschleppung von Embolisat kommen kann. Andererseits ist bei der gegebenen Indikation eine geringfügige Embolisatverschleppung in der Regel folgenlos. Die Kontrollangiographie ist allerdings bei Verwendung eines Ethibloc-Lipiodol-Gemisches oft nicht unbedingt notwendig, da das Lipiodol die Embolisationsgrenzen gut markiert. Alternativ zum Ethibloc-Lipiodol-Gemisch wird auch Cyanoacrylat-Lipiodol oder absoluter Alkohol für eine kapilläre Nierenembolisation eingesetzt. Auch bei diesen beiden Verfahren kommt ein Ballonokklusionskatheter zum Einsatz. Der Eingriff wird dann beendet, wenn eine weitestgehende arterielle Stase vorliegt.

Der Erfolg des Verfahrens scheint sehr von der Auswahl der Patienten und von der Erfahrung des Interventionsradiologen im Umgang mit den entsprechenden Substanzen abhängig zu sein. In der Literatur finden sich sehr unterschiedliche Erfolgsangaben für die Beseitigung einer Hämaturie und gelungenen Tumorpalliationen. Aus einer Zusammenstellung von 389 Arbeiten zu dieser Thematik kann keine eindeutige Therapieempfehlung abgeleitet werden (Kalman 1999). Zu berücksichtigen ist dabei, dass neben den erwähnten Flüssigklebern, die eine kapilläre Embolisation garantieren, diverse andere Embolisationsmaterialien zum Einsatz kamen.

Folgen und Komplikationen der Embolisationsbehandlung an der Niere sind in Form eines Postembolisationssyndroms mit z.T. schweren Flankenschmerzen, Temperaturerhöhungen, Leukozytose, Blutdruckschwankungen, Subileus und Kopfschmerzen zu sehen. Auch Komplikationen über Embolisationsmaterialverschleppung mit Lungenembolie und Thromboembolien sowie Sepsis sind berichtet. Die genannten Komplikationsmöglichkeiten sollten ebenso wie die umstrittenen Ergebnisse Grund dafür sein, jeden Einzelfall vor einer entsprechenden Behandlung interdisziplinär zu diskutieren.

4.4.5
Leberembolisation

Die reine Embolisationsbehandlung der Leber zur Behandlung von Tumorerkrankungen oder Tumorkomplikationen wird von den meisten Zentren nicht empfohlen, auch wenn positive Resultate gelegentlich berichtet werden (Loewe 2002). Entsprechende Kombinationsverfahren mit Chemotherapie oder Operation werden in Kapitel 11 diskutiert.

Indikationen für eine ausschließliche Embolisationsbehandlung bei Lebermalignomen ergeben sich zum Verschluss von AV-Shunts (Abb. 4.6), der Anregung des Wachstums des kontralateralen Leberlappens vor ausgedehnten Leberresektionen mittels Embolisation der tumortragenden ipsilateralen Pfortadergefäße oder zur Erzielung einer intrahepatischen Perfusionsumverteilung bei atypischer Lebergefäßversorgung vor lokaler intraarterieller Chemotherapie bzw. Portbehandlung.

Ausgedehnte AV-Shunts stellen eine Kontraindikation für die Chemoembolisation der Leber dar. Die Embolisation erfolgt über Spiralen (Abb. 4.6). Sind die Shunts tumorbedingt, ist der Erfolg der Embolisation allerdings nur kurzzeitig. Die Kosten und der Aufwand der Embolisation sind dann sicher gegen den nicht bewiesenen Nutzen des palliativen Therapieansatzes abzuwägen.

Nach Embolisation des Pfortaderastes der tumortragenden Leberhälfte kommt es zu einem relativen Schrumpfungsprozess und einer Hypertrophie der kontralateralen Hälfte, die eine Resektion aufgrund einer zu kleinen Restleber ggf. noch möglich macht (Wakabayashi 1997; Azoulay 2000). Eine verbesserte Überlebensrate von Patienten nach Embolisation des Pfortaderastes der tumortragenden Leberhälfte wird allerdings kontrovers diskutiert (Tanaka 2000, Wakabayashi 2001).

Wird eine Leber arteriell atypisch über mehrere nicht gemeinsam entspringende Gefäße versorgt, so ist die intraarterielle Chemotherapie via Katheterangiographie deutlich erschwert, die Portversorgung unmöglich. In einem solchen Fall kann problemlos der kleinere Arterienabschnitt präinterventionell embolisiert werden. Dies wird zentral über Spiralen vorgenommen, so dass eine Kollateralisierung ermöglicht wird.

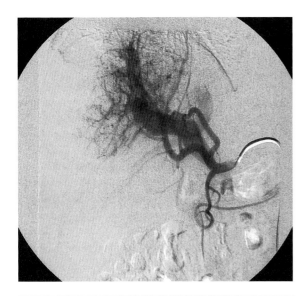

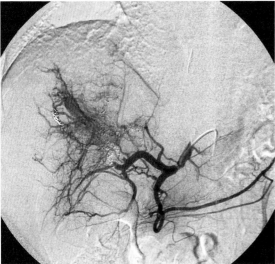

Abb. 4.6. Ausgedehnter arterioportalvenöser Shunt im Bereich eines großen HCC-Herdes. Der Shunt wird teilweise okkludiert über Einbringung von multiplen Spiralen in die Endstrecke der Feedergefäße. Nach Embolisation erkennt man die Rarefizierung der Äste der A. hepatica und die deutliche Abnahme des Shuntvolumens, ohne dass es zu einer vollständigen Shuntausschaltung gekommen wäre

4.4.6
Gastrointestinale Tumoren

Malignome spielen sowohl bei der oberen als auch bei der unteren gastrointestinalen Blutung nur eine geringe Rolle. Da die exakte Diagnose präoperativ selten sicher zu treffen ist, ist eine alleinige Embolisationsbehandlung bei Tumoren des Magen-Darm-Trakts selten indiziert. Das Verfahren ist auf den präoperativen Einsatz im Rahmen einer akuten Blutung begrenzt oder findet Anwendung bei inoperablen Patienten.

Voraussetzung für die Embolisation im Gastrointestinaltrakt ist der Nachweis direkter (KM-Austritt) oder indirekter Blutungszeichen (pathologische Gefäße, Gefäßabbrüche) und die superselektive Sondierbarkeit, so dass nicht betroffene Darmanteile nicht gefährdet werden. Da wir eine endgültige Behandlung auf diesem Wege selten anstrebten, wurden alle eigenen Erfahrungen mit Hilfe von Spiralembolisationen gewonnen. Die selektive Spiralembolisation bietet den Vorteil, dass die Gefahr der Darmwandnekrose, verglichen mit allen anderen technischen Möglichkeiten, am geringsten ist (Evangelista u. Hallisey 2000), und dass über die Platzierung der Spirale dem Operateur eine Markierung des Blutungsareales gegeben wird. Das Risiko eines Kollateralschadens durch Embolisatverschleppung ist somit minimal. Bei einer direkt anschließenden Operation kann unter Umständen auch ein 3-F-Selektivkatheter an Ort und Stelle bis zur Operation belassen werden. Er dient dann ebenso wie die gegebenenfalls abgeworfenen Spiralen dem Operateur als Leitschiene zur vermuteten Blutungsquelle.

Eine vorübergehende Blutstillung ist bei superselektiver Sondierbarkeit des entsprechenden Gefäßareals praktisch immer erreichbar. Die Frage einer Rezidivblutung spielt bei geplanter elektiver Operation keine Rolle.

Komplikationen sind bei einem entsprechendem Vorgehen nicht zu erwarten. In früheren Arbeiten wurden in bis zu 20% eine Darmwandnekrose angegeben (Guy 1992; Gabata 1994).

4.4.7
Embolisationen bei blutenden Beckentumoren

Blutende Beckentumoren sind im eigenen Untersuchungsgut häufigster Indikationsbereich für eine Embolisationsbehandlung (Görich 1995). Im Einzelnen handelt es sich um Rektumkarzinomrezidive, um Rezidivtumoren der inneren weiblichen Genitale (Harima 1989), der Prostata (Lenz 1984) oder der Blase (Appleton 1988). In Abhängigkeit vom Ausmaß der Blutung sind zwei verschiedene therapeutische Ansätze bei den genannten Rezidivtumoren ohne andere Behandlungsoption denkbar: Einerseits kann eine uni- oder bilaterale Tumorgefäßembolisation im Versorgungsbereich der A. iliaca interna über Flüssigembolisat (in der Regel Ethibloc-Lipiodol-Gemisch) vorgenommen werden, zum anderen ist beim chronisch gering blutenden Tumor eine Blutungsbehandlung über wiederholte Chemoperfusion möglich. Die Verträglichkeit der wiederholten Perfusion ist besser, die Morbidität geringer und der Erfolg vergleichbar (Textor 2000). Bei chronisch rezidivierender nicht vitalbedrohender Blutung empfehlen wir daher dieses Verfahren. Heftige Hb-wirksame Blutungen müssen allerdings schnell embolisiert werden.

Voraussetzung für die Therapie ist die präinterventionelle diagnostische Komplettangiographie beider Aa. iliacae internae in jeweils 3 Ebenen. In der Regel erfolgt die Tumorversorgung und die Tumorblutung bilateral. Dennoch bevorzugen wir auch in diesem Falle ein zweizeitiges Vorgehen mit peripherer Okklusion zunächst des haupttumorversorgenden Gefäßes. Den beidseitigen Gefäßverschluss in erster Sitzung versuchen wir zu vermeiden, um bei unzureichender Kollateralisierung nicht ausgedehnte Ischämien und Nekrosen in den abhängigen Partien zu provozieren. Zum anderen kann durch Kollateralisierung der Tumorgefäßversorgung ein vermeintlicher Erfolg prognostiziert werden, der sich als trügerisch erweist, weil erst durch die Umverteilungsvorgänge die Kollateralkreisläufe sichtbar werden. Vor einer beidseitigen Behandlung sollte außerdem Kenntnis über die Perfusionsverhältnisse der A. mesenterica inferior geschaffen werden, um die Durchblutungssituation von Sigma und Rektum abschätzen zu können.

Technisch erfolgt die Embolisationsbehandlung am sinnvollsten über eine kapilläre Okklusion mit Flüssigklebern wie Cyanoacrylat-Lipiodol oder Ethibloc-Lipiodol. Das Vorgehen wurde bereits mehrfach beschrieben. In der Regel reichen trotz großer Tumorvolumina bereits etwa 1 ml der genannten Mischungen für eine vollständige Tumorembolisation aus (Abb. 4.7). Auf jeden Fall ist darauf zu achten, dass

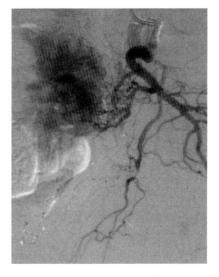 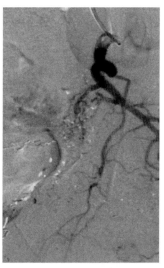 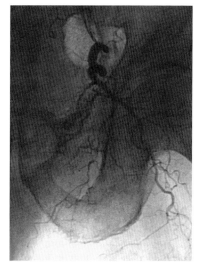

Abb. 4.7. Ausgedehnter Tumorblush mit pathologischen Gefäßen bei Rezidivtumor des kleinen Beckens. Die Embolisation mit einem Gemisch aus Ethibloc und Lipiodol erfolgt einseitig und gelingt komplett. Das hintere Bündel der A. iliaca interna wird erfolgreich geschont

das Embolisat nicht in das posteriore Bündel der A. iliaca interna, das die Glutealmuskulatur versorgt, zurückgeschwemmt wird. In einem solchen Falle wären gluteale Muskel- und Hautnekrosen unvermeidlich. Auch bei effektiver und regelrechter Blutungsembolisation können Nekrosen und Ulzerationen im Bereich der Harnblase, des Penis, des Rektum und Sigma sowie der Scheide auftreten.

Der Erfolg der Blutungsbehandlung ist in der Regel gut. Rund 75–90% der Blutungen können zum Stillstand gebracht werden. Mit Rezidivblutungen ist in bis zu 25% der Fälle zu rechnen.

4.5
Komplikationen der interventionellen Tumorembolisation

Wichtigste Voraussetzung zur Vermeidung von Komplikationen im Rahmen von interventionellen Embolisationsbehandlungen bei onkologischen Patienten ist eine genaue präinterventionelle Planung. Dies erfordert in der Regel eine detaillierte präinterventionelle diagnostische Angiographie. Nur bei vollständig konklusiven Befunden kann dann umgehend auch therapiert werden. Im anderen Fall muss der diagnostische Befund sehr häufig zunächst mit den klinischen Partnern diskutiert werden.

Weitere Voraussetzung zur Vermeidung von Komplikationen ist die genaue Kenntnis der Embolisationsmaterialien und ihrer Wirkungsweise. Wie bereits im vorangehenden beschrieben, ist die Wirkungsebene und der Wirkmechanismus, aber auch die Steuerbarkeit der verschiedenen Substanzen sehr unterschiedlich, so dass Embolisationsbehandlungen erfahrenen Interventionalisten vorbehalten bleiben müssen.

Unter Beachtung der vorbeschriebenen Kautelen ist der Anteil von Komplikationen im Rahmen der onkologischen Embolisationsbehandlung relativ gering. Weitgehend unabhängig vom Ort der Embolisation kann es zu folgenden Problemen kommen:
- Postembolisationssyndrom,
- Embolisatverschleppung,
- unvollständiger Verschluss.

Unter dem Postembolisationssyndrom versteht man einen in der Regel nur symptomatisch behandlungsbedürftigen und behandlungsfähigen Symptomenkomplex aus Fieber, Abgeschlagenheit, Schmerzen, Übelkeit und Erbrechen (Layer 1997). Bekannt ist das Postembolisationssyndrom vor allem von Leberembolisationen, es kann aber prinzipiell auch bei jedem anderen Organsystem in Erscheinung treten. Seine Auswirkungen können durch eine ausreichende Prämedikation weitgehend abgemildert werden. Dazu werden systemisch Kortokoide und intraarteriell Petidin präinterventionell verabreicht.

Die Wahrscheinlichkeit von Embolisatverschleppungen ist abhängig von der anatomischen Situation und dem verwendeten Embolisationsmaterial. Besonders gefährdet für Embolisatverschleppungen sind Flüssigkleber und Alkohol. Die Folgen der Embolisatverschleppung sind abhängig von der Interventionsregion: Im Bereich des Darmes kann es zur Darmgangrän kommen (Rosenkrantz 1982); bei Leberembolisationen kann durch Reflux des Embolisats ein therapierefraktäres Ulkus (Hirakawa 1988) provoziert werden; im Bereich des kleinen Beckens sind vor allem Muskelnekrosen durch Mitembolisation von Muskelästen und Zystitiden zu fürchten (Layer 1997).

Auch der unvollständige Gefäßverschluss hängt weitgehend vom Embolisationsmaterial ab. Während Flüssigkleber komplikationsträchtiger, aber sicher kapillargängig embolisieren, sind Spiralen recht sicher in der Handhabung, jedoch langsamer und auch ggf. unvollständiger im Verschluss.

Die speziellen Embolisationsrisiken für einzelne Organsysteme sind in Tabelle 4.3 zusammengefasst.

Tabelle 4.3. Spezielle Embolisationsrisiken einzelner Organsysteme

Organ	Spezielle Komplikation
Leber	Cholecystitis, Leberabszess, Pankreatitis, GI-Ulzerationen
Niere	Lungenembolie, Nierenversagen, Nierenabszess
Lunge	Dysphagie, Ösophagusulzeration, Lungeninfarkt, Herzinfarkt (Anastomose zur Koronararterie)
Becken	Periphere Ischämie, Zystitis, Vesikovaginale und rektovaginale Fistelbildung, Impotenz, Hautnekrosen, nervale Schädigungen
GI-Trakt	Gangrän, Ulzerationen, Pankreatitis
Kopf-Hals-Bereich	Schlaganfall, Fascialisparese, Erblindung, Hautnekrose, Dysphagie

Literatur

Appleton DS, Sibley GN, Doyle PT (1988) Internal iliac artery embolisation for the control of severe bladder and prostate haemorrhage. Br J Urol 61(1):45–47

Azoulay D, Castaing D, Krissat J et al. (2000) Percutaneous portal vein embolization increases the feasibility and safety of major liver resection for hepatocellular carcinoma in injured liver. AnnSurg 232(5):665–672

Bakal CW, Cynamon J, Lakritz PS, Sprayregen S (1993) Value of preoperative renal artery embolization in reducing blood transfusion requirements during nephrectomy for renal cell carcinoma. J Vasc Interv Radiol 4(6): 727–731

Berger H, Batthge I, Rudolphi A, Boos K, Stäbler A, Reiser M, Seidel D (1996) Transcatheter chemoembolization of hepatocellular carcinoma: a study of the pharmacokinetics of epirubicin with Lipiodol or starch microspheres as embolizing agent. Reg Cancer Treat 9:181–185

Bhansali S, Wilner H, Jacobs JR (1986) Arterial embolization for control of bleeding in advanced head and neck carcinoma. J Laryngol Otol 100(11):1289–1293

Chatziioannou AN, Johnson ME, Pneumaticos SG, Lawrence DD, Carrasco CH (2000) Preoperative embolization of bone metastases from renal cell carcinoma. Eur Radiol 10(4):593–596

Cockburn JF, Jackson JE, Allison DJ (1996) Complications of embolization. In: Ansell, Bettmann, Kaufman, Wilkins (ed) Complications in Diagnostic Imaging and Interventional Radiology. Blackwell Science, Cambridge

Cohen AM, Doershuk CF, Stern RC (1990) Bronchial artery embolization to control hemoptysis in cystic fibrosis. Radiology 175:401–405

Evangelista PT, Hallisey MJ (2000) Transcatheter embolization for acute lower gastrointestinal hemorrhage. J Vasc Intervent Radiol 11:600–606

Fernando HC, Stein M, Benfield JR, Link DP (1998) Role for bronchial artery embolization in the management of hemoptysis. Arch Surg 8:862–866

Gabata T Matsui O, Nakamura Y, Tsuchiyama T, Takashima T (1994) Transcatheter embolization of traumatic mesenteric hemorrhage. J Vasc Intervent Radiol 5: 891–894

Görich J, Hasan I, Kunze V et al. (1995) Intraarterielle Behandlung von therapierefraktären Tumorrezidiven des Beckens. Strahlenther Onkol 12:671–678

Görich J, Brambs HJ (2001) Interventionelle minimal-invasive Radiologie. Referenz-Reihe Radiologie. Thieme, Stuttgart New York

Guy GE, Shetty PC, Sharma RP, Burke MW, Burke TH (1992) Acute lower gastrointestinal Hemorrhage: Treatment by superselective embolization with polyvinyl alcohol particles. Amer J Roentgenol 159:521–526

Hirikawa M, Lida M, Aoyagi K, Matsui T, Akagi K, Fujishima M (1988) Gastroduodenal lesions after transcatheter arterial chemoembolization in patients with hepatocellular carcinoma. Am J Gastroenterol 8:837–840

Harima Y, Shiraishi T, Harima K, Sawada S, Tanaka Y (1989) Transcatheter arterial embolization therapy in cases of recurrent and advanced gynecologic cancer Cancer 63:2077–2081

Kalayci C, Johnson PJ, Raby N et al. (1990) Intraarterial adriamycin and lipiodol for inoperable hepatocellular carcinoma: a comparison with intravenous adriamycin. J Hep:349–353

Kalman D, Varenhorst E(2000) The role of arterial embolization in renal cell carcinoma. Scand J Urol Nephrol 3:162–70

Kaufmann G, Richter G (1995) Perkutane Embolisation/Okklusion. In: Günther RW, Thelen M (Hrsg) Interventionelle Radiologie., Thieme, Stuttgart New York

Layer G (1997) Komplikationen bei Tumorembolisationen und arterieller Chemotherapie. In: Görich J, Brambs HJ, Sunder-Plassmann L, Götz HJ (Hrsg) Interventionelle Radiologie – Endovaskuläre Chirurgie. Zuckschwerdt, München Bern Wien New York, S 22–30

Lee TW, Wan S, Choy DK, Chan M, Arifi A, Yim AP (2000) Management of massive hemoptysis: a single institution experience. Ann Thorac Cardiovasc Surg 4:232–235

Lenz M, Thon W, Wierchin W (1984) Selektive Embolisation der Arteria iliaca interna bei lebensbedrohlich blutendem Prostatakarzinom. Fortschr Röntgenstr 5:520–524

Loewe C, Cejna M, Schoder M, Thurnher MM, Lammer J, Thurnher SA (2002) Arterial embolization of unresectable hepatocellular carcinoma with use of cyanoacrylate and lipiodol. J Vasc Interv Radiol 1:61–69

Mal H, Rullon I, Mellot F, Brugiere O, Sleiman C, Menu Y, Fournier M (1999) Immediate and long-term results of bronchial artery embolization for life-threatening hemoptysis. Chest 4:996–1001

Olerud C, Johnsson H Jr, Lofberg AM, Lorelius LE, Sjostrom L (1993) Embolization of spinal metastases reduces peroperative blood loss. 21 patients operated on for renal cell carcinoma. Acta Orthop Scand 1993 1:9–12

Pohlen U, Berger G, Binnenhei M, Reszka R, Buhr HJ (2000) Increased carboplatin concentration in liver tumors through temporary flow retardation with starch microspheres (spherex) and gelatin powder (gelfoam): an experimental study in liver tumor-bearing rabbits. J Surg Res 92:165–170

Roscoe MW, McBroom RJ, St Louis E, Grossman H, Perrin R (1989) Preoperative embolization in the treatment of osseous metastases from renal cell carcinoma. Clin Orthop 238:302–307

Rosenkrantz, H, Sands JP, Buchta KS, Healy JF, Kmet JP, Gerber F (1982) Renal devitalization using 95% ethylalcohol. J Urol 127:873–875

Sun S, Lang EV (1998) Bone metastases from renal cell carcinoma: preoperative embolization. J Vasc Interv Radiol 2:263–269

Takayasu K, Shima Y, Muramatsu Y et al. (1987) Hepatocellular carcinoma: Treatment with intraarterial iodized oil with and without chemotherapeutic agents. Radiology 162:345–351

Tanaka H, Hirohashi K, Kubo S, Shuto T, Higaki I, Kinoshita H (2000) Preoperative portal vein embolization improves prognosis after right hepatectomy for hepatocellular carcinoma in patients with impaired hepatic function. Br J Surg 7:879–82

Textor HH, Wilhelm K, Strunk H, Layer G, Dölitzsch C, Schild HH (2000) Lokoregionäre Chemoperfusion mit Mitoxantron zur palliativen Therapie blutender Blasenkarzinome im Vergleich zur Embolisation. Fortschr. Röntgenstr. 172:462–466

Wakabayashi H, Ishimura K, Okano K et al. (2001) Is preoperative portal vein embolization effective in improving prognosis after major hepatic resection in patients with advanced-stage hepatocellular carcinoma? Cancer 9: 2384–2390

Wakabayashi H, Okada S, Maeba T, Maeta H (1997) Effect of preoperative portal vein embolization on major hepatectomy for advanced-stage hepatocellular carcinomas in injured livers: a preliminary report. Surg Today 5: 403–410

Wholey MH, Chamorro HA, Rao G, Ford WB, Miller WH (1976) Bronchial artery embolization for massive hemoptysis. JAMA 22:2501–2504

Spezielle chirurgische Kathetertechniken

J. Boese-Landgraf

5.1 Leberarterienkatheter (HAI)

Der A. hepatica-Katheter ist derzeit noch der am häufigsten chirurgisch implantierte regionale Therapiekatheter.

Die Implantationstechnik hängt wesentlich davon ab, ob es sich um einen Primäreingriff oder aber um eine Revisionsoperation handelt. Außerdem muss bei der Implantation die Wahl des Kathetermaterials berücksichtigt werden (Silicon- oder Polyurethan-Katheter). Besondere Beachtung muss auch der Gefäßanatomie der Leber geschenkt werden. Nach Sektionsstatistiken ist davon auszugehen, dass etwa 16% aller Patienten eine Gefäßvariation aufweisen. In dem vorselektionierten Krankengut der Patienten mit nicht-operablen Lebermetastasen wird sogar eine Rate von fast 30% angegeben (Curley 1990; Lorenz 1999).

Eine der ausführlichsten Einteilungen über die zu erwartenden Gefäßvariationen hat Michels (Cady 1973; Curley 1990; Eibl-Eibesfeldt 1990) gegeben. (Tabelle 5.1). Zusätzlich zu den einzelnen Abgangsvarianten kommt auch noch der Entfernung zwischen der Einmündung der A. gastroduodenalis und der Hepatikusgabel eine große Bedeutung zu. Beträgt der Abstand weniger als 1 cm bzw. mündet die A. gastroduodenalis in die rechte Leberarterie, kann man nicht mit einer gleichmäßigen Verteilung des zugeführten Zytostatikums rechnen. In dieser Situation kommt die A. gastroduodenalis nicht als Implantationsort des Therapiekatheters in Frage, obwohl die A. gastroduodenalis sonst als Standardzugang gilt. Bei der Implantation ist zu berücksich-

Tabelle 5.1. Einteilung der arteriellen Lebergefäßversorgung nach Michels

Typ I	Rechte, mittlere und linke Leberarterie entspringen aus der A. hepatica communis (Normalversorgung)
Typ II	Rechte und mittlere Leberarterie entspringen aus der A. hepatica communis – die linke Leberarterie kommt aus der A. gastrica sinistra (10%)
Typ III	Linke und mittlere Leberarterie entspringen aus der A. hepatica communis – die rechte Leberarterie kommt aus der A. mesenterica superior (11%)
Typ IV	Nur die mittlere Leberarterie kommt aus der A. hepatica communis – die rechte Leberarterie kommt aus der A. mesenterica superior, die linke aus der A. gastrica sinistra (1%)
Typ V	Rechte, mittlere und linke Leberarterie entspringen von der A. hepatica communis – eine kleine linke Leberarterie bzw. eine akzessorische linke Leberarterie kommt aus der A. gastrica sinistra (8%)
Typ VI	Rechte, mittlere und linke Leberarterie entspringen von der A. hepatica communis – eine kleine rechte bzw. eine akzessorische Leberarterie kommt aus der A. mesenterica superior (7%)
Typ VII	Rechte, mittlere und linke Leberarterie entspringen aus der A. hepatica communis – aber mit kleinem oder normalem Kaliber, zusätzlich akzessorische rechte Leberarterie aus A. mesenterica superior und eine akzessorische Leberarterie aus der A. gastrica sinistra (1%)
Typ VIII	Kombinationsfälle – a) untypischer Ursprung der A. hepatica dextra und akzessorische linke Leberarterie oder b) akzessorische rechte Leberarterie und untypischer Ursprung der A. hepatica sinistra (2%)
Typ IX	Fehlen der A. hepatica communis – die gesamte arterielle Leberversorgung erfolgt über die A. mesenterica superior (2,5%)
Typ X	Fehlen der A. hepatica communis – die gesamte arterielle Leberversorgung erfolgt über die A. gastrica sinistra (0,5%)

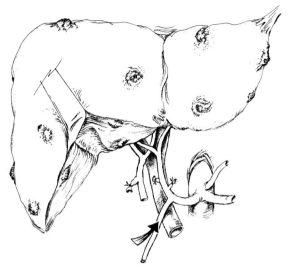

Abb. 5.1. Implantation des arteriellen Katheters in die A. gastroduodenalis bei Gefäßnormalversorgung. Die relevanten Seitenäste sind ligiert. (Alle Zeichnungen: Lothar Knorrn)

tigen, dass bis zu 3 Seitenäste von der A. gastroduodenalis abgehen können. Diese müssen je nach Lage ligiert werden, um die Entstehung eines Ulcus oder einer Kopfpankreatitis zu vermeiden.

Ebenso ist die Ligatur der A gastrica dextra obligat. Besondere Aufmerksamkeit muss noch der A. supraduodenalis geschenkt werden, die in unterschiedlicher Häufigkeit von der rechten Leberarterie abgeht (Abb. 5.1).

Damit man vor der Implantation auf mögliche Gefäßvariationen eingestellt ist, sollte vor jeder Operation eine Angiographie durchgeführt werden. Dabei ist es üblich, dass die erste Injektion in den Truncus coeliacus erfolgt. In der Regel wird hierbei die A. hepatica communis, die A. gastroduodenalis und die A. hepatica propria dargestellt. Es kann die Entfernung zwischen der Hepatikusgabel und der Einmündung der A. gastroduodenalis bestimmt werden und der Hepatikusgabelwinkel auf Extremvarianten überprüft werden. Atypische linke Leberarterienabgänge aus der A. hepatica communis bzw. der A. gastrica sinistra sowie der Abgang der A. lienalis lassen sich je nach Position des Katheters im Truncus ebenfalls darstellen. Die zweite Injektion hat in die A. mesenterica superior zu erfolgen, um ganz sicher eine atypische Leberversorgung des rechten Leberlappens aus der A. mesenterica nach-

zuweisen bzw. auszuschließen. Im Rahmen der Angiographie muss auch die portalvenöse Phase abgewartet werden. Bei Vorliegen einer Pfortaderthrombose verbietet sich nämlich die Implantation eines regionalen Therapiekatheters. Eine venöse DSA reicht zur genauen Darstellung der Lebergefäßanatomie nicht aus. Zu berücksichtigen ist auch, dass aufgrund von Flow-Phänomenen in der Regel bei der Angiographie der Abgang der A. gastrica dextra nicht sicher dargestellt werden kann, ebenso nicht die A. supraduodenalis. Deshalb ist, um ganz sicher aberrierende Äste auszuschließen, intraoperativ nach Implantation des Therapiekatheters ein sog. Methylen-Blau-Test durchzuführen. Neben der homogenen Anfärbung der Leber kann man gleichzeitig überprüfen, ob eine Fehlperfusion der umliegenden Organe vorliegt. Bei nicht routinemäßiger Durchführung dieses Manövers muss man damit rechnen, dass aufgrund von Fehlperfusionen in etwa 5–10% ein Magen- bzw. Duodenalulcus auftritt (Aigner 1985).

Eine der häufigsten Gefäßanomalien besteht darin, dass die rechte Leberarterie aus der A. mesenterica superior entspringt und die linke Leberarterie aus dem Truncus coeliacus kommt. Bei dieser Gefäßanomalie mündet in der Regel die A. gastroduodenalis in die linke Leberarterie. Während man früher bei dieser Gefäßanomalie zwei Ports eingelegt hat, ist man wegen der hohen Thrombosierungsrate von diesem Konzept abgekommen. Die derzeitige Technik besteht darin, dass man den Katheter in die A. gastroduodenalis implantiert, die rechte Leberarterie ligiert und 20 min wartet. Dann wird Methylen-Blau gegeben und gesehen, inwieweit sich intrahepatische Kurzschlussverbindungen ausbilden. Bleibt dann eine Rest-Minderperfusion des rechten Leberlappens übrig, so wird dieser Leberanteil, wenn er Metastasen aufweist, mit dem Ultraschallmesser reseziert (s. Abschn. 5.2, Abb. 5.7).

Tritt unter der regionalen Chemotherapie eine sog. „mixed response" auf, so muss man den Patienten erneut sowohl über das Portsystem als auch konventionell angiographieren. Durch dieses Vorgehen erfasst man dann die aberrierenden Gefäße, die der präoperativen konventionellen Angiographie entgangen sind, oder aber man kann eine übersehene Doppelanlage nachweisen. Liegt solch eine Doppelanlage der A. hepatica communis vor, so muss der 2. Ast embolisiert werden. Lässt sich ein

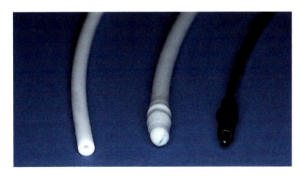

Abb. 5.2. Verschiedene arterielle Kathetermodelle, mit und ohne Ventilmechanismus an der Spitze

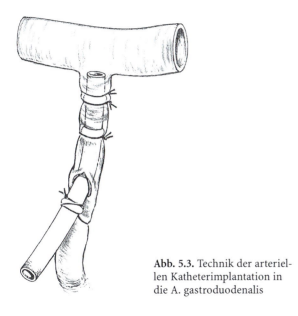

Abb. 5.3. Technik der arteriellen Katheterimplantation in die A. gastroduodenalis

aberrierendes Leberarteriengefäß nachweisen, so sollte dieses ebenfalls mittels Kathetertechnik (Histoacryl, Coils) verschlossen werden.

Die zu implantierenden regionalen Therapiekatheter bestehen entweder aus Silicon oder Polyurethan, teilweise sind sie am Ende offen oder aber haben ein Ventil an der Spitze des Katheters (Abb. 5.2). Es gibt derzeit keine Untersuchungen, welches Material ein besseres Langzeitergebnis hat. Grundsätzlich ist jedoch zu fordern, dass ein zweiteiliges Port-a-Cath-System eingebaut wird. Empfehlenswert ist auch ein System, das den 1. Ring 3–4 mm von der Spitze entfernt aufweist. Dadurch entfällt das Nachkürzen der Spitze des Therapiekatheters. Ein Therapiekatheter, der mit dem Skalpell oder mit der Schere nachgekürzt wird, weist an seiner Spitze immer mehr Rauigkeiten auf, als wenn er von der Firma hergestellt wird.

Die Implantationstechnik von Watkins u. Balch (1983) ist als obsolet anzusehen. Wir empfehlen grundsätzlich die Technologie nach Eibl-Eibesfeldt. (1990, Abb. 5.3). Dabei kommt ein nicht resorbierbarer Faden hinter dem ersten Fixationsring zu liegen und ein weiterer Faden vor dem Fixationsring (Eibl-Eibesfeldt 1990, s. Abschn. 5.1.1).

Von den derzeitig angebotenen Port-a-Cath-Systemen erscheint der Port der Firma Fresenius mit einem Ventil in der Portkammer am sinnvollsten. Dadurch wird vermieden, dass beim Herausziehen der Nadel ein Reflux in den Therapiekatheter erfolgt.

Liegt eine Gefäßanomalie vor, dass man den Katheter direkt in die A. hepatica communis einlegen muss, so kommt als Kathetertyp der sog. Holter-Katheter infrage. Dieser besteht aus einer dünnwandigen, flexiblen Spitze, die etwa 2 cm lang ist und sich dann konusförmig verdickt auf den normalen Durchmesser eines üblichen arteriellen Therapiekatheters (Abb. 5.4). Wichtig ist bei der Implantation solch eines Holter-Katheters in die A. hepatica communis, dass dieses Gefäß im Verhältnis zur dünnen Spitze ein ausreichendes Lumen aufweist. Nur wenn dieses gegeben ist, darf man den Katheter direkt in die A. hepatica communis einsetzen. Wichtig ist auch, dass der Katheter nur um etwa 5 mm gekürzt wird, da er sonst bei zu starker Kürzung seine Flexibilität verliert, wie eine „Bahnschranke" in der A. hepatica communis zu liegen kommt und zur Thrombosierung führt.

Weist die A. hepatica communis keine ausreichende lichte Weite auf, so kann man den Holter-Katheter auch über die A. lienalis implantieren und

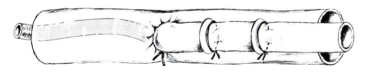

Abb. 5.4. Technik der Implantation eines Holter-Katheters in ein arterielles Gefäß

den Holter-Katheter mit seinem dünnwandigen Anteil in die A. hepatica communis einbringen. Die Ligatur der A. lienalis ist im Allgemeinen unproblematisch, wenn man die A. gastrica brevis erhält.

5.1.1
Operationstechnisches Vorgehen bei der Implantation

Die Schnittführung hängt davon ab, ob es sich um eine alleinige Port-Implantation handelt oder aber, ob diese simultan zur Primärtumorresektion durchgeführt wird. Im ersteren Falle bietet sich ein Rippenbogenrandschnitt rechts an wie zur Cholezystektomie, während bei einer Simultanoperation eine ausgedehnte Medianlaparotomie oder aber ein bogenförmiger Oberbauchquerschnitt, ähnlich wie zum aortobifemoralen Bypass sinnvoll ist.

Eine perioperative Antibiotikaprophylaxe (z. B. bei Baypen oder Spizef) ist obligat. Beim Simultaneingriff genügt die perioperative Antibiotikaprophylaxe, die für den Darmeingriff vorgesehen ist, aus.

Zuerst führen wir die Cholezystektomie in typischer Weise durch. Das Aufsuchen der A. gastroduodenalis kann über 2 Wege erfolgen:

Hat man sehr viel Routine in der hepatobiliären Chirurgie legt man primär die A. hepatica propria im Lig. hepatoduodenale frei. Lokalisiert wird sie durch den palpablen Puls medial des Ductus choledochus. Anschließend erfolgt die Präparation vom Leberhilus weg zur A. gastroduodenalis und weiter in Richtung A. hepatica communis.

In der eigenen Klinik bevorzugen wir eine andere Vorgehensweise. Als erste Maßnahme wird am Pankreasvorderrand am Übergang vom Pankreaskopf zum Korpus die A. hepatica communis aufgesucht und angezügelt. Das Gefäß liegt in der Regel verborgen unter 1–2 Lymphknoten, die sich fast regelmäßig dort befinden. Die Lymphknoten werden mitentfernt zur histologischen Sicherung. Damit weiß man, ob schon eine sog. Second-step-Metastasierung vorliegt, die bei uns eine Indikation zur zusätzlichen systemischen Chemotherapie darstellt.

Der Vorteil der Anzügelung der A. hepatica communis liegt darin, dass man bei etwaigen Präparationsverletzungen von kleinsten Seitenästen im Bereich der A. hepatica propria eine bessere Blutungskontrolle durch kurzfristiges Abklemmen der A. hepatica communis hat. Die weitere Präparation erfolgt auf der Vorderfläche in Richtung Leberhilus. In der Regel existieren auf der Vorderfläche keine Seitenäste. Dann wird die A. gastroduodenalis und die A. propria dargestellt und beide Gefäße werden angezügelt. Die A. gastroduodenalis wird auf einer Länge von etwa 2–3 cm freipräpariert und duodenalwärts ligiert. Leberwärts existierende Seitenäste der A. gastroduodenalis werden unterbunden. Alle Ligaturen werden grundsätzlich mit nichtresorbierbarem Nahtmaterial (Polyester, Seide) durchgeführt. Im Bereich der A. hepatica propria wird gezielt nach der A. gastrica dextra und einer möglichen A. supraduodenalis gesucht und diese ligiert, damit es nicht zur Fehlperfusion in die umliegenden Organe kommt. Anschließend wird der Katheter probeweise auf das Gefäßsystem gelegt, um die Inzisionsstelle festzulegen. Handelt es sich um einen Katheterschlauch ohne Ventil, muss eventuell die Länge der Katheterspitze (Distanz zwischen Katheterende und 1. Fixationsring) gekürzt werden. Zur weiteren Markierung wird der Faden, der später hinter dem 1. Fixationsring nach der Katheterspitze geknotet werden soll, vorgelegt. Diese Maßnahme erleichtert die korrekte Positionierung der Katheterspitze. Anschließend erfolgt die Ausklemmung der A. hepatica communis und der A. propria. Die A. gastroduodenalis wird an der vorher markierten Stelle quer inzidiert und der Katheter entsprechend eingeführt und mittels des vorgelegten Fadens fest im Gefäßsystem verknotet. Jetzt erfolgt mittels eines weiteren Fadens (z. B. 3/0 Prolene), der vor dem 1. Fixationsring platziert wird, die Adaptation der Gefäßwand an den Katheterschlauch. Ein zu fester Knoten ist hier unbedingt zu vermeiden, damit es nicht zur Gefäßwandnekrose kommt. Bevor dieser Adaptationsfaden geknotet wird, kann man noch einmal durch Hochziehen des vorgelegten Fadens an den Fadenenden die korrekte Position der Katheterspitze im Gefäßsystem überprüfen.

Der Adaptationsknoten verhindert zum einen die Ausbildung eines appositionellen Thrombus (Frühverschluss), zum anderen die Entstehung eines Aneurysmas während der Therapie, da kein Zytostatikakontakt mit der A. gastroduodenalis erfolgen kann.

Zu beachten ist, dass man grundsätzlich den Therapiekatheter mit nichtresorbierbaren Fäden im Gefäßsystem fixiert. Beachtet man dies nicht, so kann der Katheter, wenn Druck auf ihn ausgeübt wird, nach kaudal migrieren, insbesondere wenn das Knotenmaterial sich aufgelöst hat. Unbedingt ist auch bei der Implantation darauf zu achten, dass der Katheter nicht zu weit in das Gefäßlumen hineinragt, damit nicht intraoperativ eine Stenose produziert wird. Durch die Fixation der Katheterspitze kranial des 1. Fixationsringes erhält man immer eine gute Übersicht über die Lage der Katheterspitze.

5.1.2
Technische Pflege des Kathetersystems

Grundsätzlich ist vor der Punktion des Kathetersystems eine lokale Desinfektion erforderlich. Zusätzlich decken wir den Bereich mit einem sterilen Lochtuch ab. Die Punktion erfolgt immer mit sterilen Handschuhen. Mit der linken Hand wird die Portkammer an der Thoraxwand fixiert und mit der rechten Hand die Portkammer mit der Hubernadel angestochen. Grundsätzlich verwenden wir für jede Punktion eine neue Hubernadel. Hat das Kathetersystem kein Ventil, so sollte zusätzlich auf die Hubernadel ein Dreiwegehahn aufgebracht werden, um zu vermeiden, dass sofort Blut in den Portschlauch zurückläuft. Bei der Punktion stechen wir mit soviel Druck zu, dass wir grade mit der Spitze der Nadel die Bodenplatte der Portkammer berühren. Anschließend injizieren wir 5 ml Flüssigkeit (4 ml Kochsalz + 1 ml Heparin = 5000 Einheiten), um das System durchzuspülen. Danach erfolgt mittels Angiographie über das Portsystem die Durchgängigkeitskontrolle des Katheter- und Gefäßsystems. Sollte sich hier eine Teilthrombosierung bzw. nahezu komplette Thrombosierung finden, so würden wir bei einem Patienten, der auf die regionale Chemotherapie mit einer PR oder CR angesprochen hat, eine Lysetherapie mit Urokinase oder Actilyse nach dem Schema in Abb. 5.5 durchführen.

Es hat sich bewährt, den Katheter einmal wöchentlich durchzuspülen. Treten trotz dieser Maßnahmen immer wieder Teilthrombosierungen im Lebergefäßsystem auf, so empfehlen wir die Kombination eines Thrombozytenaggregationshemmers (ASS 100 mg) in Kombination mit einem Thrombozytenfunktionshemmer (Clopidogrel 1 × 1 Tbl. à 75 mg). Medizinisch gesicherte Daten, dass durch diese Maßnahme das Auftreten einer Thrombose sicher verhindert werden kann, existieren nicht.

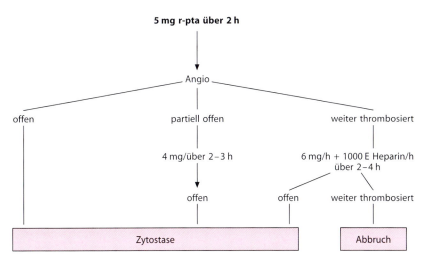

Abb. 5.5. Ablaufschema einer medikamentösen Lyse bei Thrombose einer Arterie via Portsystem

Tabelle 5.2. Komplikationen unter regionaler Chemotherapie

Komplikation	[%]
Magen- und Duodenalulcera	15
Biliäre Sklerose unter FUDR	6–35
Katheterokklusion bzw. -dislokation	5–30
Leberarterienverschluss	
Port	30
Pumpe	5
Hämatome/Serome	6
Katheterinfektion	1

5.1.3
Komplikationen des Leberarterienkatheters

Auch wenn man all die vorher genannten Maßnahmen berücksichtigt, so muss man doch mit einer Anzahl von Komplikationen rechnen. Fehlpunktionen der Portkammer sollten bei einiger Übung im Handling nicht vorkommen. Katheterberstungen sind ebenfalls bei richtigem Handling vermeidbar. Die Katheter halten in der Regel 8 bar Druck aus. Lässt sich ein Katheter nicht problemlos anspritzen, so sollte man ein Druckmanometer zwischen Spritze und Portnadel zwischenschalten, um den kritischen Druck nicht zu überschreiten.

Tritt im Bereich der Implantationsstelle ein Aneurysma auf – in etwa 1–3% der Fälle –, so muss eine Revisionsoperation erfolgen mit Neuimplantation des Katheters an anderer Stelle, z. B. der A. lienalis oder aber eine Neuimplantation mittels interventioneller radiologischer Technik (z. B. MIAH-Katheter). Bei Nachweis einer Leckage im Bereich des Therapiekatheters, z. B. durch Ermüdungsbruch im Bereich der Austrittsstelle aus dem Abdomen, lässt sich dieser Schaden dadurch beheben, dass man den defekten Katheteranteil entfernt und über einen Metallkonnektor ein neues Katheterstück implantiert.

Grundsätzlich sollte man vor jedem neuen Therapiezyklus eine Angiographie über das Portsystem durchführen, um ganz sicher zu sein, dass die Leberarterie mit ihren Ästen noch offen ist. Lässt sich bei dieser Port-Angiographie ein thrombotischer Verschluss nachweisen, so würden wir einen Lyse-Versuch empfehlen (Doughty 1997). Als Lysemedikament kommen sowohl Urokinase als auch r-pTA (s. Abb. 5.5) infrage. In letzter Zeit haben wir das r-pTA-Schema bevorzugt, da durch dieses Medikament eine schnellere Lyse erfolgt und auch bis zu einer Dosis von 20 mg nicht mit systemischen Nebenwirkungen zu rechnen ist. Man sollte jedoch aus forensischen Gründen vor einem Lyseversuch ein Schädel-CT zum Ausschluss von Hirnmetastasen durchführen und die Gerinnung wie Quick, PTT und Fibrinogen bestimmen. Unter der Lyse sind diese Werte nach 1, 2, 3 und 4 Stunden zu kontrollieren. Sollte dabei das Fibrinogen unter 1 mg% absinken, so ist die Lyse sofort abzubrechen.

Handelt es sich um einen „offenen" Katheter (ohne Ventil an der Spitze), der thrombotisch verschlossen ist, so kann man auch einen Versuch mit einem Draht oder „Putzkatheter" durchführen. Dabei hat man in der Regel nur Erfolg, wenn der Therapiekatheter in nicht zu großen Schlaufen im Abdomen verläuft. Das Putzmanöver sollte grundsätzlich unter radiologischer Kontrolle erfolgen.

Tritt unter der regionalen Chemotherapie ein Magen- oder Duodenalulkus auf, so muss man den Patienten erneut konventionell angiographieren und selektiv mittels intraarterieller DSA-Technik überprüfen, ob man Seitenäste der A. gastroduodenalis vergessen hat zu ligieren, oder aber die A. supraduodenalis bzw. die A. gastrica dextra übersehen worden sind (Doria 1993; Wells 1985). Wird die Gallenblase routinemäßig entfernt, muss man nicht mit dem Auftreten einer Gallenblasennekrose bzw. eine ischämischen Cholezystitis unter regionaler Chemotherapie rechnen (Huber 1991).

Bei Implantation eines Holter-Katheters in die A. hepatica communis bzw. in die A. lienalis muss man genau bei der Methylen-Blau-Probe darauf achten, dass nicht der Pankreasvorderrand eine Mitperfusion aufweist. Werden die von der A. hepatica communis abgehenden Seitenäste zum Pankreasvorderrand nicht gezielt mit nichtresorbierbarem Nahtmaterial unterbunden, so muss mit dem Auftreten einer Pankreatitis unter der regionalen Chemotherapie gerechnet werden (Pozniak 1991)

Die von Hottenrott (Hottenrott 1990) angegebene Gesamtkomplikationsrate von Port-a-Cath-Systemen von 46% ist heute dank der besseren Materialien auf etwa 30% gesunken. Nichtsdestotrotz ist diese hohe Komplikationsrate, will man die Langzeiterfolge der regionalen Chemotherapie noch verbessern, auf Dauer nicht zu akzeptieren (Arai 1992; Jakob 1996).

Auch wenn bisher keine Veränderungen am Gallengangssystem durch die intraarterielle Gabe von Folinsäure und 5-FU gesehen worden sind, so liegt dies in erster Linie daran, dass die Therapiedauer in der Regel nicht länger als 1 Jahr betrug. Bei Langzeitregionaler-Chemotherapie über 3 Jahre konnten wir Schädigungen am Gallengangssystem nachweisen, weswegen man nach 3 Jahren durchgehender regionaler Chemotherapie die Indikation zur Fortführung der Therapie sehr zurückhaltend stellen sollte.

Ein gut funktionierender Therapiekatheter ist die Grundvoraussetzung für ein gutes Ergebnis bei der regionalen Chemotherapie. Nach Angaben in der Literatur (Cady 1973; Encke 1986; Kurtis 1993; Vauthey 1996) beträgt die mediane Funktionsfähigkeit der zur Zeit üblicherweise implantierten Therapiekatheter 7–9 Monate. Rund 3–5% der Katheter sind schon direkt nach der operativen Implantation nicht mehr funktionsfähig. Etwa 30% der Therapiekatheter sind nach Ablauf von 3 Therapiezyklen verschlossen. Diese Daten decken sich mit der 1997 durchgeführten ART-Befragung an deutschen Kliniken.

Nur wenn man es erreicht, dass der regionale Therapiekatheter eine lange Funktionsdauer beibehält, kann erwartet werden, dass der Patient einen deutlichen Nutzen von der regionalen Chemotherapie hat. Aus diesem Grunde ist zu überlegen, ob man nicht bei den Patienten, die auf die regionale Chemotherapie mit einer kompletten oder partiellen Remission angesprochen haben, das Port-a-Cath-System durch ein vollimplantierbares Pumpensystem im Rahmen eines extraabdominellen Eingriffes austauscht. Durch die regelmäßige Heparinspülung (etwa 1 ml/24 h=5000 E Heparin) über das Pumpensystem in den Therapiepausen ist ein längeres Offenhalten des Therapiekatheters gewährleistet.

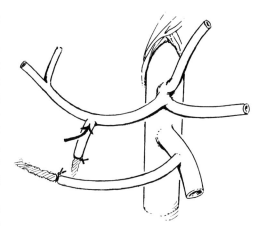

Abb. 5.6. Es existiert eine zusätzliche rechte Leberarterie aus der A. mesenterica superior. Diese wird ligiert, eventuell rechts eine Lebersegmentresektion durchgeführt

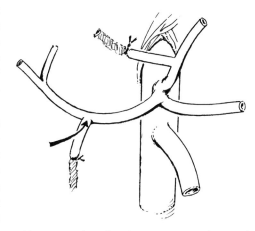

Abb. 5.7. Es besteht eine getrennte Leberarterienversorgung, wobei die linke Leberarterie aus der A. gastrica sinistra entspringt. Die linke Leberarterie wird ligiert, eventuell in Kombination mit einer Lebersegmentresektion

5.2
Vorgehen bei komplexen Gefäßanomalien

Die Forderung, grundsätzlich auf die Implantation eines Therapiekatheters zu verzichten, wenn eine komplexe Gefäßanomalie vorliegt, lässt sich im Bereich des Leberarteriensystem nicht vertreten.

Für die chirurgische Routine hat sich folgendes vereinfachtes Einteilungssystem bewährt:
1. Normalgefäßversorgung,
2. akzessorisches Gefäß zusätzlich zur Normalversorgung,
3. komplexere Varianten, z. B. Doppelanlage von Gefäßen, geteilte Gefäßversorgung, Einmündungsvarianten der A. gastroduodenalis, Strömungsumkehr in der A. gastroduodenalis.

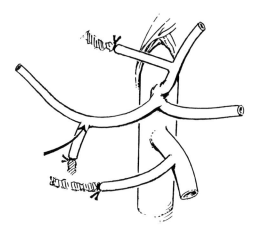

Abb. 5.8. Zusätzlich zu einer getrennten Leberarterienversorgung existiert noch eine rechte akzessorische Leberarterie, die aus der A. mesenterica superior entspringt. Die akzessorische Leberarterie wird ligiert, ebenso wie die linke Leberarterie. Intraoperativ muss geprüft werden, ob eine atypische Leberresektion erforderlich wird

Von Curley (1990) und Cady (1973) sind Vorgehensweisen für die Implantationstechnik der komplexen Gefäßvarianten entwickelt worden, die modifiziert auch von der ART übernommen wurden.

Wegen der erhöhten Komplikationsrate empfiehlt die ART die Implantation von zwei Kathetersystemen nicht mehr.

Eine akzessorische Leberarterie wird im Regelfall ligiert (s. Abschn. 5.1), eventuell in Kombination mit einer partiellen Leberresektion, falls in dem nicht mehr perfundierten Leberanteil Metastasen existieren.

Anhand von vereinfachten Skizzen soll das Vorgehen bei den einzelnen Konstellationen dargestellt werden (Abb. 5.6–5.11).

5.3
Minimalinvasive, laparoskopische Implantationstechnik des arteriellen Therapiekatheters

Bei synchronen, nicht resektablen Lebermetastasen gilt die offene simultane Implantation als Methode der Wahl. Zum Schutz des Kathetersystems vor einer möglichen Kontamination ist der Katheterschlauch zuerst zu implantieren und mit Omentum majus zu

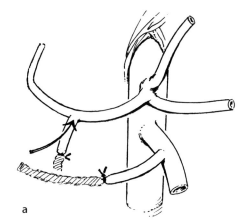

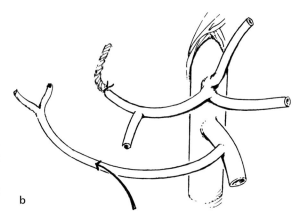

Abb. 5.9. a Es liegt eine getrennte Leberarterienversorgung vor, bei der die A. gastroduodenalis in die linke Leberarterie mündet. Bei dieser Konstellation kommen zwei Vorgehensweisen infrage: Ligatur der rechten Leberarterie, die aus der A. mesenterica superior entspringt mit atypischer Leberteilresektion rechts. Implantation des Katheters in die A. gastroduodenalis. **b** Ist die rechte Leberarterie sehr kaliberstark, sollte dort ein Holter-Katheter implantiert werden mit Anschluss an eine voll implantierbare Gasdruckpumpe, die kontinuierlich Heparin in den Therapiepausen infundiert. Die linke Leberarterie wird ligiert und eine atypische Leberresektion vorgenommen

ummanteln. Die Schlauchlänge sollte dabei im Abdomen so kurz wie möglich gehalten werden.

Wird der Primärtumor nicht offen, sondern laparoskopisch reseziert, so ist bei simultanem Lebermetastasenbefall zu prüfen, ob man den regionalen Therapiekatheter nicht ebenfalls minimalinvasiv implantieren kann. Feliociotti (1996) beginnt bei seiner Technik zuerst mit der Mobilisation des tumortragenden Darmabschnittes und wendet sich dann,

5 Spezielle chirurgische Kathetertechniken | 43

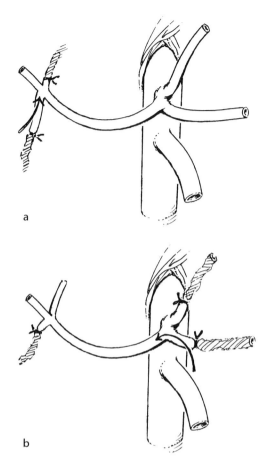

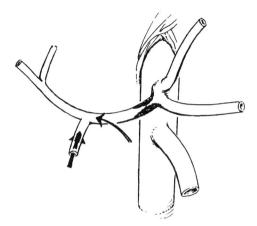

Abb. 5.11. Liegt eine Strömungsumkehr in der A. gastroduodenalis vor infolge einer Stenose im Bereich des Truncus coeliacus, so wird der Katheter in die A. hepatica communis eingelegt

Abb. 5.10 a, b. Mündet die A. gastroduodenalis in die rechte Leberarterie, so kann die linke Leberarterie ligiert werden in Kombination mit einer Bisegmentresektion links. Sind beide Leberarterien gleichkalibrig und existiert ein großer linker Leberlappen, so sollte die A. gastroduodenalis ligiert und der Katheter in die A. lienalis implantiert werden. Wichtig ist, dass man die kleinen Äste von der A. hepatica communis zum Pankreas sorgfältig unterbindet. Hat man Bedenken die A. gastrica sinistra zu ligieren, kann man einen Holter-Katheter um die Ecke über die A. lienalis einlegen

bevor die Anastomose intra- oder extrakorporal durchgeführt wird, der Implantation des A. hepatica-Katheters zu. Beherrscht man die Technik der laparoskopischen Katheterimplantation nicht, so sollte auf alle Fälle die Cholezystektomie erwogen werden und die Clippung der A. gastroduodenalis, damit sekundär ein minimalinvasiver Katheter implantiert werden kann.

Liegt ein metachroner Lebermetastasenbefall vor, so stehen neben dem konventionellen Verfahren die laparoskopische Implantationstechnik, der minimalinvasive, interventionelle Zugang nach Bismuth und die perkutanen interventionellen Verfahren (s. Kap. 6) zur Verfügung.

Die laparoskopische Implantationstechnik wird derzeit nur in wenigen hochspezialisierten MIC-Zentren durchgeführt. Dem Vorteil des geringen Zugangstraumas (weniger Schmerzen, geringere Immunkompromittierung) stehen tierexperimentelle Beobachtungen entgegen, die zeigen konnten, dass Lebermetastasen durch die Anlage eines CO_2-Pneumoperitoneums in ihrem Wachstum gefördert werden. Als Mechanismus wird postuliert, dass das CO_2-Pneumoperitoneum zu einer Stimulierung der Proliferation von Tumorzellen führt über Veränderungen der tumorassoziierten Zelladhäsionsmoleküle E-Cadherin, ICAM-1, ICAM-2 und CD_{44} (Zun-Gon 2001).

Bei der laparoskopischen Technik wird in der Regel eine 45°-Optik verwandt. Die Trokare werden in Analogie zur laparoskopischen Cholezystektomie gesetzt, lediglich jedoch 1–2 cm kaudaler als üblich. Großzügig sollte man mit dem Einsatz eines 4. Trokars umgehen, um z. B. die Leber besser zurückhalten zu können. Zuerst wird die A. gastroduodenalis dargestellt. Das Aufsuchen des Gefäßes wird erleichtert, wenn man mit einer Babcock-Zange den Pylorusbereich nach kaudal ausspannt. Die Einlage des Therapiekatheters stellt nach Darstellung der Gefäße den schwierigsten Akt dar. Laparoskopisch einsetzbare Gefäßklemmen existieren derzeit nicht kommerziell, sondern nur als Spezialanfertigungen für die einzelnen Zentren (Feliciotti 1996). Die Einmündungsstelle der A. gastroduodenalis in die A. hepatica propria wird passager mit einem wiederentfernbaren Metallclip verschlossen. Die Fixation des Katheters im Gefäß kann sowohl mit intra- als auch mit extrakorporaler Knotentechnik erfolgen. Ansonsten ähneln die weiteren Schritte dem konventionellen Verfahren, wobei jedoch die meisten Autoren darauf verzichten, die A. hepatica communis und die A. hepatica propria selektiv anzuschlingen.

Zum gegenwärtigen Zeitpunkt befindet sich das laparoskopische Verfahren noch in der Entwicklungsphase.

Kaum bekannt ist der von Bismuth entwickelte minimale Zugang zur A. hepatica über die 10. Interkostalarterie (Encke 1986). Bei dieser Technik wird im Bereich der hinteren Axillarlinie die linksseitige Interkostalarterie unterhalb der 10. Rippe freigelegt und kanüliert. Ein Führungsdraht (z. B. Terumo) wird dann unter radiologischer Kontrolle via Aorta und Truncus coeliacus in die A. hepatica propria vorgeschoben. Über diesen Führungsdraht wird dann der Polyurethan-Katheter platziert. Diese sehr elegante Technik stellt eine Alternative zum MIAH-Katheter über die A. subclavia dar. Sie eignet sich wegen des geringen Lumens der Interkostalarterie nur für die Katheterimplantation bei Vorliegen einer normalen Gefäßversorgung bzw. als Revisionseingriff nach Okklusion des Port-Katheters bei offener Leberarterie. Aufwendigere interventionelle Manöver, die eine Gefäßschleuse benötigen, lassen sich mit diesem Zugang nicht ohne weiteres bewerkstelligen.

5.4
Der portalvenöse Leberkatheter

Größere Lebermetastasen mit einem Durchmesser um 5 cm haben im Randsaumbereich eine portalvenöse Mitversorgung. Um dieses Areal zytostatisch besser zu erreichen, wurde zusätzlich die Einlage eines portalvenösen Katheters propagiert. Eine weitere Indikation bestand im adjuvanten Bereich nach R0-Kolonresektion.

Da Lebermetastasen über die Einschwemmung von Tumorzellen via Pfortader entstehen, wurde versucht, über eine adjuvante portale Chemotherapie das Auftreten der Lebermetastasierung, insbesondere bei der kolorektalen Tumorentität, zu verhindern (Metzger 1988; Weigend 1993).

Die Platzierung des Therapiekatheters, in der Regel ein Polyurethankatheter wegen der geringeren Thrombogenizität, ist technisch über 2 Zugänge möglich. Am einfachsten erfolgt der Zugang über eine Jejunalvene im Mesenterium der 2.–3. Jejunalschlinge hinter dem Treitz-Band. Unter Diaphanoskopie wird die Mesenterialvene aufgesucht, darmwärts ligiert und zentralwärts angeschlungen. Nach Inzision des Gefäßes wird der Katheter dann unter Röntgendurchleuchtung via V. mesenterica superior in die Pfortader geschoben. Nach richtiger Platzierung erfolgt die Einbindung des Katheters im Gefäß und das Mesenterium wird über der Inzisionsstelle mit Einzelknopfnähten verschlossen.

Als alternativer Zugang steht die V. umbilicalis im Lig. teres hepatis zur Verfügung. In der Regel ist die Vene obliteriert, sodass sie vorsichtig aufdilatiert werden muss, bis man retrograd über den linken Pfortaderast den Pfortaderhauptstamm kanülieren kann. Dieses Manöver ist nur unter Röntgenkontrolle und unter Zuhilfenahme von interventionellen Kathetern (z. B. Kobrakatheter) technisch durchführbar.

Die intermittierende intraarterielle und portalvenöse Chemotherapie zur palliativen Behandlung von Lebermetastasen kolorektaler Karzinome ist mittlerweile aufgegeben worden, da sich die Ergebnisse (Ansprech- und Überlebensrate) gegenüber der alleinigen intraarteriellen Therapie nicht verbessern ließen. Es wurde jedoch eine erhöhte Rate von systemischen Nebenwirkungen beobachtet, da der First-pass-Effekt im portalvenösen Gebiet deutlich niedriger liegt als bei arterieller Gabe der Zytostatika.

Auch der adjuvante Einsatz des portalvenösen Katheters nach R0-Resektion eines Kolonkarzinoms ist nicht weiter verfolgt worden, da die erhoffte Senkung des Auftretens von metachronen Lebermetastasen sich nicht bestätigte (Metzger 1988).

5.5 Arterielle Therapiekatheter für andere Körperregionen

5.5.1 Lunge

Die Blutversorgung von Lungentumoren variiert mit der Tumorentität (sekundäre oder primäre Tumoren) und der Tumorlokalisation. Bronchialkarzinome erhalten ihr Blut hauptsächlich vom bronchialarteriellen Gefäßsystem, während Metastasen überwiegend vom pulmonalarteriellen Gefäßsystem gespeist werden (Cudkowicz 1953; Müller 1991).

Bei zentraler bzw. perihilärer Lokalisation überwiegt unabhängig von der Tumorentität die bronchialarterielle Versorgung. Je weiter das tumoröse Geschehen in der Peripherie angesiedelt ist, um so mehr steigt der pulmonalarterielle Vaskularisationsgrad (Cudkowicz 1953).

Erfahrungen mit der regionalen Chemotherapie von Lungentumoren bestehen nur über das bronchialarterielle System. Die selektive Kanülierung der Bronchialarterien bereitet aufgrund der komplexen Abgangsvariabilität der Bronchialarterien aus der Aorta descendens häufig technisch größere Schwierigkeiten bzw. kann in Einzelfällen nicht gelingen. Die Kanülierung erfolgt mittels eines in Seldinger-Technik eingeführten Cobra-Katheters (French 5). Bei der Zytostatikapplikation ist zudem noch zu beachten, dass in etwa 80% der Fälle ein Truncus intercostobronchialis existiert, sodass sich eine Mitinfusion des betreffenden Interkostalsegmentes infolge dieser anatomischen Gegebenheit nicht vermeiden lässt.

Während das Verfahren im Tierexperiment eindrucksvolle Ergebnisse zeigte, konnten diese im klinischen Einsatz nur teilweise bestätigt werden, sodass diese Technologie derzeit keine weitere Verbreitung gefunden hat. Hinzu kommt, dass durch den Einsatz neuerer Zytostatika (Taxane, Platinderivate, Topoisomerasehemmer), die systemische Chemotherapie von primären und sekundären Lungentumoren wesentlich bessere Ergebnisse erzielen konnte im Gegensatz zu früher.

Noch in Frage kommende Indikationen für dieses Verfahren sind Lungensarkommetastasen, die auf eine systemische Chemotherapie nicht ansprechen.

5.5.2 Mamma

Die Durchblutung der weiblichen Brust wird durch 2 Hauptgefäße, die beide von der A. subclavia abgehen, gewährleistet. Dabei versorgt die A. mammaria interna den medialen Abschnitt, während die A. thoracica lateralis für den äußeren Anteil verantwortlich ist (De Dycker 1988).

Die interventionelle, radiologische Technik hat die operative Freilegung mit Kanülierung der Abgangsgefäße über einen infraklavikulären Zugang (ähnlich der Anlage eines axillobifemoralen Bypass) abgelöst (s. Kap. 8.2).

Die in Frage kommenden Indikationen wie großes ulzerierendes Mammakarzinom, inflammatorisches Mammakarzinom sowie Lokalrezidive an der Brustwand sind in Kapitel 8.3 ausführlich besprochen.

5.5.3 Pankreas

Die komplexe Blutversorgung stellt ein Problem für die regionale Chemotherapie dar, da über die Platzierung eines Katheters die komplette Tumorperfusion nicht immer sicher erreicht werden kann. Abb. 5.12 zeigt die möglichen Katheterlagen in Anhängigkeit der Tumorlokalisation im Pankreas. Die von Aigner (1998) beschriebene operative Katheterimplantationstechnik via Truncus coeliacus ist weitgehend zugunsten der interventionellen radiologischen Technik verlassen worden (s. Abschn. 9.6). Lediglich in der adjuvanten Situation nach Resektion eines fortgeschrittenen Pankreaskarzinoms werden die Katheter von Ishikawa (Gansauge 1995) intraoperativ platziert in die A. gastroduodenalis sowie in die Pfortader über einen Seitenast der V. mesenterica superior. Die in Frage kommenden Zytostatika sind in Kapitel 9.6 beschrieben.

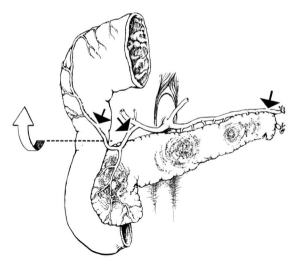

Abb. 5.12. Katheterlokalisationen für die intraarterielle Chemotherapie von Pankreaskarzinomen bei Kopf-, Korpus- und Schwanztumoren

5.5.4
Kleines Becken

Zur regionalen Perfusion der Beckenorgane stehen 2 Verfahren zur Verfügung:

Bei der von Aigner (Aigner 1998; Müller 1991) inaugurierten bilateralen Perfusion wird der Katheter (sog. Jet-Port) operativ oberhalb der Aortenbifurkation platziert, sodass beide Gefäßsysteme, nämlich die A. iliaca externa und interna beidseits perfundiert werden. Zur Vermeidung einer Zytostatikaperfusion der Extremitäten während der Zytostatikaapplikation wird mittels Blutdruckmanschetten beidseits eine Blutsperre (300 mmHg) an den Oberschenkeln angelegt. Vor Anlage der Blutsperre ist neben einer systemischen Heparinisierung auch eine potente Analgetikagabe (z. B. Opiatperfusor) erforderlich. Die Blutsperre ist wegen des Ischämieschmerzes auf 20 min zu begrenzen.

Da diese Technik eine relativ aufwändige Überwachung benötigt und eine gute Patientencompliance erfordert, hat sie sich nicht durchgesetzt.

Beim anderen Verfahren wird der Katheter einseitig bzw. wechselseitig selektiv in die A. iliaca interna platziert. Die Positionierung des Katheters erfolgt üblicherweise radiologisch. Nur wenn gleichzeitig eine Lymphknotenbiopsie operativ in dieser Region erforderlich ist (z. B. bei urologischen Tumoren), kann eine chirurgische Implantation erwogen werden.

Wichtig ist, dass die A. glutaeus superior nicht mitperfundiert wird. Kann die Katheterspitze wegen des tumorösen Geschehens nicht distal des Abganges der A. glutaeus superior platziert werden, sollte dieses Gefäß nach distal mit Coils verschlossen werden. Die auch empfohlene Alternative zum Coilverschluss, das Gesäß während der Perfusion auf Eis zu legen, um reaktiv eine Arterienengstellung der A. glutaeus superior zu erreichen und damit eine geringere Mitperfusion dieser Region, kann letztendlich eine Nekrose der Gesäßmuskulatur mit letzter Sicherheit nicht verhindern. Insbesondere bei Langzeitperfusionen über 4 h reicht die Kühlung nicht aus.

Nicht in Frage kommt eine regionale Perfusion, wenn die Region vorbestrahlt ist, da durch die Bestrahlung eine Gefäßrarefizierung hervorgerufen wird, die keine sinnvolle Zytostatikakonzentration mehr im Tumorgewebe zulässt.

Als Indikationen für dieses Verfahren gelten das fortgeschrittene Lokalrezidiv des Rektum- bzw. Cervixkarzinoms sowie das lokal nicht operable Weichteilsarkom und das Blasenkarzinom (Gellhaar 1988).

Literatur

Aigner KR (1998) Intra-arterial Infusion: Overview and Novel Approaches. Sem Surg Oncol 14:248–253

Aigner KR, Link KH, Semmler S, Warthone M (1985) Intraarterielle Infusion, experimentelle und pharmakokinetische Grundlagen–Klinik. In: Aigner KR (Hrsg) Regionale Chemotherapie der Leber. Karger, Basel, S 84–107

Arai Y, Endo T, Soney et al. (1992) Management of patients with unresectable liver metastases from colorectal and gastric cancer employing an implantable port system. Cancer Chemother Pharmacol 31 (Suppl I):99–102

Balch CM, Urist MM, Soong SJ, Mc Gregor M (1983) A prospective phase II clinical trial of continous FUDR regional chemotherapy for colorectal metastases to the liver using a totally implantable drug infusion pump. Ann Surg 198:567–573

Cady B (1973) Hepatic arterial patency and complications after catherization for infusion chemotherapy. Ann Surg 178:156–161

Cudkowicz L, Armstrong J (1953) The blood supply of malignant pulmonary neoplasma. Thorax 8:152–156

Curley SA, Hohn DC, Roh MS (1990) Hepatic artery infusion pumps: cannulation techniques and other surgical considerations. Langenbecks Arch Chir 375:119–124

Curley StA, Chase JL, Roh MS, Hohn DC (1993) Technical considerations and complications associated with the placement of 180 implantable hepatic arterial infusion devices. Surgery 114:928–935

Doria MI, Doria LK, Faintuch J, Levin B (1993) Gastric Mucosal Injury after Hepatic Arterial Infusion Chemotherapy with Floxuridine. Cancer 73: 2042–2047

De Dycker RP, Neumann LA, Timmermann J (1988) Die lokoregionale Chemotherapie beim fortgeschrittenen Mammakarzinom. In: Seeber S, Aigner KR, Enghofer (Hrsg) Die lokoregionale Tumortherapie. De Gruyter, Berlin, S 103–109

Doughty JC, Keogh G, McArdle CS (1997) Methods of replacing blocked hepatic artery catheters. BJR 84:618–619

Eibl-Eibesfeldt B, Izbicki JR, Wilker DK (1990) Regionale Chemotherapie. In: Izbicki JR, Wilker DK, Schweiberer L (Hrsg) Das kolorektale Karzinom und seine Präcancerosen. De Gruyter, Berlin, S 380–391

Encke A, Hottenrott C, Lorenz M (1986) Die Verfahren der regionalen Therapie. In: Schildberg FW (Hrsg) Chirurgische Behandlung von Lebermetastasen. Bibliomed, S 145–160

Feliciotti F, Paganini A, Guerrieri M et al. (1996) Laparoscopic intra-arterial catheter implantation for regional chemotherapy of liver metastases. Surg Endosc 10:449–452

Gellhaar G, Reichelt HG, Eickenberg HU (1988) Indikation und Technik der lokoregionären Chemotherapie in der Urologie. In: Seeber S, Aigner KR, Enghofer E (Hrsg) Die lokoregionale Tumortherapie. De Gruyter, Berlin, S 117–119

Gansauge F, Link KH, Rilinger N et al. (1995) Regionale Chemotherapie beim fortgeschrittenen Pankreaskarzinom. Med Klin 9:501–505

Hottenrott C, Lorenz M, Baum RP (1990) Six Years of Experience with local Chemotherapy of the Liver In: Jakesz R (Hrsg) Progress in Regional Cancer Therapy. Springer, Berlin Heidelberg New York Tokyo, S 52–63

Huber R, Gawenda M, Huber P et al. (1991) Palliative intraarterielle zytostatische Behandlung von Lebermetastasen kolorektaler Karzinome mittels Port-System. Med Welt 42:678–681

Jakob AR, Kühl M, Jauch KW, Schalhorn A, Wilmanns W (1996) Complications using implantable port-systems for regional chemotherapy of liver metastases. Reg Cancer Treat 9:33–36

Kurtis A, Campell A, Burns C (1993) Regional Chemotherapy Devices: Effect of Experience and Anatomy on Complications. J Clin Oncol 11:822–826

Lorenz M, Staib-Sebler, Gog C et al. (1999) Die Stellung der regionalen Langzeitchemotherapie bei Lebermetastasen. Chirurg 70:141–153

Metzger U (1988) Intraportal Chemotherapy for Colorectal Hepatic Metastases. In: Laffer U, Weber-Stadelmann W, Metzger (Hrsg) Regional Chemotherapy. Karger, Basel, S 51–60

Müller H, Aigner KR (1990) Palliation of recurrent rectal cancer with intraarterial mitomycin C/5-fluorouracil via the Jet Port aortic bifurcation catheter. Reg Cancer Treat 3:147–151

Müller H, Aigner KR (1991) Bronchialarterieninfusion (BAI) in der Behandlung inoperabler primärer und sekundärer Lungentumoren. Tumordiag u Therapie 12: 7–12

Pozniak MA, Babel StG, Trump DL (1991) Complications of Hepatic Arterial Infusion Chemotherapy RSNA 11:67–69

Pross M, Ridwelski K, Reiher F, Lippert H (1999) Hepatic Artery Aneurysm Associated with Upper Gastrointestinal Bleeding after Intrahepatic Artery Chemotherapy. Hepato-gastroenterology 46:2285–2288

Weigand H (1993) Portale Chemotherapie der Metastasenleber. In: Haindl H, Müller H, Schmoll E (Hrsg) Portkathetersysteme Springer, Berlin Heidelberg New York Tokyo, S 65–72

Wells JJ, Nostrant TT, Wison JAP, Gyves JW (1985) Gastroduodenal Ulcerations in Patients Receiving Selective Hepatic Artery Infusion Chemotherapy. Am J Gastroenterol 80:425–429

Vauthey JN, De Marsh R, Cendan JC et al. (1996) Arterial therapy of hepatic colorectal metastases BJS 83:447–455

Zun-Gon Kim CN, Gutt N, Lorenz M, Encke A (2001): Der Einfluss eines experimentellen CO_2-Pneumoperitoneums auf die Expression verschiedener tumorassoziierter Moleküle. In: Schönleben K (Hrsg) Chirurgisches Forum für experimentelle und klinische Forschung, Bd 30, Springer, Berlin Heidelberg New York Tokyo, S 527–529

6 Perkutan implantierte arterielle Port-Katheter-Systeme

F. Fobbe

Die regionale Chemotherapie der Leber bei Metastasen vor allem kolorektaler Karzinome wird seit vielen Jahren praktiziert. Die Rationale für diesen Therapieansatz ist, dass Lebermetastasen im Wesentlichen über das arterielle System versorgt werden, im Gegensatz zu den normalen Leberzellen, deren Blutzufuhr zu etwa 70% aus dem portalen System erfolgt (Breedis 1954; Kuroiwa 2001; Oi 1996). Die Applikation bestimmter Zytostatika direkt in die Leberarterie führt deshalb zu einer höheren Konzentration in der Tumorzelle bei geringeren systemischen Nebenwirkungen (Lien 1970). Zur Applikation des Zytostatikums in die Leber wurden entweder chirurgisch ein Katheter in die proximale A. gastroduodenalis platziert oder über einen transfemoralen bzw. transaxillären Zugang ein Angiographiekatheter in die A. hepatica eingelegt (Burrows 1967; Wacker 1997). Die chirurgische Implantation eines Katheters ist für den Patienten eine erhebliche Belastung und bei einer Dysfunktion des Port-Katheter-Systems bestehen nur selten Möglichkeiten der Korrektur.

Beim transfemoralen bzw. transaxillären Zugang muss der Patient für die Dauer des jeweiligen Behandlungszyklus immobilisiert bzw. in seiner Mobilität erheblich eingeschränkt werden. Zusätzlich besteht das Risiko einer Infektion oder einer Gefäßverletzung an der Punktionsstelle (Clouse 1977). Es wurde deshalb nach einer Methode gesucht, die eine regionale Chemotherapie der Leber unter ambulanten Bedingungen und bei möglichst geringer Belästigung des Patienten („minimal invasive") ermöglicht.

Ein erstes System wurde von Cohen et al. (1983) vorgestellt. Bei diesem System wurde die distale A. axillaris chirurgisch freigelegt, punktiert und ein Angiographiekatheter von dort ausgehend in die A. hepatica communis platziert. Das zweite Ende des Katheters wurde dann über einen Konnektor mit dem Silikonschlauch verbunden, der zu einer an der ventralen Thoraxwand in der Subkutis implantierten Medikamentenpumpe führte. Für die Verbindung zwischen dem Eintritt des Katheters in die A. axillaris und der Medikamentenpumpe wurde ein subkutaner Tunnel geschaffen. Bei dieser Methode übertrug sich jede Bewegung des Armes auf den Katheter. Es kam deshalb vermehrt zu Katheterdislokationen (aus der A. hepatica) bzw. zu Brüchen im Katheter. Auf Grund dieser Erfahrungen wurde das System modifiziert. Als Zugang wurde die A. subclavia (z. B. Fobbe 1996) oder die A. femoralis communis gewählt (Yoshikawa 1992). Wegen der geringeren Kosten wurde der Therapiekatheter nicht mit einer Medikamentenpumpe, sondern mit einem Port verbunden. Der Zugang über die A. subclavia oder die A. femoralis communis gilt inzwischen als etabliert. Nur diese beiden Zugangswege sollen hier besprochen werden.

6.1 Methode

6.1.1 Zugang

Der Zugang über die A. femoralis ist technisch einfacher, aber der Port am Oberschenkel für den Patienten weniger angenehm. Außerdem besteht eine höhere Infektionsgefahr unter der Therapie. Vergleichende Untersuchungen bezüglich des Zugangs und der Portlokalisation gibt es aber nicht.

Die Implantation des Port-Katheter-Systems kann in Lokalanästhesie und mit Sedierung erfolgen. Die notwendigen Embolisationen können aber relativ zeitaufwändig sein. Außerdem ist die Untertunnelung der Haut (für die Portkammer und zum Durchziehen des Katheters) unter Umständen schmerzhaft. Der Eingriff in Vollnarkose ist deshalb sowohl für den Patienten als auch für den Operateur angenehmer.

Zugang über die A. subclavia ▸ Nach Definition wird die A. subclavia an der lateralen Grenze der ersten Rippe zur A. axillaris (Grosso 2000). Die arterielle Punktion sollte immer soweit medial wie möglich erfolgen, damit sich die Bewegungen im Schultergelenk möglichst wenig auf den Katheter übertragen und die Dislokationsgefahr möglichst gering ist. Die Punktionsnadel wird kaudal und dorsal der Klavikula nach dorsomedial vorgeführt. In der Regel wird dann die Arterie medial der lateralen Grenze der ersten Rippe punktiert. Einige Autoren berichten über einen Zugang über die A. axillaris (bei Punktion des Gefäßes von der ventralen Schulter aus, Grosso 2000) Nach dieser Definition erfolgt der Zugang aber über die laterale A. subclavia und nicht über die A. axillaris. Im Weiteren wird deshalb immer vom Zugang über die A. axillaris gesprochen.

Punktion ▸ Die arterielle Punktion erfolgt unter Ultraschallkontrolle in „Freihandtechnik". Punktionshilfen wie z.B. Nadelführungsgeräte sind m.E. nicht notwendig und nur hinderlich. Mit einem 5 MHz-Schallkopf, am besten mit gebogener Oberfläche, wird das Gefäß im Querschnitt aufgesucht. Die Identifizierung der Arterie ist unter Einsatz der Farbduplexsonographie einfacher, sie gelingt jedoch auch in der Grauwertsonographie. Der Schallkopf wird so weit wie möglich medial an der Schulter aufgesetzt. Dies ist in der Regel in der mittleren Axillarlinie. Der Schallkopf liegt im Querschnitt kranial der Klavikula an. Die Arterie wird bei senkrecht gehaltenem Schallkopf in die Mitte des Bildes eingestellt. Beim Kippen des Schallkopfes aus der Senkrechten muss die Arterie im selben Bildabschnitt bleiben. Wandert das Gefäß beim Kippen des Schallkopfes zur Seite, muss der Schallkopf auf der Stelle solange gedreht werden, bis die Arterie im selben Bildbereich stehen bleibt. Dann ist gewährleistet, dass die Arterie genau 90° zu ihrem Verlauf beschallt wird.

Bei der Festlegung des Zugangsweges muss darauf geachtet werden, dass die V. subclavia (ventral-kaudal der Arterie) nicht durchstochen wird (Gefahr der Ausbildung einer A-v-Fistel).

Nach Hautinzision wird jetzt die Punktionsnadel etwa 2 cm lateral der Schallkopfposition genau im Verlauf des Gefäßes (also 90° zur Schallkopfposition) vorgeschoben. Durch Kippen des Schallkopfes kann die Bewegung der Nadelspitze verfolgt werden. Bei manchen Patienten ist die Echogenität von Binde- und Fettgewebe ähnlich der der Nadel. In einem solchen Fall kann die Position der Nadel an den Bewegungen der Weichteilstrukturen erkannt werden. Ist dies nicht ausreichend möglich, wird der Mandrain in der Punktionsnadel schnell hin- und her bewegt. Die bei dieser Bewegung entstehenden Geräusche werden im Ultraschallbild abgebildet und lassen so die Nadelposition erkennen (Wacker 1997).

Die Punktion mit einer Mandrainnadel ist einfacher und ungefährlicher als die mit einer scharfen Hohlnadel. Grundsätzlich gelten für die Punktion der A. subclavia die gleichen Bedingungen wie für die Punktion der A. femoralis (Fobbe 1996). Auch das Durchstechen der Hinterwand der A. subclavia bei der Punktion mit der Mandrainnadel führt in dem gewählten Gefäßabschnitt nicht zu Problemen.

Bei der Gefäßpunktion unter Ultraschallkontrolle sind bezüglich der Sterilität zwei Vorgehensweisen möglich: Vor der Punktion den Schallkopf in einen sterilen Kunststoffbeutel einpacken oder den unsterilen Schallkopf verwenden. Der Boden des Kunststoffbeutels muss mit reichlich Gel bedeckt sein. Der Beutel muss so lang sein, dass die schallkopfnahen Abschnitte des Verbindungskabels mit bedeckt sind. Der Schallkopf wird so in den sterilen Beutel gelegt, dass die Kristalle mit Gel bedeckt sind. Außerdem darf der Kunststoffbeutel über der Schallkopfoberfläche keine Falten bilden. Die Alternative ist die Verwendung des unsterilen Schallkopfes: Nach gründlichem Einsprühen des Punktionsgebietes mit einer Desinfektionslösung wird der Schallkopf mit der unsterilen Hand geführt. Die zweite – sterile – Hand führt die Punktionsnadel. Nach der Punktion (s. oben) wird der Schallkopf weggelegt und neue sterile Handschuhe angezogen. Nun kann – unter sterilen Bedingungen – der Mandrain entfernt und die Punktionsnadel langsam zurückgezogen werden, bis das austretende Blut die Lage der Spitze der Nadel im Gefäßlumen anzeigt und der Führungsdraht eingelegt werden kann. Diese Methode kann jedoch nur bei Verwendung der Mandrain-Punktionsnadel eingesetzt werden.

Grundsätzlich erscheint die Verwendung einer sterilen Hülle für den Schallkopf günstiger. Allerdings wird durch die von dem Kunststoffbeutel verursachte zusätzliche Grenzfläche die Bildqualität schlechter, der Zeitaufwand und die Kosten werden höher. Wesentlich schneller und einfacher ist die Verwendung des unsterilen Schallkopfes. Dieses Vorgehen wird von uns seit 1994 praktiziert und es kam zu keinen auf den Eingriff zurückzuführenden Infektionen (s. Caturelli 1996).

An einigen Kliniken wird die Punktion der A. subclavia unter Durchleuchtungskontrolle durchgeführt. Hierzu wird die A. subclavia nach Zugang über die A. femoralis selektiv sondiert und Kontrastmittel in das Gefäß appliziert. Unter Verwendung der „Pfadfindertechnik" („roadmap") wird dann das Gefäß punktiert. Mit dieser Technik nimmt die Invasivität zu und die Hände des Operateur sind einer höheren Strahlenexposition ausgesetzt. Angesichts der technisch relativ einfachen Punktion unter Ultraschallkontrolle bevorzugen wir diese Technik. Grundsätzlich sollte der Eingriff nur von einem Operateur durchgeführt werden, der alle notwendigen Techniken optimal beherrscht.

Zugang über die A. femoralis ▸ Der Zugang über die A. femoralis ist technisch wesentlich einfacher. Grundsätzlich ist die Methode hinreichend bekannt. Wichtig erscheint hier nur die Bemerkung, dass die Punktion in Höhe des Femurkopfes erfolgen muss, um die lokale Komplikationsrate möglichst niedrig zu halten (Fobbe 1996; Niederhuber 1984).

6.1.2
Vorbereitung des Gefäßbettes zur Katheterimplantation

Grundsätzlich sollte die Spitze des Therapiekatheters so platziert werden, dass die über den Katheter gegebenen Substanzen nur in die Leber abfließen können und die gesamte Leber erreicht wird. Um eine Dislokation des Katheters z. B. in die Aorta oder in die A. lienalis zu verhindern, muss der Katheter eine möglichst große Strecke in der Leberarterie liegen. In Abhängigkeit von der individuellen Anatomie muss diese Gefäßstrecke durch Embolisation von bestimmten Gefäßen (Seitenästen) geschaffen werden. Die Embolisation wird am einfachsten mit Spiralen erreicht. Diese Spiralen sind auch zur koaxialen Applikation verfügbar. Die „Thromboseinduktion" der koaxial applizierten Spiralen (Vorschieben über einen Katheter mit einem Innenlumen von 0,016 inch) ist aber wesentlich schwächer als die der über den Führungskatheter eingelegten (Innenlumen von 0,035 oder 0,038 inch). Außerdem sind die über den koaxialen Katheter einzulegenden Spiralen wesentlich teurer. Nach Möglichkeit sollte deshalb versucht werden, die zu verschließenden Gefäße mit dem Führungskatheter zu sondieren. Kommt es auch nach Platzierung mehrerer Spiralen nicht zu einer Thrombosierung des Gefäßes, kann der Gefäßverschluss durch die zusätzlich Gabe von einer kleinen Menge eines Klebstoffes erzwungen werden (z. B. Histoacryl). Der Klebstoff muss unmittelbar vor den Spiralen platziert werden. Die Anwendung sollte nur mit äußerster Vorsicht erfolgen, da schon geringste fehlplatzierte Mengen zu einer Thrombosierung in einem nicht gewünschten Gefäßareal führen können.

Vor der Festlegung, in welches Gefäß der Therapiekatheter platziert wird und welche Arterien zu verschließen sind, muss eine Übersichtsangiographie erfolgen. Dies bedeutet eine selektive Angiographie des Truncus coeliacus und der A. mesenterica superior. Nach der Darstellung dieser beiden Gefäße muss beurteilt werden, ob von diesen beiden Gefäßhauptstämmen alle relevanten Arterien entspringen oder eventuell zusätzliche – atypisch aus der Aorta entspringende – Arterien vorliegen. Letztlich müssen auf diese Weise alle möglichen Varianten der arteriellen Gefäßversorgung der Leber erfasst werden. Zusätzlich muss – bevor ein Gefäß embolisiert wird – sichergestellt sein, dass alle Gefäße auch entsprechend zu sondieren sind. Bei besonders komplexem, geschlängeltem Gefäßverlauf wäre es z. B. denkbar, dass eine Arterie zwar für das Einlegen des Therapiekatheters zu sondieren ist, aber eine Embolisation (die Platzierung der Spirale) nicht gelingt. In einem solchen Fall ist die Strategie zu ändern: Entweder Versuch der Embolisation über einen anderen Zugang (neben dem Zugang über die A. subclavia zusätzlich Punktion der A. femoralis)

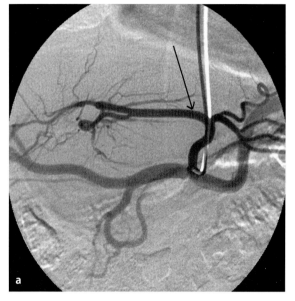
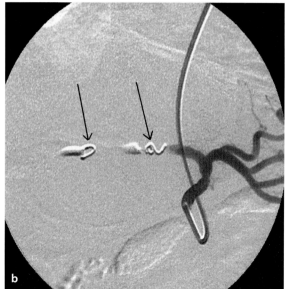
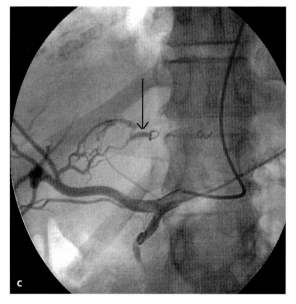

Abb. 6.1 a–c. Intrahepatische arterielle Kollateralen: a Selektive Angiographie des Truncus coeliacus. Die A. hepatica sinistra (*Pfeil*) entspringt aus der A. gastrica sinistra. b Nach Embolisation der A. hepatica sinistra durch zwei Spiralen (*Pfeile*) kompletter proximaler Verschluss des Gefäßes. c Selektive Angiographie des Truncus coeliacus unmittelbar nach der Embolisation des Hauptstammes der A. hepatica sinistra. Die intrahepatischen Äste des linken Leberlappens (*Pfeile*) werden über Kollateralen aus dem Versorgungsgebiet der A. hepatica dextra kontrastiert

oder Einlegen des Therapiekatheters in das nicht zu embolisierende Gefäß. Alternativ können in einer getrennten Sitzung vor der eigentlichen Implantation des Port-Katheter-Systems die Gefäßanatomie dargestellt und die notwendigen Embolisationen durchgeführt werden.

In der Regel ist es notwendig, die A. gastroduodenalis zu verschließen (nur nicht beim Platzieren des Therapiekatheters in die aus der A. mesenterica superior entspringende A. hepatica dextra und Abgang des Gefäßes aus der rudimentären A. hepatica communis). Der Verschluss der A. gastroduodenalis ist aus zwei Gründen notwendig: Zum einen, um eine Dislokation der Katheterspitze und zum zweiten, um einen Abstrom des Therapeutikums in dieses Gefäß zu verhindern. Unter der regionalen Therapie kommt es zu einer Rarefizierung der intrahepatischen Arterien. Diese Rarefizierung führt zu einer verlangsamten Flussgeschwindigkeit und unter der Therapie kann es zu einem vorübergehenden Stopp des Blutflusses kommen. In diesem Fall würde das Therapeutikum über die A. gastroduodenalis abfließen.

Bei relativ kurzem Hauptstamm der A. hepatica communis und A. hepatica propria muss auch die A. hepatica sinistra embolisiert werden. Zwischen den einzelnen arteriellen Versorgungsgebieten gibt es intrahepatisch ein ausgedehntes Kollateralsystem. Schon wenige Minuten nach dem Verschluss z. B. der A. hepatica sinistra wird der linke Leberlappen über die A. hepatica dextra mitversorgt (Abb. 6.1). Nach der Embolisation der A. hepatica sinistra kann der Katheter dann in die A. hepatica dextra vor dem Abgang des ersten größeren Seitenastes gelegt werden. Eine Embolisation der A. hepatica sinistra ist auch dann notwendig, wenn die A. hepatica dextra aus der A. mesenterica superior entspringt. Das Gleiche gilt für akzessorische Arterien (z. B. teilweise Versorgung des linken Leberlappens über die A. gastrica sinistra).

Grundsätzlich muss durch die Embolisation erreicht werden, dass das Therapeutikum nicht über die A. gastroduodenalis abfließen kann, das Therapeutikum die gesamte Leber erreicht und eine möglichst lange Gefäßstrecke geschaffen wird, in die der Therapiekatheter sicher platziert werden kann. Eine mechanische Verankerung des Katheters im Gefäß, z. B. in der A. gastroduodenalis, wie von Shindoh et al. (1999) vorgeschlagen, ist dann nicht notwendig.

6.1.3
Therapiekatheter, Port

Der chirurgisch eingelegte Katheter zur regionalen Chemotherapie der Leber hat auf einer sehr kurzen Strecke Kontakt zum fließenden Blut. Nur die Spitze des Katheters ragt aus der A. gastroduodenalis ins Gefäßlumen (s. Kap. 5). Sowohl der über die A. femoralis als auch der über die A. subclavia eingelegte Katheter liegt dagegen auf einer langen Strecke im fließenden Blut. Um die Blutströmung möglichst wenig zu behindern, sollte die Oberfläche des Katheters möglichst glatt und der Durchmesser möglichst gering sein. Untersuchungen, welches Material und welcher Durchmesser für diesen Zweck am besten geeignet sind, sind nicht bekannt. Nach den Erfahrungen aus der diagnostischen Angiographie scheinen Katheter aus Polyurethan am besten geeignet. Das Material hat eine glatte Oberfläche und der Katheter ist relativ weich und passt sich dem Kurvenverlauf der Gefäße an. Die Dicke des Katheters ist insbesondere unter Berücksichtigung des geringen Durchmessers der A. hepatica propria (dextra) wichtig (etwa 3–6 mm). Der Katheter sollte deshalb nicht dicker als 4 French (4 Charr, etwa 1,3 mm) sein (Lien u. Ackerman 1970; Tadon et.al. 1973). Der Innendurchmesser solcher Katheter liegt bei 0,022 inch. Dieses Innenlumen ist auch für die Applikation von Partikeln (z. B. Spherex) ausreichend groß.

Als Port sollte ein Modell mit einem Rückschlagventil verwendet werden. Der Einsatz eines Ports ohne Rückschlagventil erfordert von allen Beteiligten äußerste Vorsicht. Trotzdem kam es nach unseren Erfahrungen beim Einsatz solcher Modelle häufig zu Thrombosierungen des Therapiekatheters. Deshalb werden solche Ports von uns nicht mehr eingesetzt. Gute Erfahrungen haben wir z. B. mit dem Intraport II von Fresenius gemacht, der mit einem Ventil geliefert wird. Der von uns bevorzugte Therapiekatheter von Cook kann mit diesem Port direkt konnektiert werden. Andere Arbeitsgruppen verwenden einen für die Diagnostik entwickelten Katheter, den sie dann über einen Konnektor an dem mit dem Port angeschlossenen Silikonschlauch verbinden (z. B. Koh 2000; Yoshikawa 1992).

Die Implantation des Port sollte an einer Stelle erfolgen, die gut zugänglich ist und den Patienten möglichst wenig stört. Am Thorax ist dies etwa in der Medioklavikularlinie, am Oberschenkel möglichst proximal und ventral (Abb. 6.2). Bei einer ausgeprägten subkutanen Fettschicht muss diese Fettschicht von der Haut disseziert werden und der Port in die dabei geschaffene Höhle platziert werden. Das Ziel ist, den Port durch die Haut möglichst gut palpieren und punktieren zu können. Der Port braucht im Portlager nicht angenäht zu werden (Revisionseingriffe werden dadurch zusätzlich erschwert). In der Regel kann das Port-Katheter-System sofort benutzt werden. Um die Thrombosierung bzw. die Verlegung des Systems durch ein eventuell verwendetes Embolisat (z. B. Spherex) zu verhindern, muss

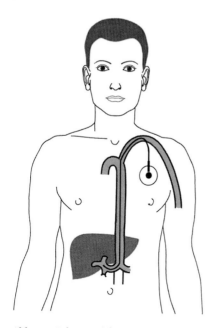

Abb. 6.2. Schemazeichnung zu einem über die linke A. subclavia implantierten Port-Katheter-System zur regionalen Chemotherapie der Leber: Die Spitze des Therapiekatheters liegt in der A. hepatica propria unmittelbar vor der Aufzweigung in die A. hepatica dextra und sinistra. Der Abgang der A. gastroduodenalis ist mit einer Spirale verschlossen worden. Der Port liegt in der Subkutis der ventralen linken Thoraxwand

das System nach jeder Behandlung und zwischen den Behandlungszyklen 1-mal/Woche gründlich mit physiologischer Kochsalzlösung gespült werden.

6.1.4
Komplikationen

Grundsätzlich sind zwei Gruppen von Komplikationen zu unterscheiden:
1. Komplikationen in Folge der Therapie und
2. Komplikationen, die von dem Port-Katheter-System ausgehen.

Zu 1: Infolge der Therapie kann es zu einer Rarefizierung der intrahepatischen Arterien (Charnsangavej 1993) und damit zu einer Thrombosierung kommen, es können sich Fisteln zu den Gallenwegen und zum portalen (venösen) System ausbilden. Die Häufigkeit dieser Komplikationen ist nicht bekannt, sie dürften in Abhängigkeit von Art, Dauer und Erfolg der Therapie auftreten (z. B. Nekrose der Metastase durch die Therapie und damit Ausbildung der Fistel, Grosso 2000). Fisteln zu den Gallenwegen führen zu einer Thrombosierung der intrahepatischen Arterien und werden erst durch die erfolgreiche Lyse demaskiert. Da es keine akzeptierte standardisierte Therapie gibt, ist auch nicht klar, welche Substanzen in welcher Dosierung und Applikationsform und nach welcher Zeit zu welchen Komplikationen führen. Die Zahlen der verschiedenen Arbeitsgruppen sind zu klein, um daraus Rückschlüsse ziehen zu können.

Zu 2: In der Vergangenheit war eines der Hauptprobleme die Diskonnektion des Katheters vom Port (Fobbe 1995; Waggershauser 1999). Bei den jetzt zur Verfügung stehenden Systemen (s. oben) ist die Verbindung aber sehr stabil und eine Diskonnektion tritt nur noch dann auf, wenn versucht wird, den thrombosierten Katheter mit hohem Druck zu rekanalisieren.

Eine Thrombosierung des Port-Katheter-Systems kommt bei Ports mit einem Rückschlagventil nur noch selten vor. Ein Defekt am Ventil oder ein Bedienungsfehler, z. B. das Offenlassen des Systems nach dem Ende der Infusion oder Verklumpung des Embolisates (Spherex), kommen als Ursache in Betracht. Bei Verwendung von einem Port ohne Ventil war dies jedoch ein häufiges Problem. In solchen Fällen kann versucht werden, durch Spülung der Portkammer, mit einer lokalen Lyse und durch Applikation eines hohen Druckes das System zu rekanalisieren. Die Spülung der Portkammer bei verschlossenem System erreicht man durch Punktion der Portkammer mit zwei Nadeln. Die Nadeln sollten möglichst weit auseinander gesetzt werden, jeweils am Rand der Portmembran. Über diese beiden Nadeln kann die Portkammer gespült werden. Nach Abklemmen der zweiten Nadel wird mit intermittierendem Druck das Lysemittel appliziert (z. B. Actilyse). Führt dies nicht zum Erfolg, wird der Applikationsdruck so lange erhöht, bis es zu einer Rekanalisation des Systems oder einer Leckage im Port-Katheter-System kommt (meist Ruptur der Portmembran oder Diskonnektion des Katheters vom Port). Um den dafür notwendigen Druck zu erreichen, muss der Port mit einer Nadel ohne Verlängerungsschlauch punktiert werden, auf die eine 1 ml-Spritze mit Schraubverschluss aufgesetzt wird. Ist die Rekanalisation des Systems auf diese Weise nicht zu erreichen, wird der Port freigelegt (dies kann in lokaler Anästhesie und Sedierung erfolgen) und der Katheter mit einem Führungsdraht rekanalisiert. Hierfür sind am besten steuerbare Drähte mit einer sehr glatten Oberfläche (z. B. Terumo geeignet). Der Draht wird unter ständigem Drehen langsam und in Etappen in den Katheter eingeführt.

Die Dislokation des Therapiekatheters aus der A. hepatica ist ein generelles Problem. Sie kommt sowohl bei den chirurgisch als auch bei den interventionell-radiologisch (sowohl bei Zugang über die A. femoralis als auch über die A. subclavia) implantierten Kathetern vor. Nach einer Zusammenstellung von Waggershauser (1999) liegt die Dislokationsrate zwischen 6% und 26%. Nach eigenen Erfahrungen wird die Dislokationsrate vermindert, wenn der Katheter eine möglichst lange Strecke in der A. hepatica liegt. Dies wird auch bei sehr kurzem Hauptstamm der A. hepatica communis und A. hepatica propria durch Embolisation von Seitenästen möglich.

Im Gegensatz zu den chirurgisch implantierten Systemen kann die Lage eines interventionell-radiologisch eingelegten Katheters in der Regel einfach korrigiert werden. Um einer möglichen Dislokation des Therapiekatheters vorzubeugen, sollten die Patienten aufgefordert werden, bestimmte Bewegungen (Sportarten) nicht oder nur vorsichtig durchzuführen (z. B. kein Tennisspiel mit dem Arm, an dem der Katheter über die A. subclavia eingelegt ist).

Der Verschluss der intrahepatischen Arterien kann infolge der regionalen Chemotherapie (s. oben), durch eine vom Therapiekatheter induzierte Thrombose oder aus einer Kombination der beiden Ursachen – verlangsamte Blutströmung durch die Gefäßrarifizierung und damit vermehrte Thrombenbildung um den Katheter – entstehen. Letztlich wird nur der Verschluss festgestellt, die Ursachen dafür sind eventuell nach erfolgreicher Wiedereröffnung der Gefäße nachzuweisen. Sofern keine Kontraindikation vorliegt, sollte versucht werden, jeden Verschluss der A. hepatica oder der intrahepatischen Arterien durch eine lokale Lyse zu beheben. Ein nach unseren Erfahrungen erfolgreiches Schema mit geringen unerwünschten Nebenwirkungen besteht in der Gabe von 1 mg Actilyse/h über das Port-Katheter-System und Kontrolle im Abstand von 2 h. Die häufigen Kontrollen sind notwendig, um die durch die Lyse evtl. demaskierten Ursachen des Verschlusses, z. B. eine arteriobiliäre Fistel, frühzeitig erkennen zu können.

Vor jedem Therapiezyklus muss das Port-Katheter-System angiographisch kontrolliert werden. Dabei ist die korrekte Lage des Therapiekatheters und die freie Durchgängigkeit des Systems sicherzustellen. Außerdem muss ein Extraluminat ausgeschlossen werden. Gleichzeitig kann der Fluss in den intrahepatischen Arterien beurteilt werden. Findet sich bereits vor der geplanten weiteren Therapie ein erheblich verlangsamter Blutfluss, sollte durch eine Lyse versucht werden, den Blutfluss zu verbessern (z. B. 1 mg Actilyse/h in das Port-Katheter-System für 3 h).

Jede Implantation eines Fremdkörpers ist mit einem Infektionsrisiko verbunden. Hier ist zwischen einer primären Infektion durch die Implantation und einer sekundären durch die Punktion des Ports zu unterscheiden. Neben der Infektion im Portlager ist auch eine Infektion des Katheters im arteriellen System möglich. Im Gegensatz zu Kathetern im venösen System kommt es bei Kathetern im arteriellen System aber nur sehr selten zu Infektionen. Allerdings sind systematische Untersuchungen zu diesem Problem nicht bekannt. Primäre Infektionen im Portlager wurden bei unseren Patienten nicht beobachtet. Nach einer Zusammenstellung von Waggershauser et al. (Yoshikawa 1992) liegt das sekundäre Infektionsrisiko im Portlager, unabhängig von der Implantationsmethode (chirurgisch oder radiologisch-interventionell), bei bis zu 7,6%. Allerdings fehlen hier Angaben über den Zeitraum bzw. über die Häufigkeit der Portpunktionen vor der Infektion. Grundsätzlich kann davon ausgegangen werden, dass bei Beachtung der üblichen Vorsichtsmaßnahmen eine Infektion im Portlager nur selten auftritt.

Im Zusammenhang mit chirurgisch implantierten Port-Katheter-Systemen wird meist eine Cholezystektomie durchgeführt. Der Hintergrund für diese Erweiterung der Operation war die Befürchtung, dass durch die regionale Therapie eine „chemische Cholezystitis" induziert wird (s. auch Kap. 5). Die A. cystica entspringt gewöhnlich aus der A. hepatica dextra. Das lokal applizierte Chemotherapeutikum wird somit auch in hoher Konzentration die Gallenblasenwand erreichen. Das Auftreten einer klinisch relevanten Cholezystitis ist nach chirurgisch implantierten Port-Katheter-Systemen jedoch selten (Carrasca 1996). Nach unseren eigenen Erfahrungen und nach Literaturberichten ist dies bei interventionell/radiologisch implantierten Systemen kein Problem.

Grosso et al. (2000) berichten über das Auftreten von drei Pseudoaneurysmen an der Punktionsstelle an der A. subclavia (3 von 188 Patienten). Die Autoren benutzten zur Punktion aber eine scharfe Hohlkanüle. Es ist bekannt, dass bei Verwendung dieser Kanüle die Komplikationsrate an der Punktionsstelle höher ist als bei Verwendung der Mandrainkanüle (Fobbe 1996). Wir verwenden deshalb grundsätzlich zur arteriellen Punktion nur die Mandrainkanüle und haben derartige Komplikationen bei unseren Patienten bisher nicht beobachtet (seit 1994 mehr als 230 Patienten). Sowohl nach dem Zugang über die A. femoralis als auch über die A. subclavia kann sich nach der Katheterimplantation ein Hämatom ausbilden. Nach allen Berichten und nach den eigenen Erfahrungen sind diese Hämatome klinisch nicht relevant (Grosso 2000; Koh 2000; Waggershauser 1999; Yoshikawa 1992).

6.2
Zusammenfassung

Die perkutane radiologisch-interventionelle Implantation eines Port-Katheter-Systems zur regionalen Chemotherapie der Leber ist eine etablierte und sichere Methode. Der Katheter kann sowohl über die A. femoralis als auch über die A. subclavia eingelegt werden. Beide Zugangswege haben Vor- und Nachteile, die meisten Erfahrungen gibt es mit dem Zugang über die A. subclavia. Die Implantation des Systems ist technisch anspruchsvoll. Neben soliden Kenntnissen im Umgang mit interventionell-radiologischen Methoden muss der Operateur auch mit dem interventionellen Ultraschall vertraut sein. Das Port-Katheter-System muss regelmäßig – insbesondere vor jedem Therapiezyklus – auf seine Funktionstüchtigkeit überprüft werden. Rechtzeitig erkannt, können die meisten auftretenden Störungen bzw. Komplikationen erfolgreich behoben werden.

Literatur

Atai Y, Endo T, Sone Y et al. (1992) Management of patients with unresectable liver metastases from colon and gastric cancer employing an implantable port system. Cancer Chemother Pharmacol 31 [Suppl I]:99–102

Breedis C, Young G (1954) The blood supply of neoplasms in the liver. Am J Pathol 30:969–985

Burrows JH, Talley RW, Drake EH (1967) Infusion of fluorinated pyrimidines into hepatic artery for treatment of metastatic carcinoma of the liver. Cancer 20:1886–1892

Carrasco CH, Freeny PC, Chuang VP, Wallace S (1983) Chemical cholecystitis associated with hepatic artery infusion chemotherapy. AJR 141:703–706

Caturelli E, Giacobbe A, Facciorusso D et al. (1996) Freehand technique with ordinary antisepsis in abdominal US-guided fine-needle punctures: three years experience. Radiology 199:721–723

Charnsangavej C, Kirk IR, Dubrow R et al. (1993) Arterial complications from long-term hepatic artery chemoinfusion catheters. AJR 160:859–864

Chen Y, He X, Chen W, Lu W, Mei Q, Zeng Q, Li Y (2000) Percutaneous implantation of a port-catheter system using the left subclavian artery. Cardiovasc Intervent Radiol 23:22–25

Clouse ME, Ahmed R, Ryan RB, Oberfield RA, McCaffrey JA (1977) Complications of long term transbrachial hepatic arterial infusion chemotherapy. Am J Roentgenol 129:799–803

Cohen A, Greenfield A, Wood WC, Waltham A, Novelline R, Athanasoulis C, Schaefer NJ (1983) Treatment of hepatic metastases by transaxillary hepatic artery chemotherapy using an implantable drug pump. Cancer 51:2013–2019

Fobbe F, Wacker FK, Boese-Landgraf J, Wolf KJ (1995) Transsubclavian percutaneous implantation of a therapy-catheter-device for loco-regional chemotherapy of the liver. Eur Radiol 5:186

Fobbe F (1996) How to evaluate and to avoid vascular complications at the puncture site. In: Nienaber CA, Sechtem U (eds) Imaging and intervention in cardiology. Kluver Academic, Dortrecht, pp 429–441

Grosso M, Zanon C, Mancini A et al. (2000) Percutaneous implantation of a catheter with subcutaneous reservoir for intraarterial regional chemotherapy: Technique and preliminary results. Cardiovasc Intervent Radiol 23: 202–210

Herrmann KA, Waggershauser T, Sittek H, Reiser MF (2000) Liver intraarterial chemotherapy: Use of the femoral artery for percutaneous implantation of catheter-port-systems. Radiology 215:294–299

Koh T, Taniguchi H, Kunishima S, Yamaguchi A, Yamagishi H (2000) A case of multiple liver metastases from colon cancer successfully operated after intraarterial chemotherapy performed in home. Gan To Kagaku Ryoho 27:613–616

Kuroiwa T, Honda H, Yoshimitsu K et al. (2001) Complications encountered with a transfemorally placed port-catheter-system for hepatic artery chemotherapy infusion. Cardiovasc Intervent Radiol 24:90–93

Niederhuber JE, Ensminger W, Gyves J, Thrall J, Walker S, Cozzi E (1984) Regional chemotherapy of colorectal cancer metastatic to the liver. Cancer 53:1336–1343

Lien WM, Ackerman NB (1970) The blood supply of experimental liver metastases. II: A microcirculatory study of the normal and tumor vessels of the liver with the use of perfused silicone rubber. Surgery 68:334–340

Oi H, Kishimoto H, Matsushita M, Hori M, Nakamura H (1996) Percutaneous implantation of hepatic artery infusion reservoir by sonographically guided left subclavian artery puncture. Am J Roentgenol 166:821–822

Shindoh N, Ozaki Y, Kyogoku S, Yamana D, Sumi Y, Katama H (1999) Stabilisation of a percutaneously implanted port catheter system for hepatic artery chemotherapy infusion. Cardiovasc Intervent Radiol 22:344–347

Strecker EPK, Boos IBL, Ostheim-Dzerowycz W, Heber R, Vetter SC (1997) Percutaneously implantable catheter-port-system: Preliminary results. Radiology 202:574–577

Tadon RN, Bunnel IL, Cooper R (1973) The treatment of metastatic carcinoma of the liver by the percutaneous selective hepatic artery infusion of 5-fluorouracil. Surgery 73:118–121

Wacker F, Wolf KJ, Fobbe F (1997) Percutaneous vascular access guided by color duplex sonography. Europ Radiol 7:1501–1504

Wacker FK, Boese-Landgraf J, Wagner A, Albrecht D, Wolf KJ, Fobbe F (1997) Minimally invasive catheter implantation for regional chemotherapy of the liver: A new percutaneous transsubclavian approach. Cardiovasc Intervent Radiol 20:128–132

Waggershauser T, Herrmann KA, Schalhorn A, Reiser MF (1999) Perkutane Implantation von Portsystemen in die Arteria hepatica. Radiologe 39:772–776

Williams PL (ed) (1995) Gray's Anatomy – The anatomical basis of medicine and surgery, 38th edn. Churchill Livingstone, New York, p 1537

Yoshikawa M, Ebara M, Nakano T, Minoyama A, Sugiura N, Ohto M (1992) Percutaneous transaxillary catheter insertion for hepatic artery infusion chemotherapy. Am J Roentgenol 158:885–886

Intraarterielle Chemotherapie

7 Mundhöhlen- und Oropharynxkarzinome

A. Eckardt

Eine regionale Chemotherapie im Kopf-Hals-Bereich ist im Prinzip dann von Interesse, wenn eine Tumorerkrankung noch lokal begrenzt ist, aber nicht mit chirurgischen oder strahlentherapeutischen Konzepten beherrscht werden kann. Man erhofft sich einen therapeutischen Vorteil dadurch, dass die Wirkkonzentration im Tumorgebiet erhöht werden kann, bei insgesamt geringgradig ausgeprägter systemischer Toxizität. Im Kopf-Hals-Bereich wurde die regionale Chemotherapie nach ersten klinischen Beobachtungen und Therapieversuchen der 50er- und 60er-Jahre im Rahmen zahlreicher, klinisch meist monozentrischer Studien durchgeführt. Die methodischen Ansätze und häufig auch die klinischen Ergebnisse dieser Therapieform waren recht unterschiedlich. Trotz vorhandener kontroverser Diskussion – die Meinungen reichen von klarer Befürwortung bis zu grundlegender Ablehnung – kann an den prinzipiellen Vorteilen dieser intraarteriellen Chemotherapie nicht mehr gezweifelt werden (Stephens 1988). Die Mehrzahl der Autoren sahen den oft diskutierten theoretischen Vorteil einer intraarteriellen Chemotherapie in ihren klinischen Ergebnissen bestätigt. Besonderen Stellenwert der regionalen Chemotherapie sahen einige Autoren in der palliativen Therapie fortgeschrittener, inoperabler Kopf-Hals-Karzinome (Ganz 1968; Hollmann u. Kühböck 1970; Armstrong et al. 1978; Laszig u. Lütgebrune 1989; Ho et al. 1993; Eckardt 1999).

7.1
Historische Entwicklung

Als erster hat wohl Parlaveccio im Jahre 1899 die intraarterielle Verwendung von Medikamenten klinisch erprobt, mit Erfolg herangezogen und ihre Vorteile herausgestellt. Das Verdienst, den Vorteil und die Bedeutung einer intraarteriellen Heilmittelanwendung in ihrem Ausmaß erkannt zu haben, gebührt Bleichröder. Im Rahmen eines Vortrags am 1. Mai 1912 in der Berliner Hufeland-Gesellschaft über „Intraarterielle Therapie" betonte er die wesentlichen Vorteile dieses Behandlungsweges, nämlich „die unmittelbare Zuführung des Heilmittels zum Krankheitsherd in hoher Konzentration und ohne Aufsplitterung der Wirkung durch Verteilung des Mittels auf den Gesamtkreislauf". Mit Beginn der Ära der Chemotherapie kam die Idee auf, maligne Tumoren durch intraarterielle regionale Infusion und Injektion gezielt und isoliert zu behandeln. Klopp (1950) und Bierman (1951) regten unabhängig voneinander an, zytostatisch wirksame Substanzen bei regional begrenzten Tumoren in die den Tumor versorgende Hauptarterie zu injizieren. Nach ersten eher enttäuschenden klinischen Erfahrungen mit dem Antimetaboliten Methotrexat durch Sullivan et al. (1959) wurde diese Methodik in den Folgejahren stetig modifiziert. Anstatt einer Einzelinjektion wurde auf eine kontinuierliche Dauerinfusion übergegangen. Scheunemann (1966) hat sich, aufbauend auf diesen vorgestellten klinischen Ergebnissen in Deutschland, eingehend mit der Methodik der intraarteriellen Chemotherapie fortgeschrittener Tumoren im Kiefer-Gesichtsbereich befasst und sie als weiteres Therapiekonzept anderweitig nicht mehr therapierbarer Tumoren klinisch etabliert. Seit mehr als 40 Jahren hatten sich zur Schaffung eines arteriellen Gefäßzugangs zur Durchführung einer kontinuierlichen intraarteriellen Infusion im Kopf-Hals-Bereich insbesondere 3 Kathetertechniken etabliert:
- die direkte Katheterisierung der A. carotis externa,
- die Katheterisierung eines der unteren Äste, bevorzugt der A. thyreoidea superior und

– die retrograde Katheterisierung der A. temporalis superficialis.

Mehrfach wurde in der Literatur auf Komplikationsmöglichkeiten wie lokale Blutungen, lokale Infektionen und Katheterdislokationen mit den beschriebenen Kathetertechniken hingewiesen (Duff et al. 1961; Feder et al. 1964; Shintani et al. 1999). Zur Vermeidung von Komplikationen mit diesen perkutanen Kathetern wurde durch von Scheel (1981) eine Methode eingeführt, bei der durch Interposition eines autologen Venentransplantates zwischen A. carotis communis und A. carotis externa ein subkutan gelegenes, wiederholt zu punktierendes Gefäß für eine regionale Chemotherapie geschaffen wurde. Insgesamt gesehen konnte sich die regionale Chemotherapie im Kopf-Hals-Bereich wegen möglicher Komplikationen der perkutanen Kathetertechnik, insgesamt höherem Aufwand und einer fraglich besseren Wirksamkeit gegenüber der systemischen Chemotherapie nicht auf breiter Basis etablieren.

In den letzten 15 Jahren hat die lokoregionäre Chemotherapie solider Tumoren durch die Entwicklung subkutaner Infusionskammern, den sog. Port-Systemen, eine gewisse Verbreitung erfahren (Eckardt et al. 1994 b, 1995; Eckardt 1999). Zusätzlich ermöglichen die technischen Fortschritte der interventionellen Radiologie heutzutage durch eine selektive bzw. superselektive Katheterisierung, Zytostatika direkt in das Tumorgefäßgebiet zu infundieren (Lee et al. 1989; Robbins et al. 1994; Gizewski et al. 2000; Abb. 7.1)

7.2
Pharmakokinetischer Hintergrund

Die pharmakokinetischen Prinzipien der intraarteriellen Chemotherapie wurden bereits von Eckman et al. (1974) beschrieben und von zahlreichen anderen Autoren (Chen u. Gross 1980; Collins 1984; Dedrick 1988) diskutiert und ergänzt. Sie sind in Kapitel 3 ausführlich dargestellt, so dass hier auf Details verzichtet werden kann. Für die spezielle Situation der Tumoren der Mundhöhle und des Oropharynx ist unter anderen auch Cisplatin von besonderem Interesse. Die in den letzten Jahren häufiger zum Einsatz kommende Hochdosis-Cisplatin-Therapie (Robbins et al. 1994) ist zur Minimierung platinassoziierter Toxizitäten nur unter simultaner Gabe von Natriumthiosulfat möglich. Die Zugabe von Natriumthiosulfat reduziert die Halbwertszeit von Cisplatin von 66 auf 3,7 min (Howell 1988). Auf Grund der experimentell ermittelten Kinetik ist eine chemische Inaktivierung des Platinkomplexes anzunehmen. Klinische Studien belegen die durch die kombinierte Anwendung der intraarteriellen Cisplatin- und der intravenösen Thiosulfat-Gabe reduzierte Nephrotoxizität (Goel et al. 1989). Die intravenöse Gabe von Natriumthiosulfat führt zu einem Rückgang der Cisplatin-Plasmakonzentration um 25%.

7.3
Diagnostische Maßnahmen

Präoperativ ist es erforderlich, Informationen über die Art des Tumorbefalls zu erhalten. Bei klinischer Untersuchung müssen neben der Tumorlokalisation im Kopf-Hals-Bereich weitere Tumorlokalisationen

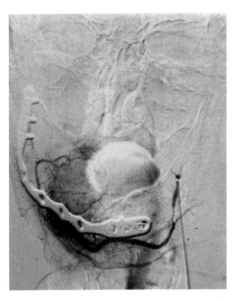

Abb. 7.1. Ausgedehntes Tumorrezidiv des rechten Oropharynx nach primärer chirurgischer Therapie und Defektdeckung über freien Gewebetransfer. Superselektive Darstellung der Tumorregion über das Externastromgebiet der linken Seite und das entsprechende Transplantatgefäß

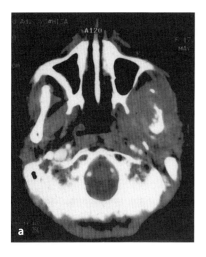 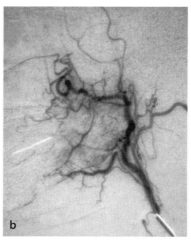

Abb. 7.2. a Computertomografischer Nachweis eines ausgedehnten Tumorrezidivs im Bereich der linken Fossa infratemporalis. b Diagnostische Angiografie der Tumorregion

ausgeschlossen werden. Nach obligater Ultraschalluntersuchung muss eine native sowie eine Kontrastmittel-CT (Computertomographie) durchgeführt werden (Abb. 7.2a). Eine konventionelle Röntgendiagnostik des Thorax sowie die Ultraschalluntersuchung des Abdomens sind obligate Untersuchungsverfahren zum Ausschluss von Fernmetastasen. Aufgrund der komplexen Anatomie im Stromgebiet der A. carotis externa und aufgrund ausgeprägter Kollateralversorgung ist eine präoperative Angiographie notwendig, da sie wichtige Informationen für eine korrekte Katheterplatzierung bietet (Abb. 7.2b). Diese Gefäßdarstellung kann als konventionelle Angiographie oder als DSA erfolgen.

7.4
Operative Technik und Methode

Die Entwicklung entsprechender Operationstechniken und neuer Kathetermaterialien sowie implantierbarer Port-Systeme in den letzten beiden Jahrzehnten verbesserte die Qualität der Versorgung so weit, dass die früher üblichen Komplikationen wie Katheterdislokationen, Infektionen und Thrombosen heute nicht mehr im Vordergrund stehen. Standard sollte daher heute ein vollständig implantierter Katheter mit Infusionskammer sein. Der arterielle Katheter wird orthograd über die A. carotis externa oberhalb der Karotisbifurkation wie in der ursprünglich von Sullivan et al. (1959) beschriebenen Technik vorgeschoben und dort mit nicht resorbierbaren Nähten an der Gefäßwand fixiert. Eine spezielle Auftreibung des arteriellen Katheters in Form eines Wulstes erleichtert die Einbindung. Um eine Infusion des gesamten Externastromgebietes zu vermeiden und für eine höhere Konzentration des Zytostatikums im Tumorgefäßgebiet zu sorgen, kann es individuell notwendig sein, entsprechende kranial gelegene Externaäste zu ligieren. Bei einem Tumor mit ausschließlicher Lokalisation im Stromgebiet der A. lingualis bietet sich u.a. auch die selektive Implantation des Katheters im Bereich der A. lingualis an. Standardmäßig erfolgt der operative Zugang zur Karotisbifurkation über eine Hautinzision am Vorderrand des M. sternocleidomastoideus (Abb. 7.3a) Zusätzlich wird eine Hautinzision infraklavikulär durchgeführt, zur späteren Aufnahme der Port-Kammer. Mittels der sog. Huber-Nadel und ihrer Weiterentwicklung, die durch einen speziellen Rundschliff an der Spitze das Ausstanzen von Spänen aus dem Port-Septum verhindert, kann dieses wiederholt punktiert werden. Der Port wird in eine subkutan gebildete Tasche auf der entsprechenden Thoraxseite platziert (Abb. 7.3b,c). Hier ist er aufgrund der geringen Dicke des Unterhautfettgewebes gut auffindbar und lässt sich problemlos für die entsprechenden Infusionen punktieren. Durch seine kleine Größe wird er von den Patienten praktisch nicht gespürt und führt somit zu keinerlei Einschränkung der Bewegungsfreiheit des Patienten.

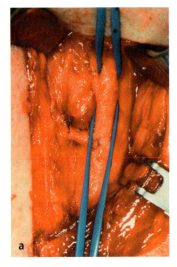 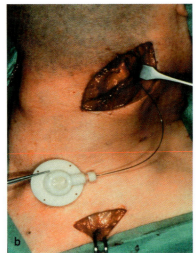 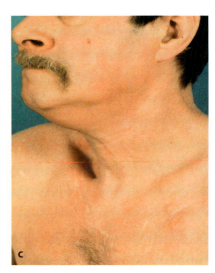

Abb. 7.3. a Intraoperative Darstellung der Karotisbifurkation am Hals mit Identifikation der Externa-Äste. b Konnektierung von Port-Kammer und -Katheter vor Platzierung der Port-Kammer infraklavikulär. c Extraoraler Befund bei Zustand nach Port-Implantation

7.5 Perfusionskontrolle

Nach erfolgreicher Katheterimplantation sollte bereits intraoperativ eine Perfusionskontrolle mit Fluorescein oder Methylenblau durchgeführt werden. Postoperativ wird routinemäßig vor Beginn der regionalen Chemotherapie eine Szintigraphie des Port-Systems mit Technetium-^{99m}-markierten Makroalbuminaggregaten durchgeführt (Eckardt et al. 1994a). Mit der Port-Szintigraphie lässt sich das erreichbare Tumorstromgebiet darstellen, zusätzlich lassen sich die Katheterposition und die Katheterdurchgängigkeit beurteilen. Des Weiteren ist die Quantifizierung eines regiosystemischen Shunt-Volumens möglich. Zur Fehlerlokalisation ist die Durchführung einer angiographischen Perfusionskontrolle mittels digitaler Substraktionsangiographie (DSA) geeignet. Nach Darstellung der Karotisgefäße können partielle Thrombosierungen ebenso wie katheterassoziierte Komplikationen (Ruptur, Leck) diagnostiziert werden.

7.6 Bisherige klinische Studien und gegenwärtiger Entwicklungsstand der regionalen Chemotherapie im Kopf-Hals-Bereich

Neben der systemischen Chemotherapie bietet sich für Plattenepithelkarzinome der Kopf-Hals-Region entsprechend der speziellen anatomischen Situation insbesondere auch die intraarterielle Chemotherapie an (Shintani et al. 1999). Das Bestreben einer intraarteriellen Chemotherapie ist es, im Tumorbereich eine höhere Konzentration des Zytostatikums zu erreichen als bei intravenöser Gabe, um somit durch die Möglichkeit der Verringerung der Gesamtdosis eine geringere systemische Toxizität zu erreichen, bei gleichzeitig erhöhter lokaler antitumoraler Wirksamkeit (Jorns 1971; Graff 1986). Nach den ersten klinischen Beobachtungen und Therapieversuchen der 50er- und 60er-Jahre folgten zahlreiche klinische, meist monozentrische Studien zur Anwendung der intraarteriellen Chemotherapie bei Kopf-Hals-Karzinomen. Eine Auswahl publizierter klinischer Studien ist zur Übersicht in Tabelle 7.1 wiedergegeben. Das unterschiedliche methodische Vorgehen (verschiedene Zytostatika in Mono- oder Kombinationstherapie, Kombination mit Strahlentherapie und/oder Operation) erschwert einen unmittelbaren Vergleich der Er-

7 Mundhöhlen- und Oropharynxkarzinome

Tabelle 7.1. Übersicht klinischer Studien zur intraarteriellen Chemotherapie bei Kopf-Hals-Karzinomen

Autor	Jahr	Anzahl Pat.	Zytostatika	Vor-Therapie	Radiatio	Remission [%]
Arcangeli	1983	142	MTX	–	40–50 Gy (72 Pat.)	k.A.
Armstrong	1978	19	MTX, VBL, 5-FU	–	55–60 Gy	OR 93
Baker	1985	22	CDDP, FUdR	–	–	k.A.
Becker	1977	36	MTX	–	ja, Dosis unbekannt	k.A.
Bitter	1977	20	MTX, BLM	–	40–60 Gy	CR 70
Brismar	1978	15	Mitomycin	–	–	PR 33
Cheung	1988	20	CDDP i.a., MTX	–	–	OR 94, CR 35
Choi	1987	20	CDDP, ADM, 5-FU	C u./od. RT	–	OR 73,6, CR 36,8
Claudio	1990	40	VBM (17), PB (22)	–	–	OR 76,9, CR 12,8
Cruz	1974	40	5-FU, VBL, MTX	–	55–60 Gy	OR 59, CR 15
Curioni	1978	47	VCR, BLM, MTX, ADM	–	ja, Dosis?	OR 61,7, CR 19
Donegan	1976	15	5-FU, MTX, BLM	C/RT (8)	–	OR 87, CR 20
Eckardt	1995	31	CBDCA, 5-FU	Chir. u./od. C/RT	–	OR 74, CR 13
Esser	1979	13	MTX, BLM	RT/C (3)	50 Gy	CR 38
Forastiere	1987	27	CDDP, 5-FU	–	–	OR 44, CR 7
Frustaci	1986	48	CDDP	–	–	OR 68,3, CR 19,5
Frustaci	1991	52	CDDP	–	–	OR 67,3, CR 26
Garas	1975	49	MTX	–	40–70 Gy	OR 55, CR 22
Günther	1981	13	MTX, BLM	–	–	k.A.
Ho	1993	24	CDDP	C/RT	–	OR 64, CR 23
Höltje	1976	53	BLM	–	ja, 19 Pat.	CR 90 (29/32 Pat.)
Hollmann	1970	10	MTX Trenimon	–	–	k.A.
Hollmann	1990					
Huntington	1973	21	BLM	–	–	OR 23, CR 9
Jesse	1969	48	MTX, 5-FU	C/RT (10 Pat.)	55–60 Gy	k.A.
Kastenbauer	1983	23	CDDP	–	?	CR 64
Koch	1981	128	MTX	–	ja, z. T., Gy?	OR 73, CR 4
Kreidler	1983	14	ADR, BLM	–	30–40 Gy	CR 100
Lawton	1972	145	5-FU	C/RT	ja, Gy?	k.A.
Lee	1989	24	CDDP, BLM, 5-FU	–	ja, 15 Pat.	OR 91, CR 43
Matras	1979	31	BLM, MTX	–	–	OR 64
Mika	1982	21	VCR, MTX, BLM, Adriablastin	–	ja, postop. RT	OR 80, CR 47
Milazzo	1985	12	CDDP, BLM, 5-FU, VD	–	ja, Gy?	OR 67
Molinari	1982	85	MTX (42), BLM (43)	–	–	PR 26 (MTX), 60 (BLM)
Mortimer	1988	35	CDDP	–	–	OR 82, CR 32
Oberfield	1973	94	FudR, 5-FU, MTX	–	–	OR 71, CR 26
Pirodda	1975	89	MTX/VCR, 5-FU/VCR, BLM/VCR	–	60 Gy	CR 42
Richard	1991	222	VCR, BLM	–	ja, Gy?	OR 48
Robbins	1994	29	CDDP	–	70 Gy	CR 96
Scholz	1992	134	MTX, BLM	–	ja, 99 Pat.	OR 68, CR 26
Straehler-Pohl	1982	75	MTX	–	–	OR 82, CR 1
Sulfaro	1989	31	CDDP, BLM	–	13 Pat.	OR 90, CR 25
Sullivan	1959	18	MTX	–	–	OR 55
Szabo	1980	126	VCR, MTX, BLM	–	–	PR 98 (?)
Szepesi	1985	66	BLM, MTX	C/RT (34 Pat.)	60–65 Gy	OR 65, CR 17
Thyss	1989	20	CDDP, 5-FU	–	–	OR 95, CR 60
Vieitez	1991	13	CBDCA, 5-FU	–	60–70 Gy	OR 84, CR 46%
Westbury	1962	26	MTX	–	–	OR 65
Wheeler	1984	20	MTX (6), BLM (5), FUdR (6)	–	–	k.A.
Yonemoto	1970	60	MTX, 5-FU	–	–	OR 38
Zielke-Temme	1980	20	MTX, BLM	–	60–70 Gy	OR 28

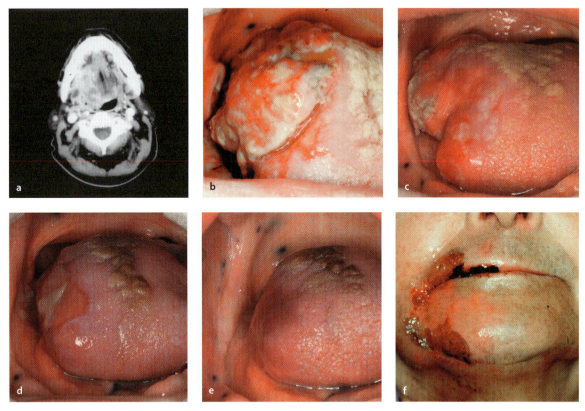

Abb. 7.4. a Computertomografie eines ausgedehnten Zungen- und Oropharynxkarzinoms bei einer 75-jährigen Patientin. **b** Intraoraler Befund vor intraarterieller Chemotherapie über selektiv in die A. lingualis implantierten Port-Katheter. **c** Beginnende Tumorremission nach Abschluss des 1. Therapiezyklus Carboplatin 400 mg/m²/5-FU 700 mg/m². **d** Weiter fortschreitende Remission des Tumors nach zwei Therapiezyklen. **e** Intraoraler Befund drei Monate nach Abschluss der intraarteriellen Therapie mit kompletter Tumorremission. **f** Umschriebene desquamierende Dermatitis und Hauterythem im Stromgebiet der A. lingualis nach intraarterieller Chemotherapie

gebnisse. Dennoch sieht die Mehrzahl der Autoren den so oft diskutierten theoretischen Vorteil einer intraarteriellen Chemotherapie in ihren klinischen Ergebnissen bestätigt. Besonderen Stellenwert der regionalen Chemotherapie im Kopf-Hals-Bereich sehen einige Autoren in der palliativen Therapie fortgeschrittener Karzinome (Szepesi et al. 1985; Stephens 1988; Eckardt et al. 1994b, 1995). Aufgrund eigener Erfahrung erscheint insbesondere in der palliativen Therapiesituation, wenn bei Einsatz einer chirurgischen Standardtherapie Organ- und Funktionsverlust droht und damit Verlust an Lebensqualität, die regionale Chemotherapie indiziert. Exemplarisch illustriert der klinische Fall einer 75-jährigen Patientin mit einem ausgedehnten Zungenkarzinom den Einsatz und die erreichbaren Ergebnisse (Abb. 7.4 a, b).

Aufgrund des lokoregionär begrenzten Tumorwachstums erfolgte die chirurgische Implantation eines Kathetersystems selektiv im Bereich der A. lingualis. Nach insgesamt 3 Chemotherapiezyklen mit Carboplatin/5-FU kam es zu einer kontinuierlichen Remission des Tumor bis hin zur klinischen Komplettremission und anhaltender Remissionsdauer von 6 Monaten (Abb. 7.4 c–e). Hinsichtlich der Nebenwirkungen einer regionalen Chemotherapie stehen lokoregionäre Nebenwirkungen der Haut und Schleimhäute der betroffenen Perfusionsgebiete im Vordergrund (Abb. 7.4 f). Auch bei fortgeschrittenen, grenzwertig operablen Tumoren werden nach intraarterieller Cisplatin-Therapie und sequentieller Strahlentherapie vereinzelt Langzeitverläufe beobachtet (von Scheel et al. 1996).

Tabelle 7.2. Superselektive intraarterielle Chemotherapie von Kopf-Hals-Karzinomen

Autor/Anzahl/Stad.	Chemotherapie (mit Radiatio)	CR [%]	PR [%]
Lee (1989) $n = 24$ Stadium III–IV	Cisplatin 100 mg/m^2 i.a. + Bleomycin 30 IU	43 43	48 48
Imai (1995) $n = 26$ Stadium II–IV	Cisplatin 50 mg/m^2 i.a. + Carboplatin 399 mg/m^2 + 60 Gy	50	46
Kerber (1998) $n = 85$ Stadium III–IV	Cisplatin 150–200 mg/m^2 i.a. + Natriumthiosulfat 9 mg/m^2 i.v. + 68–74 Gy	92	6
Oya (1999) $n = 15$ Stadium III–IV	Carboplatin 350 mg/m^2 i.a. + Tegafur 400–600 mg/Tg p.o. +30 Gy	92	8
Benazzo (2000) $n = 40$ Stadium II–IV	Carboplatin 300–350 mg/m^2 i.a. + 65 Gy	28	62
Robbins (2000) $n = 213$ Stadium III–IV	Cisplatin 150 mg/m^2 i.a. + Natriumthiosulfat + 68–72 Gy	80	
Kumar (2001) $n = 67$ Stadium IV	Cisplatin 150 mg/m^2 i.a. + Natriumthiosulfat + 70 Gy	86	

Ein notwendiger Vergleich zwischen systemischer und intraarterieller Chemotherapie bei Kopf-Hals-Karzinomen im Rahmen randomisierter Studien erscheint aufgrund methodischer Unterschiede problematisch. Hervorzuheben ist dennoch eine randomisierte klinische Studie der EORTC (Molinari et al. 1982), bei der unvorbehandelte Mundhöhlenkarzinome mit unterschiedlichen Zytostatikainfusionen behandelt wurden. In einer weiteren, ebenfalls randomisierten, multizentrischen EORTC-Studie von Richard et al. (1991) wurden Karzinome des Mundbodens randomisiert für alleinige Chirurgie vs. präoperative intraarterielle Chemotherapie mit Vincristin und Bleomycin. Patienten mit Mundbodenkarzinomen überlebten nach präoperativer intraarterieller Chemotherapie signifikant länger als nach alleiniger chirurgischer Therapie. Einen Überlebensvorteil der Patienten mit präoperativer intraarterieller Chemotherapie im Vergleich zu alleiniger präoperativer Strahlentherapie konnte Szabo et al. (1999) in einer multizentrischen, randomisierten Studie nicht nachweisen, jedoch sahen die Autoren Vorteile in Bezug auf eine bessere Lebensqualität der chemotherapierten Patienten. Unter Ausnutzung entsprechender Fortschritte der interventionellen Radiologie stellten Robbins et al. (1994) interessante klinische Ergebnisse einer Kombination Hochdosis-Cisplatintherapie plus Strahlentherapie vor. Bei 29 unvorbehandelten fortgeschrittenen Kopf-Hals-Karzinomen im Stadium IV wurde über eine transfemorale selektive bzw. superselektive Katheterplatzierung im Tumorgebiet wöchentlich 150 mg/m^2 Cisplatin unter simultaner systemischer Neutralisation der Nephrotoxizität mit Natriumthiosulfat infundiert, gleichzeitig erfolgte eine Strahlentherapie in konventioneller Fraktionierung (1,8–2,0 Gy/Tag) bis zu einer Gesamtdosis von 70 Gy. Bei bislang 24 auswertbaren Patienten betrug die komplette klinische Remissionsrate 96%. Ähnliche günstige Ergebnisse mit dieser transfemoralen superselektiven Katheterisierung wurden von Benazzo et al. (1996) bei einem Patientenkollektiv mit fortgeschrittenen Kopf-Hals-Karzinomen berichtet. Dieser Patientengruppe wurde Carboplatin (300–350 mg/m^2) in einmal wöchentlicher Infusion für maximal 4 Behandlungskurse verabreicht. Das neue Konzept der superselektiven intraarteriellen Applikation von Cisplatin in Kombination mit simultaner Radiatio und systemischer Gabe von Natriumthiosulfat führt insgesamt zu bisher nicht gekannten Remissionsraten mit einem hohen Anteil an kompletten Remissionen (Robbins et al. 2000; Kumar u. Robbins 2001; Tabelle 7.2). Robbins et al. (2000) publizierten kürzlich Ergebnisse von 213 Patienten mit Kopf-Hals-Karzinom in Stadium III/IV und berichteten über eine Komplettremissionsrate von 80% im Primärtumorgebiet. Das 5-Jahres-Überleben nach Kaplan-Meier betrug 38,8% bzw. 53,6% für das Gesamtüberleben bzw. das krankheitsfreie Überleben. Diese beeindruckenden klinischen Ergebnisse konnten zwischenzeitlich auch im Rahmen einer multizentrischen Phase-II-Studie der RTOG reproduziert werden (Kumar et al. 2001). Bei dem behandelten Kollektiv von 67 Patienten mit Kopf-Hals-Karzinomen im Stadium IV konnten Komplettremission bei 86% der Patienten erreicht werden. Mit einem medianen Nachsorgeintervall von 18,4 Monaten beträgt das 2-Jahres-Überleben nach Kaplan-Meier 62% und 58% für die lokoregionäre Tumorkontrolle bzw. das Gesamtüberleben. Basierend auf diesen beeindruckenden Ergebnissen ist eine randomisierte Phase-III-Studie zum Vergleich superselektiver intraarterieller Cisplatingabe plus Radiotherapie vs. systemischer Cisplatingabe plus Radiatio in Planung.

7.7
Ausblick

Die klinischen Ergebnisse der vergangenen Jahre unter Ausnutzung verbesserter operativer Techniken (Port-Implantation) sowie Fortschritten der interventionellen Radiologie lassen die regionale Chemotherapie im Kopf-Hals-Bereich wieder als relativ sicher durchzuführende, wirksame und damit diskussionswürdige Therapie im Rahmen multimodaler Behandlungskonzepte fortgeschrittener Kopf-Hals-Karzinome erscheinen. Liegen die anatomischen Voraussetzungen vor und sind aufgrund der Ausdehnung des Tumors andere Behandlungskonzepte wie Chirurgie oder Strahlentherapie ausgeschöpft, dann ist bei vorhandener Chemosensitivität des Tumors grundsätzlich die Indikation für eine regionale Chemotherapie gegeben. In der Mehrzahl der Fälle ist bei histologisch gesicherten Tumorrezidiven im Kopf-Hals-Bereich die Zielrichtung der intraarteriellen Chemotherapie in erster Linie palliativ mit der Intention, nach erfolgter Chemotherapie eine rasche Symptomlinderung beim Patienten herbeizuführen. Die Durchführung einer intraarteriellen Chemotherapie im Kopf-Hals-Bereich sollte jedoch nicht unkritisch erfolgen. Neben üblichen Kontraindikationen für die systemische Chemotherapie und operative Eingriffe ist eine regionale Chemotherapie im Kopf-Hals-Bereich kontraindiziert:
– bei starken arteriosklerotischen Veränderungen im Bereich der A. carotis,
– bei Gefäßanomalien,
– bei Metastasen mit Infiltration der Karotiswand,
– bei vorangegangener chirurgischer Therapie mit Resektion zuführender Äste der A. carotis externa sowie
– bei Vorliegen von Fernmetastasen.

Literatur

Arcangeli G, Nervi C, Righiri R, Creon G, Mirri MA, Guerra A (1983) Combined radiation and drugs: The effect of intra-arterial chemotherapy followed by radiotherapy in head and neck cancer. Radiother Oncol 1:101–107

Armstrong AL, Meeker WR (1978) Palliation of inoperable head and neck cancer: Combined intraarterial infusion chemotherapy and irradion. South Med J 71:1228–1231

Baker SR, Wheeler RH, Medvec B (1985) Surgical aspects of intra-arterial chemotherapy of outpatients with head and neck cancer. Otolaryngol Head Neck Surg 93:192–199

Becker W, Herberhold C (1977) Konzept und erste Erfahrungen einer onkologischen Gesamttherapie von Kopf- und Halskarzinomen. Laryngol Rhinol Otol 56:191–200

Benazzo M, Bernardo G, Corbella F et al. (1996) La chemioterapia intraarteriosa neo-adiuvante superselettiva con carbopplatino ad alte dosi nei tumori avanzati cervico-facciali. Acta Otorhinolaryngol Ital 16:30–34

Benazzo M, Caracciolo G, Zappoli F, Bernardo G, Mira E (2000) Induction chemotherapy by superselective intra-arterial high-dose carboplatin infusion for head and neck cancer. Eur Arch Otorhinolaryngol 257:279–282

Bierman HR, Byron RL, Dod KS, Shimkin MB (1951) Studies on the blood supply of tumorinvasion. II Intraarterial nitrogen mustard therapy of cutaneous lesions. JNCI 11:891–894

Bitter K (1977) Bleomycin-Methotrexate-Chemotherapy in combination with Telecobalt-Radiation for patients suffering from advanced oral carcinoma. J Max Fac Surg 5:75–81

Bleichröder F (1912) Intraarterielle Therapie. Berl Klin Wochenschr 32:1503–1505

Brismar J, Björklund A, Elner A, Eneroth CM (1978) Selective intra-arterial cytostatic injections in malignant head and neck tumors. Neuroradiol 16:434–437

Chen HSG, Gross JF (1980) Intra-arterial infusion of anticancer drugs: Theoretic aspects of drug delivery and review of responses. Cancer Treat Rep 64:31–40

Cheung DK, Regan J, Savin M, Gibberman V, Woessner W (1988) A pilot study of intraarterial chemotherapy with cisplatin in locally advanced head and neck cancers. Cancer 61:903–908

Choi TK, Wei W, Lau WF, Lam KH (1987) Regional chemotherapy through a saphenous vein graft for the treatment of head and neck cancer. Cancer 60:1432–1438

Claudio F, Cacace F, Comella G, Coucourde F, Claudio L, Bevilacqua AM, Toma S (1990) Intraarterial chemotherapy through carotid transposition in advanced head and neck cancer. Cancer 65:1465–1471

Collins JM (1984) Pharmacologic rationale for regional drug delivery. J Clin Oncol 2:498–504

Cruz AB, McInnis WD, Aust JB (1974) Triple drug intra-arterial infusion combined with X-ray therapy and surgery for head and neck cancer. Am J Surg 128:573–579

Curioni C, Quadu G (1978) Clinical trial of intra-arterial polychemotherapy in the treatment of carcinoma of the oral cavity. J Max Fac Surg 6:207–216

Dedrick RL (1988) Arterial drug infusion: Pharmacokinetic problems and pitfalls. J Natl Cancer Inst 80:84–89

Donegan WL, Harris P (1976) Regional chemotherapy with combined drugs in cancer of the head and neck. Cancer 38:1479–1483

Duff JK, Sullivan RD, Miller E, Ulm AH, Charlson BC, Clifford P (1961) Antimetabolite-metabolite cancer chemotherapy using continous intraarterial methotrexate with intermittent intramuscular citrovorum factor method of therapy. Cancer 14:744–752

Eckardt A (1993) Clinical impact of synchronous and metachronous malignancies in patients with oral cancer. Int J Oral Maxillofac Surg 22:282–284

Eckardt A (Hrsg) (1999) Intra-arterial chemotherapy in head and neck cancer – Current results and future perspectives. Einhorn, Reinbek

Eckardt A, Kelber A, Lübeck M, Neumann G, Hundeshagen H (1994a) Perfusionsszintigrafie mit 99mTc-Mikroalbuminaggregaten (MAA) zur Funktionskontrolle implantierter Portsysteme vor intraarterieller Chemotherapie fortgeschrittener Kopf-Hals-Karzinome: Vorläufige Ergebnisse. Dtsch Z Mund Kiefer Gesichts Chir 18:201–203

Eckardt A, Kelber A, Schierle H (1994b) Palliative regionale Chemotherapie fortgeschrittener Kopf-Hals-Tumoren: Klinische Erfahrungen mit einem implantierbaren Portsystem. In: Hepp W (Hrsg) Vaskuläre Tumorchirurgie, Kap. 22. Urban & Schwarzenberg, München, S 185–192

Eckardt A, Kelber A, Pytlik C (1995) Palliative intra-arterial (ia) chemotherapy with carboplatin (CBDCA) and 5-FU in unresectable advanced (stage III and IV) head and neck cancer using implantable port-systems. Eur J Surg Oncol 21:486–489

Esser E (1979) Intraarterielle Chemotherapie bei maxillofacialen Malignomen und Strahlentherapie. In: Wannenmacher M (Hrsg.) Kombinierte Strahlen- und Chemotherapie. Urban & Schwarzenberg, München, S 134–140

Feder RJ, Aquarelli MJ, Gordon EH (1964) Complications inherent in continous intraarterial chemotherapy of head and neck carcinoma. Cancer 17:1385–1390

Forastiere AA, Baker SR, Wheeler RH, Medvec B (1987) Intra-arterial cisplatin and FUDR in advanced malignancies confined to the head and neck. J Clin Oncol 5:1601–1606

Frustaci S, Barzan L, Tumolo S et al. (1986) Intra-arterial continous infusion of cis-diamminedichloroplatinum in untreated head and neck cancer patients. Cancer 57:1118–1123

Frustaci S, Barzan L, Caruso G et al. (1991) Induction intra-arterial cisplatin and bleomycin in head and neck cancer. Head Neck 13:291–297

Ganz H (1968) Grundsätzliches zur intraarteriellen Infusionsbehandlung maligner Tumoren mit Cytostatica über die Arteria carotis externa. HNO 16:65–68

Garas J, Maragoudakis S, Besbeas S et al. (1975) The management of advanced head and neck neoplasms by continous intra-arterial infusion and irradiation. Panminerva Med 17:323–325

Gizewski ER, Wanke I, Forsting M (2000) Superselektive intraarterielle Chemotherapie bei Schädelbasis-Hals-Tumoren. Eine Literaturübersicht. Klin Neuroradiol 10:7–12

Goel R, Cleary SM, Horton C, Kirmani S, Abramson I, Kelly C, Howell SB (1989) Effect of sodium thiosulfate on the pharmacokinetics and toxicity of Cisplatin. J Natl Cancer Inst 81:1552–1560

Graff M (1986) Ergebnisse der intraarteriellen Chemotherapie von Kopf-Hals-Karzinomen. Med. Dissertation, Universität Aachen

Günther R, Müller W (1981) Technik und Problematik der Langzeitperfusion bei der intraarteriellen Chemotherapie von Plattenepithelkarzinomen der Mundhöhle. Zahn Mund Kieferheilkd 69:31–36

Ho CM, Lam LK, Wei WI, Choi TK, Lam KH (1993) Regional chemotherapy for recurrent squamous head and neck cancers through a saphenous vein interposition graft. Arch Otolaryngol Head Neck Surg 119:608–611

Höltje WJ, Burkhardt A (1976) Intraarterielle Bleomycintherapie von Plattenepithelkarzinomen der Mundhöhle. Klinik und pathologische Anatomie. Z Krebsforsch 88:69–90

Hollmann K, Kühböck (1970) Intraarterielle zytostatische Therapie maligner Tumoren im Karotisbereich. Wien Klin Wschr 82:915–917

Hollmann K, Timmel R (1990) Carotid ligation. A justifiable extension of ablative surgery for malignant tumors in the maxillo-facial region. J Max Fac Surg 8:105–108

Howell SB (1988) Pharmacokinetic principles of regional chemotherapy. Contr Oncol 29:1–8

Huntington MC, duPriest RW, Fletcher WS (1973) Intra-arterial bleomycin therapy in inoperable squamous cell carcinomas. Cancer 31:153–158

Imai S, Kajihara Y, Munemori O et al. (1995) Superselective cisplatin (CDDP)-carboplatin (CBDCA) combined infusion for head and neck cancers. Eur J Radiol 21:94–99

Jesse RH (1969) Combined intra-arterial infusion and radiotherapy for treatment of advanced cancer of the head and neck. Front Radiation Ther Onc 4:126–131

Jorns G (1971) Intraarterielle Therapie, 2. Aufl DeGruyter, Berlin

Kastenbauer ER, Scheel J von (1983) Gibt es in der Behandlung des Plattenepithelkarzinoms des Oropharynx Fortschritte? Laryngol Rhinol Otol 62:542–547

Kerber CW, Wong WH, Howell SB, Hanchett K, Robbins KT (1998) An organ-preserving selective arterial chemotherapy strategy for head and neck cancer. Am J Neuroradiol 19:935–941

Klopp CT, Alford TC, Bateman J, Berry GN, Wipship P (1950) Fractionated intraarterial cancer chemotherapy with methyldiamine hydrochloride; preliminary report. Ann Surg 132:811–832

Koch U, Straehler-Pohl HJ, Helpap B, Frommhold H (1981) Intraarterielle Chemotherapie bei Karzinomen der oberen Speisewege. Laryngol Rhinol 60:71–76

Kreidler JF, Petzel JR (1983) Combined treatment of maxillofacial carcinoma by intra-arterial proliferation block and irradiation. Rec Results Cancer Res 86:152–161

Kumar P, Robbins KT (2001) Treatment of advanced head and neck cancer with intra-arterial cisplatin and concurrent radiation therapy: The 'RADPLAT' protocol. Curr Oncol Rep 3(1):59–65

Kumar P, Robbins K, Harris J, McCulloch T, Cmelak A, Soffermann R, Levine P (2001) Intra-arterial (IA) cisplatin (P) and radiation therapy (RT) is feasible in a multi-institutional setting for the treatment of stage IV-T4 head/neck (H/N) squamous cell carcinoma (SCCa): Initial results of Radiation Therapy Oncology Group (RTOG) trial 96/5. Proc Am Soc Clin Oncol 20:230a,918

Laszig R, Lütgebrune T (1989) Katheterimplantation zur intraarteriellen Chemotherapie maligner Tumoren im Kopf-Halsbereich. HNO 37:140–143

Lawton RL, Gulesserian HP, Sharzer LA (1972) Intra-arterial infusion. A seven-year study. Oncology 26:259–264

Lee YY, Dimery IW, Van Tassel P, DePena C, Blacklock JB, Goepfert H (1989) Superselective intra-arterial chemotherapy of advanced paranasal sinus tumors. Arch Otolaryngol Head Neck Surg 115:503–511

Matras H, Bürkle K, Watzek G, Kühböck J, Pötzi P, Dimopoulos J (1979) Concept of cytostatic therapy in advanced tumours of the head and neck. J Max Fac Surg 7:150–154

Mika H (1982) Die Remission ausgedehnter Karzinome der Mundhöhle und des Oropharynx unter intraarterieller Polychemotherapie mit Vincristin, Methotrexat, Bleomycin, Cisplatin (VMBP). Laryngol Rhinol Otol 61:520–523

Milazzo J, Mohit-Tabatabai MA, Hill GJ et al. (1985) Preoperative intra-arterial chemotherapy for advanced squamous cell carcinoma of the mouth and oropharynx. Cancer 56:1014–1017

Molinari R, Jortay A, Sancho-Garnier H et al. (1982) A randomized EORTC trial comparing intra-arterial infusion with methotrexate vs. bleomycin as initial therapy in carcinoma of the oral cavity. Eur J Cancer Clin Oncol 18:807–812

Munro AJ (1995) An overview of randomised controlled trials of adjuvant chemotherapy in head and neck cancer. Br J Cancer 71:83–91

Mortimer JE, Taylor ME, Schulman S, Cummings C, Weymuller E, Laramore G (1988) Feasibility and efficacy of weekly intraarterial cisplatin in locally advanced (Stage III and IV) head and neck cancers. J Clin Oncol 6:969–975

Oberfield RA, Cady B, Booth JC (1973) Regional arterial chemotherapy for advanced carcinoma of the head and neck. A ten-year review. Cancer 32:82–88

Oya R, Ikemura K (1999) Targeted intra-arterial carboplatin infusion with concurrent radiotherapy and administration of tegafur for advanced squamous cell carcinoma of the oral cavity and oropharnyx. In: Eckardt A (Hrsg) Intra-arterial Chemotherapy in Head and Neck Cancer – Current Results and Future Perspectives. Einhorn, Reinbek, pp 183–190

Parlaveccio G (1899) Sul lavaggio antisettico interstizaile dei tessut dolla vie arteriosa. Policlinico 6:667–674

Pignon JP, Bourhis J, Domenge C, Designé L (2000) Chemotherapy added to locoregional treatment for head and neck squamous cell carcinoma: Three metaanalyses of updated individual date. MACH-NC Collaborative Group. Meta-Analysis of Chemotherapy on Head and Neck Cancer. Lancet 355:949–955

Pirodda E, Puxeddu P, Laudadio P, Ceroni AR, Messerotti GF (1975) The intra-arterial infusion of antiblastic drugs for tumors of the head and neck. A critical evaluation of long-term results. Panminerva Med 17:9–10

Richard JM, Kramar A, Molinari R, Lefebvre JL, Blanchet F, Jortay A, Sancho-Garnier H (1991) Randomised EORTC head and neck cooperative group trial of preoperative intra-arterial chemotherapy in oral cavity and oropharynx carcinoma. Eur J Cancer 27:821–827

Robbins KT, Vicario D, Seagren D et al. (1994) A targeted supradose cisplatin chemoradiation protocol for advanced head and neck cancer. Am J Surg 168:419–422

Robbins KT, Kumar P, Wong FS et al. (2000) Targeted chemoradiation for advanced head and neck cancer: Analysis of 213 patients. Head Neck 22(7):687–693

Scheunemann H (1966) Experimentelle und klinische Untersuchungen zur intraarteriellen Chemotherapie inoperabler maligner Tumoren im Kiefer- und Gesichtsbereich. Hanser, München

Scholz F, Scholz R, Schratter A, Hollmann K (1992) Intraarterielle Chemotherapie bei Tumoren im maxillo-facialen Bereich. In: Vinzenz K, Waclawiczek HW (Hrsg) Chirurgische Therapie von Kopf-Hals-Karzinomen. Springer, Wien New York, pp 197–201

Shintani S, Terakado N, Alcalde RE et al. (1999) An anatomical study of the arteries for intraarterial chemotherapy of head and neck cancer. Int J Clin Oncol 4:327–330

Stephens FO (1988) Why use regional chemotherapy? Principles and pharmacokinetics. Reg Cancer Treat 1:4–10

Straehler-Pohl HJ, Koch U, Christ S (1982) Röntgenologische Bestimmung der Katheterposition bei intraarterieller Chemotherapie im Kopf-Hals-Bereich. Laryngol Rhinol Otol 61:411–414

Sulfaro S, Frustaci S, Volpe R, Barzan L, Comoretto R, Monfardini S, Carbone A (1989) A pathologic assessment of tumor residue and stromal changes after intraarterial chemotherapy for head and neck carcinomas. Cancer 64:994–1001

Sullivan RD, Miller E, Sikes MP (1959) Antimetabolite-Metabolite combination cancer chemotherapy. Effect of intra-arterial Methotrexate-Intramuscular citrovorum factor therapy in human cancer. Cancer 12:1248–1262

Szabó G, Kovács A (1980) Possibilities of enhancing the effectiveness of intra-arterial chemotherapy. Int J Oral Surg 9:33–44

Szabó G, Kreidler J, Hollmann K et al. (1999) Intra-arterial preoperative cytostatic treatment versus preoperative irradiation. A prospective, randomized study of lingual and sublingual carcinomas. Cancer 86:1381–1386

Szepesi T, Stadler B, Hohenberg G, Hollmann K, Kühböck J, Mailath G (1985) Prognostische Faktoren bei der Behandlung inoperabler Malignome mit simultaner Radio- und intraarterieller Chemotherapie. Strahlenther 161:299–307

Thyss A, Santini J, Ayela P, Milano G, Dassonville O, Schneider M (1989) Intra-arterial chemotherapy by cisplatinum and 5-FU for squamous cell carcinoma of the oral cavity. Proc ECCO 5:280

Vieitez JM, Bilbao JI, Hidalgo OF, Martin S, Manzano RG, Tangco E (1991) Intraarterial chemotherapy with carboplatin and 5-fluorouracil in epidermoid cancer of the oropharynx and oral cavity. Reg Cancer Treat 4:152–155

von Scheel J (1981) Zur Methodik der intraarteriellen Chemotherapie maligner Tumoren im Kopf-Hals-Bereich. Laryngol Rhinol 60:275–277

von Scheel J, Schilling V, Kastenbauer E, Knobber D, Böhringer W (1996) Cisplatin intraarteriell und sequentielle Strahlentherapie. Langzeitergebnisse. Laryngol Rhinol Otol 75:38–42

Westbury G, Newton KA, Humble JG, Ford HT, Pegg DE, White WF (1962) Recurrent cancer of the head and neck. Treatment with continous intra-arterial methotrexate and intermittent intramuscular citrovorum factor. Br Med J 1:1238–1241

Wheeler RH, Baker SR, Medvec B (1984) Single-agent and combination-drug regional chemotherapy for head and neck cancer using an implantable infusion pump. Cancer 54:1504–1512

Yonemoto RH, Byron RL, Riihimaki DU, Keating JL (1970) Historic and current intra-arterial chemotherapy. Arch Surg 101:570–577

Zielke-Temme BC, Stevens KR, Everts EC, Moseley H, Ireland KM (1980) Combined intraarterial chemotherapy, radiation therapy, and surgery for advanced squamous cell carcinoma of the head and neck. Cancer 45:1527–1532

KOMMENTAR

Im Laufe der Jahre konnten die Applikationssysteme und die Schaffung des geeigneten arteriellen Gefäßzugangs so verbessert werden, dass die regionale Chemotherapie in entsprechend spezialisierten Zentren sicher durchgeführt werden kann. Exakt wird eine Vielzahl von Studien dokumentiert, in denen Zytostatika mit erwiesener Effektivität bei Kopf-Hals-Tumoren regional appliziert wurden. In der Mehrzahl der Studien wurden leider nur sehr kleine Fallzahlen behandelt, in etwa der Hälfte der aufgeführten 50 Studien weniger als 50 Patienten und 10-mal nur unter 20 Patienten! Manche Patienten waren vorbehandelt, und bei anderen wurde die regionale Therapie mit einer Strahlentherapie kombiniert.

Oft werden beeindruckende Remissionsraten angegeben, die aber schwer zu werten sind, da Angaben zum Überleben meist fehlen und praktisch nie mit einer systemischen und/oder Strahlentherapie verglichen wurden. Letztlich konnte bisher alleine die randomisierte EORTC-Studie von Richard et al. (1991) für Patienten mit Mundbodenkarzinom einen Überlebensvorteil im Vergleich zur alleinigen Operation nachweisen, wenn vor der Operation intraarteriell mit Vincristin und Bleomycin behandelt wurde.

Ein Vergleich zu einer präoperativen systemischen Chemotherapie wurde allerdings nicht durchgeführt. Aus unserer Sicht bedarf der im Prinzip sehr attraktive Therapieansatz weiterer randomisierter Studien, in denen jeweils die regionale Chemotherapie mit einer systemischen verglichen wird.

Sehr wichtig erscheint uns in dem vorliegenden Beitrag, dass die intraarterielle Chemotherapie auch unter schwierigen Bedingungen zu Remissionen führen kann. In palliativer Indikation, in der es nicht mehr auf die Lebensverlängerung, sondern auf eine Linderung lokaler Beschwerden durch (Teil)rückbildung eines Tumors ankommt, kann in entsprechend erfahrenen Zentren bereits heute eine regionale Chemotherapie diskutiert werden.

Mammakarzinom

J. Görich, S. Krämer

Eine von 8 Frauen entwickelt im Laufe ihres Lebens ein Mammakarzinom. Große Tumoren (T3-, T4-Tumoren) über 5 cm, inflammatorische Karzinome oder solche mit Infiltration von Brustwand oder Haut sind mit etwa 10–20% eher selten.

Bei einem Tumordurchmesser von >1,5 cm Größe verschlechtert sich die Prognose deutlich. Die Fünfjahresüberlebensrate für Patienten mit Mammakarzinom sinkt von annähernd 96% im frühen Stadium auf 20% in der Phase der Dissemination. Generell beträgt die Überlebensrate 83% 5 Jahre nach Diagnosestellung, 65% 10 Jahre später und 56% nach 15 Jahren. Rund 97% der Patienten überleben 5 Jahre bei einer auf die Brust beschränkten Tumorerkrankung, 76% im regionalen Stadium, wenn sich der Tumor ins umgebende Gewebe ausgebreitet hat und 21% bei Fernmetastasen.

Prognostische Bedeutung kommt neben der Tumorgröße vor allem dem Ausmaß des Lymphknotenbefalls zu. Patienten mit tumorfreien axillären Lymphknoten haben eine 10-Jahres-Überlebensrate von 72%. Sind axilläre Lymphknoten befallen, sinkt die Überlebensrate auf 34%.

Histologisch ist die häufigste Karzinomart das invasive duktale Karzinom mit etwa 60–80%. An zweiter Stelle folgt das invasive lobuläre Karzinom mit etwa 15%. Die Prognose des lobulären Karzinoms entspricht in etwa der des invasiven duktalen Karzinoms bezogen auf das Tumorstadium, und verschlechtert sich ab einer Tumorgröße von >15 mm deutlich.

Operation, systemische Chemotherapie und Strahlentherapie stellen die Standardbehandlung beim Mammakarzinom dar. Der Stellenwert der intraarteriellen Chemotherapie ist – ungeachtet einer mittlerweile 50-jährigen Erfahrung (Klopp 1950) – nach wie vor ungesichert und muss unverändert als experimentelle Therapie eingestuft werden. Sie ist möglich bei:
- großen Primärtumoren (Koyama 1975, 1985; Noguchi 1988),
- Lokalrezidiven, insbesondere bei mehrfach vorbehandelten Lokalrezidiven (Görich 1991, 1995; Nitz 1993),
- symptomatischen Tumoren (Exulzeration, Blutung, Lymphödem, Schmerzen etc.; Krämer 1996; Görich 1999).

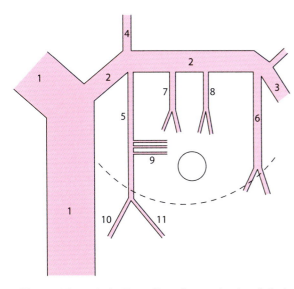

Abb. 8.1. Schematische Darstellung der aus der A. subclavia hervorgehenden Arterien, die die Brustdrüse versorgen

8.1 Technik

Die *Indikationsstellung* zur intraarteriellen Chemotherapie muss prinzipiell interdisziplinär erfolgen und macht nur in Einbettung in ein onkologisches

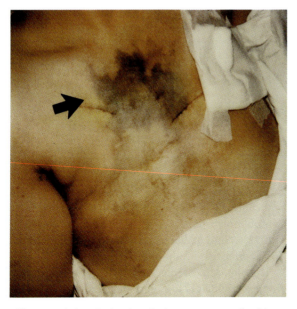

Abb. 8.2. Bei einer Patientin mit einem retrosternalen Mammakarzinom-Rezidiv zeigt sich nach Beendigung der Therapie eine Blaufärbung der oberflächlichen (*Pfeil*) Thoraxabschnitte im Versorgungsgebiet der A. mammaria interna. Diese Verfärbung wird durch den blauen Farbstoff des Zytostatikums bedingt und kann mehrere Wochen anhalten

Gesamtkonzept Sinn. Da die meisten radiologischen Abteilungen nicht über eigene Betten verfügen, muss die Überwachung der intraarteriellen Therapie in der onkologisch/gynäkologisch geführten Station erfolgen. Die Visite am Abend der Intervention sowie am folgenden Tag durch den Interventionsradiologen ist obligat.

Wie bei jedem Eingriff üblich, muss die *Aufklärung* zeitgerecht (mindestens 1 Tag vor dem Eingriff) und umfassend erfolgen. Dabei muss auf alle möglichen Komplikationen des Verfahrens, insbesondere Blutung, Nebenwirkungen der Chemotherapie und Apoplex durch Thromboembolie in die A. vertebralis oder A. carotis als prinzipielle Komplikation bei supraaortalen Angiographien hingewiesen werden. Ebenfalls muss grundsätzlich auf prinzipielle alternative Behandlungsformen eingegangen werden. Der nicht gesicherte Stellenwert der Therapie darf nicht unerwähnt bleiben. Es wird darauf hingewiesen, dass der Konzentrationsgewinn des Zytostatikums im Tumorbett abhängig von Technik und Zytostatikum um den Faktor 2–8 über dem der systemischen Therapie geschätzt werden kann.

Der Routinezugang der *Intervention* ist femoral, zur Thromboseprophylaxe werden generell 5000 Einheiten Heparin i. a. verabreicht. Nach der Übersichtsangiographie der supraaortalen Gefäße erfolgt die Sondierung der tumorversorgenden Arterie.

Bei Lokalrezidiven ist aufgrund der Vorbehandlung das Tumorareal häufig hypovaskulär. Als Faustregel gilt, dass mediale Tumoren meist aus der A. mammaria interna versorgt werden. Laterale Tumoren beziehen ihre Blutversorgung aus der A. thoracica lateralis oder aus der A. thoracodorsalis (Abb. 8.1). Prinzipiell können aber alle aus der A. subclavia abgehenden Gefäße zur Blutversorgung des Tumors beitragen, da alle Gefäße im Bereich der Thoraxwand netzartig miteinander verbunden sind. Kleinere tumortragende Gefäße können üblicherweise mit Koaxialkathetern sondiert und die Therapie über den Minikatheter fortgesetzt werden. Ist angiographisch unklar, ob der Hauptteil des Tumors von der sondierenden Arterie versorgt wird, empfiehlt sich die Durchführung eines Angio-CT. Dabei wird während einer CT-Untersuchung Kontrastmittel über den intraarteriellen Katheter in verdünnter Form (1 KM : 3 NACL) in die Tumorregion injiziert. Aufgrund der Kontrastmittelverteilung im Tumor lässt sich erkennen, inwieweit der Tumor von dem aufgesuchten Gefäß versorgt wird. Reicht der Tumor zu mindestens 50% Kontrastmittel im Angio-CT-Befund an, ist nach unserer Erfahrung die Katheterposition für die Therapie ausreichend (Görich 1996).

Die *intraarterielle Chemotherapie* wird mit verschieden Protokollen durchgeführt: hauptsächlich verwendete Chemotherapeutica sind Mitomycin C und aufgrund der geringen Toxizität v. a. Mitoxantron, die Perfusionsdauer wird mit 20 min bis 24 h angegeben. Nach unseren eigenen Erfahrungen hat sich ein Schema von 30 mg Mitoxantron Absolutdosis über eine 24-stündige Infusion bewährt. Protokolle mit kürzerer Infusionszeit haben ebenfalls gute Ergebnisse erzielt. Bei ihnen kann auf die begleitende PTT-wirksame Heparinisierung (PTT 60–80 s) verzichtet werden (Abb. 8.3).

Als mögliche lokale Komplikation muss vor allem eine Thromboembolie in die unmittelbar gegenüber der A. mammaria interna gelegene A. vertebralis,

8 Mammakarzinom

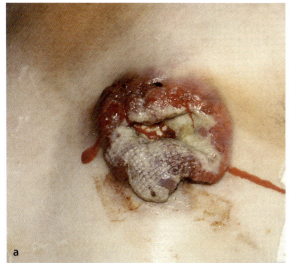
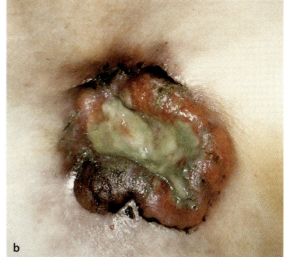
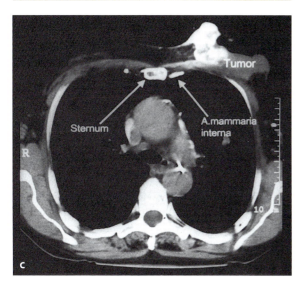
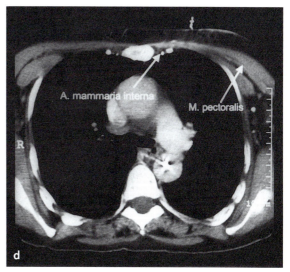

Abb. 8.3. a Großes brustwandinfiltrierendes, exulzerierendes Mammakarzinom mit Blutung vor Therapie. **b** Zustand nach einem Zyklus intraarterieller Chemotherapie mit Mitoxantron über die Mammaria interna. Die Aufnahme etwa 1 Woche nach Therapie lässt die deutliche Schrumpfungstendenz des Tumors erkennen: Blutungen traten nicht mehr auf. Die bläulich-grünliche Verfärbung am Tumorgrund ist auf die Farbe des Zytostatikums zurückzuführen. **c** Das Angio-CT über die A. mammaria interna zeigt den großen exulzerierenden Tumor, der bis an die Brustwand heranreicht. Insbesondere rechtsseitig ist die Kontrastmittelaufnahme gut zu erkennen. **d** Die CT-Kontrolle nach zwei intraarteriellen Zyklen zeigt ein nahezu komplettes Abschmelzen der Tumormasse

die durch ein Abstreifen eines Thrombus beim Entfernen des Katheters hervorgerufen werden könnte, Erwähnung finden.

Als Begleittherapie sollte eine prophylaktische Antiemese, ggf. in Kombination mit Sedativa verabreicht werden. Bei großen Infusionsgeschwindigkeiten über sehr kleine Gefäße können Druckbeschwerden auftreten, die durch einen Rückzug des Katheters und eine Verlängerung der Infusionszeit gut behandelbar sind. Nach Ende der Therapie wird der Katheter unter systemischer Heparinisierung entfernt.

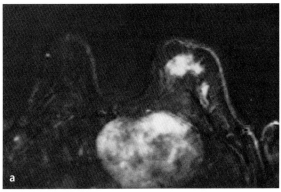

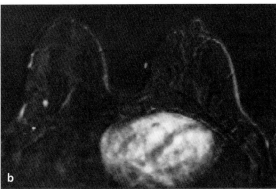

Abb. 8.4. a MR-Mammographie eines großen linksseitigen Mammakarzinoms mit Spikulaeausläufern bis zur Kutis. **b** Zustand nach intraarterieller Chemotherapie mit Novantron. MR-tomographisch ist kein pathologisches Kontrastmittelenhancement der Brust nachzuweisen. Im OP-Präparat waren jedoch noch pathohistologisch vitale Tumorzellverbände nachzuweisen

Die Therapie wird periodisch im Abstand von 4–6 Wochen bei normalen Leukozytenwerten (mindestens wöchentliche Kontrolle) wiederholt. Der maximale Leukozytensturz ist bei Novantron um den 20. Tag nach Therapie zu erwarten.

Beendet wird die Therapie bei
- Ablehnung durch die Patientin,
- kompletter Remission,
- systemischem Progress,
- ausgeprägter Myelotoxizität,
- lokalem Tumorprogress nach dem 3. Zyklus. Maßgeblich ist der CT-Befund. Dabei kann nach Rücksprache mit den Onkologen ggf. auf alternative Zytostatika gewechselt werden. Hierbei muss jedoch immer der lokal toxische Effekt bestimmter Zytostatika (z. B. Epirubicin, Mitomycin etc.)

berücksichtigt werden, die lokal schwere Nekrosen bewirken und damit zu einer erheblichen Beeinträchtigung der Patienten führen können.

8.2
Ergebnisse

8.2.1
Primärtumoren

Die neoadjuvante systemische Chemotherapie hat bei Tumoren mit >3 cm Durchmesser (Mailand-Studie, $n=220$) gezeigt, dass die Tumorgröße wirkungsvoll reduziert werden kann: Nach 3–4 präoperativen Zyklen war in 4% auch histologisch kein Tumor mehr nachzuweisen. Eine in der Bildgebung komplette Remission war bei insgesamt 12% zu erzielen. Rund 82% der Patienten hatten eine partielle Remission. Eine erste vergleichende, nicht randomisierte, nicht prospektiv durchgeführte Studie von Koyama (1985) ergab mit 57–59% bzw. mit 41–59% eine bessere 5-Jahres- bzw. 10-Jahres-Überlebensrate bei intraarteriell vorbehandelten Tumoren im Vergleich zu nicht vortherapierten Tumoren mit 24% bzw. 18%. Gegen diese Zahlen ist zwar aus methodischen Gründen Zurückhaltung geboten, sie lassen aber immerhin die Tendenz erkennen, dass die adjuvante intraarterielle Chemotherapie einen Nutzen bedeuten könnte, der in weiteren Studien überprüft werden sollte.

Nach eigenen Erfahrungen und den Berichten in der Literatur (Tabelle 8.1) sprechen unbehandelte Patienten mit großem Primärtumor (T3-, T4-Tumoren) grundsätzlich sehr gut auf eine intraarterielle Chemotherapie an. Beim unbehandelten Primärtumor kann eine partielle oder komplette Remission nach 1–2 Zyklen nahezu garantiert werden (Abb. 8.4). Häufig bemerken die Patienten schon 1 Tag nach Therapie eine Rötung und eine Überwärmung mit Anschwellen der Brust, was als Hinweis auf eine beginnende Tumornekrose gewertet werden kann (Abb. 8.5–8.7).

Tabelle 8.1. Intraarterielle Chemotherapie beim fortgeschrittenen Mammakarzinom und Mammarezidivtumor

Autor	Anzahl	Zytostatikum	Katheterlage	CR	PR	Follow-up (Monate)	Nebenwirkungen (%)
Koyama 1975	12	5-FU 125–250 mg MMC 4–10 mg	A. subclavia IMA	0/12	70%?	22–78 1 Rezidiv	Hautrötung (33)
Takatsuka 1985	19	ADM 100 mg +Emb.	Superselektiv	4/19	5/19	9–30 5 Rezidive	Schmerzen (21) Haarausfall (26) Hautveränderungen (37)
Koyama 1985	55	MMC 5-FU ADM	A. subclavia IMA	6/55	37/55	5-J-ÜLR=57% 12 Rezidive	Übelkeit (45) Stomatitis (31) Haarausfall (3 8) Leukopenie (71) Leberdysfunktion (31) Dermatitis (27) Schulterschmerz (16) Pleuraerguss (4)
Morimoto 1985	17	MMC 3–4 mg od. ADM 20–180 mg	Superselektiv +Emb.	4/17	3/17 3 Rezidive	2–23	Hautreaktion (35) Haarausfall (29) Schmerzen (18)
de Dycker 1988	18	NOV 30 mg/ 72 h	Superselektiv	0/18	7/18	<28 2 Rezidive	Wärmegefühl (77) Haarausfall (20) Schmerzen (18) Übelkeit (15) Thrombose (3)
Carter 1988	27	5-FU 2,5 g/ 5d + MTX 45–75 mg/ 3dIMA + ADM 60 mg/ m2/3d	A. subclavia	0	24/27	3–54 MÜLR=25, 50% Rezidive 19% verstorben wg. Tumorprogress	KM-Depression (4) Wundinfektion (7)
Aigner 1988	39	MMC 14 mg/ 60 min + 5-FFU/5 min + ADM min	A. subclavia	12/39	16/39	?	Hemialopecia Weichteilnekrosen Schmerzen Thrombose Wundinfektion
Wang 1990	25	MMC +ADM,+5-FU	A. subclavia	–3/25	22/25	1–120 56% verstorben wg. Progress innerhalb von 3 Jahren	?
Görich 1991	9	NOV/24 h	Superselektiv	1/9	8/9	3–12	Fremdkörpergefühl (30) Übelkeit (5)
Stephens 1990	27	ADM/8 h 5-FU/8 h MTX/8 h Vin/8 h	A. subclavia IMA	1/27	26/27	5-J-ÜLR=56%	Haarausfall (70) Parästhesien (41) Hautveränderungen (26) Übelkeit (11) KM-Depression (7)
Aigner 1991	113	MMC 5-FU + Emb.	A. subclavia IMA	7/113	83/113	5-J-ÜLR=50%	Hemialopecia

Tabelle 8.1 (*Fortsetzung*)

Autor	Anzahl	Zytostatikum	Katheterlage	CR	PR	Follow-up (Monate)	Nebenwirkungen (%)
de Dycker 1991	22	NOV	Superselektiv	0	15/22	MÜLR=39 5-J-ÜLR=50% 16% Tumorfrei	
de Dycker 1991	9	NOV	Superselektiv	4/9	3/9	5-J-ÜLR=22% MÜLR=24 Monate	

ADM Adriamycin; *5-FU* Flourouracil; *NOV* Mitoxantron; *MMC* Mitomycin; *MTX* Methotrexat; *Vin* Vincristin; *AT II* Angiotensin 11; *Emb* Embolisation; *IMA* A. mammaria interna; *5-J-ÜLR* Fünfjahresüberlebensrate; *MÜLR* mittlere Überlebenszeit (Monate); *CR* komplette Remission; *PR* partielle Remission.

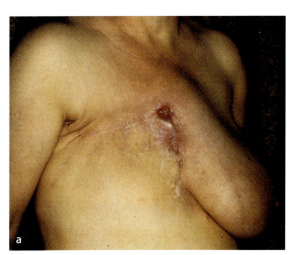
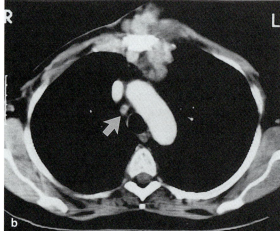
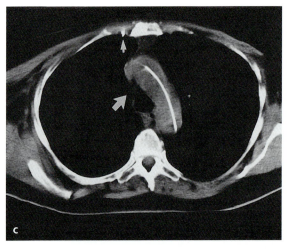

Abb. 8.5. a Exulzerierendes Mammakarzinom-Rezidiv parasternal rechts. Die Ulzeration zeigt nur die Spitze des Eisberges. Inspektorisch ist schon eine faustgroße prästernale Schwellung nachzuweisen. **b** Großes retro- und parasternal gelegenes Rezidiv eines Mammakarzinoms bei Zustand nach Ablatio mammae rechts vor 5 Jahren (T3N1-Stadium). Neben dem großen Tumorrezidiv zeigt sich eine metastasenverdächtige Lymphknotenvergrößerung prätracheal (*Pfeil*). **c** Das Angio-CT der gleichen Patientin nach insgesamt 6 Perfusionen belegt eine fast vollständige Tumorregression. Das Angio-CT wurde über einen in der rechtsseitigen Mammaria interna (*kleiner Pfeil*) liegenden Katheter durchgeführt. Die Lymphknotenvergrößerung in der Prätrachealregion kommt nicht mehr zur Darstellung (*großer Pfeil*)

Abb. 8.6 a–f. Legende s. S. 80 ▶

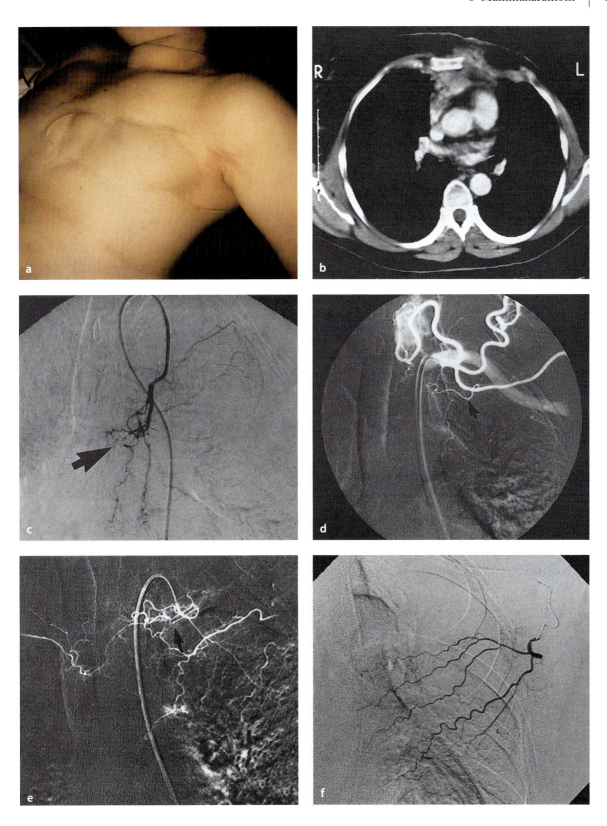

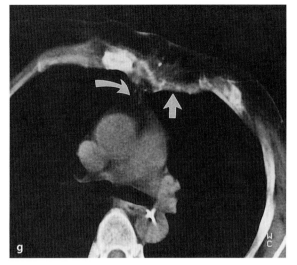
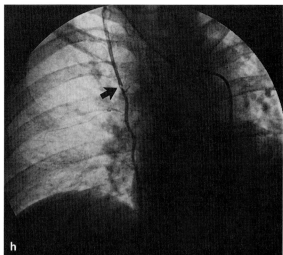
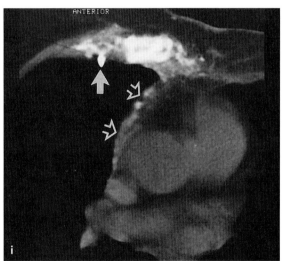
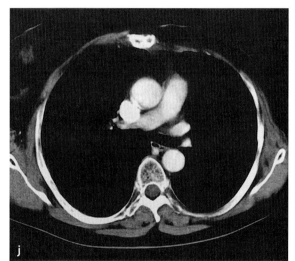

Abb. 8.6. a Inspektorisches Bild einer 56-jährigen Patientin mit einer über 20-jährigen Geschichte eines Mammakarzinoms. Zustand nach Latissimus dorsi-Plastik. Inspektorisch eher blander Untersuchungsbefund. **b** CT-Befund der gleichen Patientin: Großes überwiegend linksseitig gelegenes retrosternales Rezidiv eines Mammakarzinoms. **c** Das Angiogramm belegt einen Gefäßabbruch der A. mammaria interna im mittleren Drittel (*Pfeil*) infolge der Tumorinfiltration. Ausbildung einzelner Kollateralen. **d** Nach einem Therapiezyklus über die stummelförmige linksseitige A. mammaria interna war die Arterie thrombotisch verschlossen, so dass weitere Gefäße zur Perfusion herangezogen werden mussten. Die selektive Darstellung eines thyreoakromialen Gefäßbaumes zeigt eine zur medialen Brustwand ziehende Kollaterale (*Pfeil*), die zur Perfusion sondiert wurde. **e** Im Koaxialsystem wurde ein Tracker-18-Katheter in das Kollateralgefäß eingelegt. Die Spitze des Tracker-Katheters ist mit einem Pfeil markiert. Das superselektive Angiogramm zeigt eine gute Kontrastierung der parasternalen Tumorregion. **f** Nach Verschluss der Kollaterale wurde der nächste Zyklus über den Latissimus-dorsi-Lappen durchgeführt. Dabei wurde der Perfusionskatheter in den aus der A. thoracodorsalis hervorgehenden Muskelast superselektiv platziert. **g** Das Angio-CT belegt eine gute Perfusion der links parasternal und retrosternal gelegenen Tumorreste (*Pfeil*). Auch einzelne Mediastinalgefäße im vorderen Mediastinum färben sich an (*gebogener Pfeil*). Im Vergleich zum Ausgangsbefund ist eine deutliche Tumorregression zu verzeichnen. **h** Zur Erfassung der rechtsseitigen Tumorrandgebiete wurde eine zweimalige Perfusion über die rechtsseitige A. mammaria interna durchgeführt. Die 2. Perfusion zeigt eine hochgradige exzentrische Stenose (*Pfeil*) der A. mammaria interna, die auf eine Intima-Schädigung als Folge der ersten Perfusionsbehandlung zurückzuführen ist. **i** Das Angio-CT belegt neben einer Kontrastierung der A. mammaria interna (*Pfeil*) eine Perfusion der rechtsseitigen sowie der perikardnahen (*offene Pfeile*) gelegenen Tumoranteile. **j** s. S. 81

8.2.2
Lokalrezidive

Außer bei großen unbehandelten Primärtumoren kann die intraarterielle Chemotherapie insbesondere bei Mammakarzinomrezidiven eingesetzt werden. Das Lokalrezidivrisiko beim inflammatorischen Karzinom liegt über 5 Jahre bei etwa 60%, davon zeigen 2 Drittel der Patienten keine klinisch erkennbaren Fernmetastasen. Die Rate an Lokalrezidiven ist insbesondere abhängig vom Lymphknotenstatus. Bei Patienten ohne Befall der Lymphknoten sind Lokalrezidive relativ selten; sie treten in weniger als 10% der Fälle auf. Sind Lymphknoten befallen, steigt das Lokalrezidivrisiko auf 12–27%. Insbesondere rein chirurgisch behandelte Patienten haben ein hohes Rezidivrisiko, das meist innerhalb der ersten 2 Jahre nach dem Eingriff manifest wird. Rund ein Drittel der Patienten mit Lokalrezidiven nach Mastektomie weisen eine systemische Generalisation auf. Bei weiteren 25% werden Fernmetastasen kurze Zeit später entdeckt. Die einfache chirurgische Exzision des Rezidivs hat eine schlechte Prognose: Weniger als 30% aller Patienten bleiben fernerhin frei von lokalem Tumorwachstum. Die Strahlentherapie zeigt vorrübergehende komplette Remissionsraten zwischen 63 und 97%. Trotzdem kommt es bei 36–61% der Patienten zu einem weiteren Lokalrezidiv. Die ersten 5 Jahre nach Diagnosestellung liegt das durchschnittliche jährliche Lokalrezidivrisiko bei etwa 2% und sinkt dann etwa auf 0,5%. Immerhin 7% der Patienten mit Lokalrezidiv nach Ablatio sind bei einem weiteren Eingriff nach 10 Jahren noch tumorfrei (Chu 1976; Gilliland 1983; Fentiman 1985; Hermann 1985; Cuzik 1987; Griem 1987; Recht 1991).

Die Ergebnisse der intraarteriellen Chemotherapie beim vortherapierten Lokalrezidiv des Mammakarzinoms sind vergleichsweise schlecht (Tabelle 8.1). Grund hierfür ist eine negative Selektion von therapierefraktären Tumorzellverbänden sowie eine systematische Devaskularisation durch vorangegangene Chemo- und Strahlentherapie. Die Remissionsraten liegen in diesen Fällen bei etwa 70%. Generell gilt, dass im Gegensatz zum Primärtumor, bei dem schon 1–2 Zyklen eine deutliche Tumorregredienz zur Folge haben, beim Lokalrezidiv der gleiche Effekt mindestens doppelt so viele intraarterielle The-

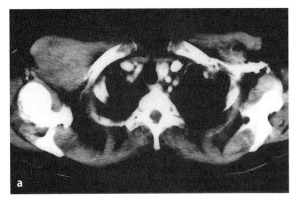

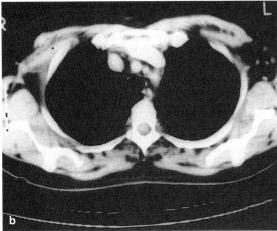

Abb. 8.7. **a** Großes axilläres Lymphknotenrezidiv rechts axillär mit ausgeprägtem Lymphödem. **b** Zustand nach intraarterieller Chemotherapie. Nahezu komplettes Abschmelzen der Tumormassen. Computertomographisch ist lediglich noch eine diskrete Verdichtung des M. pectoralis minor rechtsseitig zu erkennen. Klinisch deutliche Befundbesserung

◀ **Abb. 8.6** *(Fortsetzung).* **j** Nach der Therapie mit Mitoxantron i. a. ist im Vergleich zum Ausgangsbefund eine fast vollständige Tumorregression zu verzeichnen. Es finden sich noch kleine Gewebsverdichtungen, die auf einen Tumorrest hinweisen können

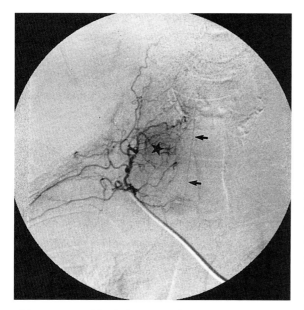

Abb. 8.8. Supraklavikuläres Rezidiv eines Mammakarzinoms mit Infiltration des Plexus brachialis. Gute Kontrastierung des Tumorbezirks in der Angiographie des Truncus thyreocervicalis. Wegen Verbindungen zur A. spinalis anterior (*Pfeile*) und der Gefahr einer Querschnittslähmung musste auf eine Perfusion verzichtet werden

rapiezyklen erforderlich. Komplette Remissionsraten bei systemisch chemotherapeutisch und/oder strahlentherapeutisch vorbehandelten Tumoren werden in etwa 20% beobachtet, wobei häufig unterschiedliche Gefäßprovinzen katheterisiert werden müssen, um den Tumor im Ganzen zu erfassen.

Rezidive von Lymphknotenmetastasen zeigen ein vergleichbares Ansprechverhalten (Krämer et al. 1996). Vor allem bei supraklavikulären Lymphknotenmetastasen ist auf angiographische Verbindungen zur A. spinalis anterior zu achten (Abb. 8.8). In diesen Fällen sollte wegen der Gefahr einer Querschnittslähmung keine intraarterielle Chemotherapie erfolgen.

8.3
Systemische Therapieeffekte (Nebenwirkungen)

Mitoxantron ist ein nahezu ideales Medikament für die intraarterielle Chemotherapie, da es auch bei hoher lokaler Konzentration keine Gewebsnekrosen verursacht. Werden lokal toxischere Substanzen wie z. B. Mitomycin, Adriamycin etc. verwendet, können schwere Ulzerationen bei bis zu 40% der Patienten auftreten. Eine Leukopenie wird unter Mitoxantron in der empfohlenen Dosierung bei etwa 14% der Patienten beobachtet. Schmerzen können bei der Infusion von sehr kleinen Gefäßen bei bis zu 20% der Patienten auftreten. Diese Symptome können durch einen Katheterrückzug, durch eine Verringerung der Infusionsgeschwindigkeit oder durch eine symptomatische Schmerztherapie behandelt werden. Alopezien können durch die relativ hohe Konzentration des Zytostatikums induziert werden, sind insgesamt jedoch selten und können konventionell (z. B. prophylaktisch mit Eispackungen) therapiert werden.

Weitere systemische Nebenwirkungen unter Verwendung unterschiedlicher Zytostatika sind der Tabelle 8.1 zu entnehmen.

Literatur

Aigner KR, Thiem N, Jansa J (1991) Subclavian artery infusion (SAI) for recurrent breast cancer: effect of local exposure and previous therapy on response. Reg Cancer Treatment 4 [Abstr]:3–4

Aigner KR, Walther H, Müller H, Jansa J, Thiem N (1988) Intraarterial infusion chemotherapy for recurrent breast cancer via an implantable system. Reg Cancer Treatment 1:102–107

Carter RD, Faddis DM, Krementz ET, Salwen WA, Puyau FA, Muchmore JH (1988) Treatment of locally advanced breast cancer with regional intra-arterial chemotherapy. Reg Cancer Treatment 1:108–111

Chu FC, Lin FJ, Kim JH (1976) Locally recurrent carcinoma of the breast: results of radiation therapy. Cancer 37:2677–2681

Cuzick J, Stewart H, Peto R (1987) Overview of randomized trials comparing radical mastectomy without radiotherapy against simple mastectomy with radiotherapy in breast cancer. Cancer Treatment Rep 71:7–14

de Dycker RP, Timmermann J, Neumann RLA, Wever H, Schinder AE (1988) Arterielle regionale Chemotherapie fortgeschrittener Mammakarzinome. Dtsch Med Wochenschr 113:1229–1233 de Dycker RP, Timmermann J, Schumacher T, Schindler AE (1988) The influence of arterial regional chemotherapy on the local recurrence rate of advanced breast cancer. Reg Cancer Treatment 1:112–116

de Dycker RP, Timmermann J, Schumacher T (1991) Intraarterial induction chemotherapy as primary treatment of T3-breast cancer: 5-year survival results (abstr). Reg Cancer Treatment 4:11

Fentiman I, Matthews P, Davison O (1985) Survival following local skin recurrence after mastectomy. J Surg 72:14–16

Gilliland M, Barton R, Copeland E (1983) The implications of local recurrence of breast cancer at the first site of therapeutic failure. Ann Surg 197: 284–287

Görich J, Brambs HJ, Schmid H, Roeren Th, Richter GM, Kaufmann M, Kauffmann GW (1991) Intraarterielle Chemotherapie bei lokal fortgeschrittenen Mammakarzinomen. Fortschr Röntgenstr 155:67–71

Görich J, Hasan I, Majdali R et al. (1995) Superselective intraarterial chemotherapy in previously treated locally recurrent breast cancer. Radiology 197:199–203

Görich J, Rilinger N, Sokiranski R et al. (1996) CT-guided intraarterial chemotherapy in locally advanced tumors. Radiology 199:567–570

Görich J, Tomczak R, Gabelmann A, Wisianowsky Ch, Krämer S (1999) Intraarterielle Chemotherapie beim Mammakarzinom. Radiologe 39:790–794

Griem KL, Henderson IC, Gelman R (1987) The 5-year results of a randomized trial of adjuvant radiation therapy after chemotherapy in breast cancer treated with mastectomy. J Clin Oncol 5:1546–1555

Hermann RE, Esselstyn CT jr, Crile G jr (1985) Results of conservative operations for breast cancer. Arch Surg 120:746–751

Klopp CT, Alford TC, Batemann J et al. (1950) Fractionated intraarterial chemotherapy. Annals of Surgery 132:811–831

Koyama H, Nishizawa Y, Wada T et al. (1985) Intra-arterial infusion chemotherapy as an induction therapy in multidisciplinary treatment for locally advanced breast cancer. Cancer 56:725–729

Koyama H, Wada T, Takahashi Y et al. (1975) Intra-arterial infusion chemotherapy as a preoperative treatment of locally advanced breast cancer. Cancer 36:1603–1612

Krämer S, Görich J, Hasan I et al. (1996) Superselektive intraarterielle Chemotherapie bei therapierefraktären Lymphknotenrezidiven von Mammakarzinomen. Fortschr Röntgenstr 164,5:422–426

Morimoto K, Takatsuka Y, Sugitachi A, Miata Y, Choi S, Hashimoto T, Hara K (1985) Combined transcatheter arterial embolization and regional chemotherapy for locally advanced carcinoma of the breast. Acta Radiol Oncol 24:241–245

Nitz U, Havenith B, Rost B, Mosny D, Ellerbrok G (1993) Die lokoregionäre intraarterielle Chmotherapie bei primär inkurablen Lokalrezidiven eines Mammakarzinoms. Geburtsh Frauenheilkd 53:760–767

Noguchi S, Miyauchi K, Nishizawa Y, Koyama H, Terasawa T (1988) Management of inflammatory carcinoma of the breast with combined modality therapy including intraarterial infusion chemotherapy as an induction therapy. Cancer 61:1483–1491

Recht A, Hayes D (1991) Local recurrence following mastectomy. In: Haris J, Hellmann S, Henderson IC, Kinne D (eds) Breast diseases. 2nd edn. Lippincott, Philadelphia/Pa, pp 527–540

Stephens FO (1990) Intraarterial induction chemotherapy in locally advanced stage III breast cancer. Cancer 66:645–650

Takatsuka Y, Sugitachi A, Morimoto K, Sakamoto I, Kawahara T (1985) Transcatheter arterial chemo-embolization (TAC-E) for patients with locally advanced breast cancer. Jpn J Clin Oncol 15,1:107–114

Wang JS, Ho DM, Liu HC, Chen CM, Lui WY (1990) Infusion chemotherapy in breast cancer: Histopathological study of 25 cases. Reg Cancer Treat 1990, 3:47–53

KOMMENTAR

Wie bei vielen anderen Ansätzen lokoregionärer Tumortherapie sind die publizierten Ergebnisse einer intraarteriellen Chemotherapie sowohl palliativ bei Rezidivtumoren als auch adjuvant und neoadjuvant durchweg positiv. Aber es fehlt an prospektiv randomisierten Studien, um den Rang des Verfahrens klar definieren zu können. So bleibt aus Sicht der ART trotz vielversprechender Berichte das Verfahren experimentell und damit den Fällen vorbehalten, bei denen etablierte Therapieansätze versagt haben. Wir empfehlen das Verfahren daher nur im Rahmen von Studien oder bei lokalen Tumorrezidiven mit schwieriger chirurgischer und ausgereizter strahlentherapeutischer Behandlungsoption und bei symptomatischen Tumoren oder regionalen Lymphknotenmetastasierungen.

Aufgrund der geringen Nebenwirkungsrate und beachtlichen Wirksamkeit empfehlen wir derzeit Mitoxantron als Medikament der ersten Wahl. Aufgrund des geringeren Risikos lokaler Komplikationen bevorzugen wir die Kurzzeittherapie mit Infusion über 2–4 h. Eine Therapiekontrolle sollte obligat mit MRT erfolgen und erst nach 3 Behandlungszyklen vorgenommen werden.

Anzustreben wären randomisierte Studien mit neueren Medikamenten (z. B. Taxane) insbesondere im Rahmen neoadjuvanter und adjuvanter Therapiekonzepte, wobei dreiarmig gegen fehlende und systemische zusätzliche Therapie untersucht werden sollte.

Pankreaskarzinom

A. Formentini, K.H. Link

Das Pankreaskarzinom ist zum Zeitpunkt der Diagnosestellung beim überwiegenden Teil der Patienten aufgrund des fortgeschrittenen Tumorstadiums nicht mehr resektabel. Bei diesen Patienten kommen nur palliative chirurgische oder endoskopische Ansätze in Frage. Die empfohlene Tumorbehandlung besteht aus der systemischen Chemotherapie allein oder in Kombination mit der Strahlentherapie.

Von den Patienten, die zum Zeitpunkt der Diagnosestellung resezierbar sind, wird nur ein geringer Prozentsatz von dem Tumorleiden geheilt. Aus diesem Grunde wurden mehrere adjuvante Therapieansätze untersucht, wobei sich bisher keine Behandlung als Standardtherapie erwiesen hat.

Die regionale intraarterielle Chemotherapie stellt ein alternatives, jedoch experimentelles Therapiekonzept zur adjuvanten und palliativen Behandlung des Pankreaskarzinoms dar.

Durch die regionale Chemotherapeutikaapplikation über den Truncus coeliacus ist es möglich, im Bereich des Pankreas und seinem Hauptmetastasierungsorgan, der Leber, deutlich höhere Spiegel zytostatisch wirksamer Substanzen zu erreichen als durch eine systemische Chemotherapie.

Die Durchführung der intraarteriellen Therapie erfordert jedoch aufgrund der Komplexität der Behandlung eine große Erfahrung des betreuenden Arztes sowie eine engmaschige Kontrolle der Patienten, um potenzielle Komplikationen oder Nebenwirkungen zu vermeiden bzw. verringern.

9.1 Epidemiologie und Ätiologie

Die Inzidenz des Pankreaskarzinoms ist in den letzten Jahren steigend und stellt das fünft- bzw. sechsthäufigste Malignom bei Männern bzw. Frauen dar. Der Altersgipfel liegt in der 7. und 8. Dekade (Andre-Sanberg et al. 1996). Das männliche Geschlecht überwiegt etwa im Verhältnis 1,2:1 bis 2,3:1 (Klöppel 1984).

Die Ätiologie des Pankreaskarzinoms bleibt ungeklärt, wobei eine Serie von Risikofaktoren, die zur Erkrankung disponieren, identifiziert wurde.

Das Zigarettenrauchen stellt einen gesicherten Risikofaktor dar. Die Karzinominzidenz wird auf das 2Fache (Levison 1979; MacMahon 1982), nach anderen Publikationen sogar auf das 10Fache (Berg et al. 1979; Wynder et al. 1973) erhöht.

Bezüglich der Nahrungsfaktoren scheint eine fettreiche und/oder fleischreiche Ernährung das Risiko für ein Pankreaskarzinom zu erhöhen, während pflanzliche Nahrungselemente eher einen protektiven Effekt haben (Chari et al. 1996).

Die Mehrheit der epidemiologischen Studien zeigt, dass Koffein- bzw. Kaffegenuss und Alkohol keinen direkten kausalen nachweisbaren Effekt für das Entstehen eines Pankreaskarzinoms haben (Chari et al. 1996).

Jedoch scheint eine lange bestehende alkoholische oder idiopathische chronische Pankreatitis das Risiko einer malignen Entartung zu erhöhen (Becker 1978; Lowenfels et al. 1993). Im eigenen Krankengut beobachteten wir eine Karzinominzidenz von 6% bei Patienten mit chronischer Pankreaskopfpankreatitis (Beger et al. 1999).

Patienten mit einem Diabetes mellitus weisen ein bis zu 3fach erhöhtes Risiko auf, an einem Pankreaskarzinom zu erkranken (Berg et al. 1979; Blot et al. 1978), wobei der kausale Zusammenhang zwischen den beiden Krankheitsbildern noch ungeklärt ist. Es ist jedoch bekannt, dass ein Diabetes mellitus oft kurze Zeit vor der Diagnose eines Pankreaskarzinoms auftritt, so dass möglicherweise das Karzinom selber durch die Induktion einer obstruktiven Pankreatitis bzw. hormonaler Faktoren für das Enstehen einer Glukosestoffwechselstörung verantwortlich sein könnte (Klöppel 1984; Permert 1994).

Ein Zusammenhang zwischen chemischen Produkten (z. B. 2-Naphytalmin, Benzidin, Methylnitrourethan oder Benzolderivaten) und Pankreaskarzinom wurde ebenfalls diskutiert, jedoch konnte ein statistisch signifikantes erhöhtes Karzinomrisiko für eine bestimmte Berufsnoxe nicht identifiziert werden (Blot et al. 1978).

Weiterhin scheint es auch eine genetisch determinierte Form des Pankreaskarzinoms zu geben (Lynch et al. 1992).

Tierexperimentelle und molekularbiologische Untersuchungen scheinen zu zeigen, dass die Entstehung eines Pankreaskarzinoms durch eine Adenom-Karzinom-Sequenz mit Aktivierung von Onkogenen bzw. Deaktivierung von Tumorsuppressorgenen stattfindet (Birk et al. 1996; Neoptolemos et al. 1996).

9.2
Pathologie

Das *duktale Adenokarzinom* ist der häufigste maligne epitheliale Tumor und macht 80–85% aller Neoplasien aus. Zusammen mit seinen Varianten (muzinöses nicht zystisches Karzinom, Siegelringzellkarzinom, adenosquamöses Karzinom, undifferenziertes Karzinom, gemischtes duktalendokrines Karzinom, osteoklastärer Riesenzelltumor und onkozytäres Karzinom) macht es über 90% aller Pankreastumoren aus (Chen et al. 1985; Cubilla et al. 1984; Morohoshi et al. 1983). Deshalb sind alle Angaben in diesem Kapitel auf das duktale Adenokarzinom (i. Allg. „Pankreaskarzinom") bezogen.

Die meisten Karzinome (70%) sind im Bereich des Pankreaskopfes lokalisiert, während 30% der Tumore im Pankreaskörper- bzw. -schwanz auftreten. Multizentrische Karzinome sind selten (Klöppel 1997). Der Processus uncinatus war in unserem Kollektiv Ausgangspunkt eines Kopfkarzinoms bei 8% der Patienten (Birk et al. 1998).

Die meisten Tumoren sind gut differenziert, niedrig differenzierte Tumoren treten nur in 10–20% der Fälle auf. Eine heterogene Differenzierung ist möglich. Gut differenzierte duktale Karzinome bestehen aus tubulären Drüsenstrukturen, welche im dichten Bindegewebe (Desmoplasie) eingebettet sind und ins umgebende Pankreasgewebe infiltrativ wachsen. Zum Teil bilden sie papilläre bzw. zystische Strukturen und/oder intraduktale Ausläufer. Die Kernstruktur der Zellen zeigt geringe Pleomorphien und einen kleinen Nukleolus.

Niedrig differenzierte Karzinome haben kleine und unregelmäßig geformte Drüsenformationen mit ausgeprägter Zellpolymorphie und Mitosen. Eine Desmoplasie ist häufig weniger ausgeprägt als bei den gut differenzierten Tumoren. Es finden sich Pleomorphien mit Kernvergrößerung und prominenten Nukleoli (Klöppel 1997).

Duktale Adenokarzinome wachsen infiltrativ und breiten sich per continuitatem in das peripankreatische Gewebe mit Befall des Peritoneums und des retroperitonealen Raumes aus. Die Infiltration retroperitonealer nervaler Strukturen ist für die häufig unerträgliche Schmerzsymptomatik verantwortlich. Beim Fortschreiten des Wachstums können die umliegenden Organe (Duodenum, Kolon, Magen, Leber, Nebennieren u.s.w) infiltriert werden. Weiterhin metastasiert das Pankreaskarzinom über die Lymphbahnen von den peripankreatischen bis zu den paraaortalen bzw. perikavalen Lymphknoten und hämatogen kaskadenmäßig in die Leber, die Lungen, die Pleura und das Skelettsystem.

9.3
Stadieneinteilung des Pankreaskarzinoms und klinische Symptomatik

Die Klassifikation und Stadieneinteilung erfolgt in den westlichen Ländern nach dem TNM-System der UICC (Union Internationale Contre le Cancer) von 1997 (UICC 1997), welche für das duktale Adenokarzinom gilt (Klöppel 1997). Japanische Autoren benutzen hingegen ein eigenes Klassifizierungs- und Stadieneinteilungssystem (Japan Pancreas Society Stage Classification 1987), welches der lokalen Tumorausdehnung (Tumordurchmesser, Infiltration des Peritoneums, des retroperitonealen Gewebe, des arteriellen bzw. venösen Systems) eine höhere prognostische Bedeutung als die UICC-Klassifikation beimisst. Bei der Letzteren stellt der Lymphknotenbefall das wichtigste Kriterium für die Stadieneinteilung dar (Bassi et al. 1996). Die Existenz unterschiedlicher Klassifizierungssysteme macht den Vergleich wissenschaftlicher Ergebnisse schwierig, so dass die Entwicklung eines einheitlichen Klassifizierungssystems äußerst sinnvoll wäre (Birk et al. 1997).

Eine frühzeitige Diagnosestellung eines Pankreaskarzinoms ist aufgrund der unspezifischen Symptomatik und des Fehlens von Leitsymptomen erschwert.

Schmerzen und/oder Ikterus stellen die häufigsten Symptome dar, wobei der Ikterus lediglich bei Pankreaskopftumoren, die zu einer Kompression/Infiltration des Ductus choledochus führen, ein Frühsymptom darstellt. Bei Tumoren im Bereich vom Pankreaskorpus oder -schwanz ist der Ikterus ein Zeichen der Lebermetastasierung.

Durch Infiltration des Retroperitoneums oder der nervalen Strukturen kommt es zu Schmerzen im Epigastrium und im Rücken.

Inappetenz, Verdauungsstörungen und Gewichtsverlust sind ebenfalls Spätsymptome.

Das Auftreten eines Diabetes mellitus bzw. rezidivierender Pankreatitiden können Erstmanifestation eines Pankreaskarzinoms sein (Howard 1977).

9.4
Biologie und Prognosefaktoren

Das duktale Pankreaskarzinom unterscheidet sich in Wachstumsverhalten, Klinik und Prognose von so genannten periampullären Karzinomen, vom Zystadenokarzinom und den endokrinen Malignomen.

Bei inoperablen duktalen Adenokarzinomen begrenzen das lokal invasive/expansive Wachstum sowie die Lebermetastasierung die Prognose; die Ausbildung einer Peritonealkarzinose beeinflusst zusammen mit den vorgenannten Faktoren die Überlebensqualität (Ettinghausen 1995; Warshaw et al. 1992).

Nach Tumorresektionen limitieren das Lokalrezidiv, Lebermetastasen sowie die Peritonealkarzinose die Überlebenszeit, während die in der Metastasierungskaskade folgenden Lungenmetastasen – wenn überhaupt – erst spät auftreten und nicht mehr prognostisch bedeutsam sind (Andre-Sandberg et al. 1992; Griffin et al. 1990; Weiss et al. 1992).

Lokalrezidive werden bedingt durch mangelnde Operationsradikalität, Lymphknotenmetastasen, perineurales Tumorwachstum oder multifokales Wachstum im Pankreasrest (Andre-Sandberg et al. 1992; Griffin et al. 1990; Warshaw et al. 1992; Weiss et al. 1992). Lokalrezidive sind selbst mit subtiler und radikaler Operationstechnik nicht auszuschließen und Leberabsiedelungen liegen häufig bereits zum Operationszeitpunkt als Mikrometastasen vor (Ishikawa et al. 1994). Eine peritoneale Aussaat kann bereits zum Operationszeitpunkt ausgeprägt sein oder auch durch die perioperative Verschleppung von Tumorzellen hervorgerufen werden (Ettinghausen et al. 1995; Heeckt et al. 1992; Warshaw 1991; Warshaw et al. 1992). Eine multimodale und chirurgisch optimale Behandlung sollte darauf abzielen, Lokalrezidive und Lebermetastasen zu supprimieren sowie einer peritonealen Aussaat vorzubeugen.

9.5
Therapeutische Optionen

9.5.1
Resektables duktales Adenokarzinom des Pankreas

Operative Therapie ▶ Die Chirurgie mit dem Ziel der kompletten Tumorentfernung im Gesunden einschließlich des regionalen Lymphabflussgebietes (R0-Resektion) ist die Therapie der Wahl.

Die Ausdehnung der Pankreasresektion hängt von der Lokalisation des Tumors ab.

Standardoperationen beim Pankreaskopfkarzinomen sind
- die partielle Duodenopankreatektomie bzw. die pyloruserhaltende partielle Duodenopankreatektomie bei Kopf-Körperkarzinomen,
- die subtotale Duodenopankreatektomie bei Körper-Schwanzkarzinomen,
- die subtotale Pankreaslinksresektion,
- bei Schwanzkarzinomen die Pankrealinksresektion und
- bei Karzinomen des gesamten Pankreas bzw. multizentrischen Karzinomen die totale Pankreatektomie.

Die *Standard-Lymphadenektomie* umfasst die Lymphknoten der 1. Station (supra- und infrapankreatische Lymphknoten vom Kopf und Körper, vordere und hintere pankreatikoduodenale Lymphknoten, peripylorische Lymphknoten bei Kopfkarzinomen bzw. Milzhilus- und Schwanzlymphknoten bei Körper- und Schwanzkarzinomen). Die Erweiterung der Dissektion auf weitere Lymphknotenbereiche wird kontrovers diskutiert.

Kontraindikationen zur Tumorresektion stellen Fernmetastasen (einschließlich Metastasen in nichtregionären Lymphknoten), eine ausgeprägte Infiltration des Retroperitoneums und/oder der Mesenterialwurzel dar, da keine Verbesserung der Prognose erzielt werden kann. Bei umschriebenem oder fraglichem Befall der V. mesenterica superior oder der Pfortader kann eine Gefäßresektion indiziert sein, um eine R0-Resektion zu erzielen. Gleiches gilt für umschriebene oder fragliche Infiltrationen von Magen, Milz oder Kolon (Deutsche Krebsgesellschaft 2000).

Obwohl die Resektion die einzige Möglichkeit für eine kurative Therapie des Pankreaskarzinoms darstellt, sind dem chirurgischen Erfolg durch die Biologie des Tumors Grenzen gesetzt. Auch nach R0-Tumorresektion weisen Pankreaskarzinompatienten mediane Überlebenszeiten von 11–18 Monaten und Fünfjahresüberlebensraten von 3–28% auf (Gudjonsson 1987; Beger et al. 1994). Die Langzeitprognose dieser Patienten ist durch das Auftreten von Lokalrezidiven (33–80%), Lebermetastasen (46–92%) und einer Peritonealkarzinose (19–42%) begrenzt. In der Regel liegt das mediane postoperative tumorfreie Intervall zwischen 8 und 9 Monaten (Griffin et al. 1990; Whittington et al. 1991; Kayahara et al. 1993).

Die schlechte Prognose des Pankreaskarzinoms trotz potenzieller kurativer Resektion rechtfertigt die Entwicklung postoperativer Behandlungsschemata, um die lokale und systemische Progression des Tumors zu vermeiden bzw. zu verringern.

Adjuvante systemische Therapie ▶ Bis dato sind lediglich 3 randomisierte Studien zur adjuvanten postoperativen Therapie des resezierten Pankreaskarzinoms publiziert worden.

Bakkevold et al. (1993) fand bei adjuvanter systemischer Behandlung mit dem FAM-Protokoll (5-Fluorouracil, Doxorubicin und Mitomycin) gegenüber nur resezierten Kontrollpatienten zwar eine signifikante Verlängerung der medianen Überlebenszeiten von 11 auf 23 Monate, allerdings waren die Fünfjahresüberlebensraten mit 4% vs. 8% nicht signifikant unterschiedlich. Die Toxizität der Chemotherapie stellte u. a. einen limitierenden Faktor dieser Studie dar.

Die Gastrointestinal Tumor Study Group (GITSG; Kalser et al. 1985; GITSG 1987) fand bei adjuvanter radiochemotherapeutischer Behandlung (40 Gy+5-Fluorouracil) gegenüber nur resezierten Kontrollpatienten eine signifikante Verlängerung der medianen Überlebenszeiten von 11 auf 20 Monate und der Fünfjahresüberlebensraten von 5% auf 20% zugunsten der Radiochemotherapie. Diese Potenz der multimodalen Behandlung bestätigte sich mit vergleichbaren Resultaten bei einer nachfolgenden prospektiven Studie, bei der 30 Patienten mit dem gleichen Protokoll behandelt wurden. Diese Patienten lebten im Median 18 Monate und die Fünfjahresüberlebensrate betrug 17%. Eine weitere prospektive Studie (Foo et al. 1993) bestätigte mit 22 Monaten die längere mediane Überlebenszeit bei postoperativ adjuvant radiochemotherapierten Patienten und fand zudem, dass die Erhöhung der Strahlendosis von 40 Gy auf 54 Gy mit einer niedrigeren Rate an Lokalrezidiven und damit möglicherweise einem längeren Überleben verbunden war. Leider fehlen gleichartige randomisierte Studien, die die signifikanten positive Ergebnisse der Radiochemotherapie bestätigen und damit den standardmäßigen Einsatz rechtfertigen.

Klinkenbijl (1999) konnte mit der Radiochemotherapie (40 Gy+5-FU während der Radiotherapie) bessere, jedoch nicht signifikant unterschiedliche Überlebenszeit und Überlebensraten (nach 2 und 5 Jahren) für die behandelten gegenüber nicht radiochemotherapierten Patienten erzielen.

Aufgrund dieser Daten ist die Effektivität einer adjuvanten (Radio-)Chemo-Therapie bisher nicht gesichert (Deutsche Krebsgesellschaft 2000).

Regionale adjuvante Therapie ▶ Die regionale Chemotherapie stellt einen alternativen, jedoch experimentellen Therapieansatz zur adjuvanten Behandlung von resezierten Pankreaskarzinompatienten dar.

Die Rationale für die regionale Applikation der Chemotherapie basiert auf der in vitro überprüften Korrelation zwischen Konzentration und Wirkung verschiedener Zytostatika. Somit kann durch die lokoregionäre Applikation die maximale verträgliche Potenz eines Zytostatikums ausgenützt werden, jedoch mit einem ähnlichen Nebenwirkungsspektrum wie bei einer systemischen Applikation.

Die Effektivität der regionalen Chemotherapie wurde im Rahmen einer randomisierten Studie sowie meherer prospektiver, nicht randomisierter Studien überprüft.

Ishikawa et al. (1997) behandelten lokoregionär 27 Patienten mit fortgeschrittenem Adenokarzinom des Pankreas nach Resektion und erweiterter Lymphadenektomie über die A. hepatica und die V. portae. Die theoretische Grundlage dieser Behandlungsmethode liegt bei dem experimentellen Nachweis, dass Lebermetastasen ihre Blutversorgung während der Anfangsphase des Wachstums aus der V. portae und erst später aus dem arteriellen System erhalten (Ackermann 1990).

Die histologische Begutachtung zeigte ein fortgeschrittenes Tumorstadium bei der Mehrheit der Patienten: Ein Lymphknotenbefall sowie eine Infiltration des peripankreatischen Gewebes fand sich jeweils bei 81% der Patienten und ein Tumordurchmesser >4 cm bei 37% der Fälle. Eine Resektion der V. portae wurde bei 13 der 27 Patienten (48%) durchgeführt.

Die Chemotherapie wurde über zwei Kathetersysteme durchgeführt, welche in die A. gastroduodenalis und in den 1. bzw. 2. Seitenast der V. mesenterica superior implantiert wurden. Die Chemotherapie bestand aus 5-Fluorouracil (125 mg intraarteriell+125 mg intraportal) als 24-h-Infusion, welche unmittelbar am Ende der Operation begonnen und für eine Dauer von 4 Wochen fortgeführt wurde.

Die Behandlung wurde bei allen Patienten ohne schwerwiegende Toxizität abgeschlossen.

Das regional behandelte Patientenkollektiv wurde mit einer historischen Kontrollgruppe von Patienten mit vergleichbarer Tumorstadiumsverteilung, bei der lediglich eine Resektion des Pankreaskarzinoms, jedoch keine postoperative adjuvante Therapie durchgeführt wurde, verglichen. Dabei fand sich ein überlebensverlängernder Effekt der adjuvanten regionalen Chemotherapie gegenüber der alleinigen chirurgischen Therapie: die 1-, 3- und 5-Jahres-Überlebensraten betrugen 92%, 51% und 41% in der behandelten Gruppe und 62%, 35% und 25% in der Kontrollgruppe. Die Verbesserung der Überlebensraten nach 1 Jahr und 3 Jahren war statistisch signifikant ($p < 0.05$). Die Autoren begründeten den Überlebensvorteil der regional behandelten Patienten mit einer signifikanten Reduktion der Mortalitätsrate, bedingt durch die hepatische Tumorprogression, im Vergleich zur Kontrollgruppe ($p < 0.05$).

Ozaki (1994) behandelte lokoregionär 24 Patienten mit einem fortgeschrittenen Adenokarzinom des Pankreas nach Resektion und erweiterter Lymphadenektomie mit Mitomycin C über die A. hepatica oder die V. portae und zusätzlicher systemischer Mitomycin-C-Infusion. Außerdem erhielten die Patienten eine intraoperative Radiotherapie mit 30 Gy. Die Fünfjahresüberlebensrate der 24 Patienten betrug 32%.

Takahashi et al. (1995) behandelten 34 Patienten mit einem fortgeschrittenen Adenokarzinom mit Resektion und intraoperativer Bolus-Infusion von 10 mg Mitomycin C über die V. portae. Von den 34 Patienten entwickelten 22 (65%) während einer Beobachtungszeit von 3–94 Monaten Lebermetastasen. Aufgrund dieses Ergebnisses wechselten die Autoren die Behandlungsmethode zu einer kontinuierlichen regionalen Chemoperfusion: 25 Patienten wurden mit einer kontinuierlichen Infusion von 5-Fluorouracil (250 mg/24 h) über einen in die V. ortae platzierten Katheter therapiert. Die Infusion wurde unmittelbar nach der Tumorresektion begonnen und bis zum 6. postoperativen Tag fortgeführt. Das Auftreten von Lebermetastasen konnte signifikant gesenkt werden: Nur 8 der 25 behandelten Patienten (32%) entwickelten eine hepatische Tumorprogression in einer Beobachtungszeit von 4–68 Monaten.

Lygidakis et al. (1998) behandelten im Rahmen einer randomisierten Studie 168 Patienten mit resektablem Pankreaskarzinom mit Resektion und postoperativer intraarterieller Chemoimmuntherapie (Gemcitabine, Carboplatin und Mitoxantron sowie Interleukin 2 und γ-Interferon über 10 Tage). Die Behandlung wurde im 2-monatigen Abstand während des 1. Jahres und danach im 3-monatigen Abstand durchgeführt. Die mittlere Überlebenszeit dieser Patienten betrug 32 Monate (Range 2–69 Monate). Als Kontrollgruppe dienten 106 Patienten, die mit alleiniger chirurgischer Therapie behandelt wurden: Die mittlere Überlebenszeit in diesem Kollektiv betrug 14 Monate (Range 3–63).

An unserer Klinik (Beger et al. 1999) behandelten wir ein Kollektiv von 26 Patienten (1 UICC I, 2 UICC II, 21 UICC III, 19 R0- und 7 R1-Resektionen) mit reseziertem Pankreaskarzinom mit regionaler intraarterieller Chemotherapie. Das mittlere Alter der Patienten betrug 59,3 Jahre (39–75 Jahre). Bei 24 Patienten war das Karzinom im Pankreaskopf lokalisiert. Sie erhielten eine Pankreaskopfresektion, während 2 Patienten ein Korpus- bzw. Schwanzkarzinom hatten und mit einer Pankreaslinksresektion versorgt wurden.

Die Chemotherapie wurde über einen in den Truncus coeliacus über die A. femoralis interventionell platzierten Katheter durchgeführt. Die Chemotherapie wurde über 6 Zyklen in 4- bis 6-wöchigem Abstand verabreicht. Ein Behandlungszyklus bestand aus 5 Therapietagen: Tag 1: Mitoxantron (10 mg/m^2, Infusionsdauer: 60 min; Novantron, Wyeth-Lederle, Münster), Tag 2 bis 4: Folinsäure (170 mg/m^2, Infusionsdauer 10 min; Leukovorin, Wyeth-Lederle, Münster) gefolgt von 5-Fluorouracil (600 mg/m^2, Infusionsdauer: 120 min; Fluoroblastin, Wyeth-Lederle, Münster), Tag 5: Cisplatin (60 mg/m^2, Infusionsdauer; 60 min; Cisplatin-medac, Medac, Hamburg).

Die Staginguntersuchungen wurden im 3-monatigen-Abstand während der Behandlung und der Beobachtungszeit durchgeführt.

Die regionale Chemotherapie wurde insgesamt gut toleriert: eine Toxizität WHO Grad I wurde bei 31%, Grad II bei 18% und Grad III bei 8% der Zyklen beobachtet. Die Grad-III-Toxizität bestand hauptsächlich aus gastrointestinalen Ulzerationen, welche mittels konservativer Therapie behandelt werden konnten. Es trat keine Toxizität WHO Grad IV auf. Katheterbedingte Komplikationen wurden nicht beobachtet.

Die zwei Patienten mit Pankreaskorpus- und schwanzkarzinom starben 14,7 und 17,8 Monaten nach der Resektion. Betrachtet man nur die Patienten mit Pankreaskopfkarzinom ($n=24$), dann betrug die mediane Überlebenszeit 23 Monate.

Vergleicht man die mediane Überlebenszeit der regional behandelten Patienten mit derjenigen einer historischen Kontrollgruppe von Patienten ($n=25$), welche durch alleinige chirurgische Therapie im selben Zeitraum behandelt wurden, so findet man einen signifikanten überlebensverlängernden Effekt zugunsten der intraarteriellen Behandlung (23 vs. 10,5 Monate, $p<0,001$).

Wie bereits in den Arbeiten von Ishikawa (1997) und Takahashi (1995), stand die hepatische Tumorprogression auch bei den von uns behandelten Patienten nicht mehr im Vordergrund: 3 der 20 Patienten entwickelten Lebermetastasen, wobei das Lokalrezidiv und/oder die Peritonealkarzinose die Haupttodesursachen bei den verstorbenen Patienten darstellten. Stellt man die medianen Überlebenszeiten unserer regional behandelten Adenokarzinompatienten und der Patienten aus den GITSG-Studien (Kalser et al. 1985; GITSG 1987) gegenüber, findet sich in unserer Patientengruppe trotz höherer UICC-Stadien mit 23 Monaten eine gegenüber 18 Monaten der GITSG zumindest vergleichbare Überlebenszeit.

Die regionale adjuvante postoperative Behandlung nach Pankreaskarzinomresektion stellt derzeit eine experimentelle Methode zur Behandlung dieser Patienten dar.

Eine einzige randomisierte Studie wurde bisher publiziert, welche eine Verbesserung der Überlebenszeit nach lokoregionärer Chemoimmuntherapie erzielte.

Eine Reihe von prospektiven, nicht randomisierten Studien zeigt einen möglichen überlebensverlängernden Effekt der regionalen Chemotherapie gegenüber der alleinigen chirurgischen Therapie. Obwohl diese Studien mit unterschiedlichen Therapiekonzepten durchgeführt wurden und deshalb miteinander schwer vergleichbar sind, zeigen deren Ergebnisse, dass die regionale Chemotherapie einen wirksamen Effekt gegen die hepatische Tumorprogression aufweist. Die Schwäche der regionalen Behandlung liegt jedoch bei der fehlenden Kontrolle der lokalen Tumorprogression und der Peritonealkarzinose, welche die häufigsten Todesursachen dieser Patienten darstellen. Deshalb sollte die regionale Chemotherapie als Therapieansatz im Rahmen eines multimodalen Behandlungskonzeptes dieser Patienten angesehen werden, welches die Biologie des Tumors und sein Progressionsmuster berücksichtigt.

9.5.2
Lokalfortgeschrittenes und metastasiertes Pankreaskarzinom

Operative Therapie ▶ Da die meisten Patienten ein bereits fortgeschrittenes Tumorstadium zum Zeitpunkt der Diagnose aufweisen, ist häufig nur noch eine palliative Behandlung möglich.

Die Komplikationen, die mit dem lokalen Tumorwachstum verbunden sind und eine operative therapeutische Option haben, sind:
- der Verschlussikterus,
- die Magenausgangsstenose und
- die Stenose bzw. Verschluss von Dünndarm/Dickdarm.

Eine Wiederherstellung des Gallenabflusses beim Verschlussikterus kann chirurgisch als biliodigestive Anastomose zwischen dem Ductus hepatocholedocus und dem Duodenum im Sinne einer Hepatico/Choledocoduodenostomie oder einer nach Y-Roux ausgeschalteten Dünndarmschlinge im Sinne einer Hepatikojejunostomie angelegt werden. Primär sollte jedoch die Indikation zur endoskopischen bzw. perkutan transhepatischen Drainage vorgezogen werden. Bei gleicher Prognose ist die chirurgische Therapie durch eine höhere perioperative Letalität und Morbidität belastet. Die Spätmorbidität ist hingegen bei der endoskopischen Drainage höher. Nur bei Patienten mit einer Lebenserwartung von >6 Monaten und/oder einer Magenausgangsstenose ist deshalb die chirurgische Therapie vorzuziehen.

Eine Magenausgangsstenose tritt in bis zu einem Drittel der Fälle als Spätereignis im Verlauf der Krankheit auf. Die Indikation zur operativen Therapie besteht bei Patienten mit einer Lebenserwartung von >6 Monaten. Die Operation der Wahl ist die Gastrojejunostomie, die theoretisch heute auch laparoskopisch durchführbar ist.

Dünndarm oder Dickdarmverschlüsse werden in der Regel durch Bypass Operationen versorgt (Lillemoe et al. 1995).

Palliative systemische Therapie ▶ Bei lokal fortgeschrittenen Karzinomen wird die Radiochemotherapie von der deutschen Krebsgesellschaft als wirksamste Therapiemöglichkeit empfohlen (Deutsche Krebsgesellschaft 2000).

Diese Empfehlung basiert auf den in der Literatur publizierten randomisierten Studien.

Die Gastrointestinal Study Group (GITSG; Mörtel et al. 1981) berichtete über eine signifikante Verlängerung der medianen Überlebenszeit von 5,5 auf 10,5 Monate bei radiochemotherapierten Patienten (40 Gy+5-FU) gegenüber einer allein radiotherapierten Patientengruppe (60 Gy).

Diese Resultate lassen sich durch andere Kombinations-Schemata oder zusätzliche interstizielle Strahlentherapie nur geringfügig verbessern. Neue Strahlentherapietechniken mit Dosen von 54–60 Gy und verschiedene chemotherapeutische Kombinationstherapien brachten einen Fortschritt gegenüber der etablierten Radiochemotherapie mit 40 Gy und 5-FU. Mit diesem Verfahren lassen sich hohe lokale Ansprechraten (75–88%) und mediane Überlebenszeiten von 12 Monaten erzielen (Bruckner et al. 1993; Moertel et al. 1994; Bronn et al. 1995).

Bei metastasierten Karzinomen stellt die systemische Chemotherapie eine therapeutische Option dar (Deutsche Krebsgesellschaft 2000).

Die zu empfehlende systemische Standardbehandlung (Arbruck 1990) bei diesen Patienten besteht immer noch aus der 5-Fluorouracil-Monochemotherapie.

Nichtrandomisierte Studien mit 5-FU und Modulationssubstanzen (wie z. B. Folinsäure, Interferon α, Dipyridamol, oder Mitomycin C) haben Ansprechraten bis zu 40% und mediane Überlebenszeiten von 5–15 Monaten ergeben (DeCaprio et al. 1989; Louvet et al. 1993; Cascinu et al. 1993; Bernhard et al. 1995; Isacoff et al. 1995; Moore et al. 1993). Es scheint eine tendenzielle Überlegenheit dieser 5-FU-Modulationsprotokolle vorhanden zu sein, jedoch fehlt der Beweis aus randomisierten Studien.

In der Monochemotherapie erscheint das Präparat Gemcitabine interessant zu sein. Gemcitabine wurde in einer randomisierten Studie mit 5-FU verglichen; dabei fand sich eine signifikante Verlängerung der medianen Überlebenszeit, wenn auch auf sehr niedrigem Niveau (von 4,4 auf 5,7 Monate) und eine signifikante Verbesserung der Lebensqualität zugunsten der mit Gemcitabine behandelten Patienten (Burris et al. 1997).

Regionale palliative Therapie ▶ Die regionale Chemotherapie hat in den letzten Jahren großes Interesse gefunden. Bereits erste Berichte haben erkennen lassen, dass sich gegenüber der systemischen Chemotherapie höhere Ansprechraten (Tumormarker-Responder eingeschlossen) und längere Überlebenszeiten erzielen lassen. Die Ansprechraten in den bisher publizierten Studien mit UICC-III+IV-Patienten liegen zwischen 21% und 69% und die medianen Überlebenszeiten zwischen 7,5 und 14 Monaten.

In der Literatur liegen zwei randomisierte Studien und eine Reihe von prospektiven, nicht randomisierten Studien vor, die die Effektivität der regionalen Chemotherapie überprüft haben.

Bereits Anfang der 80er-Jahre wurden die ersten Studien zur palliativen Behandlung des Pankreaskarzinoms mit regionaler intraarterieller Chemotherapie publiziert (Hafström et al. 1980; Smith et al. 1980; Theodors et al. 1982). Die medianen Überlebenszeiten betrugen 5–7,5 Monate, wobei die Ansprechraten mit unterschiedlichen Kriterien definiert wurden und deshalb schwer vergleichbar waren.

Aigner et al. (1998) überprüften im Rahmen einer randomisierten Studie die Effektivität der intraarteriellen Chemotherapie gegenüber der systemischen Chemotherapie. Sie behandelten 9 Patienten mit nichtresektablem Pankreaskarzinom (mittleres Alter 56 Jahre; 2 UICC-Stadium III, 7 UICC-Stadium IV) mit intraarterieller Chemotherapie. Die Therapie wurde über einen in den Truncus coeliacus platzierten Katheter durchgeführt und in 4-wöchigem Abstand für insgesamt 4 Zyklen fortgeführt. Ein Therapiezyklus bestand aus 3 Therapietagen: Tag 1: Mitoxantrone (10 mg), Tag 2: Mitomycin C (20 mg) und Tag 3: Cisplatin (50 mg). Fünf Patienten wurden systemisch über einen in die Vena subclavia implantierten Portkatheter behandelt (mittleres Alter 59 Jahre; 1 UICC-Stadium III, 4 UICC-Stadium IV). Es wurden insgesamt 4 Behandlungszyklen in 4-wöchigem Abstand verabreicht. Ein Therapiezyklus bestand aus 6 Therapietagen: Tag 1 bis 5: Mitomycin C (18 mg/m^2 als kontinuierliche Infusion über 5 Tage), Tag 6: Mitoxanthrone (6 mg/m^2 über 15 min), Tag 7 und 8: Cisplatin (30 mg/m^2 über 15 min).

Die regional behandelten Patienten lebten signifikant länger als die systemisch behandelten Patienten (mediane Überlebenszeiten 33 Wochen vs. 11 Wochen, $p=0,001$). Sieben partielle Remissionen und 2 stabile Krankheitsverläufe konnten in der regional behandelten Patientengruppe beobachtet werden. In der systemisch behandelten Patientengruppe wurden 4 Tumorprogressionen und ein stabiler Krankheitsverlauf beobachtet. Bei einem intraarteriell behandelten Patienten konnte der Tumor sekundär reseziert werden.

Lygidakis et al. (1998) behandelten im Rahmen einer randomisierten Studie 135 Patienten mit UICC-Stadium IV Pankreaskarzinom mit palliativer chirurgischer Therapie und postoperativer intraarterieller Chemoimmuntherapie (Gemcitabine, Carboplatin und Mitoxantron sowie Interleukin 2 und γ-Interferon über 10 Tage). Die Behandlung wurde im 2-monatigen Abstand während des 1. Jahres und danach in 3-monatigen Abstand durchgeführt. Die mittlere Überlebenszeit dieser Patienten betrug 16 Monate (Range 6–30 Monate). Als Kontrollgruppe dienten 103 UICC-Stadium IV Patienten, die mit alleiniger chirurgischer palliativer Therapie behandelt wurden: Die mittlere Überlebenszeit betrug in diesem Kollektiv 6,8 Monate (Range 3–8). Ähnliche Ergebnisse wurden mit der Chemoimmuntherapie, jedoch mit einem modifizierten Protokoll, auch von anderen Autoren erzielt (Abdel-Wahab et al. 1999).

Ohigashi et al. (1996) behandelten 15 Patienten mit lokalfortgeschrittenem Karzinom mit Methotrexat (50–100 mg), 5 Fluorouracil (500 mg als Bolusinfusion) und Angiotensin II (10 µg). Die Behandlung wurde wöchentlich bzw. 14-tägig durchgeführt. Die mediane Überlebenszeit betrug 14 Monate (Range 5–36 Monate) und die 1-, 2- und 3-Jahresüberlebensraten betrugen 60%, 23% und 11%. Eine partielle Tumorremission wurde bei einem Patienten beobachtet, wobei eine intrahepatische Tumorprogression nur bei 13% der Patienten dokumentiert wurde.

Muchmore et al. (1996) behandelten 12 Patienten (mittleres Alter 59; UICC-Stadium II–III) mit lokal nichtresektablem Pankreaskarzinom mit intraarterieller Chemotherapie und zusätzlicher Hämofiltration. Die Behandlung wurde in 4-wöchigem Abstand wiederholt: Die mittlere Anzahl der Zyklen pro Patient betrug 2,8. Die Chemotherapie wurde mit Mitomycin C (20–24 mg/m^2 über 25 min), gefolgt von 5-Fluorouracil (500–700 mg/m^2 über 10 min) durchgeführt. Die Hämofiltration wurde für eine Dauer von 60–70 min pro Behandlungszyklus durchgeführt.

Die mittlere Überlebenszeit der 12 Patienten betrug 13 Monate. Eine partielle Remission und ein stabiler Krankheitsverlauf wurden jeweils bei 5 Patienten (45%) und eine Tumorprogression bei 1 Patienten beobachtet. Bei 1 Patienten konnte der Tumor sekundär reseziert werden und die histologische Begutachtung des Präparates zeigte eine komplette Tumorremission.

Mauer et al. (1998) behandelten intraarteriell 12 Patienten (6 UICC-Stadium III, 6 UICC-Stadium IV) mit Mitoxantrone, 5-Fluorouracil+Folinsäure und Cisplatin. Die mediane Überlebenszeit der UICC-Stadium III Patienten betrug 8,5 Monate (Range 3–12 Monate) und der UICC-Stadium-IV-Patienten 5 Monate (Range 2–11 Monate). Die Staginguntersuchungen zeigten eine partielle Remission bei 1 Patienten (8%), einen stabilen Krankheitsverlauf bei 4 (33%) und eine Tumorprogression bei 7 (58%) Patienten. Es wurden 4 Ereignisse einer Toxizität WHO Grad I, 10 einer Toxizität Grad II und 17 einer Toxizität Grad III beobachtet.

Gebauer et al. (1998) behandelten intraarteriell 12 Patienten mit nichtresektablem Pankreaskarzinom mit Epirubicin (40 mg/m^2), 5-Fluorouracil (2,4 g/m^2) und Folinsäure (500 mg/m^2) im 4-wöchigen Abstand. Die Ansprechrate betrug 33% (4/12) und die mediane Überlebenszeit 6,8 Monate.

Lorenz et al. (2000) behandelten 17 Patienten mit einer Kombination von intraarterieller Chemotherapie (Mitomycin C 8,5 mg/m^2+Gemcitabine 500 mg/m^2 am Tag 1) und systemischer Chemotherapie (Gemcitabine 500 mg/m^2 am Tag 8 und 15). Die mediane Überlebenszeit betrug 10 Monate, wobei 5 Patienten (29%) eine partielle Tumorremission aufwiesen. Eine Toxizität WHO Grad III wurde bei 7 Patienten beobachtet, wobei die Thrombozytopenie die häufigste Nebenwirkung darstellte.

An unserer Klinik (Link et al. 1994, 1997) behandelten wir ein Kollektiv von 32 Patienten (17 UICC III; 15 UICC IV mit Lebermetastasen und/oder Peritonealkarzinose) mit der regionalen intraarteriellen Chemotherapie. Das mittlere Alter betrug 60 Jahre (39–78 Jahre). Bei 28 Patienten handelte es sich histologisch um ein typisches duktales Adenokarzinom, bei 2 Patienten um ein muzinöses Zystadenokarzinom, bei 2 Patienten um ein muzinöses Adenokarzinom bzw. ein anaplastisches Karzinom. Bei 22 Patienten war das Karzinom im Pankreaskopf lokalisiert.

Die Chemotherapie wurde über einen in den Truncus coeliacus platzierten Katheter durchgeführt. Die Chemotherapie wurde über 6 Zyklen im 4–6-wöchigen Abstand verabreicht. Ein Behandlungszyklus bestand aus 5 Therapietagen: Tag 1: Mitoxantron (10 mg/m^2, Infusionsdauer: 60 min; Novantron, Wyeth-Lederle, Münster), Tag 2 bis 4: Folinsäure (170 mg/m^2, Infusionsdauer 10 min; Leukovorin, Wyeth-Lederle, Münster) gefolgt vom 5-Fluorouracil (600 mg/m^2, Infusionsdauer: 120 min; Fluoroblastin, Wyeth-Lederle, Münster), Tag 5: Cisplatin (60 mg/m^2, Infusionsdauer; 60 min; Cisplatin-medac, Medac, Hamburg).

Die Staginguntersuchungen wurden in 3-monatigem Abstand während der Behandlung und der Beobachtungszeit durchgeführt.

Die gesamte mediane Überlebenszeit betrug 7,5 Monate. Bei den nichtresezierbaren UICC Stadium III Patienten betrug die mediane Überlebenszeit 12 Monate und war damit vergleichbar mit der medianen Überlebenszeit unserer resezierten UICC III historischen Kontrollpatienten (8,6 Monate). Die palliativ intraarteriell behandelten Patienten lebten allerdings signifikant länger als vergleichbare historische Kontrollpatienten, die aufgrund des lokalfortgeschrittenen Tumorwachstums nur einen palliativen operativen Eingriff ohne nachfolgende regionale Chemotherapie erhalten hatten und 4,8 Monate im Median lebten. Bei den Patienten mit Fernmetastasen hat sich gegenüber unseren historischen Kontrollen kein Überlebensvorteil abgezeichnet.

Eine partielle Tumorremission konnte bei 21% der Patienten beobachtet werden, während 38% einen stabilen Krankheitsverlauf und 41% eine Tumorprogression zeigten.

Die intraarterielle regionale Chemotherapie stellt auch in der palliativen Behandlung des Pankreaskarzinoms einen alternativen, jedoch experimentellen Therapieansatz dar.

Die bisher einzige publizierte randomisierte Studie zum Vergleich der intraarteriellen mit der systemischen Chemotherapie (Aigner et al. 1998) konnte einen Überlebensvorteil für die regional behandelten Patienten nachweisen (33 vs. 11 Wochen). Leider wurde die Studie frühzeitig abgebrochen und die publizierten Ergebnisse sind aufgrund der kleinen Zahl der rekrutierten Patienten kritisch zu beurteilen.

Die publizierten prospektiven Studien sind oft aufgrund der unterschiedlichen Therapiekonzepte, des nichthomogenen Patientenkollektivs und der Kriterien der Irresektabilität des Tumors schwer vergleichbar. Jedoch zeigen die Ergebnisse, dass mediane Überlebenszeiten bis zu 14 Monaten und Ansprechraten bis 65% mit diesem Konzept erzielbar sind. Außerdem kann eine sekundäre Resektabilität des Karzinoms bei gutem Ansprechen induziert werden.

Dem Ergebnis steht jedoch der technische Aufwand, die Akzeptanz und Kooperation der Patienten und die Logistik bzw. Organisation der Klinik gegenüber.

Aus unserer Erfahrung stellt das lokal fortgeschrittene, jedoch nicht metastasierte Pankreaskarzinom die Hauptindikation für eine lokoregionäre Behandlung dar.

9.6
Praktische Durchführung der intraarteriellen Therapie

Die regionale Chemotherapie stellt eine experimentelle, alternative Methode zur Behandlung von Patienten mit reseziertem bzw. lokal fortgeschrittenem nicht resektablem Pankreaskarzinom dar, welche derzeit nur im Rahmen von Studien durchgeführt werden sollte. Deshalb müssen die experimentelle Natur dieser Behandlung und die alternativen Behandlungskonzepte mit dem Patienten ausführlich besprochen werden (Patienteninformation und Einwilligungserklärung).

Chemotherapie ▶ Die Auswahl der verwendeten Zytostatika basierte in unseren Studien auf In-vitro-Sensibilitätstests an den Pankreaskarzinom-Zelllinien PMH 2/89 und PMH 3/89 (Link et al. 1992). In diesen Untersuchungen hatten sich, zusätzlich zum 5-Fluorouracil, Mitoxantrone und Cisplatin durch das Konzentrationswirkungsverhalten und die Wirksamkeit bei einer durch intraarterielle Chemotherapie erreichbaren Konzentration als für die regionale Therapie geeignet qualifiziert.

Technik der Perfusion ▶ An unserer Klinik wurde die Chemotherapie regional über einen in Seldinger-Technik in die A. femoralis eingebrachten und in den Truncus coeliacus vorgeschobenen Angiographiekatheter verabreicht (Abb. 9.1). Die Patienten wurden wie für eine konventionelle diagnostische Angiographie vorbereitet (abführende Maßnahmen

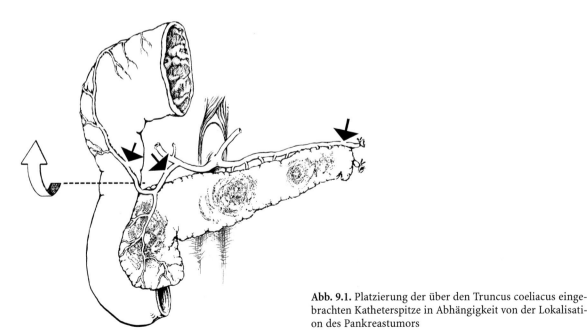

Abb. 9.1. Platzierung der über den Truncus coeliacus eingebrachten Katheterspitze in Abhängigkeit von der Lokalisation des Pankreastumors

am Tag vor der Therapie, Nahrungskarenz über 6 h, Rasieren der Punktionsstelle). Die Katheterlage wurde regelmäßig radiologisch kontrolliert: bei der Einlage, am Tag nach Kathetereinlage und bei korrekter Lage erst wieder vor der Gabe von Cisplatin am letzten Behandlungstag. Bestand eine Fehllage, wurde am nächsten Tag eine erneute Kontrolle vorgenommen. Die Kathetereinlage erfolgte in lokaler Anästhesie und unter Antibiotikaprophylaxe (z.B. Amoxicillin/Clavulansäure oder Cefuroxim).

Zur Vermeidung eines Katheterverschlusses sowie einer Thrombusbildung am Katheter wurden außerhalb der Zeiten der Chemotherapie-Infusionen etwa 20 000 IE Heparin/Tag infundiert. Zweimal täglich wurden die partielle Thromboplastinzeit (PTT) und die Prothrombinzeit (PTT) bestimmt und ggf. die Dosierung so angepasst, dass die PTT im oberen Normbereich lag.

Die Patienten erhielten die Behandlung über 5 Tage: In der Regel erfolgte die Kathetereinlage und die erste Infusion montags und die letzte Chemotherapie und Katheterzug freitags. Bei guter Toleranz der Chemotherapie wurden die Patienten beim ersten Zyklus 72 h und bei den folgenden Zyklen 24 h nach Katheterzug entlassen.

Zur Prophylaxe gastrointestinaler Ulzerationen erhielten die Patienten einen H2-Blocker bzw. einen Protonenpumpen-Hemmer. Als antiemetische Prophylaxe wurden 5 mg Tropisentron i. v. verabreicht.

Aufgrund des liegenden Infusionskatheters mussten die Patienten während jedes Therapiezyklus im Bett liegen.

Ein perkutan über ein in Seldinger-Technik in die A. subclavia eingebrachtes und in den Truncus coeliacus vorgeschobenes Portkatheter-System stellt eine alternative technische Möglichkeit zur Durchführung der regionalen Chemotherapie dar und kann dem Nachteil des Liegens abhelfen. Die Einlage eines solchen Systems ist jedoch technisch sehr anspruchsvoll und sollte von erfahrenen Operateuren bzw. Radiologen durchgeführt werden.

Eine Blutbildkontrolle erfolgte regelmäßig bei Therapiebeginn, am Tag 3 und 5, zweimal wöchentlich in der ersten Woche nach der Chemotherapie und dann einmal wöchentlich. Beim Auftreten einer Toxizität WHO Grad II wurde die Chemotherapiedosis um 20% reduziert, bei einer Toxizität=WHO Grad III wurde die Behandlung abgebrochen.

Bei Patienten mit reseziertem bzw. nichtresektablem Karzinom wurden ein Maximum von 6 bzw. 11 Zyklen geplant.

Eine Abdomensonographie wurde während jedes Zyklus durchgeführt. Zum 3. und 6. Zyklus wurde das Therapieergebnis anhand von Abdomen-/Pankreas-Computertomographien und Thorax-Röntgenuntersuchungen in 2 Ebenen entsprechend den Kriterien der Weltgesundheitsorganisation (WHO) bewertet (Miller et al. 1981). Zusätzliche Untersuchungen wurden bei Bedarf durchgeführt.

Komplikationen ▶ Bedingt durch die Kathetereinlage können an der Punktionsstelle oder am Zielgefäß Komplikationen wie Spasmen, Dissektionen oder Verletzungen mit Entwicklung von Hämatomen bzw. Thrombosen mit inkompletter bzw. kompletter Okklusion des Gefäßlumens auftreten.

Septische Komplikationen können als Abszess im Bereich der Punktionsstelle (Leiste) oder als Leberabszesse auftreten.

Chemoperfusionen über eine offene A. cystica bzw. A. gastrica oder gastroepiploica dextra können eine akute chemische Cholezystitis bzw. gastroduodenale Ulzerationen verursachen.

Die chemotherapiebedingten Nebenwirkungen sollen hier nicht im Einzelnen behandelt werden, da sie im Wesentlichen denen ähneln, die der systemischen Zytostatikagabe entsprechen.

Literatur

Abdel-Wahab M, El-Shennawy F, Agha S et al. (1999) Evaluation of cell mediated immunity in advanced pancreatic carcinoma before and after treatment with interleukin-2 (IL-2). Hepatogastroenterology 46:1293–1296

Ackermann NB (1990) The blood supply of experimental liver metastases. Am J Sur159:325–329

Aigner KR, Gailhofer S, Kopp S (1998) Regional versus systemic chemotherapy for advanced pancreatic cancer: a randomised study. Hepatogastroenterology 45:1125–1129

Andren-Sandberg A, Bäckmann PL (1996) Demographics of Pancreatic Cancer. In: Beger HG, Büchler MW, Schoenberg MH (eds) Cancer of the Pancreas: Molecular Biology, Recent Progress in Diagnostics and Therapy. Universitätsverlag, Ulm, pp 3–7

Andren-Sandberg A, Westerdahl J, Ihse I (1992) Recurrence after pancreatectomy for pancreatic cancer. Digestion (Abstract) 52:67

Arbruck SG (1990) Overview of chemotherapy for pancreatic cancer. Int J Pancreatol 7:209–222

Bakkevold KE, Arnesjo B, Dahl O, Kambenstand B (1993) Adjuvant combination therapy (AMF) following radical resection of carcinoma of the pancreas and papilla of Vater: results of a controlled, prospective randomised multicentre study. Eur J Cancer 29:698–703

Bassi C, Falconi M, Zamboni G, Iacono C, Talamini G, Pederzoli P (1996) How should we go about staging cancer in the future? In: Beger HG, Büchler MW, Schoenberg MH (eds) Cancer of the Pancreas: Molecular Biology, Recent Progress in Diagnostics and Therapy. Universitätsverlag, Ulm, pp 125–131

Becker V (1978) Editorial: Carcinoma of the pancreas and chronic pancreatitis. A possible relationship. Acta Hepatogastroenterol 25:257–259

Beger HG, Büchler MW, Friess H (1994) Chirurgische Ergebnisse und Indikation zu adjuvanten Maßnahmen beim Pankreaskarzinom. Chirurg 65:246–252

Beger HG, Gansauge F, Büchler MW, Link KH (1999) Intra-arterial adjuvant chemotherapy after pancreaticoduodenectomy for pancreatic cancer: significant reduction in occurrence of liver metastasis. World J Surg 23:946–949

Beger HG, Schlosser W, Friess HM, Büchler MW (1999) Duodenum-preserving head resection in chronic pancreatitis changes the natural course of the disease. Ann Surg 230:512–523

Berg JW, Connely RR (1979) Updating the epidemiologic data on pancreatic cancer. Sem in Oncol 6:275–283

Bernhard H, Jager AE, Bernhard G et al. (1995) Treatment of advanced pancreatic cancer with 5-fluorouracil, folinic acid and interferon alpha 2a: results of a phase II trial. Br J Cancer 71:102–105

Birk D, Schoenberg MH, Gansauge F, Formentini A, Fortnagel G, Beger HG (1998) Carcinoma of the head of the pancreas arising from the uncinate process. Br J Surg 85:498–501

Birk D. Roller S, Safi F, Beger HG (1996) Adenoma-Carcinoma-Sequence in Experimental Pancreatic Cancer. In: Beger HG, Büchler MW, Schoenberg MH (eds) Cancer of the Pancreas: Molecular Biology, Recent Progress in Diagnostics and Therapy. Universitätsverlag, Ulm, pp 91–98

Birk D, Beger HG, Fortnagel G, Hermanek P (1997) International documentation system for pancreatic cancer (IDS). The future in pancreatic cancer evaluation. Digestion 58:578–579

Blot WJ, Fraumeni JF, Stone BJ (1978) Geographic correlates of pancreas cancer in the United States. Cancer 42:373–380

Bronn D, Franklin R, Krishnan R et al. (1995) Rapid radiographic response in pancreatic cancer with concurrent continuous infusion 5-fluorouracil and cisplatin and hyperfractionated radiotherapy (Abstract) Proceedings ASCO 14:193

Bruckner HW, Kalnikcki S, Dalton J et al. (1993) Combined modality therapy increasing local control of pancreatic cancer. Cancer Investig 11:241–246

Burris HA, Moore MJ, Andersen J et al. (1997) Improvements in survival and clinical benefit with gemcitabine as first line therapy for patients with advanced pancreatic cancer: a randomised trial. J Clin Oncol 15:2403–2413

Cascinu S, Fedeli A et al. (1993) 5-Fluorouracil, leucoverin and Interferon alpha 2b in advanced pancreatic cancer: a pilot study. Ann Onc 4:83–84

Chen J, Baithun SI (1985) Morphological study of 391 cases of exocrine pancreatic tumours with special reference to the classification of exocrine pancreatic carcinoma. J Pathol 146:17–29

Chiari ST, Singer MV (1996) Epidemiology of Pancreatic Cancer: Role of Smoking, Alcohol, Beverages and Diet as Risk Factors. In: Beger HG, Büchler MW, Schoenberg MH (eds) Cancer of the Pancreas: Molecular Biology, Recent Progress in Diagnostics and Therapy. Universitätsverlag, Ulm, pp 17–29

Cubilla AL, Fitzgerald PJ (1984) Tumours of the exocrine pancreas. In: Hartmann WH, Sobin LH (eds) Atlas of tumour pathology, Second series, fasc. 19. Armed Forces Institute of Pathology, Washington DC, 220:162

DeCaprio JA, Arbruck SG et al. (1989) Phase II Study of weekly 5-fluorouracil (5-FU) and folinic acid (FA) in previously untreated patients with unresectable measurable pancreatic cancer (Abstract) Proceedings ASCO 8:100

Deutsche Krebsgesellschaft (2000) Exokrines Pankreaskarzinom. In: Hermanek P (Hrsg) Qualitätssicherung in der Onkologie. Zuckschwerdt, München Bern Wien New York, S 208–217

Ettinghausen SE (1995) Rationale for intraperitoneal chemotherapy in the treatment of adenocarcinoma of the pancreas. Reg Cancer Treat 8:20–24

Foo ML, Gunderson LL, Nagorney DM et al. (1993) Patterns of failure in grossly resected pancreatic ductal adenocarcinoma treated with adjuvant irradiation ± 5-fluorouracil. Int J Radiation Oncol Biol Phys 26:483–489

Gastrointestinal Tumor Study Group (1987) Further evidence of effective adjuvant combined radiation and chemotherapy following curative resection of pancreatic cancer. Cancer 59:2006–2010

Gebauer T, Ridwleski K, Fahlke J, Lippert H (1998) Locoregional and systemic therapy of advanced pancreatic carcinoma. Langenbecks-Arch-Chir-Suppl-Kongressbd. 115:1344–1347

Griffin JF, Smalley SR, Jewell W (1990) Patterns of failure after curative resection of pancreatic carcinoma. Cancer 66:56–61

Gudjonsson B (1987) Cancer of the pancreas: 50 years of surgery. Cancer 60:2284–2303

Hafström L, Ihse I, Jönsson PE et al. (1980) Intraarterial 5-FU infusion with or without oral testolactone treatment in unresectable pancreatic cancer. Acta Chir Scand 146:445–448

Heeckt P, Safi F, Binder T, Büchler M (1992) Freie intraperitoneale Tumorzellen beim Pankreaskarzinom – Bedeutung für den klinischen Verlauf und die Therapie. Chirurg 63:563–567

Hermanek P (Hrsg) (2000) Exokrines Pankreaskarzinom. In: Qualitätssicherung in der Onkologie: Diagnose und Therapie maligner Erkrankungen. Kurzgefasste interdisziplinäre Leitlinien. Im Auftrag der deutschen Krebsgesellschaft. Zuckschwerdt, München Bern Wien New York, pp 208–217

Howard JM, Jordan GL (1977) Cancer of the pancreas. Curr Probl Cancer 2:1

Isacoff WH, Reber H, Tompkins R et al. (1995) Continuous infusion (CI) 5-fluorouracil (5-FU), calcium leucoverin (LV), mitomycin c (Mito-c), and dipyridamole (D); treatment for patients with locally advanced pancreatic cancer. (Abstract) Proceedings ASCO 14:198

Ishikawa O, Ohigashi H, Imaoka S et al. (1997) Regional chemotherapy to prevent hepatic metastasis after resection of pancreatic cancer. Hepatogastroenterol 44:1541–1546

Ishikawa O, Ohigashi H, Sasaki Y et al. (1994) Is the long term survival rate improved by preoperative irradiation prior to Whipple's procedure for adenocarcinoma of the pancreatic head. Arch Surg 129:1075–1080

Japanese Pancreatic Society (1987) General rules for surgical and pathological studies on cancer of the pancreas. Kanehara,Tokyo

Kalser MH, Ellenberg SS (1985) Pancreatic cancer. Adjuvant combined radation and chemotherapy following curative resection. Arch Surg 120:899–903

Kayahara M, Nagakawa T, Ueno K, Otha T et al. (1993) An evaluation of radical resection for pancreatic cancer based on the mode of recurrence as determined by autopsy and diagnostic imaging. Cancer 72:2118–2123

Klinkenbill HG, Sahmound T, Pel R et al. (1999) Radiotherapy and 5-FU after curative resection for the cancer of the pancreas and peri-ampullary region: a phase III trial of the EORTC GITCCG. Ann Surg 230:776–784

Klöppel G (1984) Pancreatic, non endocrine tumours. In: Klöppel G, Heitz PhU (eds) Pancreatic pathology. Churchill Livingstone, Edinburgh, pp 79–113

Klöppel G (1997) Exokrines Pankreas. In: Remmele W (Hrsg) Pathologie, Vol 3, S 374 ff

Levison DA (1979) Carcinoma of the pancreas. J Pathol 129:203–223

Lillemoe KD, Barnes SA (1995) Surgical palliation of unresectable pancreatic carcinoma. Surg Clin North Am 75:953–968

Link KH, Gansauge F, Pilasch J, Beger HG (1997) Palliative and adjuvant regional chemotherapy in pancreatic cancer. Eur J Surg Oncol 23:409–414

Link KH, Gansauge F, Pillasch J, Beger HG (1994) Regional treatment of advanced nonresectable and of resected pancreatic cancer via celiac axis infusion. Dig Surg 11:414–419

Link KH, Kindler D, Hummel M, Büchler MW (1992) Dose response treatment studies with two pancreatic cell lines in vitro. Digestion 52:104

Lorenz M, Heinrich S, Staib-Sebler E et al. (2000) Regional chemotherapy in the treatment of advanced pancreatic cancer – is it relevant? Eur J Cancer 36:957–965

Louvet C, Beerblock K et al. (1993) High dose folinic acid, 5-fluorouracil bolus and infusion in advanced pancreatic adenocarcinoma: a pilot study. Eur J Cancer 29A:1217–1218

Lowenfals AB, Maisonneuve P, Cavallini G et al. (1993) Pancreatitis and risk of pancreatic cancer. N Engl J Med 328:1433–1437

Lygidiakis NJ, Berberabe AE, Spentzouris N et al. (1998) A prospective study using adjuvant locoregional chemoimmunotherapy in combination with surgery for pancreatic carcinoma. Hepatogastroenterology 45:2376–2381

Lynch HT, Fusaro L, Lynch JF (1992) Familial pancreatic cancer: a family study. Pancreas 7:511–515

MacMahon B (1982) Risk factors for cancer of the pancreas. Cancer 50:2676–2680

Maurer CA, Borner MM, Lauffer J et al. (1998) Celiac axis infusion chemotherapy in advanced nonresectable pancreatic cancer. Int J Pancreatol 23:181–186

Miller AB, Hoogstraten B, Staquet M et al. (1981) Reporting results of cancer treatment. Cancer 47:207–214

Moertel CG, Frytak S, Hahn RG et al. (1981) Gastrointestinal Tumour Study group: Therapy of locally unresectable pancreatic carcinoma: a randomised comparison of high dose (6000 reds) radiation alone, moderate dose radiation (4000 reds + 5-fluorouracil) and high dose radiation and 5-fluorouracil. Cancer 48:1705–1710

Moertel CG, Gunderson LL, Maillard JA et al. (1994) Early evaluation of combined fluorouracil and leucoverin as a radiation enhancer for locally unresectable, residual or recurrent gastrointestinal carcinoma. J Clin Oncol 12:21–27

Moore MJ, Erlichmann C, Kaizer L et al. (1993) A phase II Study of 5-fluorouracil, leucoverin and interferon alpha in advanced pancreatic cancer. Anticancer Drugs 4:555–557

Morohoshi T, Held G, Klöppel G (1983) Exocrine pancreatic tumours and their histological classification. A study based on 167 autopsy and 77 surgical cases. Histopathology 7:645–661

Muchmore JH, Preslan JE, George WJ (1996) Regional chemotherapy for inoperable pancreatic carcinoma. Cancer Suppl 78:664–673

Neoptolemos JP, Bramhall S, Lemoine N (1996) Molecular biology: Diagnostic and prognostic perspectives in pancreatic cancer. In: Beger HG, Büchler MW, Schoenberg MH (eds) Cancer of the Pancreas: Molecular Biology, Recent Progress in Diagnostics and Therapy. Universitätsverlag, Ulm, pp 199–211

Ohigashi H, Ishikawa O, Imaoka S et al. (1996) A new method of intraarterial regional chemotherapy with more selective drug delivery for locally advanced pancreatic cancer. Hepatogastroenterology 43:338–345

Ozaki H (1994) Modern surgical treatment of pancreatic cancer. Int J Pancreatol 16:121–129

Permert J, Larsson J, Westermark GT et al. (1994) Islet amyloid polypetide in patients with pancreatic cancer and diabetes. N Engl J Med 330:313–318

Smith L, Gazet JC (1980) Intraarterial chemotherapy for patients with inoperable carcinoma of the pancreas. Am Royal Coll Surg Engl 62:208–212

Takahashi S, Ogata Y, Miyazaki H et al. (1995) Aggressive surgery of pancreatic duct cell cancer: feasibility, validity, limitations. World J Surg 19:653–660

Theodors A, Bukowski RM, Hewlett S et al. (1982) Intermittent regional infusion of chemotherapy for pancreatic adenocarcinoma. Am J Oncol 5:555–558

UICC (1997) TNM-Klassifikation maligner Tumoren. 5 Aufl Wittekond Ch, Wagner G (Hrsg), Springer, Berlin Heidelberg New York Tokyo

Warshaw A, Fernandez Del Castillo C (1992) Pancreatic Carcinoma. N Engl J Med 326: 4 C (1992) Pancreatic Carcinoma. N Engl J Med 326:455–465

Warshaw AL (1991) Implication of peritoneal cytology for staging of early pancreatic cancer. Am J Surg 161:26–30

Weiss L, Harlos JP, Hartveit F, Maartmann-Moe H et al. (1992) Metastatic pattern from cancer of the pancreas: an analysis of 558 autopsies. Reg Cancer Treat 4:265–271

Whittington R, Bryer MP, Haller DG et al. (1991) Adjuvant therapy of resected adenocarcinoma of the pancreas. Int J Radiation Oncol Biol Phys 21:1137–1143

Wynder EL, Mabuchi K, Maruchi N, Fortner JG (1973) A case control study of cancer of the pancreas. Cancer 31:641–648

KOMMENTAR

Die Behandlungsergebnisse des Pankreaskarzinoms, besonders in Bezug auf das Langzeitüberleben, sind weiterhin unbefriedigend. Das operationstechnische Vorgehen bei resektablem Tumor lässt sich technisch nicht mehr verbessern, so dass nur durch adjuvante Maßnahmen eine Verbesserung der Ergebnisse zu erreichen ist. Die regionale Chemotherapie in der Technik von Ishikawa (1997) stellt hierbei einen interessanten Ansatz dar, da er zeigen konnte, dass man durch die simultane regionale Chemotherapie über die V. portae und die A. hepatica das spätere Auftreten von Lebermetastasen signifikant reduzieren kann. Das Lokalrezidiv und die Peritonealkarzinose als 2 weitere bedeutende Tumorrückfallorte werden jedoch nicht beeinflusst. Aus diesem Grunde muss man überlegen, ob man die adjuvante regionale Chemotherapie nicht mit einer weiteren Option, z. B. der hyperfraktionierten Radiotherapie bzw. einer intraperitonealen Chemotherapie kombinieren sollte. Überprüfenswert wäre auch eine Kombination von regionaler und systemischer Chemotherapie mit den neueren chemotherapeutischen Substanzen. Um sehr rasch valide Daten zu erhalten, sollten für die adjuvante Situation unbedingt Studien auf den Weg gebracht werden.

Das lokal fortgeschrittene Pankreaskarzinom ohne Fernmetastasierung stellt die Hauptindikation für eine regionale Chemotherapie im Sinne einer neoadjuvanten Therapie dar. Bei Erreichen einer Regression kann anschließend chirurgisch vorgegangen werden. Die Katheterplatzierung sollte in dieser Situation interventionell erfolgen. Da diese Patientengruppe in der Regel sehr klein ist und aufgrund des unterschiedlichen Ausmaßes des Lymphknotenbefalls aus tumorbiologischer Sicht eine sehr inhomogene Gruppe darstellt, kann man nicht erwarten, ausreichend viele Patienten zu erhalten, um aussagekräftige Studien vorlegen zu können. Deshalb sollte man vorerst auf Therapieschemata zurückgreifen, die sich in der palliativen Situation bewährt haben.

Zwar konnte die regionale Chemotherapie in der Palliativsituation deutlich bessere Ansprechraten zeigen als die systemische Chemotherapie, die Überlebensverlängerung ist jedoch, wenn sie überhaupt nachweisbar ist, nur marginal. Es sind deshalb dringend neue Therapiekonzepte zu überprüfen, z. B. eine Kombination von regionaler Chemotherapie mit Radiotherapie und sequenzieller systemischer Chemotherapie, da die derzeit empfohlenen systemischen Mono- und Kombinationschemotherapien keine überzeugenden Ergebnisse aufweisen.

Die Ergebnisse der Radiochemotherapie, empfohlen von der Deutschen Krebsgesellschaft als wirksamste Therapiemöglichkeit, sind mit medianen Überlebenszeiten von 12 Monaten bei deutlicher Belastung der Lebensqualität wenig überzeugend.

Primäre Lebertumoren

U. Gallkowski, J. Rudolph, G. Layer

Die intraarterielle Chemoembolisation stellt eine mögliche palliative Therapieoption für das inoperable hepatozelluläre Karzinom dar. Voraussetzung für einen sinnvollen Einsatz dieser Therapie ist eine genaue Kenntnis über die sonstigen, alternativen, palliativen Behandlungsmöglichkeiten.

Eine Standardtherapie bezüglich der verwendeten Chemotherapeutika, Embolisationsstoffe und deren Kombinationen gibt es nicht. Keine verwendete Kombination hat sich in der Literatur als deutlich überlegen gezeigt. Vielmehr ist eine große persönliche Erfahrung des behandelnden Arztes für eine effektive und sichere Durchführung dieser Therapie notwendig. Die Kenntnis der Gefäßanatomie der Leber mit allen Variationen sowie das Wissen um potenzielle Komplikationen und Nebenwirkungen können diese Therapieoption zu einem wichtigen Baustein in der palliativen Therapie des inoperablen hepatozellulären Karzinom machen. Negative Darstellungen der Chemoembolisation sind sehr häufig auf vermeidbare Komplikationen und mangelhafte Überwachung zurückzuführen.

10.1
Epidemiologie und Ätiologie

Primäre Lebertumoren stellen die vierthäufigste Tumorentität weltweit dar (Parkin 1992). Das *hepatozelluläre Karzinom* (HCC) ist der mit Abstand häufigste histologische Typ mit ca. 80% Anteil an den primären Lebermalignomen, gefolgt von den cholangiozellulären Karzinomen und den Angiosarkomen (Parkin et al. 1993). Die Inzidenz des HCC (Tabelle 10.1) unterliegt extremen regionalen Schwankungen. Sie ist in Afrika und Asien etwa 8-mal so hoch wie in Europa oder den USA (Muir et al. 1989). Männer sind deutlich häufiger betroffen als Frauen.

Tabelle 10.1. Alterskorrigierte Inzidenzraten für das HCC. (Nach Muir 1989)

Region	Männer	Frauen
	(Erkrankungen pro 100 000 Einwohner)	
Europa	1,6–7,9	0,8–2,7
Asien	2,1–34,4	0,7–11,6
Afrika	10,5–11,3	3,0–30,8
Nord-/Mittelamerika	2,8–5,1	1,4–2,2
Südamerika	3,8–9,2	2,5–8,3

Weltweit steigt die Inzidenz des HCC, insbesondere der Anteil der nicht-HbsAg-assoziierten Erkrankungen (Okuda 1992). So wurde in Japan eine Steigerung um 70% für die letzten 10 Jahre errechnet (Tsukuma et al. 1993). Die Mortalität der Erkrankung schwankt zwischen 1,9/100 000 in Europa und den USA und bis zu 150/100 000 in weiten Teilen Asiens.

Der wichtigste ätiologische Faktor des HCC ist die chronische Infektion mit dem Hepatitis-B- (Beasley et al. 1981; Lutwick 1979; Munoz u. Bosch 1987; Tabor et al. 1991; IARC 1994) und -C-Virus (Zavitsanos et al. 1992; Tabor 1992; Di Bisceglie 1997). Die Hepatitisdurchseuchung ist in den Entwicklungs- und Schwellenländern deutlich höher als in den Industriestaaten. Schätzungen gehen von einem etwa 20-mal höheren relativen Risiko der Hepatitisinfektion in Asien und Afrika im Vergleich zu Europa und den USA aus. Virusträger entwickeln fast 100-mal häufiger ein HCC als Nichtinfizierte (Di Bisceglie et al. 1988).

Grundlage für die HCC-Entstehung scheint die Leberzirrhose zu sein (Tabor 1992; Di Bisceglie 1997). Dementsprechend gelten auch Leberzirrhosen anderer Genese als Risikofaktor für die Entwicklung eines HCC (Zaman et al. 1985; Kew 1984; Colombo et al. 1991). Exzessiver Alkoholkonsum erhöht die Gefahr, an einem HCC zu erkranken, signifikant (Adami et al. 1992). Ein Zusammenhang mit dem Rauchen wird zwar vermutet, konnte aber bis heute nicht eindeutig bewiesen werden (Austin 1991). Obwohl primär biliär bedingte Leberzirrhosen häufiger in ein cholangiozelluläres Karzinom münden, wird auch die Entstehung von HCCs beobachtet. Metabole Erkrankungen, die mit der Entstehung einer Leberzirrhose assoziiert sind, bedingen ebenfalls ein erhöhtes Risiko, an einem HCC zu erkranken. Dazu zählen die Hämochromatose, der M. Wilson, der a_1-Antitrypsinmangel, die Tyrosinämie, die Porphyrie und Glykogenosen. Bewiesene Risikofaktoren sind weiter das in den Jahren 1930 bis 1950 verwendete Röntgenkontrastmittel Thorotrast (Van Kaick et al. 1986) und der Konsum aflatoxinbelasteter Nahrung (Lutwick 1979; Linsell 1979). Statistisch positive Zusammenhänge werden außerdem für Steroidhormone, orale Kontrazeptiva, erhöhten Fleischkonsum und Erkrankung an Diabetes mellitus berichtet.

Wichtigste ätiologische Faktoren des HCC
- Hepatitis-B/C-Infektion
- Leberzirrhose
- Alkoholkonsum
- Hämochromatose
- Aflatoxinintoxikation
- Thorotrastose
- Steroidhormaneinnahme.

Das *fibrolamelläre Karzinom* (FLC) ist eine weniger bösartige Variante des HCC. Es wurde erstmals 1956 von Edmonson beschrieben. Frauen sind von der Erkrankung häufiger betroffen als Männer und die Patienten sind jünger als solche mit HCC (Craig et al. 1980). Die Prognose ist deutlich besser im Vergleich mit dem HCC. Die mittlere Überlebenszeit liegt nach Resektion bei 4 Jahren (Ringe et al. 1992).

Das *cholangiozelluläre Karzinom* (CCC) entsteht peripher im Leberparenchym oder zentral in der Hepatikusgabel. Im letzteren Fall spricht man auch von einem Klatskin-Tumor. Die Ätiologie des CCC ist bisher nicht geklärt. Häufig findet man den Tumor nach Thorotrastexposition und bei chronisch entzündlichen Veränderungen des biliären Systems (z. B. primär biliärer Zirrhose). Am weitesten verbreitet ist der Tumor in Teilen Südost- und Osteuropas, wo eine Assoziation zur Wurminfektion mit Clonorchis sinensis und Opisthorchis viverreni besteht (Parkin et al. 1993). Auch eine Infektion des Gallengangsystems mit Salmonellen soll mit dem Auftreten des zentralen CCC korrelieren.

Im Vergleich zu den Karzinomen sind Sarkome der Leber sehr selten. Nach größeren Autopsiestudien stellen sie nur 1,8% aller primären Lebermalignome (Alrenga 1975). Seit 1974 ist der kausale Zusammenhang zwischen Vinylchloridtoxizität und Angiosarkomen bekannt (Creech u. Johnson 1974; Lelbach 1996; Lee et al. 1996). Als weitere ätiologische Faktoren für diesen hochmalignen Tumor sind außerdem Thorotrast und Arsen nachgewiesen.

10.2
Pathologie

Die Regenerationsreserve des normalen Lebergewebes, bestehend aus epithelialen und mesenchymalen Zellen, ist die Grundlage für lokal überschießendes Wachstum. Sowohl gut- als auch bösartige herdförmige Leberveränderungen entwickeln sich häufiger durch Proliferation epithelialer Zelltypen, sei es vom Hepatozyten oder vom Gallengangepithel ausgehend.

Von den ca. 30 heute definierten Tumorentitäten der Leber sollen hier nur die häufigsten genannt werden.

10.2.1
Epitheliale Tumoren

Hepatozelluläres Karzinom ▶ In der überwiegenden Mehrzahl der Fälle entsteht das *hepatozelluläre Karzinom* in zirrhotisch umgebauten Organen. Eine Sequenz vom adenomatösen Regeneratknoten über den dysplastischen Knoten zum manifesten HCC wurde als These formuliert (Kojiro et al. 1991; Choi et al. 1993). Dafür spricht, dass die Mehrzahl der kleinen HCCs (< 2 cm) gut differenziert sind und die Häufigkeit der entdifferenzierten Tumoren mit der Größe zunimmt. Das knotenbildene Wachstum in präformierten Zirrhoseknoten und die Tendenz, intrahepatisch zu metastasieren, ist für das HCC charakteristisch. Allerdings ist die Unterscheidung zwischen intrahepatischer Metastase und metachronen oder syn-

Tabelle 10.2. Pathologische Klassifikation des HCC. (Nach Kojiro 1987)

Typus	[%]
Infiltrativer Typ	33
Expansiver Typ	18
Singulär knotig	
Multinodal	
Gemischt infiltrativ-expansiver Typ	33
Singulär knotig	
Multinodal	
Diffuser Typ	5–17
Spezifischer Typ	3
Gestielt	
Portaler Thrombustumor	

Tabelle 10.3. Charakteristische Unterschiede zwischen HCC und FLC

	HCC	FLC
Alter	>50 Jahre	<40 Jahre
Geschlechtsverteilung (m:w)	3,5:1	1:1
Nichttumoröse Leber	>75% Zirrhose	Normal
Tumormarker	>75% erhöht	Normal
Pathologie		
Fibrose	Nein	Ja
Zytologie	Variabel	Azophil
Tumorausdehnung	Oft disseminiert	Lokalisiert
MÜLZ	Ca. 6 Monate	>4 Jahre

chronen Zweittumoren oft nicht möglich (Yamamoto et al. 1993). Die Entstehung der intrahepatischen Metastasen wird durch Pendelblut in zirrhotischen Lebern erklärt. Der häufigste Ort einer Fernmetastasierung des HCC ist mit bis zu 25% die Lunge (Kew 1987), der Knochen mit 5–20% (Kew 1987; Gattuso et al. 1988). Der Einbruch des HCC in die Lebervenen mit dadurch bedingten Tumorembolien scheint eine Erklärung für die häufigen Lungenmetastasen zu sein. Die Abgrenzung des cholangiozellulären Karzinoms vom hepatozellulären Karzinom erscheint durch die bei beiden auftretenden mikroduktulären Strukturen histologisch problematisch. Durch den immunhistochemischen Nachweis verschiedener Zytokeratine und kanalikulärer Oberflächenstrukturen ist die Differenzierung jedoch möglich.

Makroskopisch unterscheidet man nach Kojiro (1987) derzeit 5 Typen des HCC (Tabelle 10.2). Die WHO unterscheidet nach mikroskopischen Kriterien nur 4 Differenzierungsgrade, wobei die WHO-Klassifikation noch zusätzlich den morphologischen Zelltyp miteinbezieht.

WHO-Klassifikation der primären malignen Lebertumoren
A) Epitheliale Tumoren
  1) Hepatozelluläres Karzinom (Leberzellkarzinom)
  2) Cholangiokarzinom (intrahepatisches Gallengangskarzinom)
  3) Zystadenokarzinom der Gallengänge
  4) Kombiniertes hepatozelluläres und Cholangiokarzinom
  5) Hepatoblastom
  6) Undifferenziertes Karzinom
B) Nichtepitheliale Tumoren
  1) Hämangiosarkom
  2) Embryonales Sarkom
  3) Andere
C) Sonstige maligne Tumoren
  1) Teratom
  2) Karzinosarkom
  3) Andere
D) Unklassifizierte Tumoren.

Überwiegend in der nichtzirrhotischen Leber entsteht das *fibrolamelläre Karzinom (FLC)*. Es gilt als Subtyp des HCC und macht nur 1–2% aller HCC aus. Die Tumorzellen enthalten im Zytoplasma große Mengen von pathologisch veränderten Mitrochondrien, welche für die Azophilie des Zytoplasmas und den „onkozytären" Aspekt dieser Zellen verantwortlich sind. Der Tumor wächst vorwiegend expansiv und hat aufgrund der häufigen Operabilität gegenüber dem HCC die deutlich bessere Prognose (Tabelle 10.3).

Cholangiozelluläres Karzinom ▸ Periphere *cholangiozelluläre Karzinome (CCC)* sind Adenokarzinome und gehen von der Wand der Gallengangsäste mindestens zweiter Ordnung aus. Sie stellen die Minderheit aller Cholangiokarzinome mit einem Anteil von etwa 10% (Farley et al. 1995; Nakeeb et al. 1996) dar. Die topographische Lage der Gallengangskarzinome bestimmt die Symptomatik. Während periphere Tumoren lange Zeit symptomlos bleiben, machen zentrale Tumoren durch einen Verschlussikterus relativ frühzeitig Symptome. Die Stenosierung der Gallengänge resultiert aus einer komprimierenden Schrumpfung des durch den Tumor induzierten Bindegewebes oder aber durch ein direktes intraluminales Tumorwachstum.

Statistisch verlässliche Daten liegen für periphere CCC aufgrund der Seltenheit nicht vor. Nach allem was man weiß ist die Prognose der des HCC vergleichbar. Der Tumor wächst charakteristischerweise früh invasiv in die Gefäße ein, ist jedoch im Gegensatz zum HCC in etwa zwei Drittel der Fälle deutlich hypovaskulär. Vier Typen werden unterschieden: infiltrativ, nodulär, diffus und periduktal (Sugihara u. Kojiro 1987).

10.2.2
Nichtepitheliale Tumoren

Die nichtepithelialen Tumoren der Leber unterscheiden sich nicht grundsätzlich in der Struktur und ihrer Dignität von den Weichgewebstumoren anderer Lokalisationen.

Das Hämangiosarkom der Leber ist mit ca. 200 jährlich nachgewiesenen Fällen sehr selten, jedoch das häufigste Sarkom der Leber. Der Tumor wird durch exogene Noxen wie Thorotrast, Vinylchlorid und Arsen induziert. Makroskopisch ist die Leber gräulich-weißlich verfärbt und durchsetzt mit Hämorrhagien. Mikroskopisch handelt es sich um maligne Endothelzellverbände, die spindelzellig oder irregulär begrenzt imponieren. Das Wachstum geschieht entlang präformierter Gefäßkanäle oder Sinus.

10.3
Stadieneinteilung des HCC und klinische Symptomatologie maligner Lebertumoren

Die Einteilung des HCC nach der TNM-Klassifikation bzw. der UICC-Stadieneinteilung (UICC 1997) wird relativ selten angewendet (Tabelle 10.4). Klinisch weiter verbreitet ist die Okuda-Klassifikation (Okuda et al. 1984). Diese Klassifikation (Tabelle 10.5) berücksichtigt neben dem Tumor auch die Einschränkung der Leberfunktion.

Die klinischen Zeichen des HCC sind uncharakteristisch (s. unten; Okuda et al. 1984). Bei Auftreten klinischer Symptome ist die Erkrankung bereits weit fortgeschritten. Neben allgemeinen tumorbedingten Symptomen wie Leistungsknick und Gewichtsverlust treten auch spezifische Symptome auf. Dies betrifft eine Bauchumfangsvermehrung (Aszites bei etwa der Hälfte der Patienten) mit Völlegefühl und Oberbauchschmerzen, die in der Regel durch einen Leberkapselschmerz bei Hepatomegalie hervorgerufen werden. Der Ikterus und Erbrechen sind Zeichen des fortgeschrittenen Stadiums.

Klinische Symptomatologie von Lebertumoren
- Uncharakteristisch!
- Leistungsknick
- Gewichtsverlust
- Bauchumfangsvermehrung (Aszites)
- Oberbauchschmerzen (Leberkapselspannungsschmerz)
- Ikterus.

Obwohl zum Zeitpunkt einer Autopsie in etwa 20% der Fälle Lungen- oder Knochenmetastasen vorliegen (Kew 1987), ist es ungewöhnlich, dass Patienten mit HCC primär mit Luftnot oder Knochenschmerzen auffällig werden.

Andere primäre Lebermalignome zeigen eine dem HCC vergleichbare Symptomatologie. Bei zentralem oder diffusem Gallengangskarzinom stehen häufiger Cholestaseprobleme mit erhöhten Laborwerten (Bilirubin, Alk. Phosphatase) und Ikterus im Vordergrund. Periphere Cholangiokarzinome zeigen erst spät und unspezifisch, meist in Form eines mäßigen Leberkapselschmerzes (Berdah et al. 1996), Symptome.

10.4
Prognosefaktoren

Die Prognose des HCC ist allgemein schlecht. Unbehandelt hängt sie vor allem von der Tumorgröße und der Leberfunktion an (Barbara et al. 1992). Entsprechend dem Schweregrad der Leberzirrhose, klassifiziert nach Child-Pugh (Tabelle 10.6), ist häufig die Grunderkrankung und nicht der maligne Tumor lebenslimitierend.

Tabelle 10.4. TNM-Klassifikation und UICC-Stadieneinteilung des HCC. (Aus UICC 1997)

TNM-Klassifikation

TX	Primärtumor kann nicht beurteilt werden
T0	Kein Anhalt für Primärtumor
T1	Solitärer Tumor 2 cm oder weniger in größter Ausdehnung, ohne Gefäßinvasion
T2	Solitärer Tumor 2 cm oder weniger in größter Ausdehnung, mit Gefäßinvasion; *oder* multiple Tumoren, begrenzt auf einen auf einen Lappen, keiner mehr als 2 cm in größter Ausdehnung, ohne Gefäßinvasion; *oder* solitärer Tumor mehr als 2 cm in größter Ausdehnung, ohne Gefäßinvasion
T3	Solitärer Tumor mehr als 2 cm in größter Ausdehnung, mit Gefäßinvasion; *oder* multiple Tumoren, begrenzt auf einen Lappen, keiner mehr als 2 cm in größter Ausdehnung, mit Gefäßinvasion; *oder* multiple Tumoren, begrenzt auf einen Lappen, einer davon mehr als 2 cm in größter Ausdehnung, mit oder ohne Gefäßinvasion
T4	Multiple Tumoren in mehr als einem Lappen, oder Tumor(en) mit Befall eines größeren Astes der V. portae oder Vv. hepaticae; *oder* Tumor(en) mit Invasion von Nachbarorganen ausgenommen Gallenblase; *oder* Tumor(en) mit Perforation des viszeralen Peritoneums
NX	Regionäre Lymphknoten können nicht beurteilt werden
N0	Keine regionären Lymphknotenmetastasen
N1	Regionäre Lymphknotenmetastasen (die regionären Lymphknoten sind die Lymphknoten am Leberhilus)
MX	Fernmetastasen können nicht beurteilt werden
M0	Fernmetastasen

UICC-Stadieneinteilung

Stadium I	T1	N0	M0
Stadium II	T2	N0	M0
Stadium IIIA	T3	N0	M0
Stadium IIIB	T1	N1	M0
	T2	N1	M0
	T3	N1	M0
Stadium IVA	T4	jedes N	M0
Stadium IVB	jedes T	jedes N	M1

Tabelle 10.5. Stadieneinteilung des HCC. (Nach Okuda 1984)

Kriterien	Stadien
Tumorgröße >50% des Lebervolumens	I: Kein Kriterium
Aszites	II: Bis 2 Kriterien
Albumin <3 g/dl	III: Mehr als
Bilirubin >3 mg/dl	2 Kriterien

Tabelle 10.6. Child-Pugh-Klassifikation der Leberzirrhose

Parameter	1 Punkt	2 Punkte	3 Punkte
Aszites	Kein	Gering	Ausgeprägt
Serum-Bilirubin [mg/dl]	<2	2–3	>3
Quick-Wert [%]	>50	30–50	<30
Serum-Albumin [g/dl]	>3,5	2,8–3,5	<2,8
Enzephalopathie	Leicht	Deutlich	Ausgeprägt

Stadien	Punkte
Child A	≤6
Child B	7–9
Child C	>9

Die Tumorverdopplungszeit wird in Asien (102 Tage) und Westeuropa (204 Tage) etwas unterschiedlich angegeben (Okazaki 1989; Sheu et al. 1985; Ebara et al. 1996; Barbara et al. 1992). Trotz relativ langsamer Tumorverdopplungszeit beträgt bei fortgeschrittenen Malignomen die mittlere Überlebenszeit dennoch selten mehr als ein halbes Jahr (Colloredo-Mels et al. 1993; Okuda et al. 1985; Falkson et al. 1988; Chlebowski et al. 1984; Calvet et al. 1990; Stuart et al. 1996). Nur etwa 10% aller Patienten, praktisch alle im Stadium Okuda I überleben unbehandelt mehr als ein Jahr.

Längere Überlebenszeiten erreichen Patienten mit Tumoren <5 cm und operierten Patienten (Barbara et al. 1992; Marcos-Alvarez et al. 1996). Bei kleinen Tumoren überleben 30% in den Stadien

Child B/C und mehr als 80% im Stadium Child A 2 Jahre (Barbara et al. 1992). Die 5-Jahresüberlebensrate nach Operation wurde in den letzten Jahren von etwa 10% auf 40% gesteigert (Malt 1985; Stuart et al. 1996). Trotz einer früheren Diagnose des HCC durch verbesserte bildgebende Verfahren in den letzten Jahren (Bartolozzi et al. 1995) sind nur ein Drittel der Tumoren operabel.

Bei der Betrachtung von Prognosefaktoren muss also zwischen der größeren Gruppe der Patienten, die nicht chirurgisch therapierbar sind, und den Patienten, die einer Leberresektion bzw. einer Lebertransplantation zugeführt werden können, unterschieden werden.

Wichtigster Prognosefaktor bei nichtoperierten Patienten ist die anatomische Ausdehnung eines Leberzellkarzinoms, wie sie in der TNM-Klassifikation oder anderen Klassifikationen erfasst wird (Iwatsuki et al. 1991; Ringe et al. 1992). Viele Studien klassifizieren nicht nach dem internationalen TNM-System, sondern untersuchen einzelne Parameter wie Tumorgröße und -multiplizität, die Invasion von Gefäßen oder das Vorhandensein von Metastasen (Akashi et al. 1991; Calvet et al. 1990; Nomura et al. 1989; Liver Cancer Study Group of Japan 1994). Ein internationaler Vergleich der Ergebnisse solcher Studien ist aus diesem Grund extrem eingeschränkt. Nach multivariaten Analysen sind das Alter, das Vorbestehen einer Leberzirrhose, Aszites und erhöhtes Bilirubin, Blut-Harnstoff- und GPT-Werte weitere Einflussgrößen auf die Prognose (Calvet et al. 1990; Chlebowski et al. 1984; Sutton et al. 1988; Barbara et al. 1992; Hatanaka et al. 1995). Nach univariaten Analysen fließen außerdem noch das Geschlecht, der Allgemeinzustand und verschiedene andere Laborparameter in die Prognose mit ein (Falkson et al. 1988; Calvet et al. 1990; Akashi et al. 1991; Nomura et al. 1989; Sutton et al. 1988; Stuart et al. 1996). Ein HCC auf dem Boden einer chronischen Hepatitis-C-Infektion ist häufiger mit einer Leberzirrhose und mit einer schlechteren Prognose assoziiert als solche auf dem Boden einer Hepatitis-B-Infektion (Shiratori et al. 1995). Auch im Fall einer extrahepatischen Metastasierung eines HCC wird die Prognose weitgehend durch die hepatische Tumormanifestation bestimmt (Okusaka et al. 1997). Ein Knochenbefall beeinflusst z. B. nur sehr selten den Krankheitsverlauf, auch wenn sich die Prognose für die Lebenserwartung statistisch weiter verschlechtert. Dies scheint jedoch eher auf das fortgeschrittene Tumorleiden der Leber zurückzuführen sein.

Bei operierten Patienten stellte die zahlenmäßig mit Abstand größte Untersuchung der „Liver Cancer Study Group of Japan" (1994) als wichtigste pädiktive Faktoren für das Überleben von HCC-Patienten (s. Übersicht) bei etwa 5800 Fällen die Höhe des AFP im Serum, die Tumorgröße, die Anzahl der Tumoren, eine begleitende Leberzirrhose, das Lebensalter, die chirurgische Resektabilität und ein Tumoreinbruch ins Pfortadersystem fest. In den letzten Jahren konnte eindeutig nachgewiesen werden, dass Patienten mit R0-Resektion des HCC oder Patienten mit Tumoren < 5 cm durch eine Lebertransplantation signifikant bessere Überlebenszeiten aufwiesen als Patienten, die keiner operativen Therapie mehr zugeführt werden konnten (Marcos-Alvarez et al. 1996; Bruix 1992). Dies war bis vor einigen Jahren sehr kontrovers diskutiert worden (Cottone et al. 1989).

Ungünstige Prognoseparameter des HCC
- Inoperabilität
- Unvollständige Resektion
- Tumormultiplizität
- Tumorgröße
- Vorbestehende Leberzirrhose
- Hohes Alter
- Aszites
- Erhöhte Werte von Bilirubin, Blut-Harnstoff und GPT.

Molekulare Marker haben als Prognosefaktoren bei primären malignen Lebertumoren noch nicht ihren Weg in die klinische Routine gefunden.

Zusammenfassend bleiben als entscheidende prognostische Faktoren für den klinischen Verlauf des HCC die anatomische Tumorausbreitung, der AFP-Serumspiegel und die R-Klassifikation nach Resektion.

Die Prognose des *fibrolamellären Karzinoms FLC* ist deutlich besser als die des HCC (Tabelle 10.7). Die prognostische Wertigkeit der anatomischen Ausbreitung und damit der Operabilität gelten hier genauso wie für alle anderen Lebermalignome. Andere Faktoren sind jedoch nicht mit denen des HCC vergleichbar, da der Tumor z. B. nicht zirrhoseasso-

Tabelle 10.7. Prognose des HCC

Stadium (TNM)	Ohne Therapie [%]	Resektion [%]	Überleben nach 3 Jahren	
			Transplantation [%]	Lokale Chemotherapie [%]
I/II	15	40–75	60–75	ca. 50
III	<10	50	40	<10
IVA	0	10–20	10–20	0
IVB	0	<10	Entfällt	Entfällt

ziiert ist, das Lebensalter der Patienten im Durchschnitt deutlich geringer und der Allgemeinzustand damit zumeist besser ist. Systematische Studien zu Prognosefaktoren für das *FLC* liegen nicht vor.

Die Prognose des *cholangiozellulären Karzinoms* hängt von der Lokalisation und der Möglichkeit der chirurgischen Resektion ab, ist jedoch schlechter einzuschätzen als die des HCC (Carriaga u. Henson 1995; Chu et al. 1997). Für periphere Tumoren ist nach einer europäischen Studie ein Überleben 5 Jahre nach Diagnosestellung in einem Drittel der Fälle zu erwarten. Die mittlere Überlebenszeit beträgt 15 Monate (Berdah et al. 1996). Eine asiatische Studie mit 41 Patienten kommt zu ähnlichen Ergebnissen: 5-Jahresüberlebensrate 27%, mittlere Überlebenszeit 23 Monate. Die Prognose der Erkrankung hängt ähnlich wie beim HCC in erster Linie von der anatomischen Ausbreitung ab (Chou et al. 1995). Patienten mit klar definiertem Tumorabsetzungsrand nach Resektion und negativen hilären Lymphknoten hatten signifikant bessere Überlebensraten. Zusätzlich ist prognostisch günstig ein ungehinderter Galleabfluss und die fehlende mikroskopische Gefäßinvasion.

10.5 Therapeutische Optionen maligner Lebertumoren

10.5.1 Operative Therapie

Therapeutisches Verfahren der ersten Wahl bei allen malignen Lebertumoren ist eine vollständige operative Tumorresektion. Sie gilt derzeit als einziges potenziell kuratives Therapieverfahren (Simonetti et al. 1997). In Frage kommen entweder eine atypischen Leberteilresektion, eine anatomische Leberresektion oder die vollständige Hepatektomie mit orthotoper Lebertransplantation (Bronowicki et al. 1996; McPeake et al. 1993).

Die funktionelle Leberreserve ist bei der Operationsindikation zu berücksichtigen. Sie spielt jedoch in der Praxis nur bei der Resektion der zirrhotischen Leber eine nennenswerte Rolle (Iwatsuki et al. 1983; Nagasue et al. 1993). Problem ist, dass die präoperative Einschätzung der postoperativen Leberfunktionsreserve derzeit noch unzuverlässig ist (Okamoto et al. 1987). Aus der Child-Klassifikation lassen sich allerdings gewisse Regeln für das chirurgische Vorgehen ableiten. Bei Child-C-Patienten ist jeder Eingriff mit höchstem Risiko verbunden, bei Child-B-Patienten ist eine Beschränkung auf eine Segment- oder atypische Resektion ratsam.

In der nichtzirrhotischen Leber ist nach Resektion mit einer Regeneration des verbleibenden Lebergewebes zu rechnen, nicht dagegen in der zirrhotischen Leber. Grundsätzlich kann davon ausgegangen werden, dass höchstens drei Viertel einer Leber mit normaler Funktion reseziert werden kann, ohne dass eine postoperative Dekompensation eintritt.

Neben den anatomischen Resektionsverfahren, wie der Segmentresektion, der rechts- und linksseitigen Lobektomie oder Hemihepatektomie, können Tumorenukleationen, bzw. die atypische Resektion durchgeführt werden. Die Ex-situ-Operation hat noch experimentellen Charakter (Pichlmayr et al. 1988).

Für die multifokale Form des HCC werden 2 grundsätzliche Ausbreitungswege diskutiert. Die intrahepatische Metastasierung soll über eine portale Infiltration zur Dissemination in die Leber führen. Demnach wäre grundsätzlich die Resektion aller vom HCC befallenen Segmente zu fordern (Makuuchi et al. 1985; Ozawa et al. 1991). Dies gilt auch für kleine Tumoren. Für die zirrhotische Leber wird aber auch eine multizentrische Tumorentstehung diskutiert (Borzio et al. 1995; Hsu et al. 1991). Unter der Annahme dieser Theorie sollte bei singulärem Befall eine atypische Resektion zu gleich guten Ergebnissen führen (Sheen et al. 1996) und der eingeschränkten Leberfunktion wurde zusätzlich Rechnung getragen. Der einzuhaltene Sicherheitsabstand bei der Resektion eines HCC ist nicht definiert (Lai u. Wong 1994). Ein Abstand von 1 cm zwischen Tumor und Resektionsrand wird aber von den meisten Autoren als ausreichend angesehen. Unter der Annahme einer multizentrischen Entstehung des HCC könnte theoretisch die Lebertransplantation Vorteile gegenüber einer Resektion erbringen. Gute Egebnisse einer vergleichenden, jedoch nicht randomisierten Studie (Bismuth et al. 1993) sprechen für dieses Konzept. Ob durch eine postoperative adjuvante Chemoembolisation die Überlebenszeit weiter gesteigert werden kann, muss weiter geprüft werden (Li et al. 1995).

10.5.2 Systemische Chemotherapie und Hormontherapie

Zur palliativen systemischen Chemotherapie nicht operabler Patienten existieren viele, zumeist unkontrollierte Studien. Kleine Fallzahlen mit heterogenen Patientenkollektiven und uneinheitlichen Responsekriterien erschweren eine Abschätzung des Therapiegewinns im Vergleich zum natürlichen Krankheitsverlauf. Zurzeit kann bei Responsonsraten unter 25% und fehlender Lebenszeitverlängerung (Tabelle 10.8) keine der geprüften Einzelsubstanzen oder Kombinationen als Standardtherapie betrachtet werden (Carr et al. 1997). Alle Patienten sollten aus diesem Grund in kontrollierte klinische Studien eingebracht werden.

Eine Verbesserung der Überlebenszeit bei ausgedehntem HCC durch Behandlung mit dem Antiöstrogen Tamoxifen wurde in einigen Studien gezeigt (Martinez-Cerezo et al. 1994; Engstrom et al. 1990; Castells et al. 1995; Farinati et al. 1990). Die größte dieser Studien aus dem Jahr 1998 (CLIP 1998) an 498 Patienten konnte diesen Effekt jedoch nicht nachweisen, so dass diese hormonelle Behandlung verlassen wurde.

Ein weiterer hormoneller Therapieansatz könnte der Einsatz von Octreotid, einem Somatostatinanaloga, sein. In einer kleinen randomisierten, kontrollierten Studie konnte hier ein signifikanter Überlebensvorteil der mit Octreotid behandelten Patienten nachgewiesen werden (Kouroumalis et al. 1998). Dieses Vorgehen wird zurzeit in einer großen Multizenterstudie überprüft.

10.6 Intraarterielle Chemoperfusion und Chemoembolisation des HCC

Die Leber, als einziges Organ mit einer dualen Blutversorgung via Leberarterie und Pfortader ausgestattet, bietet sich für regionale Therapiekonzepte besonders an. In der gesunden Leber beträgt das Durchblutungsverhältnis arteriell zu portalvenös ca. 30%:70%. Da sowohl Lebermetastasen als auch primäre Leberzellkarzinome vorwiegend arteriell mit Nährstoffen und Sauerstoff versorgt werden (Segall 1923) und weil der arterielle Weg technisch einfach zu erreichen ist, bietet sich eine intraarterielle Chemoperfusion oder -embolisation an.

Anfang der 70er-Jahre wurde in dem Bewusstsein der arteriellen Versorgung der Tumoren versucht, das Wachstum der Karzinome durch eine vollständige operative Dearterialisation einzuschränken (Bengmark et al. 1974). Die Ergebnisse waren infolge der schnellen Entwicklung von Kollateralgefäßen und einer fehlenden klinischen Langzeiteffektivität beim HCC enttäuschend. Zusätzlich war die Dearterialisation bei der zirrhotischen Leber mit einer Komplikationsrate von 20–40% (Blutungen, Leberausfall, Sepsis und Abszesse) behaftet. Es wurde eine 5–37% Mortalität (Ong et al. 1975; Balasegaram 1972; Almersjö et al. 1972; Almersjö et al. 1976; Mokka et al. 1975) beschrieben (Tabelle 10.9).

Die intermittierende Dearterialisation mit Hilfe eines speziellen Katheters (Abb. 10.1) wurde in den

Tabelle 10.8. Systemische Therapiestudien HCC

	Zytostatikum	Patienten (n)	Partielle Remissionsrate [%]
Chlebowski et al. 1984	Doxorubicin	157	11
Falkson et al. 1984	Doxorubicin, 5-FU, Methyl-CCNU	192	19
Falkson et al. 1987	Cisplatin	35	17
Colleoni et al. 1993	Mitoxantrone	40	23

Tabelle 10.9. Dearterialisation von primären hepatozellulären Karzinomen

Autor	Anzahl Patienten (n)	Medikament	Überlebenszeit (Monate)	Mortalität [%]
Ong	16	–	4,2	–
Balasegaram	24	–	–	16,5
Almersjö	5	–	4,5	37
Mokka	13	5-FU i.a.	8,9	13
Almersjö	10	5-FU i.p.	6	17,5

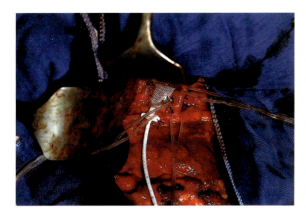

Abb. 10.1. Okklusionskatheter in situ (Bengmark-Katheter)

folgenden Jahren vorwiegend bei der Behandlung von sekundären Lebertumoren eingesetzt (Bengmark et al. 1982). Das Verfahren konnte sich wegen technischer Probleme und des Auftretens von Schäden an der Leberarterie (Stenose, Thrombose) nicht durchsetzen.

Zur regionalen Chemotherapie des HCC existieren eine Vielzahl von Studien, vor allem aus dem asiatischen Sprachraum. Trotz der großen Anzahl an publizierten Phase-II-Studien ist es kaum möglich aufgrund der uneinheitlichen Einteilung der Tumorausdehnung die Ergebnisse zu vergleichen. Nur in den wenigsten Studien ist die internationale TNM-Klassifikation oder die Okuda-Stadieneinteilung verwendet worden. Außerdem wurden unterschiedliche Responsekriterien verwendet, das Stadium der Lebererkrankung wurde nicht genau genannt und es wurden primäre und sekundäre Lebertumoren in Studien gemeinsam betrachtet. Eine weitere Schwierigkeit besteht in der Vielzahl der angewendeten Therapieregime. Neben den vorwiegend eingesetzten Zytostatika Doxorubicin, Cisplatin und Mitomycin C, die objektivierbare und reproduzierbare Ansprechraten gezeigt haben, sind diese Medikamente in den unterschiedlichsten Kombinationen, über verschiedene Zeiträume (Bolus vs. längere Infusionszeiten) und in Kombination mit verschiedenen Embolisationsstoffen verwendet worden.

10.6.1
Intraarterielle Chemoperfusion

Unter den bisher untersuchten Substanzen scheint nur Doxorubicin, trotz bescheidener Remissionsraten in der Monotherapie, einen gewissen Stellenwert zu besitzen. Gegenüber der systemischen Gabe fanden sich bei intraarterieller Gabe unveränderte Plasmazeitkurven und damit eine identische Rate an systemischen Nebenwirkungen (Lee et al. 1980). Obwohl die Responserate mit 6/10 und 6/13 Patienten (Olweny et al. 1980; Nerenstone et al. 1988) höher war als unter systemischer Gabe, war die mediane Überlebenszeit mit 3,5 Monaten identisch. Die Tumorremission fiel bei zirrhotischen Patienten mit 20% geringer aus als bei nichtzirrhotischen Patienten mit 66%. Als gravierendste Nebenwirkung trat eine Leberinsuffizienz in 36% auf, bei Patienten mit einer Leberzirrhose sogar in 80% (Doci et al. 1988).

Die übrigen getesteten Zytostatika konnten in der Monotherapie bei der intraarteriellen Gabe keine höheren Remissionsraten gegenüber einer systemischen Therapie erzielen.

Auch die intraarterielle Kombinationstherapie führte zu keiner eindeutigen Steigerung von Remissionsrate und medianer Überlebenszeit. Stellvertretend sei die Studie von Carr genannt, der bei einer Chemoperfusion mit Doxorubicin/Cisplatin bzw. mit einer Cisplatin-Dosiseskalation Remissionsraten von 50% erreichte (Carr et al. 1993; Carr 1996).

Tabelle 10.10. Lipiodolchemoembolisation

Autor	Patientenzahl (n)	Substanz (n)	Remission [%]	ÜLZ (Monate)	1-Jahres-ÜLR [%]
Shibata (1989)	71	Cisplatin 20–150 mg	33 (47%)	–	55
Kalayci (1990)	18	Adriamycin 60 mg/m^2 i.a.	2 (11%)	3	–
Kalayci (1990)	22	Adriamycin 60 mg/m^2 i.v.	3 (14%)	4	–
Isomoto (1992)	27	Cisplatin	17 (63%)	–	74
Hasan (1992)	16	Cisplatin 30 mg/m^2 + Epirubicin 50 mg/m^2	4 (25%)	9	36
Leung (1992)	30	Epirubicin 90 mg/m^2	2 (7%)	4,4	–
Ryder (1996)	67	Doxorubicin 60 mg/m^2	15 (22%)	8	38

10.6.2
Intraarterielle Chemoembolisation unter Verwendung von Lipiodol

Lipiodol ist der jodinierte Fettsäureethylester des Mohnsamenöls, das in der Radiologie früher zur Lymphographie verwendet wurde. Nach Applikation von Lipiodol in die Leberarterie reichert es sich in den Lebertumoren an und wird dort längere Zeit retiniert, ohne dass der eigentliche Mechanismus dafür genau geklärt ist (Shibata et al. 1989). Im CT bleibt die Lipiodolakkumulation insbesondere in malignen Tumoren über Tage bis Wochen positiv kontrastgebend nachweisbar (Abb. 10.5). Ob das Lipiodol selbst eine therapeutisch embolisierende Wirkung entfaltet, wird kontrovers diskutiert (Kalayci et al. 1990; Takayasu et al. 1987). Durch das Mischen des Lipiodols mit den Zytostatika soll eine gezielte und langanhaltende Freisetzung der Medikamente direkt in das Tumorgewebe, bei gleichzeitiger Reduzierung der systemischen Nebenwirkungen, gewährleistet werden. Man nimmt heute an, dass das Lipiodol eine Art „Carrier-Funktion" hat und dabei die Zytostatika mit in das Tumorgewebe zieht (s. allgemeine Embolisation). Die zeitlichen Abstände der intraarteriellen Chemotherapie unter Verwendung von Lipiodol wurden durch den Verlauf der Lipiodolspeicherung in den Tumorknoten festgelegt. Wenn das Lipiodol in den Verlaufscomputertomographien nicht mehr nachweisbar war, wurde eine erneute Therapie durchgeführt.

Für die intraarterielle Therapie mit Lipiodol fehlen prospektive Daten, die einen Vergleich der Ergebnisse mit denen der systemischen, intraarteriellen und der symptomatischen Therapie möglich machen.

Tabelle 10.10 zeigt die Ergebnisse einiger Phase-II-Studien mit einer Lipiodolchemoembolisation. Auffällig ist dabei, dass die Ergebnisse bei der Kombination mit Cisplatin gegenüber einer systemischen Therapie besser zu sein scheinen. Diese Wirksamkeitssteigerung konnte jedoch bei der Mischung des Lipiodols mit Anthrazyklinen nicht eindeutig nachgewiesen werden.

Ryder fand in seiner Studie eine unterschiedliche Ansprechrate in Korrelation zur Tumorlast der Leber. Dabei zeigt sich, dass bei Patienten mit kleinen Tumoren (<4 cm) eine Ansprechrate von 56% und bei Patienten mit großen Tumoren oder multifokalem Befall eine Ansprechrate von nur 10% erzielt werden konnte. Auch konnte ein deutlicher Unterschied in der medianen Überlebenszeit zwischen den Respondern und den Nichtrespondern mit 13 bzw. 9 Monaten nachgewiesen werden.

10.6.3
Intraarterielle Chemoembolisation unter Verwendung diverser Embolisate

Mit der Verfeinerung radiologischer Techniken wurde es möglich, durch selektive Katheterisierung der A. hepatica bzw. der tumorversorgenden arteriellen Äste mittels Injektion von okkludierenden Materialien einen selektiven Gefäßverschluss zu erzielen. Entgegen früherer Annahmen wird das HCC jedoch nicht ausschließlich arteriell mit Blut versorgt, sondern in seinen peripheren Anteilen auch durch das Pfortadersystem (Taniguchi et al. 1992). So kann durch eine arterielle Chemoembolisation nur eine etwa 90%ige zentrale Tumornekrose erreicht werden, in den portalvenös versorgten Randbereichen des Tumor verbleiben aber vitale Tumorzellen (Bruix 1992). Vermutlich treten daher bei 30% der Patienten mit radiologisch kompletter Tumornekrose Rezidive am Ort des ursprünglichen Tumors auf (Ikedah et al. 1991). Durch eine arterielle Ischämie werden nur unzureichend die Satellitentumorknoten, Tumorthromben und extrakapsuläre Tumoranteile behandelt.

Statt der Embolisation zur Erzielung einer Tumorischämie mit nachfolgender Nekrose, steht heute die Chemookklusion, d.h. die anhaltende Blutstromverlangsamung in den Lebergefäßen im Vordergrund. Durch die Kombination der Zytostatika mit den Embolisationsmaterialien wird eine signifikant stärkere Anreicherung der Medikamente im Tumorgewebe bei signifikant niedrigeren systemischen Medikamentenspiegeln erreicht. Gleichzeitig verlängert sich die Halbwertszeit der Zytostatika im Tumorgewebe gegenüber dem nicht befallenen Lebergewebe (Raoul et al. 1992). Histologische Untersuchungen haben eine vollständige Nekrose des Haupttumors in 83% und von Satellitentumoren in 53% nach einer Kombination von Lipiodol-Adriamycin-Embolisation gezeigt. Dagegen lag eine vollständige Nekrose nach Lipiodol-Adramycingabe ohne Embolisation nur in 13% bzw. bei 0% nach alleiniger Lipiodol-Gabe vor (Takayasu et al. 1987).

Die zur Okklusion zur Verfügung stehenden Materialien unterscheiden sich durch ihre Halbwertszeit bzw. der Dauer des Gefäßverschlusses und durch die Größe der Partikel und damit durch den Ort des Gefäßverschlusses. Die Grundlagen und Einzelheiten der verschiedenen Embolisationsmaterialien werden in Kap. 4 behandelt.

Die am häufigsten in der Leber verwendeten Embolisationsmaterialien sind Gelatineschwamm-Puder (Gelfoam), abbaubare Stärkemikrosphären (Spherex) und das schon besprochene Lipiodol, wobei dem Lipiodol keine eigentliche embolisierende Wirkung zugesprochen wird.

Wie bei anderen Therapien des HCC hängt die Prognose der Patienten von Tumortyp, Tumorgröße und Tumorstadium sowie von der Leberfunktion ab (Kanematsu et al. 1993; Ikeda et al. 1991; Yamashida et al. 1991; Bismuth et al. 1992). In einer französischen Studie betrugen die 2-Jahresüberlebensraten 80% im Stadium Okuda I, 13% im Stadium Okuda II und 0% im Stadium Okuda III (Vetter et al. 1991). Allgemein anerkannt ist heute, dass eine Chemoembolisation mehrfach durchgeführt werden sollte, damit eine optimale Wirkung erzielt werden kann (Ikeda et al. 1991). Aufgrund von technischen Schwierigkeiten, Alterationen des arteriellen Gefäßsystems, Nebenwirkungen oder der Verschlechterung der Leberfunktion kann eine Chemoembolisation im Median 2- bis 4,5-mal durchgeführt werden (Bruix 1992; Ikeda et al. 1991; Bismuth et al. 1992). Der Abstand zwischen den Therapien sollte 4–6 Wochen betragen. Tabelle 10.11 fasst die Ergebnisse der wichtigsten Phase-II- und Phase-III-Studien zur Chemoembolisation zusammen.

Kritisch zu bewerten ist die fehlende Vergleichbarkeit der vorliegenden Studien untereinander. Die wenigen Studien mit einem Kontrollarm sind in der Regel Kohortenstudien, das heißt, es werden aus dem vorhandenen Krankengut retrospektiv Gruppen mit den zu vergleichenden Therapien gebildet. Neben wenigen asiatischen prospektiv, randomisierten Studien ist die Studie der „Groupe d'étude et de traitement du carcinome hépatocellulaire" die einzige europäische Studie, die die Kriterien einer prospektiv, randomisierten Studie zum Vergleich einer Chemoembolisation mit einer symptomatischen Behandlung des HCC erfüllt. In dieser Studie wurden an insgesamt 24 Zentren aus 3 französischsprachigen Ländern von 778 Patienten mit einem HCC 96 Patienten in die Studie aufgenommen. 50 Patienten wurden der Chemoembolisations- und 46 Patienten der symptomatischen Therapiegruppe zugeordnet. Die Chemoembolisation wurde mit 70 mg Cisplatin und 10 ml Lipiodol durchgeführt. Bei retrogradem Fluss in der A. hepatica wurde die Lipiodolgabe abgebrochen. Bei nicht erreichter Stase in der A. hepatica erfolgte abschließend die Gabe von Gelfoampartikeln bis zur vollständigen Embolisation in den Tumorgefäßen. Die Therapie wurde in achtwöchigen Abständen bis zu insgesamt 4-mal wiederholt. Entsprechend der Tumorlage wurde der Katheter in die rechte oder linke Leberarterie platziert. Ziel der Studie war es die Überlebensrate nach 8 Monaten von 50% auf 75% zu erhöhen. Bezogen auf die medianen Überlebenszeiten bedeutet dies eine Verlängerung von 8 auf 14 Monate. 49 der 50 Patienten in der Embolisationsgruppe wurden mindestens einmal chemoembolisiert. 26 Patienten konnten 4-mal emboli-

Tabelle 10.11. Chemoembolisation des HCC

Autor	Patienten (n)	Technik	Mortalität [%]	Remission (CR + PR) [%]	ÜLR 1 Jahr [%]	ÜLR 2 Jahre [%]	ÜLR 3 Jahre [%]	ÜLR 4 Jahre [%]	ÜLR 5 Jahre [%]	Mediane ÜLZ (Monate)
Yamada 1983 (Bruix 1992)	120	Gelfoam mit Mitomycin C 10 mg o. Adriamycin 20 mg	4	–	44	29	15	–	–	–
Lin 1988	21	Gelfoam alle 4 Wo.	0	67	42	25	–	–	–	–
	21	1× Gelfoam, dann alle 4 Wo. 5-FU i.v.	0	21	21	21	–	–	–	–
Audisio 1990	30	Mitomycin C-Mikrokapseln 0,5 mg/kg alle 5–6 Wo.	0	42	36	–	–	–	–	7
Venook 1990	51	Gelfoam mit Mitomycin C, Cisplatin und Doxorubicin	4	23	–	–	–	–	–	6,9
Ikeda 1991	158	Gelfoam mit Mitomycin C 4–20 mg oder Adriamycin 10–30 mg	5	–	77	55	41	31	23	–
Yamashita 1991	58	Emb.[a] alle 4–8 Wo.	0	26	71	55	–	–	–	27
	62	Lipiod.-Emb.[a] alle 4–8 Wo.	0	21	62	44	–	–	–	18,7
	135	Lipiod.+Zytostatikum[a] Zytostatikum[a] i.a.	0	9	38	18	–	–	–	8,2
	20		0	5	17	0	–	–	–	3,1
Vetter 1991	30	Lipiod.-Embolisation[b]	10	–	59	30	–	–	–	–
	30	keine Therapie	0	–	0	0	–	–	–	–
Galanski 1992	22	Lipiod.-Embolisation[c]	5	–	77	55	41	31	23	–
Bismuth 1992	291	Lipiod.-Embolisation[d]	–	8,6	–	–	–	–	–	13,1
	57	keine Zirrhose	0	–	62	26	–	–	–	20,0
	140	Child A	3	–	71	49	–	–	–	14,2
	78	Child B	8	–	53	29	–	–	–	9,9
	16	Child C	37	–	18	9	–	–	–	5,4
Taguchi 1992	30	Doxorubicin 30 mg/m² vs. Doxorubicin 30 mg/m² mit Stärkemikrosphären	–	9,5	–	–	–	–	–	9,7
	30		–	36,4	–	–	–	–	–	11,0
Yoshimi 1992	10	Lipiod.-Emb.[e], Child A	0	–	78	65	65	65	–	–
	19	Lipiod.-Emb.[e], Child B	0	–	90	72	43	11	–	–
	46	Leberresektion, Child A	13	–	78	61	47	28	–	–
	20	Leberresektion, Child B	15	–	79	55	37	18	–	–

Tabelle 10.11 (*Fortsetzung*)

Autor	Patienten (*n*)	Technik	Mortalität [%]	Remission (CR + PR) [%]	ÜLR 1 Jahr [%]	ÜLR 2 Jahre [%]	ÜLR 3 Jahre [%]	ÜLR 4 Jahre [%]	ÜLR 5 Jahre [%]	Mediane ÜLZ (Monate)
Gunji 1992	19	Lipiod.-Emb.[e] mit Gelfoam	–	–	89	72	36	22	–	–
	22	Lipiod.-Emb.[e] mit autologen Blutkoagel	–	–	100	100	–	–	–	–
Kanematsu 1993	20	Gelfoam mit Mitomycin C 4–20 mg oder Adriamycin 30 mg	0	–	90	60	50	40	18	–
	67	Leberresektion	15	–	90	79	75	68	55	–
Kohz 1995	37	Lipiodol, Doxorubicin 1 mg/kg, Rinderkollagen	0	–	57	–	–	–	–	–
Groupe D'Etude 1995	50	Lipiod., Cisplatin 70 mg, Gelfoam	2	16	62	37,8	–	–	–	–
	46	Symptomatische Therapie	–	5	43,5	26	–	–	–	–
Bayraktar 1996	28	Lipiod.-Mitomycin C mit Gelfoam	0	–	–	–	–	–	–	11,4
	15	Doxorubicin u. Mitomycin C i.v.	0	–	–	–	–	–	–	7,2
	14	Symptomatische Therapie	0	–	–	–	–	–	–	6,9
Kawai 1997	415	Lipiodol mit Doxorubicin vs. Epirubicin	0	–	73	54	37	–	–	–
Bruix 1998	40	Gelatinepartikel, keine Chemotherapie	0	55	69	44	33	13	–	–
	40	Symptomatische Therapie	0	–	–	49	–	27	–	–

[a] Zytostatika: Adriamycin oder Cisplatin oder FUDR.
[b] Zytostatikum: Adriamycin 20–60 mg.
[c] Zytostatikum: Epirubicin.
[d] Zytostatikum: Adriamycin 50 mg.
[e] Zytostatikum: Mitomycin C 8–12 mg.

siert werden. 86% aller Chemoembolisationen waren mit Oberbauchschmerzen, Erbrechen oder Temperaturerhöhung verbunden, die im Durchschnitt 2,5 Tage anhielten. Ein passageres Leberversagen wurde bei 47 Embolisationen beobachtet. In einem Fall trat nach der zweiten Embolisation ein letales Leberversagen auf. Die Krankenhausverweildauer lag bei 6,6 Tagen.

Die Studie wurde beendet, da nach der fünften Zwischenauswertung (sequentielles Studiendesign) absehbar war, dass die Überlebensrate durch die Embolisation nicht von 50% auf 75%, sondern nur auf 70% angehoben wurde und damit nicht signifikant war.

Signifikant verbessert wurde die Rate der Tumorrückbildung und der Abfall des α-Fetoproteinspiegels.

Lorenz hat in einem Kommentar zu dieser Studie festgehalten, dass der Anspruch an die Chemoembolisation sehr hoch war, insgesamt nur 12% der mit einem HCC vorstelligen Patienten in die Studie aufgenommen werden konnten und durch die niedrige Patientenzahl im Rahmen der Studie durchschnittlich nur 2 Patienten pro Zentrum therapiert worden sind, sodass keine uniforme Behandlung in den Zentren gewährleistet werden konnte (Lorenz et al. 1995).

10.6.4
Jod-131-Lipiodol-Therapie des HCC

Ein relativ neuer Therapieansatz ist die intraarterielle Gabe von ^{131}Jod beladenem Lipiodol zur Therapie des HCC (Raoul et al. 1993). Durch die Bindung des ^{131}Jod an das Lipiodol wird dieses selektiv nur in die Tumorknoten aufgenommen und damit das nichtbefallene Lebergewebe geschont. Die Ergebnisse dieser Therapie scheinen nach 2 vorliegenden randomisierten Studien denen der Chemoembolisation vergleichbar zu sein, ohne jedoch deren z. T. gravierende, unerwünschte Nebenwirkungen zu haben (Raoul et al. 1993, 1997). In einer Serie von 14 Patienten und insgesamt 30 Therapien konnten Risse et al. bei 5 Patienten eine „response", bei 4 Patienten ein „stable disease" und bei 4 Patienten eine progressive Erkrankung nachweisen. Ein Patient verstarb nach der Therapie an einem Nierenversagen (Risse et al. 2000). Interessant an dieser Arbeit ist, dass alle Patienten mit „Stable-" oder „Progressiv-disease"-Tumoren mit einem Durchmesser von mehr als 7 cm hatten, wohingegen 4 der 5 Patienten mit einer „partial response" einen Tumordurchmesser unter 5 cm aufwiesen.

Ein Vorteil dieser Therapie ist, dass sie auch bei deutlich eingeschränkter Leberfunktion und bei einer Pfortaderthrombose durchgeführt werden kann.

Eine Evaluierung der Lebensqualität anhand standardisierter Erhebungsbögen ist innerhalb dieser Studien allerdings noch nicht durchgeführt worden.

10.6.5
Adjuvante und neoadjuvante regionale Chemotherapie des HCC

In der postoperativen adjuvanten Situation spielt die regionale Chemotherapie in Westeuropa heute keine Rolle. Es existieren zu diesem Thema nur wenige asiatische Arbeiten, die eine adjuvante Chemoperfusion bzw. Chemoembolisation nach Operation bei zumeist weit fortgeschrittenen HCC-Stadien durchgeführt haben (Tabelle 10.12). Die Ergebnisse dieser Arbeiten sind widersprüchlich. Nakashima hat 1996 74 Patienten im Stadium III und IV (Liver Cancer Study Group of Japan 1989) aufgeteilt auf
– eine Gruppe mit postoperativer Chemoperfusion mit Cisplatin oder einer Kombination von 5-Fluorouracil, Adriamycin und Mitomycin C alle drei Monate (n = 26) und
– eine Gruppe ohne postoperative Therapie (n = 48).

Dabei zeigte sich für die adjuvant behandelte Gruppe mit einer 1-, 2- und 3-Jahresüberlebensrate von 90,3%, 71,3% und 71,3% signifikant höhere Überlebensraten als die Kontrollgruppe mit 67,2%, 41,7% und 32%.

Takenaka et al. untersuchten 1995 48 Patienten nach Resektion eines HCC. 19 Patienten erhielten keine postoperative Therapie, 12 Patienten bekamen im Median über 18 Monate oral 5-FU-Derivate und 17 Patienten wurden postoperativ im Durchschnitt 1,8-mal mit Lipiodol und Epirubicin intraarteriell behandelt. Die krankheitsfreie 3-Jahresüberlebensrate lag bei 15%, 50% und 86%. Damit war sie für

Tabelle 10.12. Adjuvante intraarterielle Therapiestudien des HCC

Autor	Patienten (n)	Technik	Überlebensrate		
			1 Jahr [%]	2 Jahre [%]	3 Jahre [%]
Takenaka 1995	19	Keine adjuvante Therapie			15[a]
	12	Oral 5-FU Derivate			50[a]
	17	Lipiodol, Epirubicin			86[a]
Nakashima 1996	26	Perfusion m. Cisplatin o. 5-FU, Adriamycin, Mitomycin C	90,3	71,3	71,3
	48	Keine adjuvante Therapie	67,2	41,7	32
Kohono 1996	40	Oral Tegafur	82	50	35
	48	Tegafur plus einmalig Perfusion mit Epirubicin	90	49	30

[a] Krankheitsfreies Überleben.

die intraarteriell behandelte Gruppe gegenüber der unbehandelten Gruppe und der oral behandelten Gruppe mit p=0,001 und p=0,025 signifikant höher (Takenaka et al. 1995).

Kohono et al. verglichen 1996 eine postoperative orale Gabe von 300 mg/Tag Tegafur (1-2-Tetrahydrofuryl-5-fluorouracil) für ein Jahr (n=40) mit einer Gruppe die zusätzlich zu oben genannter Therapie an Tag 28 einmalig 40 mg/m^2 Epirubicin intraarteriell erhielt (n=48). Die 1-, 3- und 5-Jahresüberlebensraten waren mit 82%, 50% und 35% für die Tegafur-Gruppe und 90%, 49% und 30% für die zusätzlich mit Epirubicin intraarteriell behandelte Gruppe nicht signifikant unterschiedlich (Kohone et al. 1996).

Die Möglichkeiten einer neoadjuvanten intraarteriellen Therapie des HCC sind in Einzelfällen durchgeführt, aber nicht systematisch im Rahmen von randomisierten Studien, untersucht worden. Einzelne Berichte aus dem asiatischen und angloamerikanischen Raum beschreiben diese Möglichkeit vor einer geplanten Lebertransplantation und bei weit fortgeschrittenen Karzinomen, die nach Einleitung einer Chemoembolisation gut auf die Therapie angesprochen hatten und dann sekundär operabel geworden sind. Eine neoadjuvante Therapieoption bei operablen Patienten besteht somit nicht. In Erwägung kann eine Chemoembolisation zur Überbrückung der Wartezeit vor einer geplanten Lebertransplantation gezogen werden. Auch für diese Situation existieren keine systematischen prospektiven Untersuchungsergebnisse. Nach einer präoperativen Chemoembolisation ist eine Leberresektion komplikationsträchtiger infolge einer möglichen Cholezystitis und der Ausbildung von ausgeprägten Verwachsungen zwischen Leber und Zwerchfell (Tanaka u. Tobe 1989; Fujiro et al. 1989). Aus eigener Erfahrung kann gesagt werden, dass das Lebergewebe nach intraarterieller Chemoperfusion oder -embolisation deutlich vulnerabel wird und damit eine Durchtrennung des Leberparenchyms schwieriger wird.

10.6.6
Indikationen und Kontraindikationen für die intraarterielle Chemoperfusion und Chemoembolisation

Eine Indikation für eine intraarterielle Chemoperfusion oder Chemoembolisation besteht für Lebertumoren, die gut vaskularisiert sind und ihre Vaskularisation aus der A. hepatica erhalten. Für das HCC gilt, dass eine Operabilität ausgeschlossen sein sollte und der Tumor nicht für perkutane, tumorabladierende Therapiemaßnahmen geeignet ist (s. S. 183). In der Regel sind dies multifokale HCCs und solitäre Tumorknoten mit einer Größe von über 3–5 cm. Extrahepatische Metastasen des HCC sollten ausgeschlossen sein. Ausnahmen für eine regionale Therapie des HCC bei extrahepatischem Tumorwachstum ergeben sich bei Komplikationen, die durch das lokale Tumorwachstum hervorgerufen werden (z. B. zentraler Tumorsitz, lokale Schmer-

Tabelle 10.13. Indikationen für die regionale Chemoperfusion und Chemoembolisation

Indikationen	Bemerkungen
Allgemein gute Ansprechrate auf intraarterielle Perfusion bzw. Embolisation	Dies ist nur eine allgemeine Aussage, da das individuelle Ansprechen nicht vorrausgesagt werden kann
Multifokale HCCs	Gute Leberfunktion erforderlich
Tumorgröße >3–5 cm	Unterhalb dieser Größe sind alternative Verfahren u. U. besser geeignet
Gute arterielle Vaskularisation der Tumoren	–
Vaskularisation über A. hepatica bzw. radiologisch erreichbare Gefäße	–
Operabilität nicht gegeben	–
Fernemetastasen sollen ausgeschlossen sein	Ausnahmen bei lokalen Tumorkomplikationen

Tabelle 10.14. Kontraindikationen für eine intraarterielle Chemoperfusion und Chemoembolisation

Kontraindikation	Bemerkungen
Child C der Lebererkrankung	Letalität nach Chemoembolisation bei Child-C-Patienten ca. 40%
Bilirubin >3 mg/dl	–
Ausgeprägter Aszites	Wird verstärkt
Enzephalopathie	–
Pfortaderthrombose	Ausnahmen für die Chemoperfusion bei gegebenenfalls superselektiver Therapie
Hepatofugaler Flow in der Pfortader bei portaler Hypertension	–
Arteriovenöse Fistel	–
Arterioportalvenöse Fistel	–
Relative Kontraindikationen	–
Zustand nach biliodigestiver Anastomose	Durch die bakterielle Besiedlung des Gallengangsystems können Abszesse entstehen
Zustand nach ausgedehnter Pankreatitis bei Therapie mit Stärkemikrosphären	Durch fehlende Amylase können die Stärkemikrosphären nicht aufgelöst werden

zen). Unter Umständen kann eine Chemoembolisation bei extrahepatischen Metastasen auch dann sinnvoll sein, wenn die Leber das führende Organ der Erkrankung ist. Dies sind aber individuelle Therapieentscheidungen, die nicht allgemein empfohlen werden können. Tabelle 10.13 zeigt die Indikationen für die regionale Chemoperfusion und Chemoembolisation.

Für das HCC gibt es noch keine Untersuchung, ob Patienten von einer sofort eingeleiteten Chemotherapie oder von einer erst bei Symptomen begonnenen Therapie mehr profitieren. In Anlehnung an die Erfahrungen zum Therapiebeginn kolorektaler Lebermetastasen empfehlen wir die Indikation zur Behandlung des HCC bei Diagnosestellung unter Berücksichtigung der Kontraindikationen zu stellen.

Neben den allgemeinen Kontraindikationen für eine palliative Therapie maligner Erkrankungen wie extrem schlechter Allgemeinzustand bzw. Endstadium der Erkrankung, bestehen für die intraarterielle Chemoperfusion und Chemoembolisation eine Reihe von wesentlichen Kontraindikationen. In Tabelle 10.14 sind die bestehen Kontraindikationen und auch die relativen Kontraindikationen aufgelistet.

Die Letalität nach Chemoembolisation im Stadium Child C liegt bei 40% (Bismuth 1998). Bei Vorhandensein einer der 3 weiteren Punkte Ascites, Bilirubin und Enzephalopathie muss nach Chemoembolisation von einer akuten Verschlechterung der Leberfunktion ausgegangen werden mit Exazerbation der oben genannten Symptome. In diesem Stadium der Lebererkrankung mit HCC darf nicht vergessen werden, dass für einen Großteil der Patienten die Lebererkrankung und nicht das Malignom lebenslimitierend ist (Bismuth et al. 1992). Dies wird untermauert durch die deutlich schlechteren Überlebensraten für HCC-Patienten mit einem Child-C-Stadium ohne weitere Therapie.

Eine Pfortaderhauptstammthrombose (Abb. 10.2a,b) stellt eine absolute Kontraindikation für eine Chemoembolisation dar. Durch eine Unterbrechung des arteriellen Zustroms der Leber kann es zu einer Totalnekrose der Leber kommen mit vollständigem Funktionsverlust. Die durch die Dearterialisierung bekannte schnelle Kollateralisierung der Leber dauert in einem solchen Fall immer noch wesentlich zu lange, um die Leber versorgen zu können. Es existieren bis heute keine Daten dazu, ob auch eine nur kurzzeitige Unterbrechung des arteriellen Blutstromes, wie sie bei der Embolisation mit abbaubaren Stärkemikrosphären ($t_{1/2}$ ca. 20

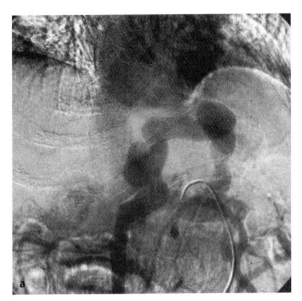
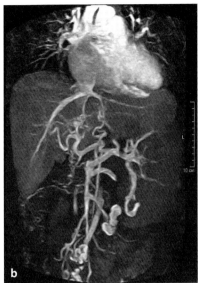

Abb. 10.2. a Konventionelle- und **b** MR-Angiographie einer Pfortaderthrombose

min) oder mit Lipiodol auftritt, zu einer nachhaltigen Beeinträchtigng der Leberfunktion führt. Im Einzelnen müssen in einer solchen Situation individuelle Entscheidungen getroffen werden, in die das Alter des Patienten, die Leberfunktion, die Tumorlokalisation, alternative Therapieoptionen und v. a. die Einstellung des Patienten mit einbezogen werden. Im Jahr 1997 haben Lee et al. in einer prospektiv kontollierten Studie 31 Patienten mit einer Pfortaderhauptstammthrombose mit Doxorubicin und Lipiodol behandelt (Lee et al. 1997). Es handelte sich um Patienten im Child-A-Stadium mit nachgewiesener guter Kollateralisation (kavernöse Transformation) um die verschlossene Pfortader. Die Therapie wurde entweder nur über die linke oder rechte A. hepatica durchgeführt. Es trat kein akutes Leberversagen auf. Profitiert von dieser Therapie haben nur Patienten mit einem nodulären Typ des HCC.

Funktionell besteht bei hepatofugalem Pfortaderfluss die gleiche Situation wie bei einer Pfortaderthrombose. Für die Pfortaderthrombose als auch für den hepatofugalen Flow gilt aber, dass eine Chemoperfusion durchaus durchführbar ist. Extrem vorsichtig muss allerdings mit dem Kathetermaterial in der A. hepatica umgegangen werden. Es muss unter allen Umständen eine Verletzung der Gefäßintima mit nachfolgender Thrombose verhindert werden.

Die Kontraindikationen bei Bestehen von intrahepatischen arteriovenösen und arterioportalvenösen Fisteln (Abb. 10.3 a, b) ergeben sich daraus, dass, abhängig von der Größe der Fistel, ein Großteil des Blutvolumens aus der A. hepatica nicht durch die Leber fließt, sondern direkt durch die Fistel in Richtung Lunge oder über das Pfortadersystem zurück in den Gastro-Intestinal-Trakt. Sowohl die Embolisationsmaterialien als auch die verwendeten Zytostatika können bei Abstrom in Lunge und Magen-Darm-Trakt zu erheblichen Komplikationen führen. In der Lunge sind es v. a. die Embolisate, die zu regelrechten Lungenembolien führen und im Magen-Darm-Trakt können sowohl die Embolisate als auch die Zytostatika zu toxischen Effekten, wie Ulzera, Nekrosen, Cholezystitis und Gastritis führen.

Nach einer biliodigestiven Anastomose muss, wegen der in der Regel vorliegenden bakteriellen Kontamination der Gallengänge, mit einer erhöhten Rate an septischen Komplikationen gerechnet werden. Diese zeigen sich in der Ausbildung von Leberabszessen. Die ischämisch-bedingte Gallengangsstenosen führen zur Abflussbehinderung der Galle. Durch die Besiedlung der Galle mit Bakterien kommt es zur Ausbildung von intrahepatischen Abszessen. Es existieren keine Daten dazu, ob eine Antibiotikaprophylaxe die Rate an septischen Kom-

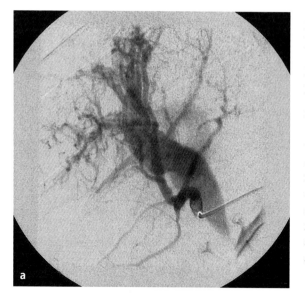

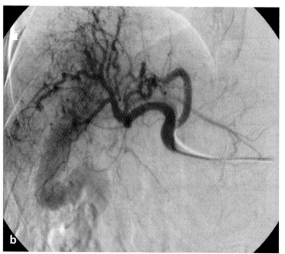

Abb. 10.3. a Große arterioportalvenöse Fistel und **b** arteriovenöse Fistel

mischen Schädigung der Leber steigt. Die Stärkemikrosphären werden wegen der nur kurzen Halbwertszeit von ca. 20–30 min gerade bei eingeschränkter Leberfunktion eingesetzt. Aus einer verlängerten Halbwertszeit resultieren erhebliche Nebenwirkungen und Komplikationen durch eine ischämische Leberzellschädigung.

Natürlich sind solche zuletzt beschriebenen Situationen extreme Raritäten bei Patienten, die für eine regionale Chemoembolisation in Frage kommen. Da aber bis heute ein eindeutiger Beweis für eine Überlebenszeitverlängerung der Chemoembolisation gegenüber unbehandelten Patienten aussteht, müssen Komplikationen, die prätherapeutisch absehbar und damit vermeidbar sind, unter allen Umständen vermieden werden.

10.6.7
Technische Durchführung der intraarteriellen Chemoperfusion und Chemoembolisation

Die regionale Chemotherapie muss eingehend mit dem Patienten besprochen werden. Es müssen alternative Behandlungskonzepte erwähnt werden und die Möglichkeiten sowie die Ziele der Therapie verständlich für den Patienten erklärt werden. Da es sich bei der Chemoperfusion als auch bei der Chemoembolisation um keine Standardtherapien handelt, sollte ein so genannter „informed consent" vor der Intervention vorliegen.

Vorbereitung des Patienten ▸ Die Patienten werden wie für eine normale diagnostische Angiographie vorbereitet. Sie bleiben vor der Therapie in der Regel 6 h nüchtern (wegen Kontrastmittel und emetogenen Medikamenten), ggf. leichte abführende Maßnahmen am Abend vor der Therapie. Die Punktionsstelle für die Angiographie sollte rasiert werden.

Abhängig von der Indikation für die Chemoembolisation und den einzusetzenden Medikamenten sind entsprechende Prämedikationen durchzuführen. Als Beispiel sei die Chemotherapie mit Cisplatin aufgeführt, bei der eine entsprechende prä- und peritherapeutische Hydratation und Elektrolytsubstitution wegen der bestehenden Nephrotoxizität durchgeführt werden muss.

plikationen senken kann. Dies gilt sowohl für die Chemoembolisation ohne Voroperation an den Gallengängen als auch nach Anlage einer biliodigestiven Anastomose.

Patienten mit einer chronischen Pankreatitis können verminderte Serumamylasewerte aufweisen. Dies bedeutet für eine Chemoembolisation mit durch Amylase abbaubaren Stärkemikrosphären, dass sich die Halbwertszeit des Embolisates extrem verlängern kann und damit das Risiko einer ischä-

Bei der Chemoembolisation von neuroendokrin aktiven Tumoren muss eine entsprechende medikamentöse Blockung der Erfolgsorgane bzw. der Rezeptoren für die durch den Tumor ausgeschütteten Hormone durchgeführt werden. Häufigster neuroendokriner Tumor ist das Karzinoid, das sekundär in die Leber metastasiert und anschließend zum so genannten Karzinoidsyndrom führen kann. Das Syndrom wird verursacht durch verschiedene Hormone (Serotonin, Bradykinin, Prostaglandine, Histamin) die von dem Karzinoid produziert werden. Unter einer Chemoembolisation kann es nun zu einer massiven Ausschüttung dieser Hormone mit der entsprechenden, z. T. lebensbedrohlichen, Symptomatik kommen. Aus diesem Grund ist eine medikamentöse Prophylaxe dieses Syndroms mit Somatostatinantagonisten unumgänglich (Einzelheiten s. Abschn. 11.2: Sonstige Lebertumoren).

Die Chemoperfusion wie auch die Chemoembolisation werden unter Lokalanalgesie durchgeführt. Eine orale anxiolytische Prämedikation kann sinnvoll sein (z. B. Dormicum). Eine i.v.-Analgesie mit Opiaten zur Vermeidung des Ischämieschmerzes unter Embolisation halten wir allein für nicht ausreichend. Die intraarterielle Applikation von Pethidin über den liegenden Therapiekatheter direkt in die Leber hat sich als deutlich überlegen erwiesen (Fobbe et al. 1994). Diese kann posttherapeutisch bei Anhalten der Beschwerden mit einer kontinuierlichen Opiatgabe kombiniert werden.

Viele Zentren führen eine prophylaktische Antibiotikatherapie direkt vor der Therapie und für einige Tage nach der Chemoembolisation durch. Die Rationale für diese etwas längere peritherapeutische Antibiotikaprophylaxe ist zum einen dadurch begründet, dass sowohl bei gesunden Patienten als auch bei Patienten mit Erkrankungen des Gallengangsystems aerobe und anaerobe Bakterien in der Leber nachgewiesen werden konnten (Edlund et al. 1958/59). Zum anderen wurde die Entwicklung von intrahepatischen Abszessen und Septikämien nach Ligatur der A. hepatica (Thorley et al. 1965), nach Chemoembolisation (Chuang et al. 1982; Allison et al. 1985) und Chemoperfusion (D'Orsi et al. 1979) beobachtet.

Bei Zytostatika mit starker emetischer Potenz sollte bereits vor dem Beginn der Therapie eine antiemetische Therapie mit potenten Medikamenten eingeleitet werden. Dazu gehören die 5-HT$_3$-Rezeptorantagonisten, gegebenenfalls in Kombination mit Kortikoiden.

Tabelle 10.15 zeigt die notwendigen Vorbereitungen für einen Patienten vor geplanter Chemoembolisation oder Chemoperfusion.

Prätherapeutische Angiographie ▶ Die arterielle Chemoperfusion und Chemoembolisation wird in der Regel über einen transfemoralen Zugang durchgeführt. Vor Durchführung der eigentlichen Therapie ist es unumgänglich eine vollständige Zöliakomesenterikographie mit indirekter Splenoportographie durchzuführen. Diese vollständige angiographische Darstellung des die Leber versorgenden Gefäßsystems ist notwendig um
- anatomische Gefäßvarianten zu erkennen,
- die Offenheit des Pfortaderhauptstammes und der intrahepatischen Pfortaderäste zu dokumentieren und
- intrahepatische arteriovenöse und arterioportalvenöse Shunts auszuschließen.

Tabelle 10.15. Vorbereitung der Patienten vor Chemoembolisation und Chemoperfusion

Vorbereitung	Bemerkungen
„Informed consent" vor der Intervention	Besonders wichtig, da keine Standardtherapie
Ca. 6 h nüchtern vor Therapie	Wegen Kontrastmittel und emetogenen Zytostatika
Leichte Abführmaßnahmen am Abend vor der Therapie	–
Punktionsstelle rasieren	–
Notwendige Prämedikationen durchführen	z. B. Hydratation, Elektrolytsubstitution und Antiemetika vor Cisplatintherapie
Antibiotikaprophylaxe	z. B. Rocephin, hohe Gallengängigkeit
Evtl. anxiolytische Therapie	Individuelle Entscheidung, z. B. Dormicum
Analgesie intraarteriell mit Pethidin, evtl. in Kombination mit kontinuierlicher Opiatgabe posttherapeutisch	Der i.v.-Gabe deutlich überlegen
Medikamentöse Blockierung von Hormonrezeptoren bei neuroendokrinaktiven Karzinomen (Karzinoide)	*Cave*: massive Hormonausschüttung unter Chemoembolisation

A. cystica, A. gastroduodenalis sowie rechte und linke A. gastrica müssen abgegrenzt werden, um eine versehentliche Injektion bzw. ein Zurückfließen der Medikamente in diese Gefäße sicher zu verhindern. Eine große Tumorlast der Leber und damit eine Hepatomegalie kann die eindeutige Darstellung der arteriellen Gefäßversorgung der Leber erschweren. Unter diesen Umständen kann nur durch eine selektive Darstellung der A. mesenterica eine akzessorische Versorgung des rechten Leberlappens erkennbar sein. Falls eine aus der A. mesenterica abgehende rechte Leberarterie vorhanden ist, muss diese für die Therapie selektiv sondiert werden, um eine Perfusion des mesenterialen Stromgebietes unter allen Umständen zu verhindern.

Theoretisch kann jeder Grad der Chemoembolisation, von der superselektiven Therapie eines einzelnen Tumorgefäßes bis zur Embolisation eines ganzen Leberlappens bzw. der gesamten Leber, durchgeführt werden. Abhängig ist die Ausdehnung einer Chemoembolisation von dem allgemeinen Zustand des Patienten, der Leberfunktion, der Halbwertszeit der verwendeten Embolisationsmaterialien, der Gefäßanatomie, der Pfortaderdurchgängigkeit und von der Größe, Anzahl und Lage der zu therapierenden Tumoren.

Technik der Chemoperfusion und Chemoembolisation ▶ Die Chemoembolisation muss prinzipiell unter fortwährender angiographischer Kontrolle durchgeführt werden. Für radiologisch sichtbare Embolisationsmaterialien wie das Lipiodol ist dies kein Problem, da sie unter Durchleuchtung direkt kontrollierbar sind. Für alle übrigen Materialien hat sich die Mischung des Lösungsträgers für die Zytostatika 1:1 mit wasserlöslichem Kontrastmittel bewährt, um den intravasalen Weg der Chemoembolisation verfolgen zu können.

Die Zubereitung der Chemoembolisation muss unter strikt sterilen Bedingungen erfolgen. In vielen Kliniken ist es heute möglich durch die hauseigenen Apotheken ein fertiges, sicher steril zubereitetes Chemoembolisat zu erhalten. Wichtig ist, dass unmittelbar vor der Injektion eine Durchmischung der Lösung mit den Embolisationsmaterialien gewährleistet ist. Dies ist prinzipiell durch einfaches Schütteln zu erreichen. Lediglich für die Embolisation mit dem öligen Lipiodol ist die Vermischung schwieriger. Um die Viskosität des Lipiodols zu senken, sollte dieses erwärmt werden. Die Emulsion ist durch die Verbindung von zwei 50 ml Perfusorspritzen über einen Dreiwegehahn und anschließendes Hin- und Herdrücken der Lösung durch den Dreiwegehahn zu erzielen. Die Emulsion sollte wegen der hohen Viskosität nur mit kleinen Spritzen appliziert werden.

Grundsätzlich sollte bei der Chemoembolisation, wenn sie nicht superselektiv erfolgt, die Katheterspitze zumindest peripher der A. gastroduodenalis platziert werden, wenn immer möglich sollte auch die A. cystica ausgespart werden. Bei anatomisch ungünstigem Abgang der A. gastroduodenalis, z. B. aus der A. hepatica dextra, kann diese auch mit Hilfe von Spiralen permanent embolisiert werden, um einen Rückfluss in dieses Gefäß wirkungsvoll zu verhindern.

Die Chemoembolisation selbst wird in der Regel mit langsamer kontinuierlicher Injektion unter Beachtung, einen Reflux des Chemoembolisates in die Viszeralarterien sicher zu verhindern, durchgeführt. Noch größere Bedeutung hat dieses Vorgehen bei der Therapie über eine A. hepatica dextra, die als Variante aus der A. mesenterica superior abgeht. Bei einem Rückfluss des Embolisates in dieses Gefäß kann es sehr schnell zu einer Nekrose von Dünndarm mit nachfolgender Perforation kommen.

Nach Abschluss der Chemoembolisation sollte zur Dokumentation des Embolisationsausmaßes, (Abb. 10.4 a, b) nach Zurückziehen der Katheterspitze eine Übersichtsangiographie der Leber durchgeführt werden. Vorher muss sichergestellt sein, dass sich kein Embolisationsmaterial mehr in dem Katheter befindet.

Behandlung nach Chemoperfusion und Chemoembolisation ▶ Abhängig von den verwendeten Zytostatika und Embolisationssubstanzen sind nach der Chemoembolisation weitere medikamentöse prophylaktische Maßnahmen durchzuführen. Hier sind die schon in der Vorbereitung genannten Maßnahmen wie die Hydratation und die Fortführung der antiemetischen Therapie zu nennen. Eine posttherapeutische analgetische Therapie sollte bei Auftreten von Schmerzen (Druckgefühl im Oberbauch) angeschlossen werden.

Nach der Embolisation sind die Patienten zu überwachen, insbesondere bei der Therapie von en-

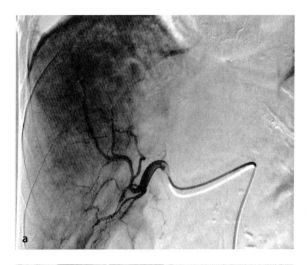

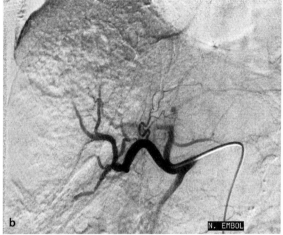

Abb. 10.4. a Angiographie A. hepatica dextra vor und **b** nach Chemoembolisation

dokrinaktiven Tumoren ist dies eine Voraussetzung für die Durchführung einer Chemoembolisation.

In der Regel kann 2–4 h nach der Behandlung mit leichter Nahrungsaufnahme begonnen werden. Eine feste Zeitdauer für die Hospitalisierung gibt es nicht. Abhängig ist sie vom Ausmaß der Chemoembolisation. Nach 24- bis 48-stündiger Überwachung können die Patienten bei Beschwerdefreiheit und nur moderatem GLDH-Anstieg (<500 U/L) die Klinik in der Regel verlassen. Dies gilt insbesondere bei wiederholter Therapie, wenn die vorher durchgeführten Chemoembolisationen komplikationslos verliefen. Bei höherem Ansteigen von GLDH und Transaminasen muss der Patient, wegen der Gefahr eines Leberversagens entsprechend lange stationär überwacht werden.

Die Frage, wie oft und in welchem zeitlichen Abständen die Therapien wiederholt werden sollen, ist nicht eindeutig geklärt. Die publizierten Studien haben in Intervallen von 4 bis 12 Wochen therapiert, abhängig von der Tumorentität und dem verwendeten Embolisat. Für die Chemoembolisation mit Lipiodol z. B. wurde häufig erst wieder eine Chemoembolisation durchgeführt, wenn sich in den Kontrolluntersuchungen mittels abdominellem CT kein Lipiodol mehr in den Tumoren nachweisen ließ.

Ernst et al. haben 1998 eine prospektive Studie an 160 Patienten durchgeführt, wobei eine Gruppe geplant alle 2 Monate eine Chemoembolisation mit Lipiodol und Doxorubicin erhielt und die zweite Gruppe abhängig vom Wachstum des Tumors erneut chemoembolisiert wurde. Es zeigte sich, dass die in Abhängigkeit vom Tumorwachstum therapierten Patienten eine signifikant längere Überlebenszeit hatten. Die mittlere Zeit zwischen dem ersten und dritten Zyklus lag in der ersten Gruppe bei 4 Monaten und in der zweiten Gruppe bei 14 Monaten. In Tabelle 10.16 sind die Ergebnisse dieser Studie dargestellt (Ernst et al. 1998).

Tabelle 10.16. Ergebisse der prospektiven Studie von Ernst 1998

Patienten	Therapieschema	1-Jahresüberleben [%]	2-Jahresüberleben [%]	3-Jahresüberleben [%]
33, Okuda I	Feste Therapieabstände	58	28	11
39, Okuda I	Tumorresponseabhängig	89	68	39
47, Okuda II	Feste Therapieabstände	19	0	0
41, Okuda II	Tumorresponseabhängig	48	31	15

Bei dem zumeist palliativen Charakter der Chemoembolisation muss die durchzuführende Anzahl der Therapien individuell festgelegt werden. Pragmatisch hat sich bewährt mindestens 2 Chemoembolisationen im Abstand von 4 bis 8 Wochen durchzuführen und dann erst bei Progress weitere Embolisationen anzuschließen. Hierbei muss allerdings beachtet werden, dass bei Fortführen der Chemoembolisation unter gleicher Dosierung der Zytostatika und der Embolisate der Grad der Nebenwirkungen steigt.

10.6.8
Komplikationen

Die Komplikationen nach Chemoembolisation können in Früh- und Spätkomplikationen unterteilt werden.

Frühkomplikationen ▶ Zu den Frühkomplikationen gehören zunächst sämtliche katheterassoziierten Komplikationen wie Dissektion oder Verletzung der Arterie, Hämatom in der Leiste (Punktionsstelle), arterielle Thrombose und Kontrastmittelreaktionen. In unserem eigenen Krankengut von insgesamt 680 Zyklen (1991–1998) einer lokalen Chemoperfusion bzw. Chemoembolisation, bei allerdings verschiedenen Indikationen, sahen wir 18 (2,6%) Komplikationen an der Punktionsstelle (Hämatom, Dissektion, Nervenirritation) und 19 (2,8%) Komplikationen am Zielgefäß (Spasmus, Thrombose, Dissektion, Embolie). Hauptproblem bei der Chemoembolisation stellt die versehentliche Embolisation von extrahepatischen Gefäßen mit starken Schmerzen, Übelkeit und Erbrechen dar. Die von einem versehentlichen Rückfluss des Embolisates am häufigsten betroffenen viszeralen Gefäße sind die A. gastroduodenalis, die A. gastrica sinistra und die A. lienalis. Obwohl ein nur geringer Rückfluss des Embolisates in diese Gefäße in der Regel zu keinen nachhaltigen Komplikationen führt, muss dies durch fortwährende angiographische Kontrolle unter der Injektion beobachtet werden. Schmerzen und Übelkeit treten passager zum einen bedingt durch die Zytostatika auf, sind aber auch abhängig von dem Ausmaß der chemoembolisierten Region in der Leber. Durch eine prätherapeutisch, prophylaktisch begonnene medikamentöse Therapie sollten diese Nebenwirkungen wirkungsvoll unterdrückt werden. Wir sahen bei 47 Leberperfusionen 6 (13%) Patienten mit starken Schmerzen (WHO-Grad III), 6 (13%) Patienten mit Übelkeit bzw. Erbrechen. Bei 278 Zyklen einer Chemoembolisation der Leber traten bei 54 (19%) Patienten Schmerzen auf und bei 68 (24%) Patienten Übelkeit/Erbrechen. Vergleicht man retrospektiv die Zyklen mit einem Kollektiv, das prophylaktisch eine intraarterielle Analgetikagabe und i.v.-Antiemetikagabe prätherapeutisch erhielten mit denen ohne entsprechende Prophylaxe so konnten die Schmerzen der Patienten von 23% auf 5% gesenkt werden.

Bei der Therapie von neuroendokrinaktiven Tumoren, wie z. B. dem Karzinoid, kann es peri- und posttherapeutisch zu extremen Hormonausschüttungen kommen mit den entsprechenden kreislaufwirksamen Reaktionen. Diese Nebenwirkung muss durch eine entsprechende medikamentöse Blockierung der Rezeptoren verhindert oder abgeschwächt werden. Ein Herz-Kreislauf-Monitoring ist deshalb bei neuroendokrinen Tumoren durchzuführen.

Spätkomplikationen ▶ Das so genannte „Postembolisationssyndrom" (PES) geht einher mit bis zu einer Woche persistierender Übelkeit und Schmerzen, sowie mit Leukozytose und Fieber. Das PES tritt nach ausgedehnten Chemoembolisationen auf, wobei Embolisationsmaterialien mit langer Halbwertszeit verwendet wurden. Wie für die prophylaktische Therapie des peritherapeutischen Schmerzes kann auch die Häufigkeit des PES durch eine Kombination aus Analgetika und antiemetischer Therapie deutlich gesenkt werden. Retrospektiv konnte die Rate des PES im eigenen Patientengut von 41% ohne Prophylaxe auf 20% mit der beschriebenen Therapie gesenkt werden. Tabelle 10.17 zeigt diese Ergebnisse aus dem eigenen Patientengut. Wegen der Leukozytose und dem Fieber ist die Abgrenzung zu einem posttherapeutischen Infekt schwierig. Zum Ausschluss eines septischen Krankheitsbildes sind ggf. mehrfache Blutkulturabnahmen durchzuführen.

Ein temporärer, diskreter Anstieg der Leberenzyme nach Chemoembolisation tritt regelhaft auf. Die Enzyme normalisieren sich aber innerhalb weniger Tage. Eine anhaltende Verschlechterung der Leber-

Tabelle 10.17. Postembolisationssyndrom in Anhängigkeit von der Prämedikation

Symptome	Ohne Prämedikation (n = 207)		Dolantin i. v. (n = 56)		Dolantin i. a. (n = 25)	
	(n)	[%]	(n)	[%]	(n)	[%]
Schmerzen	43	13	17	23	3	5
Übelkeit	33	10	7	10	4	7
Erbrechen	21	6,5	5	7	2	3
Fieber	27	8	4	6	2	3
Schüttelfrost	11	4	0	0	1	2
Ohne PES	123	59	30	54	20	80

funktion nach Chemoembolisation tritt nach Katsushima et al. bei 2,1% der Patienten auf und korreliert eng mit einer vorbestehenden schlechten Leberfunktion und der Dosis der verwendeten Medikamente (Katsushima et al. 1997).

Das Auftreten eines paralytischen Ileus ist eine Rarität. Eine Magen-Darm-Atonie kann für 2–3 Tage bestehen.

Eine der gefürchtetsten Komplikationen ist die Ausbildung eines intrahepatischen Abszesses bzw. einer Sepsis. Nekrotische Areale in der Leber mit darin befindlichen Embolisationsmaterialien bilden für Bakterien ein ideales Wachstumsmedium. Die bakterielle Kontamination kann auf verschiedenen Wegen erfolgen:
– über kontaminierte Kathetermaterialien und Injektionslösungen,
– über den Pfortaderkreislauf und
– nach Voroperationen an den Gallenwegen (z. B. biliodigestive Anastomose).

Durch eine konsequente aseptische Technik und eine prophylaktische Antibiotikatherapie kann das Risiko einer Infektion bzw. der Ausbildung eines intrahepatischen Abszesses minimiert werden.

Klinisch unterschieden werden muss der intrahepatische Abszess mit Gasbildung von einer posttherapeutischen Gasbildung ohne Infektion. Diese Gasbildung erfolgt Stunden bis Tage nach einer Chemoembolisation ohne das Vorhandensein von gasbildenden Bakterien. Allison berichtet 1985 bei 22 von 50 Patienten über eine intrahepatische Gasbildung ohne klinische Infektzeichen. Der Mechanismus dieser Gasbildung wurde vielfach diskutiert, ist aber bis heute unklar (Rankin 1979; Allison et al. 1981, 1992). Drei mögliche Mechanismen können eine Erklärung für dieses Phänomen geben:
– das Gas wird mit der Chemoembolisation verabreicht,
– es handelt sich um Kohlendioxyd produziert durch anaeroben Retikulozytenstoffwechsel und
– es handelt sich um den Sauerstoff des Oxyhämoglobins aus zerstörten roten Blutkörperchen.

Eine sehr seltene Komplikation ist die Nekrose von Teilen der Leber selbst bzw. die Infarzierung anderer Organe. Hier ist in erster Linie die Cholezystitis bzw. Nekrose der Gallenblase zu nennen, die bei Verwendung von Embolisationsmaterialien mit langer Halbwertszeit auftreten kann. Durch entsprechende Lagekontrolle der Katheter unter der Therapie und kontinuierlicher Überwachung der Chemoembolisation auf versehentliche Fehlperfusion, sollten sich diese Komplikationen vermeiden lassen.

Für Patienten mit einer Leberzirrhose besteht das Risiko auf Ausbildung eines posttherapeutischen Leberversagens. Das Risiko korreliert eng mit dem Stadium der Leberzirrhose, mit dem Volumen der Leber, das chemoembolisiert wurde und mit der Halbwertszeit der verwendeten Embolisationssubstanzen. Einen weiteren Risikofaktor stellt eine bestehende Pfortaderthrombose dar. Dies ist der Grund, weshalb vor jeder Chemoembolisation die Durchgängigkeit des Pfortadersystems überprüft werden muss!

Die zytostatikaassoziierten Nebenwirkungen nach einer Chemoembolisation sollen hier nicht im Einzelnen behandelt werden, da sie im Wesentlichen denen ähneln, die der systemischen Zytostatikaanwendung entsprechen.

10.6.9
Erfolgskontrolle

Die Kontrolle des Therapieerfolges nach Chemoembolisation stellt ein Problem dar. Die Kriterien der WHO für die Ansprechraten von malignen Erkrankungen lassen sich nur eingeschränkt auf die Behandlung mittels Chemoembolisation anwenden. Aus diesem Grund sind weitere Kriterien mit einbezogen worden. Adachi et al. haben 1993 das Ausmaß der posttherapeutischen Tumornekrose vor Resektion der HCCs an 72 Patienten mit der Überlebenszeit, bzw. dem rezidivfreien Überleben korreliert. Dabei zeigte sich, dass die Patienten mit einer kompletten Tumornekrose die längste Überlebenszeit erreichten (Adachi et al. 1993).

Vogl hat im Jahr 2000 neben einer Vielzahl von wichtigen Prognoseparametern den Einfluss des retinierten Lipiodols in den Tumorknoten nach Lipiodolchemoembolisation mit der Überlebenszeit korreliert. Dabei zeigte sich ein signifikanter Zusammenhang zwischen einer „kompletten" (≥75%)-, einer „guten" (50-74%) und einer <50% Lipiodolretention und der medianen Überlebenszeit (Abb. 10.5 a–c).

Zusammenfassend muss bei der Beurteilung des Therapieerfolges nach einer Chemoembolisation neben den Responsekriterien der WHO weitere Kriterien wie das Ausmaß der entstandenen Tumornekrose und die Lipiodolretention mit einbezogen werden.

10.6.10
Chemoembolisation der Pfortader

Durch die Erkenntnis, dass die meisten Malignome der Leber arteriell und portalvenös mit Blut versorgt werden, wurde von einigen Autoren eine intraarterielle Chemoembolisation mit einer Therapie über die Pfortader kombiniert.

Im Jahr 1991 haben Liu et al. bei Ratten eine Therapie mit Lipiodol und 5-FU intraportal bei Lebertumoren durchgeführt und dabei festgestellt, dass das Lipiodol in der Peripherie der Tumoren retiniert wird. Es wurde der Schluss gezogen, dass eine zusätzliche Chemoembolisation über die Pfortader die

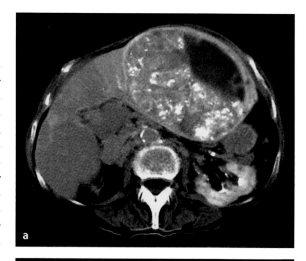
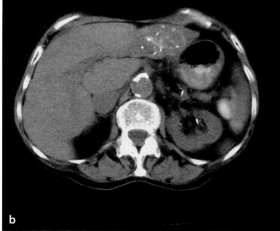
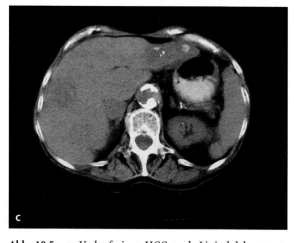

Abb. 10.5 a–c. Verlauf eines HCC nach Lipiodolchemoembolisation über 12 Monate

Wirkung evtl. steigern kann. Gleichzeitig warnen die Autoren vor der Gefahr einer Nekrose der Leber (Liu et al. 1991).

Eine Reihe von Publikationen sind Ende der 80er-Jahre erschienen über eine präoperative intraarterielle Chemotherapie in Kombination mit einer Embolisation des tumortragenden Pfortaderastes. Neben der höheren Rate an Tumornekrosen, die durch eine Pfortaderembolisation erzielt werden konnte, war ein weiterer wesentlicher Effekt die Hypertrophie des nichttumortragenden Leberlappens vor einer geplanten ausgedehnten Leberresektion (Kinoshita et al. 1986; Nakao et al. 1986; Tanaka u. Tobe 1989; Fujio et al. 1989). Das Ziel dieser Therapie war aber einzig die Hypertrophie eines Leberlappens vor geplanter ausgedehnter Leberresektion.

Wegen der bis heute nur spärlichen Datenlage kann eine Chemoembolisation via V. portae nicht empfohlen werden.

10.6.11
Technik der Pfortaderembolisation

Der Zugang zur Pfortader kann interventionell radiologisch durch perkutane Punktionstechniken erfolgen oder chirurgisch über eine Laparotomie bzw. über eine Rekanalisierung der V. umbilicalis.

Die radiologische, perkutane Pfortaderpunktion erfolgt direkt, perkutan, transhepatisch oder transjugulär anolog zur Anlage eines intrahepatischen Shunts (TIPS). Nach Einlage eines Katheters kann die Chemoembolisation unter angiographischer Kontrolle erfolgen.

Mittels der chirurgischen Technik können permanente Zugänge zum Pfortadersystem implantiert werden. Hierzu gibt es zwei Möglichkeiten:
- Mittels einer Laparotomie kann in der ersten Jejunalschlinge eine drainierende Vene katheterisiert werden und der Katheter bis in den Pfortaderhauptstamm vorgeschoben werden und
- über einen kleinen Hautschnitt kranial des Bauchnabels kann die obliterierte Nabelvene mit geeigneten Instrumenten rekanalisiert werden und darüber, ebenfalls ein permanenter Katheter in den Pfortaderhauptstamm vorgeschoben werden (s. Abschn. 5: Spezielle chirurgische Kathetertechniken).

Literatur

Adachi E, Matsumata T, Nishizaki T et al. (1993) Effects of preoperative transcatheter hepatic arterial chemoembolization for hepatocellular carcinoma. Cancer 72:3593–3598

Adami HO, Hsing AW, McLaughlin JK et al. (1992) Alkoholism and liver cirrhosis in the etiology of primary liver cancer. Int J Cancer 51:898–902

Akashi Y, Koreeda C, Enomoto C et al. (1991) Prognosis of unresectable hepatocellular carcinoma: an evaluation based on multivariate analysis of 90 cases. Hepatology 60:262–268

Allen-Mersh TG, Earlam S, Fordy C et al. (1994) Quality of live and survival with continuous hepatic-artery floxuridine infusion for colorectal liver metastases. Lancet 344:1255–1260

Allison DJ, Fletcher DR, Gordon-Smith EC et al. (1981) Therapeutic arterial embolization of the spleen: a new cause of free intraperitoneal gas. Clin Radiology 32:617–621

Allison DJ, Hennessy O, Jordan H (1985) Therapeutic embolization of the hepatic artery: a review of 75 procedures. Lancet I:595–599

Allison DJ, Hennessy O, Jordan H (1992) Interventional radiology. In: Grainger RG, Allison DJ (eds) Diagnostic radiology: An Anglo-American Textbook of Imaging. Churchill Livingstone, Edinburgh, pp 2329–2390

Almersjö O, Bengmark S, Rudenstam CM et al. (1972) Evaluation of hepatic dearterialization in primary and secondary cancer of the liver. Am J Surg 124:5–9

Almersjö O, Bengmark S, Hafström LO et al. (1976) Results of liver dearterialization combined with regional infusion of 5-fluorouracil for liver cancer. Acta Chir Scand 142:131–138

Alrenga DP (1975) Primary angiosarcoma of the liver. Int Surg 60:198–203

Audisio RA, Doci R, Mazzaferro V et al. (1990) Hepatic arteriel embolization with microencapsulated mitomycin C for unresectable hepatocellular carcinoma in cirrhosis. Cancer 66:228–236

Austin H (1991) The role of tobacco use and alcohol consumption in the etiology of hepatocellular carcinoma. In: Tabor E, Di Bisceglie AM, Purcell RH (eds) Etiology, pathology and treatment of hepatocellular carcinoma in North America Houston: Advanced Applied Biotechnology Series 51

Balasegaram M (1972) Complete hepatic dearterialization for primary carcinoma of the liver. Am J Surg 124: 340–345

Barbara L, Benzi G, Giani S et al. (1992) Natural history of small untreated hepatocellular carcinoma in cirrhosis: a multivariate analysis of prognostic factors of tumor growth rate and patients survival: Hepatology 16: 132–137

Bartolozzi C, Lencioni R, Caramella D et al. (1995) Treatment of large HCC: Transcatheter arterial chemoembolization combined with percutaneous ethanol injection versus repeated transcatheter arterial chemoembolization. Radiology 187:812–818

Bayraktar Y, Balkanci F, Kayhan B et al. (1996) A comparison of chemoembolization with conventional chemotherapy and symptomatic treatment in cirrhotic patients with hepatocellular carcinoma. Hepato Gastroenterol 43:681–687

Beasley RP, Hwang LY, Lin CC et al. (1981) Hepatocellular carcinoma and hepatitis B virus: a prospective study of 22.707 men in Taiwan. Lancet II: 1129

Bengmark S, Fredlund P, Hafström LO, Vang J (1974) Present experiences with hepatic dearterialization in liver neoplasms. Progr Surg 13:141–166

Bengmark S, Ericsson M, Lunderquist A et al. (1982) Temporary liver dearterialization in patients with metastatic carcinoid disease. W J Surg 6:46–53

Berdah SV, Delpero JR, Garcia S et al. (1996) A western surgical experience of peripheral cholangiocarcinoma. Br J Surg 83:1517–1521

Bismuth H, Fecteau A (1998) Kombinationstherapie in der Onkologie – das hepatocelluläre Karzinom. Chirurg 69:360–365

Bismuth H, Morino M, Sherlock D et al. (1992) Primary treatment of hepatocellular carcinoma by arterial chemoembolization. Am J Surg 163:387–394

Bismuth H, Chiche L, Adam R et al. (1993) Liver resection versus transplantation for hepatocellular carcinoma in cirrhotic patients. Ann Surg 218:145–151

Borzio M, Bruno S, Roncalli M et al. (1995) Liver cell dysplasia is a major risk factor for hepatocellular carcinoma in cirrhosis: a prospective study. Gastroenterology 108: 812

Bronowicki JP, Boudjema K, Chone L et al. (1996) Comparison of resection, liver transplantation and transcatheter oily chemoembolization in the treatment of hepatocellular carcinoma. J Hepatol 24:293–300

Bruix J, Bru C (1992) Medical treatment of hepatocellular carcinoma. In: Rodes J, Arroyo V (eds) Therapy in liver diseases. Ediciones Doyma, Barcelona, pp 427–437

Bruix J, Cirera I, Calvet X et al. (1992) Surgical resection and survival in western patients with hepatocellular carcinoma. J Hepatol 15: 350–355

Bruix J, llovet JM, Castells A et al. (1998) Transarterial embolization versus symptomatic treatment in patients with advanced hepatocellular carcinoma: results of a randomized, controlled trial in a single institution. Hepatology 27:1578–1583

Calvet X, Briux J, Bru C et al. (1990) Natural history of hepatocellular carcinoma in Spain. Five years experience in 249 cases. J Hepatol 10:311–317

Cancer of the Liver Italian Programme (1998) Tamoxifen in treatment of hepatocellular carcinoma: a randomised controlled trial. Lancet 352:17–20

Carr BI (1996) Aggressive high-dose intra-hepatic artery chemotherapy for unresectable hepatocellular carcinoma. Gan To Kagaku Pyoho 23:1379

Carr BI, Iwatsuki S, Starzl TE et al. (1993) Regional cancer chemotherapy for advanced stage hepatocellular carcinoma. J Surg Oncol [Suppl] 3:100–103

Carr BI, Flickinger JC, Lotze MT (1997) Hepatobiliary cancers. In: DeVita VT, Hellmann S, Rosenberg SA (eds) Cancer. Principles and practice of oncology. Lippincott-Raven, Philadelphia, S 1087

Carriaga MT, Henson DE (1995) Liver, gallbladder, extrahepatic bile ducts and pancreas. Cancer [Suppl 1] 75:171–190

Castells A, Bruix J, Bru C et al. (1995) Treatment of hepatocellular carcinoma with tamoxifen: a double-blind placebo-controlled trial in 120 patients. Gastroenterology 109:917–922

Cheng EW, Lightdale CJ (1987) Primary liver cancer: diagnosis and laboratory findings. In: Wanebo HJ (ed) Hepatic and biliary cancer. Dekker, New York, p 125

Chlebowski RT, Tong M, Weismann J et al. (1984a) Hepatocellular carcinoma: Diagnostic and prognostic features in North American patients. Cancer 53:2701–2706

Chlebowski RT, Brzechwa-Adjukiewic A, Cowden A et al. (1984b) Doxorubicin (75 mg/m^2) for hepatocellular carcinoma: clinical and pharmacokinetic results. Cancer Treat Rep 68:487–491

Choi BI, Takayasu K, Han MC (1993) Small hepatocellular carcinomas and associated nodular lesions of the liver: pathology, pathogenesis and imaging findings. Am J Roentgenol 160:1177–1187

Chou FF, Sheen-Chen SM, Chen CL et al. (1995) Prognostic factors of resectable intrahepatic cholangiocarcinoma. J Surg Oncol 59:40–44

Chu KM, Lai EC, Al-Hedeedi S et al. (1997) Intrahepatic cholangiocarcinoma. World J Surg 21:301–305

Chuang VP, Wallace S, Soo CS et al. (1982) Therapeutic Ivalon embolization of hepatic tumors. Am J Roentg 138:289–294

CLIP Group (1998) Tamoxifen in treatment of hepatocellular carcinoma: a randomised controlled trial. Lancet 352:17–20

Colleoni M, Buzzoni R, Bajetta E, et al. (1993) A phase II study of mitoxantrone combined with beta-interferon in unresectable hepatocellular carcinoma. Cancer 72:3196–3201

Colloredo-Mels G, Leandro G, Scorpiniti A et al. (1993) Natural history of hepatocellular carcinoma in northern Italy. Multivaried analysis of prognostic factors. J Exp Cancer Res 12:101–106

Colombo M, De Franchis R, Del Ninno E et al. (1991) Hepatocellular carcinoma in Italian Patients with cirrhosis. N Engl J Med 325:675–680

Cottone M, Vidone R, Fusco G, et al. (1989) Asymptomatic hepatocellular carcinoma in child's A cirrhosis. A comparison of natural history and surgical treatment. Gastroenterology 96:1655–1571

Craig JR, Peters RL, Edmundson HA et al. (1980) Fibrolamellar carcinoma of the liver: a tumor of adolescents and young adults with distinctve clinico-pathologic features. Cancer 46:372–379

Creech JL, Johnson MN (1974) Angiosarcoma of the liver in the manufacture of polyvinylchlorid. J Occup Med 16:150–151

Di Bisceglie AM (1997) Hepatitis C and hepatocellular carcinoma. Hepatology 26:34–38

Di Bisceglie AM, Rustgi VK, Hoofnagels JH et al. (1988) Hepatocellular carcinoma. Ann Intern Med 108:390

Doci R, Bignami P, Bozzetti F et al. (1988) Intrahepatic chemotherapy for unresectable hepatocellular carcinoma. Cancer 61:1983–1987

D'Orsi CJ, Ensminger W, Smith E et al. (1979) Gas-forming intrahepatic abscess: a possible complication of arterial infusion chemotherapy. Gastrointest Rad 4:157–161

Ebara M, Ohto M, Shinagawa T et al. (1996) Natural history of minute hepatocellular carcinoma smaller than tree centimeters complicating cirrhosis. Gastroenterology 90:289–298

Edlund YA, Mollstedt BO, Ouchterlony O (1958/59) Bacteriological investigation of the biliarx system and liver in biliary tract disease correlated to clinical data and microstructure of the gallbladder and liver. Acta Chirurgica Scand 116:461–476

Engstrom PF, Levin B, Moertel CG, Schutt A (1990) A phase II trial of tamoxifen in hepatocellular carcinoma. Cancer 65:2641–2643

Ernst O, Sergent G, Mizrahi D et al. (1998) Treatment of hepatocellular Carcinoma by transcatheter arterial chemoembolization: Comparison of planned periodic chemoembolization and chemoembolization based on tumor response. AJR 172:59–64

Falkson G, MacIntyre JM, Moertel CG et al. (1984) Primary liver cancer: an Eastern Cooperative Oncology Group Trial. Cancer 54:970–977

Falkson G, Ryan LM, Johnson LA et al. (1987) A randomized phase II study of mitoxantrone and cisplatin in patients with hepatocellular carcinoma: an ECOG study. Cancer 60:2141–2145

Falkson G, Cnaan A, Schutt AJ, et al. (1988) Prognostic factors for survival in hepatocellular carcinoma. Cancer Res 48:7314–7318

Farinati F, Salvagnini M, de Maria N (1990) Unresectable hepatocellular carcinoma: a prospective trial with tamoxifen. J Hepatol 11:297–301

Farley DR, Weaver AL, Nagorney DM (1995) „Natural history" of unresected cholangiocarcinoma: patient outcome after noncurative intervention. MayoClin Proc 198:233–238

Fobbe F, Boese-Landgraf J, Chen Y et al. (1994) Intra-arterial injection of pethidine for treatment of pain in chemoembolization of the liver. Röfo 161:168–170

Fujio N, Sakai K, Kinoshita H. et al. (1989) Results of treatment of patients with hepatocellular carcinoma with severe cirrhosis of the liver. World J Surg 13:211–217

Galanski M, Schmoll E, Reichelt S et al. (1992) Chemoembolisation hepatozellulärer Karzinome bei isoliertem Leberbefall. Radiologe 32:49–55

Gattuso P, Reyes CV (1988) Hepatocellular carcinoma with bone metastasis. J Surg Oncol 39:33–34

Groupe d'etude et de traitment du carcinome heptocellulaire (1995) A comparison of lipiodol chemoembolization and conservative treatment for unresectable hepatocellular carcinoma. N Engl J Med 332:3070–3078

Gunji T, Kawauchi N, Ohnishi S et al. (1992) Treatment of hepatocellular carcinoma associated with advanced cirrhosis by transcatheter arterial chemoembolization using autologous blood clot: a preliminary report. Hepatology 15:252–257

Hatanaka Y, Yamashita Y, Takahashi M et al. (1995) Unresectable hepatocellular carcinoma: analysis of prognostic factors in transcatheter management. Radiology 195:747–752

Hsu HC, Chiou TJ, Chen JY et al. (1991) Clonality and clonal evolution of hepatocellular carcinoma with multiple nodules. Hepatology 13:923

Ikeda K, Kumada H, Saitoh S et al. (1991) Effect of repeated transcatheter arterial embolization on the survival time in patients with hepatocellular carcinoma. Cancer 68:2150–2154

International Agency for Research on Cancer (1987) IARC monographs evaluating carcinogenic risks to humans. Suppl 7. Overall evaluation of carcinogenicity: an updating of IARC monographs. Lyon, pp 1–42

International Agency for Research on Cancer (1994) Cancer Res 54:3625–3627

Iwatsuki S, Shaw BW, Starzl TE (1983) Experience with 150 liver resections. Ann Surg 197:247

Iwatsuki S, Starzl TE, Sheahan DG et al. (1991) Hepatic resection versus transplantation for hepatocellular carcinoma. Ann Surg 214:221–229

Kalayci C, Johnson PJ, Raby N et al. (1990) Intraarterial adriamycin and lipiodol for inoperable hepatocellular carcinoma: a comparison with intravenous adriamycin. J Hep Z 349–353

Kanematsu T, Matsumata T, Shirabe K et al. (1993) A comparative study of hepatic resection and transcatheter arterial embolization for the treatment of primary hepatocellular carcinoma. Cancer 37:2181–2186

Katsushima S, Onokuma T, Oi H et al. (1997) Acute hepatic failure following transcatheter arterial embolization for the treatment of hepatocellular carcinoma. Digestion 58:189–195

Kawai S, Okamura J, Ogawa M et al. (1992) Prospective and randomized clinical trial for the treatment of hepatocellular carcinoma – a comparison of lipiodol-transcatheter arterial embolization with and without Adriamycin (first cooperative study). Cancer Chem Pharm 31:1–6

Kawai S, Tani M, Okamura J et al. (1997) Prospective and randomized trial of lipiodol-transcatheter arterial chemoembolization for treatment of hepatocellular carcinoma: a comparison of epirubicin and doxorubicin (second cooperative study). The cooperative study group for liver cancer treatment of Japan. Semin Oncol 24:6–45

Kew MC (1997) Clinical manifestations and paraneoplastic syndromes of hepatocellular carcinoma. In: Okuda K, Ishak KA (eds) Neoplasms of the liver. Springer, Berlin Heidelberg New York Tokyo, pp 199–221

Kew MC, Popper H (1984) Relationship between hepatocellular carcinoma and cirrhosis. Sem Liver Dis 4:136

Kinoshita P, Sakai K, Hirohashi K et al. (1986) Preoperative portal vein embolization for hepatocellular carcinoma. World J Surg 10:803–808

Kohono H, Nagasue N, Hayashi A et al. (1996) Postoperative adjuvant chemotherapy after radical hepatic resection for hepatocellular carcinoma (HCC). Hepato-Gastroenterology 43:1405–1409

Kohz P, Baethge J, Steiner W et al. (1995) Chemoembolization in primary liver cell carcinoma. Results of a prospective study. Chirurg 66:196–201

Kojiro M, Nakashima T (1987) Pathology of hepatocellular carcinoma. In: Okuda K, Ishak KA (eds) Neoplasms of the liver. Springer, Berlin Heidelberg New York Tokyo, pp 81–104

Kojiro M, Sugihara S, Nakashima O (1991) Pathomorphogic characteristics of early hepatocellular carcinoma. In: Okuda K, Tobe T, Kitagawa T (eds) Early detection and treatment of liver cancer. Japanese Scientific Societies, Tokyo; Taylor & Francis, London, pp 29–38

Lai ES, Wong J (1994) Hepatocellular carcinoma: the Asian experience: In: Blumgard LH (ed) Surgery of the liver and biliary tract. Livingstone, Edinburgh, p 1349

Lee FI, Smith PM, Bennett B, Williams DM (1996) Occupationally related angiosarcoma of the liver in the United Kingdom 1972–1994. Gut 39:312–318

Lee HS, Kim JS, Choi IJ et al. (1997) The safety and efficacy of transcatheter arterial chemoembolization in the treatment of patients with hepatocellular carcinoma and main portal vein obstruction. Cancer 79:2087–2094

Lee YTN, Chen KK, Harris PA et al. (1980) Distribution of adriamycin in cancer patients. Tissue uptakes, plasma concentration after i.v. and hepatic i.a. administration. Cancer 45:2231–2239

Lelbach WK (1996) A 25-year follow-up study of heavily exposed vinyl chlorid workers in Germany. Am J Ind Med 29: 446–458

Li JQ, Zhang YQ, Zhang WZ, Yuan YF, Li GH (1995) Randomized study of chemoembolization as an adjuvant therapy for primary liver carcinoma after hepatectomy. J Cancer Res 121:364–366

Linsell CA (1979) Environmental chemical carcinogens and liver cancer. In: Lapis K, Johannsen JV (eds) Liver carcinogenesis. Hemisphere, Publishing Co. 231

Liu PC, Guo JY, Hu GD et al. (1991) Hepatic carcinoma. The possibility of transcatheter chemoembolization through the portal vein. Chin Med J 104:543–547

Liver Cancer Study Group of Japan (1989) The general rules for the clinical and pathological study of primary liver cancer. Jpn J Surg 19:98–129

Liver Cancer Study Group of Japan (1994) Cancer 74:2772–2780

Lorenz M, Waldeyer M, Müller HH (1996) Vergleich der lipiodolgestützten Chemoembolisation versus einer alleinigen konservativen Therapie bei Patienten mit nichtresektablen hepatozellulären Karzinomen. Z Gastroenterol 34:205–206

Lutwick LI (1979) Relation between aflatoxins and hepatitis B virus and hepatocellular carcinoma. Lancet 1:755–757

Makuuchi M, Hasegawa H, Yamazaki S (1985) Ultrasonically guided subsegmentectomy. Surg Gynecol Obstet 161: 346

Malt RA (1985) Current concepts: surgery for hepatic neoplasms. N Engl J Med 313:1591–1596

Marcos-Alvarez A, Jenkins RL, Washburn WK, et al. (1996) Multimodality treatment of hepatocellular carcinoma in a hepatobiliary specialty center. Arch Surg 131:292–298

Martinez-Cerezo FJ, Thomas A, Donoso L, et al. (1994) Controlled trial of tamoxifen in patients with advanced hepatocellular carcinoma. J Hepatol 20: 702–706

Mc Peake JR, O'Grady JG, Zaman S (1993) Liver transplantation for primary hepatocellular carcinoma: tumor size and number determine outcome. J Hepatol 18:226–234

Mokka REM, Larmi TKI, Huttunen R, Kairaluoma MI (1975) Evaluation of the ligation of the hepatic artery and regional arterial chemotherapy in the treatment of pimary and secondary cancer of the liver. Ann Chir Gyn Fen 64:347–352

Muir C et al. (1989) Cancer incidence in five continents. Vol V. No 88. IARC Scientific, Lyon

Munoz N, Bosch X (1987) Epidemiology of hepatocellular carcinoma. In: Okuda K, Ishak KA (Hrsg) Neoplasms of the liver. Springer, Berlin Heidelberg New York Tokyo, S 3–20

Nagasue N, Kohno H, Chang YC, et al. (1993) Liver resection for hepatocellular carcinoma. Results of 229 consecutive patients during 11 years. Ann Surg 217:375

Nakao N, Miura K, Takahashi H et al. (1986) Hepatocellular carcinoma: combined hepatic arterial and portal venous embolization. Radiology 161:303–307

Nakashima K, Kitano S, Kim YI et al. (1996) Postoperative adjuvant arterial infusion chemotherapy for patients with hepatocellular carcinoma. Hepato-Gastroenterology 43:1410–1414.

Nakeeb A, Pitt HA, Sohn TA et al. (1996) Cholangiocarcinoma. A spectrum of intrahepatic perihilar and distal tumors. Ann Surg 224:463–473

Nerenstone SR, Ihde DC, Friedman MA (1988) Clinical trials in primary hepatocellular carcinoma: current status and further directions. Cancer Treatm Rev 15:1–31

Nomura F, Onishi K, Tanabe Y (1989) Clinical features and prognosis of hepatocellular carcinoma with reference to serum alpha-fetoprotein levels: analysis of 602 patients. Cancer 64:1700–1707

Nordic Gastrointestinal Tumor Adjuvant Therapy Group (1992) Expectancy or primary chemotherapy in patients with advanced asymptomatic colorectal cancer: a randomized trial. J Clin Oncol 10:904–911

Peng-Chen L, Jun-Yuan G, Guo-Dong H et al. (1991) Hepatic carcinoma. The possibility of transcatheter chemoembolization throug the portal vein. Chin Med J 104: 543–547

Okamoto E, Yamanaka N, Toyosaka A et al. (1987) Current status of hepatic resection in the treatment of hepatocellular carcinoma. In: Okuda H, Ishak KG (eds) Neoplasms of the liver. Springer, Berlin Heidelberg New York Tokyo

Okazaki N, Yoshino M, Yoshida T et al. (1989) Evaluation of the prognosis for small hepatocellular carcinoma based on tumor volume doubling time. A preliminary report. Cancer 63:2207–2210

Okuda K (1992) Hepatocellular carcinoma: recent progress. Hepatology 15:948–963

Okuda K, Obata H, Nakajima Y et al. (1984) Prognosis of primary hepatocellular carcinoma. Hepatology 4:3

Okuda K, Ohtsuki T, Obata M et al. (1985) Natural history of hepatocellular carcinoma and prognosis in relation to treatment. Study of 850 patients. Cancer 56:918–928

Okusaka T, Okada S, Ishii H et al. (1997) Prognosis of hepatocellular carcinoma with extrahepatic metastases. Hepatogastroenterology 44:251–257

Olweny CLM, Katongole-Mbidde E, Bahendeke S et al. (1980) Further experience in treating patients with hepatocellular carcinoma in Uganda. Cancer 45:2231–2239

Ong GB, Chan PKW, Alagaratnam TT (1975) Clinical trials of inoperable primary carcinoma of the liver. Bulletin de la Societe Internationale de Chirurgie 5:391–397

Ozawa K, Takayasu T, Kumada K. et al. (1991) Experience with 225 hepatic resections for hepatocellular carcinoma over a-year period. Am J Surg 161:677

Parkin DM, Muir CS, Whelan SL et al. (1992) Cancer incidence in five continents. Vol 6. IARC Scientific, Lyon

Parkin DM, Ohshima H, Srivatanakul P, Vatanasapt V (1993) Cholangiocarcinoma: epidemiology, mechanisms of carcinogenesis and prevention. Cancer Epidemiol Boimarkers Prev 2:537–544

Pichlmayr R, Bretschneider HJ, Kirchner E. et al. (1988) Ex situ Operation an der Leber. Eine neue Möglichkeit in der Leberchirurgie. Langenbecks Arch Chir 373:122

Rankin RN (1979) Gas formation after renal tumor embolization without abscesses: a benign occurence. Radiology 130:317–320

Raoul JL, Heresbach D, Bretagne JF et al. (1992) Chemoembolization of hepatocellular carcinoma. A study of the biodistribution and pharmacokinetics of doxorubicin. Cancer 70:585–590

Raoul JL, Duvauferrier R, Bretagne P et al. (1993) Usefullness of hepatic artery injection of Lipiodol and ^{131}I-Lipiodol before the therapeutic decision in hepatocellular carcinoma. Scand J Gastroenterol 28:217–223.

Raoul JL, Guyader D, Bretagne JF et al. (1994) Randomized controlled trial for hepatocellular carcinoma with vein thrombosis: Intra-arterial Iodone-131-Iodized oil versus medical support. J Nucl Med 35:1782–1787

Raoul JL, Guyader D, Bretagne JF. Et al. (1997) Prospective randomized trial of chemoembolization versus intraarterial injection of ^{131}I-Labeled-Iodized oil in the treatment of hepatocellular carcinoma. Hepatology 26:1156–1161

Ringe B, Wittekind C, Weimann A et al. (1992) Results of hepatic resection and transplantation for fibrolamellar carcinoma. Surg Gynecol Ostet 175:299–305

Risse JH, Grünwald F, Kersjes W et al. (2000) Intraarterial HCC Therapy with J-131-Lipiodol. Cancer Bioth Radioph 15:65–70

Sciarrino E, Simonetti R, LeMoli E et al. (1985) Adriamycin treatment for hepatocellular carcinoma: experience with 109 patients. Cancer 56:2751–2755

Segall HN (1923) An experimental anatomical investigation of the blood and bile channels of the liver. Surg Gyn Obst 37:152–178

Sheen PC, Lee KT, Chen HY, Ker CG (1996) Conservative hepatic resection for hepatocellular carcinoma of cirrhotic patient. Int Surg 81/3:280–283

Sheu JC, Sung JL, Chen DS et al. (1985) Growth rate of asymptomatic hepatocellular carcinoma and ist clinical implications. Gastroenterology 68: 259–266

Shibata J, Fujiyama S, Sato T et al. (1989) Hepatic artery chemotherapy with cisplatin suspended in an oily lymphographic agent for hepatocellular carcinoma. Cancer 64:1586–1594

Shiratori Y, Shiita S, Imamura M, et al. (1995) Characteristic difference of hepatocellular carcinoma between hepatitis B- and C-viral infection in Japan. Hepatology 22:1027

Simonetti RG, Liberati A, Angiolini C, Pagliaro L (1997) Treatment of hepatocellular carcinoma: a systemic review of randomized controlled trials. Annals of Oncology 8:117–136

Stuart KE, Anand AJ, Jenkins RL (1996) Hepatocellular carcinoma in the United States. Prognotic features treatment outcome and survival. Cancer 77:2217–2222

Sugihara S, Kojiro M (1987)Pathology of cholangiocarcinoma. In: Okuda K, Ishak KA (eds) Neoplasms of the liver. Springer, Berlin Heidelberg New York Tokyo, pp 143–158

Sutton FM, Russel NC, Guinee VF, Alpert E (1988) Factors affecting the prognosis of primary liver carcinoma. J Clin Oncol 6:321–328

Tabor E (1992) Hepatitis C virus and hepatocellular carcinoma. AIDS Res Human Retrovirus 8:793

Tabor E, Di Bisceglie AM, Purcell RH (1991) Etiology, pathology and treatment of hepatocellular carcinoma in North America. Adv Appl Biotechnol Ser 1:13

Tagushi T, Ogawa N, Bunke B et al. (1992) The use of degradeable starch microspheres (Spherex) with intra-arterial chemotherapy for the treatment of primary and secondary liver tumors – results of a phase III clinical trial. Reg Cancer Treat 4:161–165

Takayasu K, Shima Y, Muramatsu Y et al. (1987) Hepatocellular carcinoma: Treatment with intraarterial iodized oil with and without chemotherapeutic agents. Radiology 162:345–351

Takenaka K, Yoshida K, Nihizaki T et al. (1995) Postoperative prophylactic lipidolization reduces the intrahepatic recurrence of hepatocellular carcinoma. Am J Surg 169: 400–405

Tanaka J, Tobe T. (1989) Invited commentary on: results of treatment of patients with hepatocellular carcinoma with severe cirrhosis of the liver. World J Surg 13:217–218

Taniguchi H, Daidoh T, Shioaki Y et al. (1992) Blood supply and drug delivery to primary and secondary human liver cancer studied with in vivo bromodeoxyuridine. Cancer 71:50–55

The Liver Cancer Study Group of Japan (1994) Predictive factors for long term prognosis after partial hepatectomy for patients with hepatocellular carcinoma in Japan. Cancer 74:2772–2780

Thorley LG, Figiel LS, Figiel SJ et al. (1965) Roentgenographic findings in accidental ligation of the hepatic artery: a case report. Radiology 85:56–58

Tsukuma H, Hiyama T, Tanaka S et al. (1993) Risk factors for hepatocellular carcinoma among patients with chronic liver disease. N Engl J Med 328: 1797–1801

Union International Contre le Cancer, UICC (1997) In: Wittekind C, Wagner G (Hrsg) TNM, Klassifikation maligner Tumoren. Springer, Berlin Heidelberg New York Tokyo, S 71–74

Van Kaick G, Wesch H, Luehrs H, Liebermann D (1986) Radiation-Induced primary liver tumors in „Thorotrast Patients". Rec Res Cancer Res 100:16–22

Venook AP, Stagg RJ, Lewis BJ et al. (1990) Chemoembolization for hepatocellular carcinoma. J Clin Oncol 8:1108–1114

Vetter D, Wender JJ, Bergier JM et al. (1991) Transcatheter oily chemoembolization in the management of advanced hepatocellular carcinoma in cirrhosis: Results of a Western comparative study with 60 patients. Hepatology 13:427–433

Vogl TJ, Trapp M, Schroeder H et al. (2000) Transarterial chemoembolization for hepatocellular carcinoma: Volumetric and morphologic CT-criteria for assessment of prognosis and therapeutic success. Results from a liver transplantation center. Radiology 214:349–357

Yamamoto K, Matsuda M, Iimuro Y, et al. (1993) Intrahepatic distant metastasis and metachronous multicentric occurence in solitary hepatocellular carcinoma of less than five centimeters in diameter. Surg Today 23: 969–978

Yamashida Y, Takahashi M, Koga Y et al. (1991) Prognostic factors in the treatment of hepatocellular carcinoma with transcatheter arterial embolization and arterial infusion. Cancer 67:385–391

Yoshimi F, Nagao T, Inoue S et al. (1992) Comparison of hepatectomy and transcatheter arterial chemoembolization for the treatment of hepatocellular carcinoma: necessity for prospective randomized trial. Hepatology 16: 702–706

Zaman SN, Melia WM, Johnson RD et al. (1985) Risk factors in development of hepatocellular carcinoma in cirrhosis: prospective study of 63 patients. Lancet I: 1357

Zavitsanos X, Hatzakis A, Kaklamani E et al. (1992) Association between hepatitis C virus and hepatocellular carcinoma using assays based on structural nonstructual hepatitis C virus peptides. Cancer Res 52:53–64

KOMMENTAR

Die Domäne der potenziell kurativen Therapie von malignen Lebertumoren ist weiterhin die Chirurgie (Resektion bzw. Transplantation). Die Indikationen zum jeweiligen Vorgehen sind von den Fachgesellschaften eindeutig definiert.

Für die Palliativsituation existieren mittlerweile eine Vielzahl von Verfahren, die man in 2 große Gruppen unterteilen kann, nämlich die ablativen Verfahren und die intraarteriellen Verfahren (Kap. 10 und Kap. 16–19). Neben der Größe und dem Wachstumstyp des Tumors hat die histologische Klassifikation des Tumors sowie vor allem die noch bestehende Leberfunktionsreserve einen wichtigen Einfluss auf das zu wählende Therapieverfahren. Während früher vor allem das Okuda-Stadium herangezogen wurde, bietet die BCLC-Klassifikation (s. S. 129) eine bessere Prognoseabschätzung. Im Stadium A1 bis A3 würden wir ein tumorablatives Verfahren bevorzugen und bei Nichtansprechen ein intraarterielles Chemotherapieverfahren, wie z.B. die Chemoembolisation in Erwägung ziehen. Das Stadium B stellt derzeit die Domäne der Chemoperfusion bzw. der Chemoembolisation dar. Von Llovet konnte gezeigt werden, dass bei dieser Indikation die Chemoembolisation eine signifikante Überlebensverlängerung bringt zur rein symptomatischen Behandlung. Ob man im Stadium C noch eine Indikation zu einer palliativen Maßnahme stellen sollte, muss patientenindividuell entschieden werden. Im Stadium D sehen wir keine Indikation mehr zur Palliativbehandlung, sondern hier sollten nur symptomatische Maßnahmen erfolgen.

Entscheidet man sich zur Kombination von 2 Verfahren, so sollte zuerst die intraarterielle Chemoperfusion bzw. Chemoembolisation erfolgen und anschließend das ablative Verfahren. Kehrt man die Behandlungssequenz um, so kann

BCLC[a]-Klassifikation von Lebertumoren

Stadium	PST	Tumor	Okuda	Leberfunktion
A: frühes HCC				
A1	0	Solitär	I	Keine PH, Bili o. B.
A2	0	Solitär	I	PH und Bili o. B.
A3	0	Solitär	I	PH und Bili erhöht
A4	0	3 Tumoren < 3 cm	I-II	Child-Pugh A-B
B: intermediäres HCC	0	Groß, multilokulär	I-II	Child-Pugh A-B
C: fortgeschrittenes HCC	1-2	Gefäßinvasion oder Fernmetasasen	I-II	Child-Pugh A-B
D: Endstadium	3-4	Alle	III	Child-Pugh C

[a] Barcelona Clinic Liver Cancer-Classification
PST „performance status"; *PH* portale Hypertension.
BCLC-Klassifikation mit den Stadien A bis D:
Stadium A und B: alle Kriterien sollten erfüllt sein,
Stadium C: Mindestens eines der Kriterien PST 1-2 oder Gefäßinvasion/Fernmetastasen sollten erfüllt sein,
Stadium D: Mindestens eines der Kriterien PST 3-4 oder Okuda Stadium III/Child-Pugh C sollten erfüllt sein

man keinen ausreichenden Effekt durch die intraarterielle Chemoperfusion mehr erzielen, da durch das ablative Verfahren sowohl die tumorinduzierte Gefäßarchitektur als auch das umgebende Gefäßsystem der Leber so stark geschädigt wird, dass keine effektive Wirkung mehr durch die Chemoperfusion erzielt wird.

Das fibrolamelläre HCC, das in der Regel in der gesunden Leber entsteht, ist die Domäne der Chemoperfusion bzw. Chemoembolisation. Kann dadurch eine deutliche Regression erzielt werden, sollte man versuchen, mittels chirurgischem Tumordebulking die Leber komplett von der Tumorlast zu befreien. Lässt sich das Tumorgewebe nicht komplett chirurgisch entfernen, so sollte zusätzlich intraoperativ ein tumorablatives Verfahren zur Anwendung kommen.

Beim cholangiozellulären Karzinom zeigt die intraarterielle Chemoperfusion bzw. Chemoembolisation keinen Effekt, da diese Tumoren in der Regel ein rarefiziertes Tumorgefäßsystem aufweisen. Als einziges intraarterielles Verfahren käme lediglich die Jod131-Lipiodol-Therapie in Frage. Vorher ist jedoch durch eine Lipiodol-Angiographie mit anschließender Computertomografie zu testen, ob der Tumor überhaupt das Lipiodol speichert, da man nur bei etwa 30% dieser Tumoren den Speicherungseffekt beobachten kann. Somit ist diese Tumorentität eine Domäne der ablativen Therapieverfahren. Der Tumor hat in der Regel keine feste Kapsel und besteht aus sehr derbem Gewebe. Außerdem hat er häufig auch eine Verbindung zu größeren Gallengängen, so dass wir von den ablativen Verfahren die Alkoholinstillation nicht empfehlen würden (Gefahr des Abflusses von Alkohol in die Hauptgallengänge), sondern den anderen Methoden den Vorzug geben würden.

Bei Vorliegen von anderen Tumorentitäten müssen patientenadaptierte Einzelfallentscheidungen über das Therapieverfahren erfolgen.

Literatur

Llovet J M, Brù C, Bruix J (1999) Prognosis of hepatocellular carcinoma. The BCLC Staging classification Sem Liver Dis 19:329-338

Llovet J M, Real MJ, Montana X et al. (2002) Arterial embolisation or chemoembolisation versus symptomatic treatment in patients with unresectable hepatocellular carcinoma: a randomised controlled trial. Lancet 359:1734-1739

Sekundäre Lebertumoren

A. Schalhorn, J. Boese-Landgraf, E. Schmoll

11.1
Kolorektale Lebermetastasen

A. Schalhorn

11.1.1
Effektivität der intraarteriellen Therapie (A. hepatica-Infusion, FUDR)

Wie in Kap. 2 und 3 dargelegt, lässt sich für einige Zytostatika durch die regionale Applikation ein erheblicher Konzentrationsvorteil in der Leber erzielen (Collins 1984). Nach pharmakologischen und pharmakokinetischen Gesichtspunkten ist der regionale Konzentrationsvorteil gerade bei den fluorierten Pyrimidinen Fluordeoxyuridin (FUDR) und 5-Fluorouracil (5-FU) besonders hoch. Da diese Antimetaboliten für lange Zeit die einzigen Zytostatika mit gesicherter Effektivität in der Behandlung fortgeschrittener kolorektaler Karzinome waren, wurden bereits in den 80er-Jahren erste Studien mit direkter Infusion der entsprechenden Zytostatika in die A. hepatica („hepatic artery infusion", HAI) durchgeführt. Aus technischen Gründen (geringere Lösungsvolumina von FUDR im Vergleich zu 5-FU) wurde anfangs besonders durch Balch und Urist die Dauerinfusion mit FUDR propagiert, die aber die subkutane Implantation sehr teurer Pumpen erforderlich machte (Balch 1983, 1984). Durch nicht korrekte Darstellung der Ergebnisse wurde der Eindruck sehr hoher Ansprechraten von 88% und eines massiven Anstiegs der Überlebensrate nach 1 Jahr erzielt. Die Ansprechrate bezieht sich hier aber nur auf einen Tumormarkerabfall um ein Drittel, und die Verbesserung des Überlebens wird durch Vergleich mit einer historischen Kontrollgruppe suggeriert. Da exakte Angaben zur Bestimmung der Größenänderung der Lebermetastasen mittels CT noch völlig fehlten, konnte über die Remissionsraten letztlich keine Aussage gemacht werden (Balch 1983, 1984).

Besonders durch die in Tabelle 11.1 und 11.2 aufgelisteten randomisierten Studien konnte aber eindeutig bewiesen werden, dass die regionale Chemotherapie mit FUDR effektiver ist als eine entsprechende systemische Therapie (Allen-Mersh 1994; Chang 1987; Hohn 1986; M. Kemeny 1995; N. Kemeny 1987; Martin 1990; Rougier 1992; Wagman 1990). Es stellte sich aber auch heraus, dass diese Form einer A.-hepatica-Infusion zu einer oft erheblichen Toxizität im Bereich der Gallenwege mit Entwicklung einer meist irreversiblen biliären Sklerose führen kann (Allen-Mersh 1994; Hohn 1989; N. Kemeny 1987). N. Kemeny konnte zwar durch Reduktion der FUDR-Tagesdosis von 0,3 mg/kg auf 0,2 mg/kg und durch die Gabe von Dexamethason das Risiko biliärer Nebenwirkungen senken, letztlich aber diese klinisch so bedeutende Komplikation nicht in allen Fällen verhindern (Kemeny N 1994).

Dies ist für uns der entscheidende Grund, die FUDR-Dauerinfusion selber nicht durchzuführen und auch nicht in die Therapieprotokolle aufzunehmen, die in diesem Kapitel dargestellt werden. Sollte im speziellen Einzelfall wirklich eine Indikation für eine HAI mit FUDR gesehen werden, muss auf die entsprechende Literatur verwiesen werden (Balch 1984; M. Kemeny 1986; N. Kemeny 1994; Rougier 1992).

Um den Stellenwert der regionalen Chemotherapie bei Lebermetastasen kolorektaler Karzinome weiter zu erhärten, wurden die Ergebnisse bisher vorliegender Phase-III-Studien erfasst und ausgewertet (Allen-Mersh 1994; Chang 1987; Hohn 1986; M. Kemeny 1995; N. Kemeny 1987; Martin 1990; Meta-Analysis Group in Cancer 1986; Rougier

1992; Wagman 1990). Wie Tabelle 11.1 zeigt, wurde die regionale Therapie jeweils mit FUDR, im Allgemeinen 0,3 mg oder 0,2 mg/kg/Tag als Dauerinfusion über 14 Tage alle 4 Wochen durchgeführt. Der systemische Therapiearm enthielt entweder FUDR oder 5-FU (Chang 1987; Hohn 1986; M. Kemeny 1995; N. Kemeny 1987; Martin 1990) oder in den Studien von Rougier (1992) und Allen-Marsh (1994) keine oder eine 5-FU-Chemotherapie. In allen Studien führte die regionale Chemotherapie zu höheren Remissionsraten (Tabelle 11.2) und zumeist auch zu einem längeren Überleben.

Tabelle 11.1. Randomisierte Studien zum Vergleich einer regionalen mit einer systemischen Chemotherapie bei isolierten Lebermetastasen kolorektaler Karzinome: Therapieprotokolle (1, 6, 10, 17, 13, 27, 28, 29)

	Regionale Therapie	Systemische Therapie	Patienten (n)
Hohn/NCOG (10)	FUDR (0,3)0,2 mg/kg/Tag 14 Alle 4 Wochen	FUDR ≥0,075 mg/kg/Tag 14 Alle 4 Wochen	143
N. Kemeny/MSKCC (17)	FUDR 0,3 mg/kg/Tag 14 Alle 4 Wochen	FUDR 0,125 mg/kg/Tag 14 Monatlich	95
Martin/NCCTG (27)	FUDR 0,3 mg/kg/Tag 14 Alle 4 Wochen	5-FU 500 mg/m^2 Bolus/Tag 5 Alle 5 Wochen	74
Chang/NCI (6)	FUDR 0,3 mg/kg/Tag 14 alle 4 Wochen	FUDR 0,125 mg/kg/Tag 14 Alle 4 Wochen	64
Wagman (35)	0,1–0,3 mg/kg/Tag 14 Alle 4 Wochen	5-FU 10 → 15 mg/kg Wöchentlich	41
Rougier et al. (29)	FUDR 0,3 mg/kg/Tag 14 Alle 4 Wochen	Nichts (!) oder 5-FU	163
Allen-Mersh et al. (1)	FUDR 0,2 mg/kg/Tag 14 Alle 4 Wochen	Nichts (!) oder 5-FU	100

Tabelle 11.2. Randomisierte Studien zum Vergleich einer regionalen mit einer systemischen Chemotherapie bei isolierten Lebermetastasen kolorektaler Karzinome

Ergebnisse	Regionale Therapie		Systemische Therapie		Bemerkungen
	RR	Med. ÜLZ	RR	Med. ÜLZ	
Hohn/NCOG, syst. → HAI	42%	503 Tage	10%	484	Unterschied RR $p=0,001$ 28/65 Wechsel
N. Kemeny/MSKCC, syst. → HAI	55%	17 Monate	20%	12 Monate	Unterschiede RR $p=0,001$ 60% Wechsel
Martin/NCCTG	48%	12,6 Monate	21%	10,5 Monate	Unterschiede RR $p=0,02$ Kein Cross-over
Chang/NCI	62% 2 J: 22%	20 Monate	17% 2 J:15%	11 Monate	Unterschiede RR $p<0,003$ HAI teilweise LK positiv!
Wagman et al.	55% 1 J:50%	13,8 Monate 1 J: 58%	20%	11,6 Mo	Progr.: Cross-over, sys. → HAI
Rougier et al.	41,4%	15 Monate 1 J: 64%	9,7%	11 Monate 1 J: 44%	Kein Cross-over Unterschiede ÜLZ $p=0,02$
Allen-Mersh et al.	50%	405 Tage	0	226 Tage	Unterschiede ÜLZ $p=0,03$

Die Metaanalyse dieser Studien bestätigte die Effektivität der regionalen Therapie, die in 41% zu einer Remission führt, während unter der systemischen Therapie nur 14% der Patienten eine Remission erlangten. Diese Unterschiede waren mit einem $p < 10^{-10}$ höchst signifikant (Meta-Analysis Group in Cancer 1986). Nach der Metaanalyse überlebten die regional behandelten Patienten mit 16 Monaten fast 4 Monate länger als unter einer systemischen Chemotherapie. Dieser Unterschied erreichte aber nicht das Signifikanzniveau. Bei Bewertung dieses Ergebnisses sollte aber die Tatsache berücksichtigt werden, dass ein großer Teil der Patienten sekundär von der systemischen zur regionalen Therapie wechselte (Hohn 1989; N. Kemeny 1995; N. Kemeny 1987; Wagman 1990). Zudem wurden in einzelnen Studien Patienten mit Befall periportaler Lymphknoten aufgenommen, obwohl dies immer Hinweis auf eine extrahepatische Metastasierung ist und diese Patienten von einer regionalen Chemotherapie nicht profitieren (Wagmann 1990). Stellt man die Überlebensraten der regionalen Chemotherapie in den Studien von Rougier et al. (1992) sowie Allen-Mersh et al. (1994) denen des Kontrollarmes mit einer systemischen 5-FU-Therapie oder dem Verzicht auf eine Chemotherapie gegenüber, verbessert die regionale Therapie das Überleben hochsignifikant ($p=0,0009$) von 10,1 auf 14,5 Monate (Meta-Analysis Group in Cancer 1986).

Während Schmerzen und Entzündungen durch Fehlperfusion des Magens durch regelmäßige angiographische Kontrollen weitgehend vermindert oder rasch behoben werden können, ist FUDR durch eine oft erhebliche hepatobiliäre Toxizität gekennzeichnet. Bei der Standarddosis von 0,3 mg/kg/Tag über 14 Tage trat in der Mehrzahl der Fälle ein Anstieg der Transaminasen, in rund der Hälfte der Patienten stiegen die Bilirubinwerte in den pathologischen Bereich an und in etwa 1/3 der Fälle wurde radiologisch oder klinisch die Diagnose einer biliären Sklerose gestellt (Hohn 1986). Auch wenn N. Kemeny etwas geringere gastrointestinale toxische Nebenwirkungen und neben einem Anstieg der Transaminasen (etwa zwei Drittel der Patienten) bei 22% einen Anstieg des Bilirubin feststellte, besteht an der hepatobiliären Toxizität kein Zweifel. Versuche, durch Reduktion der FUDR-Startdosis auf 0,2 mg/kg/Tag und durch die Gabe von Dexamethason die hepatobiliäre Toxizität zu senken, waren nur partiell erfolgreich (N. Kemeny 1995; N. Kemeny 1994). Bedenkt man den doch erheblichen Aufwand der regionalen FUDR-Dauerinfusion und die auch klinisch relevanten Toxizitäten, die unter 5-FU praktisch nicht gesehen werden, hat sich die regionale FUDR-Dauerinfusion in Deutschland zu Recht nicht durchsetzen können.

5-Fluorouracil ▶ In der systemischen Chemotherapie fortgeschrittener kolorektaler Karzinome setzte sich in den 80er-Jahren zunehmend Kombinationen durch, in denen die Wirkung von 5-FU durch die Zugabe von Folinsäure moduliert und verbessert wurde (Schalhorn 1999; Schalhorn 1992). In einer Metaanalyse erwies sich dieser Therapieansatz zumindest bezüglich der Remissionen der alleinigen 5-FU-Therapie so überlegen, dass heute Folinsäure/5-FU (FA/FU) immer noch der Standard zur Behandlung kolorektaler Karzinome ist (Schalhorn 1999).

Im Rahmen der ART wurde schon früh der Wert einer regionalen Folinsäure/5-FU-Therapie untersucht. Link et al. (1993) bestimmten die Remissionsraten unter einer intraarteriellen FA/FU-Therapie: An 5 Tagen wird Folinsäure jeweils als Kurzinfusion, gefolgt von einer 2 h-Infusion mit 5-FU in die A. hepatica infundiert (Tabelle 11.3). Bei sehr guter Verträglichkeit wurde mittels CT bei 48% eine Remission nachgewiesen. Die CEA-Werte fielen bei 68% der Patienten ab. Mit 19 Monaten wurde eine relativ hohe mediane Überlebenszeit bestimmt, und Patienten mit Remission überlebten sogar 25 Monate (Link 1993). Im Gegensatz zum intraarteriellen FUDR führt die regionale FA/FU-Therapie nicht zur hepatobiliären Toxizität. Wegen der im Vergleich zu FUDR geringeren hepatischen Extraktion von 5-FU kommt es immer auch zu einem 5-FU-Übertritt in den systemischen Kreislauf, ein Befund, der im Rahmen des Therapiekonzepts durchaus erwünscht ist. Wichtig ist, dass die in den Protokollen vorgeschriebenen Infusionszeiten eingehalten werden, da bei zu rascher Infusion höherer 5-FU-Dosen auch unter der regionalen Therapie so hohe systemische Wirkspiegel auftreten können, dass im Einzelfall mit toxischen Nebenwirkungen auf das Knochenmark und die Schleimhäute gerechnet werden muss (Schalhorn 1995, 1999).

Tabelle 11.3. Therapieprotokolle zur regionalen Chemotherapie (A.-hepatica-Infusion) isolierter kolorektaler Lebermetastasen. Einzelheiten zur Indikation und Durchführung s. Text!

ART-Protokoll Folinsäure/5-Fluoruracil		
Folinsäure	170 mg/m^2 über 30 min i. a.	Tag 1–5
Anschließend		
5-Fluorouracil	600 mg/m^2 über 2 h i. a.	Tag 1–5
Infusionsdauer darf nicht unter 2 h verkürzt werden!		
Wiederholung alle 3–4 Wochen		
Dosisanpassung von 5-Fluorouracil		
5-FU-Dosisanpassung nach der im Intervall beobachteten Toxizität nach WHO bei jedem Folgezyklus erforderlich! In der Mehrzahl der Fälle ist eine Steigerung der 5-FU-Tagesdosis möglich		
WHO-Toxizität 0	Steigerung der 5-FU-Tagesdosis um 100 mg/m^2	
WHO-Toxizität 1	5-FU-Tagesdosis unverändert	
WHO-Toxizität ≤ 2	Reduktion der 5-FU-Tagesdosis um 100 mg/m^2	
Wöchentliche hochdosierte FA/FU-Therapie		
Folinsäure	500 mg/m^2 über 2 h i. a.	Wöchentlich 6-mal
anschließend		
5-Fluorouracil	2200 mg/m^2 über 24 h i. a.	Wöchentlich 6-mal
Wiederholung ab Tag 50		

Die guten Ansprechraten unter einer intraarteriellen Folinsäure/5-FU-Therapie belegen auch die Studienergebnisse von Lorenz und Mitarbeitern (Lorenz 1991, 1992). In Analogie zur systemischen wöchentlichen hochdosierten Folinsäure/5-FU-Therapie entsprechend dem AIO-Protokoll, das in Anlehnung an Ardalan et al. (1991) entstanden ist (Köhne 1998; Schalhorn 1990), wurde diese effektive Therapie auch regional untersucht. Wegen vergleichsweise hoher gastrointestinaler Toxizität musste die 5-FU-Tagesdosis überraschend von 2600 auf 2200 mg/m^2 gesenkt werden. Dieses Therapieprotokoll erwies sich als sehr effektiv, da insgesamt 28 von 50 Patienten (56%) mit einer Remission ansprachen und weitere 26% von einem Krankheitsstillstand profitierten (Lorenz 1991). Das progressionsfreie Intervall betrug 12 Monate und die mediane Überlebenszeit 22,3 Monate. Natürlich muss bei der Wertung berücksichtigt werden, dass es sich in dieser Phase-II-Studie um selektierte Patienten mit gutem AZ handelte. Da auch bei einer Startdosis von 2200 mg/m^2 5-FU noch häufig gastrointestinale Nebenwirkungen auftreten, wird empfohlen, mit einer Startdosis von 1800 mg/m^2 5-FU zu beginnen und bei guter Verträglichkeit die Dosis auf 2200 mg/m^2 zu steigern (Lorenz 1991).

Vergleich zwischen Folinsäure/5-FU und FUDR intraarteriell ▶ In einer sehr wichtigen randomisierten Studie verglichen Lorenz et al. (2000) eine regionale mit einer systemischen FA/FU-Therapie oder mit einer regionalen FUDR-Infusion. Auch das hier angewandte regionale FA/FU-Protokoll mit 24-h-Infusion des 5-FU erwies sich als sehr effektiv: In 45% wurde eine Remission und in weiteren 12,5% ein Krankheitsstillstand erzielt, Ergebnisse, die im gleichen Bereich lagen wie unter einer regionalen FUDR-Therapie. Erwartungsgemäß waren beide intraarteriellen Therapiearme mit Remissionsraten von 45,0 bzw. 43,2% der systemischen Chemotherapie (RR 19,7%, „stable disease" 22,5%) signifikant überlegen. In der extrahepatischen Progression innerhalb von 6 Monaten schnitt die FUDR-Therapie mit 40,5% wesentlich schlechter ab als die regionale (12,5%) oder systemische FA/FU-Therapie (18,3%). Die Zeit bis zum Progress (TTP) betrug unter der HAI mit FA/FU 9,2 Monate und unterschied sich damit signifikant von der intraarteriellen FUDR-Therapie mit 5,9 Monaten. Im Überleben schnitten beide FA/FU-Therapien mit 18,7 Monaten (HAI) bzw. 17,7 Monaten (systemische Therapie) besser ab als die regionale FUDR-Infusion, auch wenn diese Unterschiede bei den geringen Fallzahlen nicht signifikant waren. Wichtig erscheint die Subgruppenanalyse über das Ausmaß des Leberbefalls: Patienten mit <25% Leberbefall blieben unter HAI mit FA/FU mit 11,6 Monaten wesentlich länger ohne einen Tumorprogress als unter der systemischen FA/FU-

oder der regionalen FUDR-Therapie, und die mediane Überlebenszeit dieser Patienten beträgt 23,3 Monate (Hohn 1989).

Versucht man eine vorläufige Schlussfolgerung aus diesen Ergebnissen zu ziehen, spricht einiges dafür, weitere Studien mit gleichermaßen regional wie systemisch effektiven neuen Substanzen durchzuführen. Eine regionale Chemotherapie sollte derzeit nur in Erwägung gezogen werden, wenn der Leberbefall gering ist, d. h. maximal 25% beträgt und eine Operation wegen der Zahl und/oder der Lokalisation der Metastasen oder aus technischen bzw. internistischen Gründen nicht in Betracht kommt. Bei massivem Leberbefall haben wir außerhalb von Studien die Indikation zu einer regionalen Chemotherapie bisher nur in Einzelfällen stellen können, wenn es aus palliativen Gründen auf ein möglichst hohes Ansprechen ankam, unabhängig davon, ob das Überleben im Vergleich zu einer systemischen Therapie wirklich verlängert werden kann.

Regionale Therapie mit Oxaliplatin oder Mitomycin C ▶ Wegen der günstigen Ergebnisse von Oxaliplatin bzw. FA/FU-Oxaliplatin-Kombinationen (Schalhorn 2000) entschlossen wir uns zur Durchführung einer Phase-I-Studie, in der zusätzlich zur Basis-Therapie mit dem ART-Protokoll Oxaliplatin in steigenden Dosierungen gegeben wurde (Kern 2001). Beginnend mit einer Dosis von 25 mg/m^2 Oxaliplatin über 4 h intraarteriell, bestimmten wir als dosislimitierende Toxizität bei 150 mg/m^2 eine Leukopenie und schwere Schmerzen im Bereich des rechten Oberbauchs. Bei 2 Patienten kam es während der Oxaliplatin-Infusion zu einem akuten Spasmus der A. hepatica mit deren persistierendem Verschluss. Nach diesen Ergebnissen wählten wir eine Gesamtdosis von 125 mg/m^2 Oxaliplatin als Zusatz zur FA/FU-Therapie für eine noch laufende Phase-II-Studie aus. Seitdem wir die regionale Oxaliplatin-Infusion jeweils mit oralem Nifedipin, Dexamethason, Paracetamol und intraarteriell mit Pethidin kombinieren, sind die Schmerzen weitgehend beherrscht und wir haben bisher keinen weiteren akuten Gefäßverschluss mehr beobachtet. Auch wenn die Phase-II-Studie noch nicht beendet ist, geben wir in Tabelle 11.3 unser regionales FA/FU-Oxaliplatin-Protokoll an, da im Rahmen der Phase-I-Studie bei den 18 auswertbaren Patienten 4 eine komplette und 6 eine partielle Remission (Remissionsrate 59%) und 4 weitere Patienten einen Krankheitsstillstand erzielten, obwohl die Hälfte der Patienten bereits vorbehandelt war (Kern 2001).

Mitomycin C (MMC) zählt in der systemischen Therapie kolorektaler Karzinome zu den schwach aktiven Substanzen (Schalhorn 1999). MMC wurde immer wieder in Einzelfällen, zumeist in Kombination mit Folinsäure/5-FU, intraarteriell appliziert, ohne dass in der Literatur über die Ergebnisse an größeren Fallzahlen berichtet wurde. Basierend auf In-vitro-Untersuchungen setzten Link et al. MMC in Kombination mit Folinsäure/5-FU und Mitoxantron bei 63 Patienten mit isolierten Lebermetastasen kolorektaler Karzinome ein (Link 2001). Remissionsraten von 54% weisen auf die prinzipiell gute Effektivität dieses regionalen Therapieansatzes hin, gleichwohl bleibt zunächst offen, wie stark der Einfluss von MMC auf diese Therapieergebnisse ist. Wir sehen daher derzeit außerhalb von Studien keine Indikation für eine A.-hepatica-Infusion mit MMC.

11.1.2
Adjuvante regionale Therapie

Bei der lokoregionär hohen Aktivität der A. Infusion lag es nahe, eine solche Therapie nach R0-Resektion von isolierten Lebermetastasen im Sinne einer adjuvanten Therapie durchzuführen. Zahlenmäßig die größte Bedeutung hat die randomisierte Studie von N. Kemeny erlangt, in der an immerhin 156 Patienten der Wert einer regionalen Chemotherapie untersucht wurde (N. Kemeny 1999). Wegen der zu geringen extrahepatischen Effektivität der FUDR-Therapie wurden die Patienten in beiden Therapiegruppen systemisch mit 5-Fluoruracil +/- Folinsäure behandelt, eine Hälfte der Patienten erhielt jedoch zusätzlich die regionale FUDR-Infusion in Kombination mit Dexamethason. Zumindest nach 2 Jahren konnte im Arm mit der regionalen Chemotherapie ein signifikanter Anstieg der Überlebensrate von 72% auf 86% nachgewiesen werden, während sich die übrigen Ergebnisse bezüglich der Überlebenszeiten nicht signifikant unterschieden (N. Kemeny 1999). In einer ebenfalls randomisierten Studie untersuchten M.M. Kemeny et al. den Wert einer kombiniert regionalen (FUDR) und systemischen (5-FU) Infusionstherapie im Vergleich zur alleinigen Resektion isolierter Lebermetastasen (M. Kemeny 1999; Wagman 1990). Obwohl 109 Patienten präoperativ randomisiert wurden, ist die Zahl der wirklich regional therapierten Patienten mit 31 niedrig, da im Rahmen der Operation 22 von 53 Patienten zumeist wegen zu großer Metastasenzahl (>3) oder extrahepatischem Tumornachweis ausschieden. In dieser Studie konnte trotz der adjuvanten Chemotherapie kein Überlebensvorteil gesichert werden (M. Kemeny 1999). Die Reduktion des hepatischen Rückfalls nach 3 Jahren von 66% auf 42% alleine rechtfertigt derzeit eine adjuvante regionale Chemotherapie sicher nicht. Inwieweit eine präoperative regionale Chemotherapie die Chancen auf einen Überlebensgewinn oder zumindest eine längere hepatische Tumorfreiheit verbessert, wird derzeit in Studien untersucht, die noch nicht abgeschlossen sind. Trotz interessanter Ansätze sehen wir daher derzeit außerhalb von Studien keine Indikation für eine adjuvante Chemotherapie nach R0-Resektion isolierter Lebermetastasen kolorektaler Karzinome.

11.1.3
Indikationen für regionale Chemotherapie

Liegen isolierte, jedoch wegen der Größe oder der Zahl oder aus internistischen Gründen nicht mehr operable Lebermetastasen eines kolorektalen Karzinoms vor, stellt sich die Frage einer regionalen Chemotherapie. Wie in Kap. 2 und 3 dargelegt, lässt sich vor allem für die fluorierten Pyrimidine 5-FU und FUDR ein erheblicher Konzentrationsvorteil unter einer HAI belegen. Die oben aufgeführten Ergebnisse von Phase-II- und -III-Studien sowie die Metaanalyse belegen prinzipiell die Effektivität der aufgeführten Protokolle in der regionalen Chemotherapie von isolierten Lebermetastasen kolorektaler Karzinome, auch wenn die Metaanalyse noch keinen eindeutigen Überlebensgewinn nachweisen konnte. Wenn in zukünftigen Studien nicht nur die höheren Remissionsraten, sondern auch ein signifikanter Überlebensgewinn bewiesen werden, wird die regionale Chemotherapie entscheidend an Bedeutung gewinnen.

Da selbst in größeren Fachzentren die regionale Chemotherapie immer noch mit erheblichen technischen Problemen behaftet sein kann, die dazu führen, dass die notwendigen Port/Kathetersysteme meist nur für einen beschränkten Zeitraum benutzt werden können (Jakob 1996), ist die regionale Chemotherapie beim hepatisch metastasierten Kolonkarzinom immer noch kein allgemein gültiger Standard. In den entsprechend erfahrenen Zentren bietet sich aber eine regionale Chemotherapie an, wenn folgende Voraussetzungen erfüllt sind:
- eindeutiger Nachweis isolierter Lebermetastasen,
- normale Gefäßarchitektur, die die Platzierung eines Katheters in die A. gastroduodenalis oder die A. hepatica propria und die gleichmäßige Perfusion beider Leberlappen erlaubt,
- offene Portalvene, kein Aszites,
- ausreichende Leberfunktion,
- Befall der Leber <25%.

Nachdem in der Mehrzahl der randomisierten Studien gezeigt wurde, dass letztlich nur Patienten mit gering ausgedehntem Leberbefall profitieren, sehen wir die Indikation für die regionale Chemotherapie nur bei einem Befall bis maximal 25%. Wenn im Rahmen der Primäroperation synchrone Lebermetastasen festgestellt werden, kann eine regionale Chemotherapie erwogen werden. Stellt sich im Rahmen einer Laparotomie zur Resektion von Lebermetastasen heraus, dass diese nicht resektabel sind, kann die Implantation eines Port/Kathetersystems erfolgen. Ist ein Befall der Lymphknoten z. B. im Bereich des Lig. hepatis nachweisbar, wird von der Mehrzahl der Autoren eine regionale Chemotherapie abgelehnt (Lorenz 2000; Schalhorn 1999; Schalhorn 1999). Im Einzelfall, besonders bei Lebermetastasen, die zu klinischen Symptomen führen (Schmerzen, Lokalbeschwerden durch die vergrößerte Leber), kann aber aus palliativen Gründen dennoch eine regionale Chemotherapie indiziert sein. Neue Ansätze, bei denen Katheter in Lokalanästhesie von femoral vorgeschoben und mit einem subkutan gelegten Port verbunden werden, werden in Zukunft an Bedeutung gewinnen (Herrmann, im Druck).

11.1.4
Wahl der regionalen Chemotherapie

Die ersten Studien wurden mit einer Dauerinfusion mit Fluordeoxyuridin (FUDR) durchgeführt. Bei dieser Therapie wurde unter Verwendung teurer implantierbarer Pumpen jeweils eine FUDR-Dauerinfusion über 14 Tage durchgeführt, an die sich eine 2-wöchige Pause anschloss, in der Heparin allein infundiert wurde. Den oben genannten günstigen Ergebnissen standen erhebliche hepatobiliäre Toxizitäten gegenüber, die relativ häufig bis zu einer biliären Sklerose führten (Hohn 1986; N. Kemeny 1984, 1987, 1992, 1995). Oft kam es auch nach Absetzen der Therapie nicht zu einer Besserung dieser Befunde. Selbst eine primäre Reduktion der FUDR-Dosis von 0,3 mg/kg/Tag auf 0,2 mg/kg/Tag und die zusätzliche regionale Applikation von Dexamethason konnte die erheblichen Nebenwirkungen nicht in ausreichendem Maße senken (N. Kemeny 1994). Nachdem zwischenzeitlich Untersuchungen von Link et. al. (1993) eindeutig belegen konnten, dass eine regionale Folinsäure/5-FU-Therapie zu ähnlich hohen Remissionsraten und zu sehr günstigen Überlebenszeiten führt, kann man auf die wegen der notwendigen Pumpen zudem sehr teure regionale FUDR-Therapie verzichten und statt dessen Folinsäure/5-FU anwenden. Damit können mediane Überlebenszeiten von 22 Monaten erzielt werden. Diese Ergebnisse müssen im Vergleich zu vielen konventionellen Therapien als außerordentlich ermutigend angesehen werden (Schalhorn 1999).

In Tabelle 11.3 ist das sogenannte ART-I-Protokoll, das von der Arbeitsgemeinschaft Regionale Tumortherapie entworfen wurde, dargestellt (Link 1993). Dieses Protokoll erwies sich als praktikabel, da die Therapie in der onkologischen Tagesklinik oder der onkologischen Fachpraxis ambulant durchgeführt werden kann. Ähnliche Ergebnisse werden auch mit anderen 5-FU-haltigen Protokollen erzielt (Lorenz 1991, 1992, 2000). Das in der systemischen Therapie wirksame Oxaliplatin wird derzeit auch in der regionalen Therapie untersucht. Ergebnisse einer Phase-I-Studie sind vielversprechend, so dass wir derzeit die klinische Wertigkeit einer regionalen Folinsäure/5-FU-Therapie in Kombination mit Oxaliplatin im Rahmen einer Phase-II-Studie untersuchen (Kern 2001).

11.1.5
Implantation von Port-Katheter-Systemen

In etwa 30% aller Patienten ist die Implantation eines Katheters wegen Gefäßvariationen nicht möglich. Der Katheter wird normalerweise in die A. gastroduodenalis eingeführt und so fixiert, dass die Spitze gerade bis zum Abgang dieses Gefäßes aus der A. hepatica reicht. Nur so ist ein gleichmäßiger und verwirbelungsfreier Fluss in die Leber gewährleistet. Zur Vermeidung von Schleimhautschäden durch die Chemotherapie müssen im Rahmen der Operation die A. gastrica dextra unterbunden und die Gallenblase entfernt werden. Wichtig ist, dass der Port bzw. gegebenenfalls die Pumpe subkutan so implantiert wird, dass später deren Punktion leicht möglich und eine sichere Fixation der Nadel gewährleistet ist. Die Funktionsfähigkeit der arteriellen Kathetersysteme hängt entscheidend von der Erfahrung des Chirurgen ab (Campbell 1993). Diese Eingriffe sollten daher immer nur von entsprechend geübten Kollegen durchgeführt werden. Wegen des Aufwandes und der Belastung für den Patienten sowie aufgrund der meist zu kurzen Funktionstüchtigkeit sehen wir diesen operativen Ansatz zunehmend zurückhaltender. Mit wachsender Erfahrung bei der Verwendung sog. PIPS (perkutan implantierbare Port-Systeme) mit Implantation des Ports inguinal und Vorschieben des Katheters in die A. hepatica propria sehen wir heute keine Indikation mehr für einen operativen Eingriff, nur um ein Katheter-Port-System zu implantieren (Herrmann, im Druck; s. auch Kap. 5 und 6).

11.1.6
Durchführung der regionalen Chemotherapie

Zur sicheren und damit nebenwirkungsarmen Durchführung der regionalen Chemotherapie müssen folgende Punkte berücksichtigt werden (Schalhorn 1999):
- angiographische Überprüfung der Port- bzw. Pumpenfunktion und der Durchgängigkeit des Katheters sowie der A. hepatica vor jedem Therapiezyklus,
- sorgfältige Lokalisation und Markierung der Port- bzw. der Pumpenmembran. Bei der Pumpe mit zentraler Membran gegebenenfalls Benutzung ei-

ner Schablone oder Bestimmung des Schnittpunktes von 2 aufeinander stehenden Kreisdurchmessern.
- Verwendung von Hubernadeln, um Beschädigungen der Portmembran zu vermeiden.

11.2
Sonstige Lebermetastasen

Die intraarterielle Chemotherapie von Lebermetastasen nichtkolorektalen Ursprungs stellt wegen des unterschiedlichen Metastasierungsmusters derzeit kein etabliertes Vorgehen dar, sondern es beruht immer auf einer patientenadaptierten Einzelfallentscheidung.

Bei folgender Konstellation kann die intraarterielle Chemotherapie in Erwägung gezogen werden:
- Bestehen einer isolierten, lokal nichtoperablen Metastasierung (z. B. zirrhöses Mammakarzinom, Aderhautmelanom),
- Progression der auf die Leber beschränkten Metastasierung unter systemischer Chemotherapie (z. B. Karzinoid, Weichteilsarkom),
- Progression der Lebermetastasierung unter systemischer Chemotherapie bei „stable disease" der extrahepatischen Metastasierung (z. B. Mammakarzinom),
- fortgeschrittene Lebermetastasierung, die zur Lebensbedrohung wird bei gleichzeitig bestehender geringer extrahepatischer Metastasierung (z. B. malignes Melanom, pNET-Tumore, Pankreaskarzinom).

Das Vorgehen und die in Frage kommenden Therapieschemata werden unter den einzelnen Tumorentitäten behandelt.

12.2.1
Lebermetastasen des Mammakarzinoms

Eine isolierte Lebermetastasierung findet sich in der Regel nur beim zirrhösen Mammakarzinom sowie in etwa 10% bei Patientinnen mit einem nicht fortgeschrittenen Mammakarzinom (Scheuerlein 1998).

Diese kleine Patientengruppe kommt für eine regionale Therapie in Frage unter der Voraussetzung, dass die Lebermetastasierung technisch nicht operabel ist (Lorenz 1995).

Treten im Rahmen einer generalisierten Fernmetastasierung Lebermetastasen auf, so bedeutet dies eine deutliche Verschlechterung der Prognose. In der Regel sind diese Tumorzellen hormonrezeptornegativ und sprechen auf Grund der vorausgegangenen Chemotherapie häufig nicht mehr sehr gut auf eine systemische intensivierte Polychemotherapie an. Unter der Voraussetzung, dass eine normale Lebergefäßarchitektur vorliegt, die Pfortader keine Thrombose aufweist und kein Aszites existiert, kann bei diesen Patienten eine regionale Behandlung erwogen werden. Zusätzlich sollten die Patienten sich in einem relativ guten Allgemeinzustand befinden und eine hohe Motivation aufweisen. Außerdem sollte die extrahepatische Metastasierung nicht lebensbegrenzend sein bzw. ein „stable disease" vorliegen.

Die Einlage des Katheters kann entweder definitiv als sogenannter MIAH-Katheter erfolgen oder aber perkutan über die Leiste als intermittierender Zugang (Grosso 2000).

Bei der Auswahl der einzusetzenden Medikamente muss berücksichtigt werden, welche Zytostatika bisher in der systemischen Chemotherapie schon angewandt wurden. Grundsätzlich kommen folgende 4 Zytostatika in Frage: Mitomycin C, Anthrazykline, 5-Fluorouracil und Mitoxantron.

Derzeit existiert kein etabliertes Zytostatikatherapieregime.

Als relativ gut verträglich haben sich das von Lorenz modifizierte FAM-Schema (Tabelle 11.5) sowie das von Schalhorn inaugurierte Schema (Tabelle 11.6) erwiesen.

Die Ansprechraten unter regionaler Chemotherapie werden je nach Vorbehandlung der Patientinnen mit 30 bis 45% angegeben. Die mediane Überlebenszeit schwankt je nach Lebermetastasenbefall zwischen 9 und 15 Monaten. Bei isoliertem Lebermetastasenbefall, wie z. B. beim zirrhösen Mammakarzinom, konnten vereinzelt Überlebenszeiten von 3 Jahren erzielt werden. Gleich gut sind auch die Ergebnisse nach Lebermetastasenresektion in Kombination mit adjuvanter regionaler Chemotherapie. Zu berücksichtigen ist jedoch, dass letztgenanntes Patientengut hoch selektioniert ist.

Tabelle 11.4. Therapieprotokolle zur regionalen Chemotherapie (A.-hepatica-Infusion) isolierter kolorektaler Lebermetastasen. Einzelheiten zur Indikation und Durchführung s. Text

Folinsäure/5-FU/Oxaliplatin		
Folinsäure	200 mg/m² über 1 h i. a.	Tag 1–5
5-Fluorouracil	600 mg/m² über 2 h i. a.	Tag 1–5
Oxaliplatin	62,5 mg/m² über 4 h i. a.	Tag 2 und 4
Begleittherapie vor Oxaliplatin		
Dexamethason	8 mg	p. o.
Paracetamol	1000 mg	p. o.
Nifedipin	5 mg	p. o.
Pethidin	50 mg	Über 15 min i. a.
Wiederholung alle 4 Wochen		

Tabelle 11.5. Modifiziertes FAM-Schema nach Lorenz (1995) zur regionalen Chemotherapie von Mammakarzinom-Lebermetastasen

Tag 1	Mitomycin C 10 mg über 2 h
	Adriamycin 20 mg über 12 h
Tag 2	5-FU 1000 mg über 12 h
	Adriamycin 20 mg über 12 h
Tag 3	5-FU 1000 mg über 12 h
	Adriamycin 20 mg über 12 h

Wiederholung alle 4–6 Wochen.

Tabelle 11.6. Regionales Therapieschema zur Behandlung von Lebermetastasen eines Mammakarzinoms nach Schalhorn

Tag 1	Adriblastin 50 mg/m² über 2 h i. a.
	Mitomycin C 5 mg/m² über 2 h i. a.
	Folinsäure 300 mg über 15 min i. a.
	5-FU 600 mg/m² über 2 h i. a.
Tag 2	Mitomycin C 5 mg/m² über 2 h i. a.
	Folinsäure 300 mg über 15 min i. a.
	5-FU 600 mg/m² über 2 h i. a.
Tag 3–5	Folinsäure 300 mg über 15 min i. a.
	5-FU 600 mg/m² über 2 h i. a.

Wiederholung alle 4–6 Wochen.

11.2.2
Lebermetastasen des malignen Melanoms

Treten beim malignen Melanom Lebermetastasen in Erscheinung, so kennzeichnet dieser Befund in der Regel das Stadium der disseminierten Metastasierung. Nur in etwa 1% treten isoliert Lebermetastasen auf. Eine Ausnahme bildet lediglich das Ader-

Tabelle 11.7. Regionale Chemotherapie nach Metzger (1997) zur Behandlung von Melanom-Lebermetastasen

Tag 1–5	30 mg/m² Cisplatin intraarteriell kontinuierlich

Wiederholung des Zyklus alle 6 Wochen, maximale Anzahl 10 Kurse.

hautmelanom. Bei dieser besonderen Entität findet sich in 80% eine isolierte Lebermetastasierung.

Eine Indikation zur regionalen Therapie ist unter folgender Konstellation zu erwägen:
- neoadjuvant vor geplanter Resektion,
- bei multiplem Lebermetastasenbefall, der unter systemischer Chemotherapie eine Progression zeigt; der Lebermetastasenbefall jedoch nicht mehr als 30% des Lebervolumens einnimmt.

Eine Standardchemotherapie existiert derzeit nicht. Als Zytostatika werden Cisplatin und Fotemustin empfohlen (Cantore 1994; Egerer 2000).

Als relativ gut verträglich und effektiv hat sich das Schema von Metzger (1997) bewährt (Tabelle 11.7).

Während von den meisten Autoren nur eine mediane Überlebenszeit von 6 Monaten angegeben wird, gibt es Einzelfallbeschreibungen, in denen die Patienten mehrere Jahre überlebt haben (Cantore 1994; Metzger 1997), wenn anschließend eine Metastasenresektion erfolgte. Somit ist die regionale Chemotherapie als neoadjuvant einzustufen.

Es treten die üblichen Nebenwirkungen einer systemischen Cisplatin-Therapie auf. Auch unter regionaler Behandlung muss deshalb eine Hydratation erfolgen. Mehr als 10 Kurse sollten nicht durchgeführt werden, da neben einem Fatigue-Syndrom dann vor allem mit Parästhesien im Bereich der Beine zu rechnen ist.

11.2.3
Lebermetastasen vom Pankreaskarzinom

Aufgrund der späten Entdeckung des Pankreaskarzinoms und des äußerst aggressiven tumorbiologischen Verhaltens der Pankreaskarzinomzellen ist die Prognose dieses Tumors extrem ungünstig. Ab einer Größe von 2 cm muss man damit rechnen, dass in der Hälfte der Fälle schon Lymphknotenmetastasen existieren. Bei etwa 50% der Patienten entstehen nach Resektion innerhalb von 1,5 Jahren Lebermetastasen.

Die Indikation zur regionalen Therapie ist bei folgender Konstellation gegeben:
- neoadjuvant bei grenzwertig resektablem Lokalbefund, überprüft mittels bildgebender Verfahren und diagnostischer Laparoskopie,
- adjuvant nach potenziell kurativer Resektion,
- palliativ anstelle von systemischer Chemotherapie.

Eines der Hauptprobleme bei der regionalen Behandlung des Pankreaskarzinoms ist die sehr komplexe arterielle Versorgung des Organs (Donatini 1992), sodass die korrekte Platzierung der Kathetersysteme große Probleme bereitet. Möglicherweise ist dieses auch der Grund, warum bei rein palliativer Indikation die Unterschiede in den Erfolgsraten so stark variieren (Aigner 1990; Homma 2000).

Am Erfolg versprechendsten erscheint derzeit die von Ishikawa (Ishikawa 1999; Ohigashi 1996) angegebene Technik der simultanen Implantation eines arteriellen Katheters in die A. gastroduodenalis und eines portalvenösen Katheters über einen Seitenast der V. mesenterica nach Pankreaskopfresektion. Über jeden Katheter werden 125 mg 5-FU/Tag infundiert in Kombination mit 2000 Einheiten Heparin.

Die regionale Therapie beginnt direkt nach Beendigung der Operation und wird über 28 bis 35 Tage postoperativ weiter geführt. Durch dieses Verfahren ist es laut Autor zur einer deutlichen Absenkung des Auftretens von Lebermetastasen gekommen. Konsekutiv erhöhte sich in seinem Krankengut (n=67 Patienten) die Fünfjahresüberlebensrate auf 41%. Andere Autoren, die adjuvant nur intraarteriell behandelten, konnten keine deutliche Lebensverlängerung erreichen (Link 1997).

Bei der regionalen Chemotherapie aus palliativer Indikation geben alle Autoren (Aigner 1990; Klapdor 1999) eine höhere Ansprechrate an im Vergleich zur systemischen Chemotherapie. Die höhere Ansprechrate führt jedoch nicht zu einer signifikanten Verlängerung der Überlebenszeit. Hinzu kommt noch, dass der technische Aufwand für eine regionale Therapie nicht unerheblich ist. Derzeit laufen Studien, die die regionale Therapie mit neuen Substanzen, wie Gemcitabine und Irinotecan in Kombination mit Chemookklusion testen. Nach ersten Berichten wird eine Ansprechrate zwischen 50–80% erzielt. Inwieweit sich dieses jedoch in einer Verbesserung der Überlebenszeit auswirkt, muss abgewartet werden.

Die von Aigner (1990) propagierte neoadjuvante regionale Chemotherapie bei primär lokal inoperablen Pankreaskarzinomen hat sich bisher aufgrund der unterschiedlichen Datenlage nicht durchsetzen können. Somit sollte diese Indikation im Einzelfall individuell gestellt werden.

11.2.4
Lebermetastasen von Weichteilsarkomen neuroendokrinen Tumoren und Nierenzellkarzinomen

Über die Effektivität einer regionalen Chemotherapie von Lebermetastasen des Nierenzellkarzinoms, von neuroendokrinen Tumoren und von Weichteilsarkomen besteht keine größere Erfahrung (Kim 1999; Pomer 1996; Ravikumar 1996; Venook 1999). Es handelt sich hierbei in der Regel um Einzelfallbeschreibungen. Aus diesem Grunde sollte die Indikation zu dieser Behandlung bei jedem Patienten individuell überdacht werden.

Literatur

Aigner K R, Müller H, Bassermann R (1990) Intra-arterial chemotherapy with MMC, CDDP and 5-FU for nonresectable pancreatic cancer – a phase II study. Reg Cancer Treat 3:1–6

Allen-Mersh TG, Fordy ES, Abrams K et al. (1994) Quality of life and survival with continuous hepatic-artery floxuridine infusion for colorectal liver metastases. Lancet 344:1255–1260

Ardalan B, Chua L, Tian E et al. (1991) A phase II study of weekly 24-hour infusion with high-dose fluorouracil with leucovorin in colorectal carcinoma. J Clin Oncol 9:625–630

Balch CM, Urist MM (1984) Intraarterielle Chemotherapie mit einer implantierbaren Infusionspumpe bei Lebermetastasen kolorektaler Tumoren und Hepatomen. Chirurg 55:485–493

Balch CM, Urist MM, Soong SJ, McGregor M (1983) A prospective phase II clinical trial of continuous FUDR regional chemotherapy for colorectal metastases to the liver using a totally implantable drug infusion pump. Ann Surg. 198:567–573

Campbell KA, Burns RC, Sitzmann JV et al. (1993) Regional chemotherapy devices: effect of experience and anatomy on complications. J Clin Oncol 11:822–826

Cantore M, Fiorentini G, Aitini E et al. (1994) Intra-arterial Hepatic Carboplatin-Based Chemotherapy for Ocular Melanoma, Metastatic to the Liver. Tumori 80:37–39

Chang AE, Schneider PD, Sugarbaker PH et al. (1987) A prospective randomized trial of regional versus systemic continuous 5-fluorodeoxyuridine chemotherapy in the treatment of colorectal liver metastases. Ann Surg 206:685–693

Collins JM (1984) Pharmacologic rationale for regional drug delivery. J Clin Oncol 2:498–504

Donatini B, Rougier P (1992) Anatomical basis for pancreatic locoregional chemo-therapy. Reg Cancer Treat 4:272–276

Egerer G, Max R, Naeher H et al. (2000) Hepatic Intraarterial Fotemustine Chemotherapy for Liver Metastases from Uveal Melanoma. ASCO Abstract 19:571a

Grosso M, Zanon C, Mancini A et al. (2000) Percutananeous implantation of a catheter with subcutaneous reservoir for intraarterial regional chemotherapy: Technique and preliminary results. Cardiovasc Intervent Radiol 23:202–210

Herrmann KA, Waggershauser T, Sittek H, Reiser MD (im Druck) Interventional percutaneous implantation of port-catheter-systems for intraarterial chemotherapy of the liver – a new technique. Radiology

Hohn DC, Rayner AA, Economou JS et al. (1986) Toxicities and complications of implanted pump hepatic arterial and intravenous floxuridine infusion. Cancer 57:465–470

Hohn DC, Stagg RJ, Friedman MA et al. (1989) A randomized trial of continuous intravenous versus hepatic intraarterial floxuridine in patients with colorectal cancer metastatic to the liver. The Northern California Oncology Group Trial. J Clin Oncol 7:1646–1654

Homma H, Doi T, Mezawa S et al. (2000) A novel arterial infusion chemotherapy for the treatment of patients with advanced pancreatic carcinoma after vascular supply distribution via superselective embolization. Cancer 89:303–313

Ishikawa O, Ohhigashi H, Sasaki Y, Furukawa H, Imaoka S (1999) Extended pancreatectomy and liver perfusion chemotherapy for resectable adenocarcinoma of the pancreas. Digestion 60 [Suppl 1]:135–138

Jakob AR, Kühl M, Jauch KW et al. (1996) Complications using implantable port-systems for regional chemotherapy of liver metastases. Reg Cancer Treat 9:33–36

Kemeny MM, Adak S, Lipsitz S et al. (1999) Results of the Intergroup (ECOG and SWOG) prospecitve randomized study of surgery alone versus continuous hepatic infusion of FUDR and continuous systemic infusion of 5-FU after hepatic resection for colorectal liver metastases. ASCO Proc. 18:1012

Kemeny MM, Goldberg D, Beatty JD et al.(1986) Results of a prospective randomized trial of continuous regional chemotherapy and hepatic resection as treatment of hepatic metastases from colorectal cancer. Cancer 57:492–498

Kemeny NE (1995) Regional chemotherapy for colorectal cancer. Eur J Cancer 31A:1271–1276

Kemeny N, Conti JA, Cohen A et al. (1994) Phase II study of hepatic arterial floxuridine, leucovorin, and dexamethasone for unresectable liver metastases from colorectal carcinoma. J Clin Oncol 12:2288–2295

Kemeny N, Daly J, Oderman P et al. (1984) Hepatic artery pump infusion: Toxicity and results in patients with metastatic colorectal carcinoma. J Clin Oncol 2:595–600

Kemeny N, Daly J, Reichman B et al. (1987) Intrahepatic or systemic infusion of fluorodeoxy-uridine in patients with liver metastases from colorectal cancer. Ann Int Med 107:459–465

Kemeny N, Huang Y, Cohen AM et al. (1999) Hepatic arterial infusion of chemotherapy after resection of hepatic metastases from colorectal cancer. N Engl J Med 341:2039–2048

Kemeny N, Seiter K, Niedzwiecki D et al. (1992) A randomized trial of intrahepatic infusion of fluorodeoxyuridine with dexamethasone versus fluorodeoxyuridine alone in the treatment of metastatic colorectal cancer. Cancer 69:327–334

Kern W, Beckert B, Lang N et al. (2001) Phase I and pharmacokinetic study of hepatic arterial infusion with oxaliplatin in combination with folinic acid and 5-fluorouracil in patients with hepatic metastases from colorectal cancer. Ann Oncol 12:599–603

Kim YH, Ajani JA, Carrasco CH et al. (1999) Selective hepatic arterial chemoembolization for liver metastases in patients with carcinoid tumor or islet cell carcinoma. Cancer Invest 17:474–478

Klapdor R, Seutter E, Lang-Pölckow EM et al. (1999) Locoregional/systemic chemotherapy of locally advanced/metastasized pancreatic cancer with a combination of mitomycin C and gemcitabine and simultaneous follow-up by imaging methods and tumor markers. Anticancer Res 19:2459–2470

Köhne CH, Schöffski P, Wilke H et al. (1998) Effective biomodulation by leucovorin of high-dose infusion fluorouracil given as a weekly 24-hour infusion: Results of a randomized trial in patients with advanced colorectal cancer. J Clin Oncol 16:418–426

Köksal N, Müftüoglu T, Günerhan Y, Uskent N (2000) Complete remission of the liver metastases of anorectal malignant melanoma with regional chemtherapy: A case report. Hepato-Gastroenterology 47:612–614

Link KH, Kreuser ED, Safi F et al. (1993) Die intraarterielle Chemotherapie mit 5-FU und Folinsäure im Therapiekonzept bei nicht resektablen kolorektalen Lebermetastasen. Tumordiagn u Ther 14:224–231

Link KH, Formentini A, Gansauge F, Papachristov E, Beger HG (1997) Regional celiac artery infusion as adjuvant treatment after pancreatic cancer resection. Digestion 58:529–532

Link KH, Sunelaitis E, Kornmann M et al. (2001) Regional chemotherapy of nonresectable colorectal liver metastases with mitoxantrone, 5-fluorouracil, folinic acid and mitomycin C may prolong survival. Cancer 92:2746–2753

Lorenz M, Hottenrott C, Maier P et al. (1992) Continuous regional treatment with fluoropyrimidines for metastases from colorectal carcinomas: influence of modulation with leucovorin. Sem Oncol 19 [Suppl 3]:163–170

Lorenz M, Wiesner J, Staib-Sebler E, Encke A (1995) Regionale Therapie von Mammakarzinom – Lebermetastasen. Zentralbl Chir.120:786–790

Metzger U, Röthlin M, Burger H R, Largiadèr F (1997) Long-term complete remission of melanoma liver metastases after intermittent intra-arterial cisplatin chemotherapy and surgery. Eur J Surg Oncol 23:270–279

Lorenz M, Müller HH, for the German Cooperative Group on Liver Metastases (2000) Randomized multicenter trial of fluorouracil plus leucovorin administered either via hepatic arterial or intravenous infusion versus fluorodeoxyuridine administered via hepatic arterial infusion in patients with nonresectable liver metastases from colorectal carcinoma. J Clin Oncol 18:243–254

Lorenz M, Müller HH, Mattes E et al. (1991) Phase II study of weekly 24-hour intraarterial high-dose infusion of 5-fluorouracil and folinic acid for liver metastases from colorectal carcinomas. Ann Oncol 12:321–325

Martin JK jr, O'Connell MJ, Wieand HS et al. (1990) Intraarterial floxuridine versus systemic fluorouracil for hepatic metastases from colorectal cancer. A randomized trial. Arch Surg 125:1022–1027

Meta-Analysis Group in Cancer (1986) Reappraisal of hepatic arterial infusion in the treatment of nonresecpable liver metastases from colorectal cancer. J Natl Cancer Inst 88:252–258

Ohigashi H, Ishikawa O, Imaoka S et al. (1996) A new method of intra-arterial regional chemotherapy with more selective drug delivery for locally advanced pancreatic cancer. Hepato-Gastroenterology 43:338–345

Pomer S, Brado M, Roeren T et al. (1996) Repetitive Immunoembolisation inoperabler Lebermetastasen beim Nierenzellkarzinom. Urologe A 35:310–314

Ravikumar TS, Dixon K (1996) Isolated Liver Perfusion for Liver Metastases. Surg Oncol Clin North America 5:443–449

Rougier P, Laplanche A, Huguier M et al (1992) Hepatic arterial infusion of floxuridine in patients with liver metastases from colorectal cancer: Long-term results of a prospective randomized trial. J Clin Oncol 10:112–1118

Schalhorn A (2000) Oxaliplatin – ein neues Zytostatikum zur Behandlung kolorektaler Karzinome Arzneimittelther 18:198–202

Schalhorn A, Jauch KW (1999) Kolorektale Karzinome. In: Wilmanns W, Huhn D, Wilms K (Hrsg) Internistische Onkologie, 2. Aufl im Druck, Thieme, Stuttgart

Schalhorn A, Kühl M (1992) Clinical pharmacokinetics of fluorouracil and folinic acid. Sem Oncol 19 [Suppl 3]:82–92

Schalhorn A, Kühl M (1995) Pharmakologie der regionalen Chemotherapie kolorektaler Lebermetastasen. Zentralbl Chir 120:764–768

Schalhorn A, Lorenz M, Schmoll E (1999) Regionale Chemotherapie von Lebermetastasen. In: Schmoll HJ, Höffken K, Possinger K (Hrsg) Kompendium internistische Onkologie. 3. Aufl, Bd 2. Springer, Berlin Heidelberg New York Tokyo, S 2425–2439

Scheuerlein H, Schneider C, Köckerling F, Hohenberger W (1998) Chirurgische Therapie von Lebermetastasen beim Mammakarzinom. Zentralblatt Chir 123 [Suppl5]: 130–134

Venook AP (1999) Embolization and Chemoembolization therapy for neuroendocrine tumors. Curr Opin Oncol 11:38–41

Wagman LD, Kemeny MM, Leong L et al. (1990) A prospective, randomized evaluation of the treatment of colorectal cancer metastatic to the liver. J Clin Oncol 8:1885–1893

KOMMENTAR

Die erste erfolgreiche intraarterielle Chemotherapie der Leber über die A. hepatica gelang im Jahre 1950 Klopp u. Biermann. Durch die Entwicklung von Portsystemen und vollimplantierbaren Infusionspumpen zur kontinuierlichen Applikation von Zytostatika erhielt die regionale Chemotherapie von kolorektalen Lebermetastasen Ende der 70er-Jahre einen enormen Aufschwung.

Hauptproblem dieses Verfahrens ist sein deutlich aufwändiges Handling im Vergleich zur systemischen Chemotherapie. Zudem leidet das Behandlungsregime darunter, dass in den bisherigen Studien die Patientengruppe, die besonders von diesem Verfahren profitiert, nicht identifiziert werden konnte.

Ebenso wie nach potenziell kurativer Lebermetastasenresektion treten auch bei regionaler Chemotherapie bei einem hohen Prozentsatz der Patienten nach relativ kurzer Zeit (6–9 Monaten) extrahepatische Metastasen auf, die wegen des First-pass-Effektes der regional applizierten Medikamente nicht ausreichend zytostatisch erfasst werden. Aus diesem Grunde sollten Patienten außerhalb von Studien nur bei den folgenden Konstellationen regional therapiert werden:

- Nachweis eines synchronen Lebermetastasenbefalls zum Zeitpunkt der Primärtumorresektion, wenn gleichzeitig im Schnellschnitt die Lymphknoten im Lig. hepatoduodenale nicht befallen sind. Die Einlage des erforderlichen Therapiekatheters kann in diesem Falle simultan erfolgen.
- In Frage kommt eine regionale Chemotherapie auch bei grenzwertig resektablen Lebermetastasen, wenn der Gesamtlebermetastasenbefall um 25% liegt und die Metastasenzahl zwischen 5 und 7 Lebermetastasen schwankt, sie jedoch technisch operabel wären. Hier würden wir primär im Sinne einer neoadjuvanten Therapie eine regionale Chemotherapie in Erwägung ziehen mit anschließender Resektion, wenn sich nach 3 bis maximal 4 Therapiezyklen eine deutliche Tumorregression gezeigt hat.
- Als Second-line-Therapie kommt die regionale Chemotherapie in Betracht, wenn sich unter systemischer Chemotherapie eine deutliche Progression zeigt, ohne dass zum Zeitpunkt der Progression extrahepatische Metastasen nachweisbar sind. In solch einem Falle sollte die Implantation des Therapiekatheters minimalinvasiv erfolgen.

Die adjuvante regionale Chemotherapie nach potenziell kurativer Lebermetastasenresektion sollte derzeit nur im Rahmen von Studien durchgeführt werden. In Ausnahmefällen kann man die Implantation eines Therapiekatheters bei der Resektion erwägen, wenn man aus operationstechnischen Problemen die Sicherheitsgrenze von 1 cm nicht einhalten kann (Metastasenresektion im Segment IV bzw. Segment I).

Die regionale Chemotherapie von Lebermetastasen nicht kolorektalen Ursprungs wird bei dem derzeitigen Wissenstand auf wenige Einzelfälle beschränkt bleiben, in denen systemische Therapien nicht (mehr) ausreichend effektiv sind. Allgemein akzeptierte Protokolle liegen nicht vor, so dass die in diesem Kapitel genannten regionalen Therapien nur als grobe Ansätze gelten dürfen. Gleichwohl sehen wir immer wieder Einzelfälle, bei denen in palliativer Indikation eine regionale Chemotherapie erfolgreich durchgeführt werden kann.

12 Gynäkologische Tumoren

S. Baus, C. Thiele-Baus, A. Chavan

Interventionelle Therpieansätze haben bei der Behandlung gynäkologischer Tumoren in der Vergangenheit nur eine marginale Rolle gespielt. Durch die Fortschritte in der Kathetertechnologie mit den Möglichkeiten der selektiven Sondierung kleinster Gefäße wurden auch im Bereich der gynäkologischen Tumoren neue Therapieoptionen eröffnet. Die neuen Entwicklungen sollen im Folgenden zusammenfassend dargestellt werden.

12.1 Benigne Tumoren

Bei der Behandlung benigner Tumoren spielen lokale/intraarterielle Therapieansätze in erster Linie bei den tumorösen Veränderungen des Uterus eine Rolle.

Uterine Leiomyome sind benigne Tumoren, die von den glatten Muskelzellen des Myometriums ausgehen. Diese Tumoren werden bei etwa 25% der Frauen symptomatisch; die pathoanatomische Analyse chirurgischer Präparate legt demgegenüber eine Häufigkeit von bis zu 75% nahe, die meisten Myome sind demnach klinisch stumm. Symptomatische Tumoren machen sich in aller Regel durch Meno-/Metrorrhagien, Druckgefühl und Schmerzen im kleinen Becken sowie reproduktive Dysfunktion bemerkbar. Je nach Lage können Irritationen der ableitenden Harnwege oder Obstipation als Symptome hinzukommen.

Das langjährige therapeutische Standardverfahren war die Hysterektomie, insbesondere für Frauen nach Abschluss der Familienplanung. Für Frauen mit Kinderwunsch sowie diejenigen, die aus anderen Gründen keine Hysterektomie wünschen, stehen derzeit neben einer medikamentösen hormonellen Therapie lokale Therapieansätze unter Erhalt des Uterus und somit der Fertilität zur Verfügung (Feige 2001; Wischnik 2000).

12.1.1 Myomektomie

Die Myomektomie kann transabdominal offen oder – je nach Lage und Größe der Myome – auch laparoskopisch oder hysteroskopisch durchgeführt werden. Die Risiken bestehen zum einen in den typischen operativen Komplikationen (Blutung, Infektion und Verletzung von Nachbarorganen), zum anderen in den möglichen Komplikationen bei nachfolgender Schwangerschaft. Von besonderem Interesse sind dabei eine mögliche Uterusruptur oder die Verursachung von Adhäsionen (Stewart 2001). Diese beiden Komplikationen treten in ihrer Häufigkeit nach Myomektomien seltener auf als beispielsweise nach einer durchgeführten Sectio caesarea (0,1%).

12.1.2 Minimalinvasive Verfahren

Voraussetzung für einige lokal abladierende Verfahren ist der sichere Ausschluss eines zugrunde liegenden malignen Prozesses des Uterus, da eine histologische Verifizierung der Dignität bei dann fehlender Resektion unterbleibt. Bei der hysteroskopischen Myomektomie werden submukös gelegene Tumoren über ein durch die Zervix eingeführtes Instrumentarium mechanisch abgetragen. Dieses Verfahren erlaubt, im Unterschied zur offen chirurgischen oder laparoskopischen Vorgehensweise, den Eingriff in Einzelfällen in regionaler oder sogar lokaler Anästhesie durchzuführen. Die bisherigen Ergebnisse bezüglich der Besserung klinischer Symptome, des Erhalts der reproduktiven Funktion sowie der Reinterventionsquote sind gut (Wischnik 2000).

12.1.3
Intraarterielles Verfahren

Interventionell radiologisch gesteuert ist die Embolisation der A. uterina mit Mikropartikeln, Gelschaum oder Metallspiralen (Coils) möglich. Sie stellt ein relativ neues Verfahren dar (Ravina 1995). Bei dieser Technik werden über die A. iliaca interna und A. uterina selektiv die myomversorgenden Gefäße aufgesucht. In den meisten Fällen werden neben einem 4F- oder 5F-Angiographiekatheter zusätzlich koaxiale Systeme eingesetzt. Die Perfusionsreduktion mittels Mikropartikeln, Polyvinylalkohol oder Metallspiralen induziert eine Rückbildung der Myome.

Die bislang vorgelegten größeren Untersuchungsserien berichten über Erfahrungen an Kollektiven zwischen 61 und 305 Patientinnen. Die erfolgreiche Kontrolle der lokalen Symptome wird mit 85–89% angegeben (Goodwin 1997; Worthington-Kirsch 1998; Spies 1999; Brunereau 2000; Andersen 2001). Bei einer differenzierten Betrachtung der Beschwerdesymptome werden bezüglich der Menorrhagien bis zu 88%, bezüglich Schmerz- und Drucksymptomatik bis zu 95% und bezüglich der Volumenreduktion bis zu 68% Erfolgsraten berichtet. Die Rate der permanenten postinterventionellen Amenorrhoen und damit der Verlust der reproduktiven Funktion wird mit maximal 5% berichtet (Pelage 2000; Ravina 2000). Die Vorteile dieser Methode liegen in der wenig invasiven Zugangsweise sowie der Möglichkeit, eine solche Prozedur ohne Intubationsnarkose, Regionalanästhesie oder Sedierung durchzuführen (Klein 2000).

Die Einordnung der transarteriellen Therapie in den Gesamtzusammenhang der bislang etablierten Verfahren ist nicht abgeschlossen. Obwohl die bislang vorliegenden Ergebnisse Erfolg versprechend scheinen, steht die valide Beurteilung durch kontrollierte randomisierte Studien im Vergleich mit den bisherigen Standardtherapien unter Berücksichtigung der Therapieerfolge, der Komplikationsraten sowie der verursachten Kosten noch aus (Goodwin et al. 2001).

12.2
Maligne Tumoren

Die Säulen der Behandlung maligner gynäkologischer Tumoren (Ovarial-, Uterus-, Vaginal-, Vulvatumoren) bestehen aus:
1. chirurgischer Resektion/Tumormassenreduktion,
2. neoadjuvanter, adjuvanter oder palliativer systemischer Chemotherapie,
3. Hormontherapie oder Antikörperbehandlung bei rezeptorpositiven Tumoren,
4. Radiatio.

Bezüglich der aktuell empfohlenen primären Behandlungsstrategien des Ovarial-, Uterus-, Vaginal- und Vulvakarzinoms sei an dieser Stelle auf die einschlägigen Lehrbücher der onkologischen Gynäkologie sowie die Empfehlungen der Fachgesellschaften verwiesen.

Regionale intraarterielle Therapieansätze spielen in der Behandlung gynäkologischer Tumoren praktisch keine wesentliche Rolle, ihr Einsatz beschränkt sich auf streng auszuwählende Einzelfälle mit spezieller palliativer Zielsetzung. Durch die Tumorbiologie ist die Möglichkeit der regionalen Chemotherapie auf fortgeschrittene Zervix- bzw. Uteruskarzinome beschränkt. Durch die in der Regel schon erfolgte Strahlentherapie ist die Blutversorgung dieser Tumoren so verändert, dass eine sinnvolle Chemoperfusion des Tumorgebietes nicht möglich ist.

Ovarialkarzinome haben ein anderes Metastasierungsverhalten mit frühzeitiger Peritonealkarzinose, die für eine regionale intraarterielle Chemotherapie nicht erreichbar ist. Einige ausländische Zentren (Sugarbaker 1989) vertreten das Konzept einer tumorreduktiven Chirurgie mit anschließender intrakavitärer peritonealer Chemotherapie.

Eine Lebenszeitverlängerung durch den Einsatz intraarterieller Chemotherapien ist nicht nachgewiesen. In der Literatur sind nur Einzelfallberichte zu finden. Größere Phase-II-Studien zur Behandlung gynäkologischer Tumoren existieren nicht.

In fortgeschrittenen Stadien der verschiedenen tumorösen Erkrankungen kann es jedoch zu einer lebensbedrohlichen oder einer die Lebensqualität deutlich einschränkenden Hämorrhagie kommen. Bei dieser Konstellation kann eine Indikation für die selektive transarterielle Embolisation einer oder beider A. iliacae internae bzw. superselektiv von einzelnen tumorversorgenden Arterien bestehen. Die Hämostase wird meist über eine Kombination aus eingebrachten Mikropartikeln in Tumorgefäße und den mehr proximalen Gefäßverschluss mittels Metallspiralen (Coils) erreicht. Die Möglichkeiten, auch im Stromgebiet der A. iliaca interna selektiv oder superselektiv die tumorversorgenden Äste zu erreichen, haben sich in den letzten Jahren erheblich erweitert. Die jeweilige Interventionsstrategie ergibt sich aus dem individuellen angiographischen Bild. Die Embolisation ist auch in den Fällen durchführbar, in denen das aktuell blutende Tumorgefäß angiographisch nicht exakt identifiziert werden kann (Higgins 1977). Die vorliegenden Beispiele dieser seit den 70er-Jahren berichteten Therapieoption zeigen gute Ergebnisse bezüglich der erreichbaren Hämostase (über 90%) unter Berücksichtigung der per se deutlich eingeschränkten Lebenserwartung der betroffenen Patientinnen (Higgins 1977; Banaschak 1985; Yamashita 1994). In der Literatur werden kleine Untersuchungsserien oder Fallberichte beschrieben, kontrollierte Studien liegen nicht vor.

Die Risiken der Therapie liegen weniger in dem interventionellen Zugangsweg, vielmehr besteht die Möglichkeit einer durch die Embolisation induzierten ausgedehnten Gewebsnekrose als Hauptkomplikation, die in Einzelfällen zu einem Blutungsrezidiv führen kann (<10%).

12.3
Fallbeispiel

Zum Zeitpunkt der Intervention 45 Jahre alte Patientin mit Z.n. Ovarialkarzinom und bekannter ausgedehnter Peritonealkarzinose. Die Patientin war in akzeptablem Allgemeinzustand und hatte vor der Intervention unstillbar Hb-wirksam transvaginal geblutet. Alle vorhergehenden Versuche, die Blutung lokal zu stoppen, waren frustran gewesen. In 2 Sitzungen wurden in tumorversorgende Äste der Aa. iliacae internae Mikropartikel instilliert (400 bzw. 600 mg Spherex, Abb. 12.1). Anschließend wurden die Aa. iliacae internae proximal mittels Metallspiralen okkludiert. Nach der Intervention sistierte die Blutung, die Patientin konnte nach kurzem stationären Aufenthalt in ihre häusliche Umgebung zurückverlegt werden. Die Patientin verstarb 105 Tage nach der Intervention.

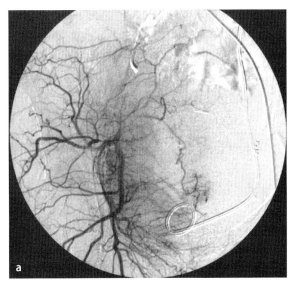
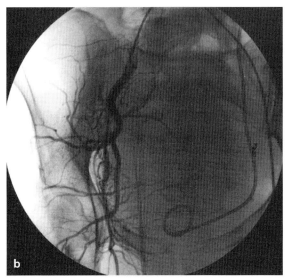

Abb. 12.1 a, b. Legende s. S. 148

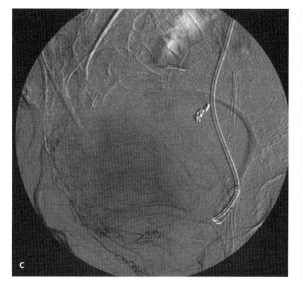
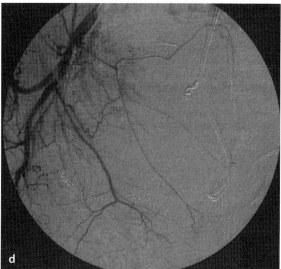
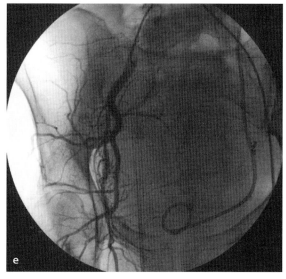

Abb. 12.1 a–e. Hypervaskularisierte Tumorabschnitte im Stromgebiet der A. iliaca interna rechts (dort liegt die über die linke Leiste eingebrachte Katheterspitze). Linksseitig ist ein in das ableitende Harnsystem platzierter Splint zu sehen, ebenso die bereits vorher eingebrachten Metallspiralen in die proximale linke A. iliaca interna. **a** DSA-Bild; **b** Nativbild; **c** Tumorperfusion (Spätphase) ohne erkennbar blutendes singuläres Gefäß; **d, e** reduzierte Perfusion nach Embolisation

Literatur

Andersen PE, Lund N, Justesen P, Munk T, Elle B, Floridon C (2001) Uterine artery embolization of symptomatic fibroids – initial success and short-term results. Acta Radiol 42:234–238

Badawy SZ, Etman A, Singh M, Murphy K, Mayelli T, Philadelphia M (2001) Uterine artery embolization: the role in obstetrics and gynecology. Clin Imaging 25(4):288–295

Banaschak A, Stosslein F, Kielbach O, Bilek K, Elling D (1985) Therapeutic vascular embolization in life-threatening gynecologic hemorrhages. Zentralbl Gynäkol 107(17):1050–1056

Basche S, Glaser FH, Hensel G, Spitzbart H, Kachel R, Schmeisser G (1990) Percutaneous transvascular embolization as a palliative measure in bleeding gynecological malignancies of the pelvis. Zentralbl Gynäkol 11(22):1389–1398

Brunereau L, Herbreteau D, Gallas S et al. (2000) Uterine artery embolization in the primary treatment of uterine leiomyomas: technical features and prospective follow-up with clinical and sonographic examination in 58 patients. AJR 175(5):1267–1272

Dehaeck CM (1986) Transcatheter embolization of pelvic vessels to stop intractable hemorrhage. Gynecol Oncol 24(1):9–16

Feige A et al. (2001) Gutartige und bösartige Erkrankungen in Frauenheilkunde. Urban & Fischer, München Jena, S 439–681

Goodwin SC, Vedantham S, McLucas B et al. (1997) Preliminary experience with uterine artery embolization for uterine fibroids. JVIR 8:517–526

Goodwin SC et al. (2001). Reporting standards for uterine artery embolization for the treatment of uterine leiomyomata. JVIR 12:1011–1020

Higgins CB, Bookstein JJ, Davis GB, Galloway DC, Barr JW (1977) Therapeutic embolization for intractable chronic bleeding. Radiology 122(2):473–478

Katsumori T, Nakajima K, Tokuhiro M (2001) Gadolinium-enhanced MR imaging in the evaluation of uterine fibroids treated with uterine artery embolization. AJR 177:303–307

Kelemen J, Scultety S, Nemeth A, Szegvari M (1979) Embolization of the arteria iliaca interna as treatment of life-endangering haemorrhages caused by intrapelvic malignant tumours. Diagn Imaging 48(5):275–285

Klein A, Schwartz M L (2001) Uterine artery embolization for the treatment of uterine fibroids: an outpatient procedure. Am J Obstet Gynecol 184(7):1556–1563

Pelage JP, Le Dref O, Soyer P et al. (2000) Fibroid-related menorrhagia: treatment with superselective embolization of the uterine arteries and midterm follow-up. Radiology 215:428–31

Ravina JH, Herbreteau D, Ciraru-Vigneron N et al. (1995) Arterial embolisation to treat uterine myomata. Lancet 346:671–672

Ravina JH, Vigneron NC, Aymard A, Le Dref O, Merland JJ (2000) Pregnancy after embolization of uterine myomata. Fertil Steril 73:1241–1243

Siskin GP, Tublin ME, Stainken BF, Dowling K, Dolen EG (2001) Uterine artery embolisation for the treatment of adenomyosis – clinical response and evaluation with MR imaging. AJR 177(2):297–302

Spies JB, Scialli AR, Jha RC et al. (1999) Initial results from uterine fibroid embolization for symptomatic leiomyomata. JVIR 10:1149–1157

Spies JB, Niedzwiecki G, Goodwin S et al. (2001) Training standards for physicians performing uterine artery embolization for leiomyoma. JVIR 12:19–21

Stewart EA (2001) Uterine fibroids. Lancet 357:293–298

Sugarbaker PH, Cunliffe WJ, Graves T et al. (1989) Phase I and pharmacologic studies with early postoperative intraperitoneal epiadriamycin. Fourth International Conference on Advances in Regional Cancer therapy, Berchtesgarden

Vujic I, Stanley JH, Gobien RP, Bruce RJ, Lutz MH (1986) Embolic management of rare hemorrhagic gynecologic and obstetrical conditions. Cardiovasc Intervent Radiol 9(2):69–74

Wischnik A et al. (2000) Kompendium Gynäkologie und Geburtshilfe – Weiterbildungs- und Facharztstandards. Ecomed, Landsberg, S III-1–III-12

Worthington-Kirsch RL, Popky GL, Hutchins FL (1998) Uterine arterial embolization for the management of leiomyomas: qualitiy-of-life asessment. JVIR 208:625–629

Yamashita Y, Harada M, Yamamoto H, Miyazaki T, Takahashi M, Miyazaki K, Okamura H (1994) Transcatheter arterial embolization of obstetric and gynecological bleeding: efficacy and clinical outcome. Br J Radiol 67(798):530–534

KOMMENTAR

Das vorliegende Kapitel zeigt die fehlenden Daten zur intraarteriellen Chemotherapie von gynäkologischen Tumoren auf. Die Daten beschränken sich auf Einzelfallberichte. Größere Serien im Sinne von Phase-I- bzw. Phase-II-Studien existieren nicht. Somit muss der Einsatz von intraarteriellen Chemotherapien als experimentelle Therapie angesehen werden. Da in der Regel die Standardtherapie schon eine Radiatio beinhaltet, ist für eine spätere regionale Chemotherapie durch die Zerstörung der Tumorgefäße der eigentliche Vorteil dieser Therapie nicht mehr vorhanden.

Ein sinnvoller Einsatz der regionalen Tumortherapie besteht in der palliativen Therapie von Tumorkomplikationen. Blutungen aus dem Tumor können in der Regel sehr wirkungsvoll interventionell angegangen werden.

Intraarterielle Chemotherapie beim inoperablen Rektumkarzinom und Rektumkarzinomrezidiv

H. D. Pieroth

Das lokal inoperable präsakrale Rezidiv beim Rektumkarzinom stellt onkologisch eine besondere Schwierigkeit dar, da in der Regel bei der Diagnosestellung bereits Inoperabilität vorliegt, die palliative Radiatio nur zeitlich begrenzt wirksam ist und die systemische Chemotherapie bisher nicht den Nachweis wirksamer Palliation oder gar der Lebenszeitverlängerung erbringen konnte.

Patienten mit lokal, insbesondere präsakral, infiltrierenden Rezidiven erleben überwiegend einen langen, stark schmerzgezeichneten Krankheitsverlauf.

Die intraarterielle Chemotherapie kann hier eine relevante und effektive Behandlungsalternative darstellen.

13.1
Indikation zur intraarteriellen Therapie

Die Indikationsstellung zur lokoregionären intraarteriellen Chemotherapie beim Rektumkarzinom ergibt sich in erster Linie für das inoperable Lokalrezidiv nach Rektumresektion oder Rektumexstirpation und in seltenen Fällen für das lokoregional weit fortgeschrittene primär nicht R0-resektable Rektumkarzinom.

13.2
Das inoperable Lokalrezidiv

Das Lokalrezidiv nach Rektumresektion oder -exstirpation stellt in jedem Fall eine Problemsituation dar. Die verfügbare bildgebende Diagnostik ist aufgrund der sehr erheblichen postoperativen anatomischen Veränderungen und der sehr schwer zu differenzierenden morphologischen Irritationen des Beckenbereiches nach Operation erheblich erschwert.

Insbesondere die CT-, aber auch die MRT-Diagnostik gestattet nur in seltenen Fällen eine sichere Beurteilung zur Frage einer evtl. erneuten R0-Resektabilität, bezogen auf die präsakrale Tumormanifestation. Insbesondere bleibt auch die Frage nach der Dignität (Differenzierung zwischen Narbengewebe und Tumorrezidiv) häufig offen.

Die Frage der Infiltration des Sakrums kann unter Umständen durch die Skelettszintigraphie geklärt werden, da eine szintigraphisch in der SPECT-Technik nachgewiesene Anreicherung im Sakrum das Ausmaß des Rezidivs mit Knochenarosion gut belegt. Der positive Befund ist hier beweisend, der negative beweist jedoch nicht die fehlende Infiltration.

Klinisch bleibt der typische Sitzschmerz, häufig begleitet von einem langsamen CEA-Anstieg, ein sehr verlässlicher Hinweis auf das Vorliegen eines Tumorrezidivs und die bereits eingetretene Infiltration in den Plexus sacralis, und damit auch auf die geringen Erfolgsaussichten einer Operation mit ausreichendem Sicherheitsabstand. Bei Zustand nach Rektumresektion und endoskopisch nachweisbarem Anastomosenrezidiv ohne Hinweis auf präsakrale Tumormanifestation ist die erneute Resektion Methode der Wahl.

Die Indikation zur lokoregionären intraarteriellen Chemotherapie sollte aus diesem Grund in der beschriebenen Situation des inoperablen präsakralen Rezidivs in erster Linie geprüft werden.

Die Strahlentherapie des Rezidivs führt, wenn noch keine Radiatio des Beckens durchgeführt wurde, zwar in etwa 60–70% der Fälle zu einer Remission mit Schmerzreduktion. Diese Remission hält aber im Mittel nur 6–8 Monate an. Andererseits kommt es offensichtlich durch die Radiatio zu einer

Fibrosierung im Tumorgebiet und damit zu einer noch schlechteren Ansprechwahrscheinlichkeit auf eine anschließende Chemotherapie bei weiterer Progredienz des Lokalbefundes (s. auch Abschn. 13.8).

Die systemische Chemotherapie des Lokalrezidivs spielt bisher auf Grund des sehr schlechten Ansprechens keine wesentliche Rolle in der aktuellen Literatur.

Vor dem Hintergrund einer gesicherten, aber zeitlich deutlich limitierten Wirkung der Strahlentherapie mit ungünstiger Konditionierung des tumoralen und peritumoralen Gewebes in Bezug auf die Chemotherapie und einer nicht ausreichenden Wirksamkeit systemischer Therapie stellt sich die Indikation für die intraarterielle Chemotherapie des präsakralen Lokalrezidivs insbesondere nach Rektumexstirpation.

13.3
Das primär inoperable, lokal fortgeschrittene Rektumkarzinom

Für das primär inoperable, lokal weit fortgeschrittene Rektumkarzinom liegen bisher nur wenige Daten zur intraarteriellen Chemotherapie in der Literatur vor.

Angesichts gelegentlich primär sehr großer Tumorvolumina mit ausschließlicher lokaler und regionaler Ausdehnung und der nur sehr eingeschränkten Möglichkeit einer deutlich mehr als 50% Tumorvolumenreduktion auch durch die Radiochemotherapie mit Oxaliplatin oder Campto in Kombination mit 5-FU, sollte unbedingt in Studien die intraarterielle Therapie auch dieser Situation als neoadjuvante Behandlungsmaßnahme geprüft werden. Wichtig ist in diesem Zusammenhang auch das Vorliegen von Leitlinien zur neoadjuvanten Therapie von primär inoperablen Rektumkarzinomen (Leitlinien zum Rektumkarzinom 2002).

13.4
Technisches Vorgehen

13.4.1
Methode beim inoperablen Rezidiv

Die arterielle Vaskularisation des präsakralen Tumorrezidivs erfolgt über verschiedene Äste der Aa. iliacae internae. Die wichtigsten und praktisch bei allen typischen präsakralen Rezidiven tumortragenden Äste stellen die Aa. sacrales laterales dar.

Über Kollateralen aus Ästen der Aa. iliacae internae finden jedoch auch weitere arterielle Versorgungen der Rezidive statt.

Das typische Vorgehen erfordert die Sondierung beider Aa. iliacae internae über einen transfemoralen Zugang (Abb. 13.1). Wegen des frühen Abgangs der Rr. sacrales laterales bleiben zunächst auch die Aa. glutaeae superiores im Perfusionsgebiet. Aus diesem Grund wird die A. glutaea superior vielfach abgangsnahe durch so genannte Coils verschlossen (s. Kap. 4). Voraussetzung für den Verschluss der A. glutaea superior ist allerdings die völlig einwandfreie Darstellung der gesamten Beckenstrombahn, die eine wesentliche Voraussetzung für die notwendige Kollateralenbildung für die Glutealmuskulatur ist (Abb. 13.2).

13.4.2
Prätherapeutische radiologische Effizienzkontrolle

Vor der intraarteriellen Therapie nach Katheterplatzierung muss zwingend eine Effizienzprüfung zur

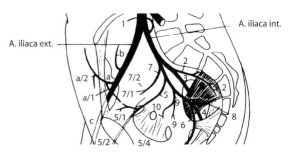

Abb. 13.1. a Typische Arterialisierung der Präsakralregion; **b** A. sacralis lateralis; **c** A. glutaea superior

13 Intraarterielle Chemotherapie beim inoperablen Rektumkarzinom und Rektumkarzinomrezidiv

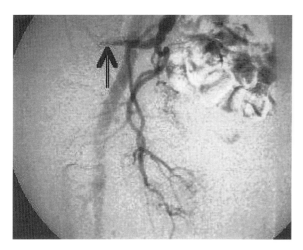

Abb. 13.2. Sondierung der A. iliaca und typische Okklusion der A. glutaea superior durch Coils (⇑)

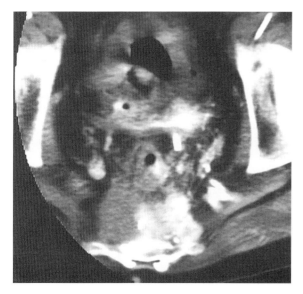

Abb. 13.3. Computertomographie unter KM-Applikation über den arteriellen linksseitigen A.-iliaca-interna-Katheter mit vollständiger Kontrastierung der li. lateralen Kontur des Rezidivs

Verifizierung des Perfusionsvolumens erfolgen, da beim Malignom grundsätzlich von akzessorischen Gefäßeinsprossungen ausgegangen werden muss. Diese Effizienzprüfung ist auch notwendig, um bei zweiseitiger Gefäßversorgung – wie beim Rektumkarzinomrezidiv – die Perfusionsverteilung der beiden Seiten abschätzen zu können.

Voraussetzung für einen sinnvollen Einsatz der intraarteriellen Therapie ist die arterielle Computertomographie oder die perfusionsszintigraphische seitengetrennte Abbildung des Perfusionsvolumens:

Die Computertomographie unter arterieller Gewebskontrastierung gestattet eine sehr gute funktionelle und morphologische Visualisierung des Perfusionsvolumens. Der Nachteil ist die Kontrastmittelapplikation unter erhöhtem Druck mit evtl. retrograder nicht therapiekonformer Gefäßdarstellung.

Die Perfusionsszintigraphie erfolgt dagegen unter langsamer therapieadäquater Infusion (etwa 10 min). Die Untersuchung muss als Summations- und als SPECT-Darstellung erfolgen (Abb. 13.4).

Die Perfusionsszintigraphie gestattet im Übrigen auch die sehr wesentliche Abschätzung des arteriovenösen Shuntvolumens im Perfusionsgebiet. Diese Abschätzung sollte bei Chemoembolisierung unbedingt prätherapeutisch bekannt sein. Bei unserem Patientengut fanden sich nach diesbezüglicher Auswertung bei 36 Patienten. Shuntvolumina von 5–18% (Abb. 13.3, 13.4).

13.4.3
Anlage arterieller Ports beim Rektumkarzinomrezidiv

Die Anlage arterieller Portkatheter dient zur Vereinfachung der intraarteriellen Therapie bei regelmäßig sich wiederholender Anwendung. Die Therapie kann mittels Portkathetern relativ schnell, komplikationsarm und ambulant durchgeführt werden.

Über einen transfemoralen Zugang wird die jeweilige A. iliaca interna mit einem diagnostischen F5-Katheter selektiert.

Die A. glutealis superior wird möglichst ausgespart oder mittels Coils verschlossen (s. Abb. 13.2).

Nach DSA-Dokumentation der korrekten Katheterlage erfolgt ein Katheterwechsel mit Einführung zum Beispiel eines Cavafix-Certo-355-Katheters.

Beim Rektumkarzinomrezidiv muss der Katheter proximal der A. glutealis superior bleiben.

Die Porttasche wird am Oberschenkel etwa 5 cm unterhalb des Leistenbandes platziert, und der Port wird auf der Faszie des M. quadriceps femoris fixiert.

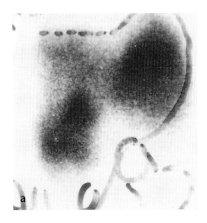
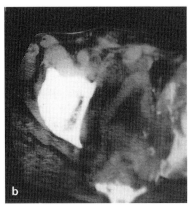

Abb. 13.4. a Summationsperfusionsszintigraphie nach Infusion der Albuminpartikel über die li. A. iliaca interna; b zugehörige CT-Darstellung

Präparation der Porttasche ▶ Nach ausgiebiger Lokalanästhesie wird etwa 5 cm unterhalb des Leistenbandes ein etwa 4 cm langer Hautschnitt angelegt. Anschließend stumpfe Präparation der eigentlichen Porttasche bis auf die Faszie des M. quadriceps femoris.

Stumpfe Untertunnelung von der Kathetereinführungsinzision bis in die Porttasche. Durchzug des gekürzten Katheters in die Porttasche.

Anschließend spannungsfreie, jedoch nicht zu knappe Anpassung der Katheterlänge und Konnektion mit dem Port. Prüfung der Durchgängigkeit und Dichtigkeit durch eine KM-Serie.

Einlegen des Ports seitlich in die Tasche unter sorgfältiger Vermeidung einer Knickbildung des Katheters. Die Portmembran darf nicht unter der Naht platziert sein. Fixierung des Portreservoirs mit 3 Nähten auf der Faszie.

Wundverschluss durch subkutane und kutane Nähte.

Abschließende DSA-Kontrollserie nach KM-Gabe über den Port. Wie bei allen Portpunktionen muss streng auf sterile Punktionen und auf die Verwendung geeigneter Spezialnadeln geachtet werden. Die abschließende Spülung des Systems erfolgt mit 20 ml NaCl/Liquemin-Gemisch und Auffüllung mit Heparin.

In der Regel kann das System nach 3 Tagen für die Therapie genutzt werden (Abb. 13.5).

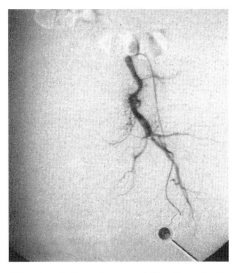

Abb. 13.5. Anlage eines arteriellen Ports in die A. iliaca interna li.

13.4.4
Kathetertechnik beim primär inoperablen Rektumkarzinom

Soll in besonderen Fällen bei einem sehr großen Tumorvolumen eine massive Tumorreduktion mit dem Ziel einer evtl. R0-Resektion erfolgen, so kann mit diagnostischer Kathetertechnik (F5- bzw. F4-Katheter) die A. mesenterica inferior superselektiv unter Aussparung der A. colica sinistra (s. Abb. 13.6) möglichst weit nach distal sondiert werden.

In Abb. 13.7 ist die computertomographische Effizienzkontrolle prä- und posttherapeutisch nach ar-

13 Intraarterielle Chemotherapie beim inoperablen Rektumkarzinom und Rektumkarzinomrezidiv

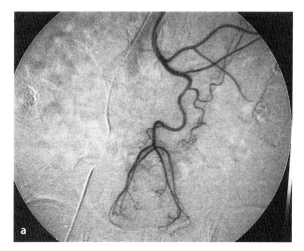

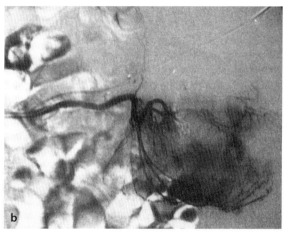

Abb. 13.6. a Sondierung der A. mesenterica inferior; **b** superselektive Darstellung der A. rectalis

terieller Katheterplatzierung in der A. rectalis dargestellt. Man erkennt die vollständige Kontrastierung und die sehr gute Tumorrückbildung nach zweimaliger intraarterieller Perfusion mit Oxaliplatin.

13.5
Therapeutisches Vorgehen

Behandlungsregime:

Am Vortag vor der ersten Therapie zunächst zur Prüfung der Morphintoleranz:

1/2 Amp. Morphin HCL (10 mg) und simultan 1/2 Amp. Haldol.

Bei guter Verträglichkeit hat sich zur Nacht eine Tbl. 10–20 mg Tranxilium bewährt:

Wegen der Komplexität der Therapie sollte der Patient gut sediert und entspannt sein, damit er die Behandlung als nicht traumatisierend und auch wiederholbar erlebt.

Bei guter Toleranz der Morphintestdosis empfiehlt sich folgendes Vorgehen:

Am Therapietag morgens: Tranxilium 20 mg Tbl.

Vor der Katheterplatzierung: Perfusor (5 ml/h-Standby), 60 mg Morphin HCL+2 Amp. Haldol auf 50 ml NaCl, 1 Tbl. Dolasetron 200 mg p.o.

Nach der Katheterplatzierung und Effizienzkontrolle: 1 Tbl. 5HT3-Antagonisten (z. B. Dolasetron 200 mg) vor der i.a.-Infusion

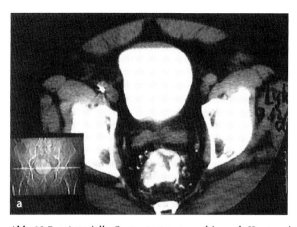
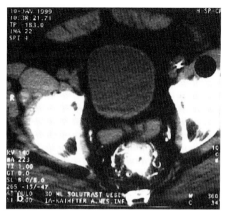

Abb. 13.7. a Arterielle Computertomographie nach Kontrastierung über die A. rectalis vor, **b** nach 2-maliger intraarterieller Chemotherapie mit Oxaliplatin

i.a.-Infusion: Soludecortin 50 mg je Katheter, Heparin 20 000 IE/24 h, evtl. aufgeteilt auf beide Seiten, Mitomycin C 10 mg je Seite über 30 min

Alternativ kann Oxaliplatin 130 mg appliziert werden.

Am Behandlungstag: i.v.: simultan antiemetische Prophylaxe: Decadronphosphat 12 mg, Ranitidin-HCl 300 mg, Metochlopramid 4 Amp., in 500 ml NaCl über 24 h.

13.6
Kontraindikationen

Allgemeine Kontraindikationen der radiologisch interventionellen arteriellen Katheterplatzierung sind

Gerinnungsstörungen mit Quickwerten <65 und relevante Arteriosklerose, Aneurysmata oder andere Gefäßvariationen, die eine Katheterplatzierung unmöglich machen.

Die Voraussetzung für die regionale Chemotherapie entsprechen den Bedingungen der systemischen Chemotherapie:
- ausreichende Knochenmarkreserve,
- keine Infektion,
- keine vorausgegangene frustrane Chemotherapie der vorgesehenen Substanzgruppe.

Relative Kontraindikationen der regionalen Chemotherapie liegen grundsätzlich bei Generalisierung der Erkrankung vor (Fernmetastasen).

Eine Ausnahme stellt das symptomatische, vor allem das schmerzhafte präsakrale Tumorrezidiv dar. Gerade in diesen Fällen, die häufig auch mit extrem hohen Opiatdosen nur sehr schwer pharmakologisch beherrschbar sind, stellt die intraarterielle Chemotherapie insbesondere unter dem Gesichtspunkt der lokoregionalen Schmerzreduktion einen wesentlichen Therapieansatz dar.

13.7
Komplikationen

Radiologische Komplikationen der intraarteriellen Katheterplatzierung sind selbst bei den über 5 Tage liegenden Kathetern zur arteriellen Dauerinfusion – wie wir sie von 1982–1998 beim präsakralen Rezidiv und bei der Lebermetastasierung in Form der 5-FU 5-Tagesinfusion bei mehr als 500 Patienten eingesetzt haben – extrem selten.

Bei insgesamt mehr als 4000 intraarteriellen Chemotherapien unterschiedlicher Regionen kam es in keinem Fall zu einer operativ interventionspflichtigen Gefäßverletzung.

Bei 15% der Fälle kam es vor allem nach mehrfachen Behandlungen zu asymptomatischen Gefäßstenosen und in 2–3% der Fälle zu ebenfalls asymptomatischen Gefäßverschlüssen im Perfusionsvolumen. Dies führt in der Regel zu einer Beendigung der regionalen Chemotherapie.

Bei den 56 auswertbaren Fällen mit arteriellen Ports in den Aa. iliacae internae und einer mittleren Beobachtungszeit von 9 Monaten ergaben sich die folgenden Komplikationen:
- 7 thrombotische Verschlüsse, davon 4 Verschlüsse, die mittels arterieller medikamentöser Lyse reversibel waren, 3 dieser 7 Portreservoire wurden durch fehlerhaft zu hohe Druckanwendung defekt,
- 6 Dislokationen proximal des Perfusionsvolumens, die asymptomatisch waren und belassen wurden,
- 9 Systeme, die wegen anwendungsbedingter Infektionen später explantiert werden mussten.

Zusammenfassend ist festzustellen:

Keine implantationsbedingten akuten Komplikationen und 6 (10%) Dislokationen, die wahrscheinlich nicht vermeidbar sind. Etwa 30% der Portsysteme wurden durch fehlerhafte Anwendung (Blutaspiration mit nachfolgendem thrombotischen Verschluss, mangelnde Sterilität bei der Benutzung) zumindest vorübergehend unbrauchbar. Thrombotische Verschlüsse lassen sich durch eine medikamentöse Lysetherapie über den Port in 70–80% der Fälle auflösen. Die im eigenen Krankengut beobachteten Komplikationen decken sich weitgehend mit den Angaben in der Literatur (Braun 1997; Görich 1995; Patt 1985).

Im Vordergrund der intraarteriellen Chemotherapie stehen die typischen Nebenwirkungen der Zytostatika. Hinzu kommen abhängig von der Wahl der Zytostatika auch lokale Gewebereaktionen. Insbesondere bei der Beckenperfusion müssen Reaktionen der Haut und der Harnblase bedacht werden.

Bei 29 Patienten, die mit rezidivierenden Beckentumoren verschiedener Genese z. T. auch bestrahlt waren oder zeitgleich bestrahlt wurden, fanden wir bei 4,8% lokoregionale Nebenwirkungen nach Applikation von Mitomycin C oder Oxaliplatin.

In 4% unserer Fälle beobachteten wir akut schmerzhafte, analgetikapflichtige Schmerzreaktionen bei der Okklusion der A. glutaea superior, die innerhalb von 2 h vollständig reversibel waren. In einem Fall (< 3%) sahen wir eine über mehrere Wochen andauernde schmerzhafte Rötung mit feuchter Dermatitis, die später in eine leicht bräunliche Hautinduration überging.

Bei der heute kaum noch angewandten intraarteriellen 5-FU-Dauerinfusion über 5 Tage kommt es in über 50% der Fälle zu deutlichen glutealen Hautreaktionen, die allerdings durch simultane intraarterielle Dexamethasontherapie und externe Kühlung der Glutealhaut gut beherrschbar ist.

13.8 Ergebnisse

Literaturergebnisse zur systemischen, besonders aber auch zur intraarteriellen Chemotherapie des Rektumkarzinomrezidivs finden sich sehr spärlich. Schnabel et al. (1992) fanden bei einem Kollektiv von 13 nicht operablen Patienten mit Lokalrezidiv nach Rektumkarzinom, die sowohl vorbestrahlt als auch frustran systemisch chemotherapiert waren, 1 komplette und 3 partielle Remissionen nach intraarterieller Chemotherapie. Bei allen Patienten wurde eine Schmerzfreiheit beobachtet bei einer Remissionsdauer zwischen 3 bis 12 Monaten.

Ebenso fanden Piroth et al. (1986) bei 31 Patienten nach Radio- und intraarterieller Chemotherapie in 76% der Fälle eine Rückbildung der Schmerzsymptomatik mit Absetzen der prätherapeutischen Opiatdosis und in 80% der Fälle einen signifikanten kontinuierlichen Abfall des CEA-Spiegels (Toh 2000; Carlsson 1986).

Trotz des guten subjektiven Ansprechens und des eindrucksvollen Abfalls der Tumormarker werden Rückbildungen in der Schnittbilddiagnostik lediglich bei 25% der Patienten beobachtet.

In unseren eigenen auswertbaren Patientendaten von 1992 bis 2000 fanden wir bei 38 Rezidivtumoren eine Abhängigkeit der Remissionsdauer von der Vorbehandlung insbesondere der Radiatio:
Remissionsdauer:
– i.a.-Beckenperfusion mehr als 4 Wochen nach Radiatio: $n=14$, 5,3 Monate
– i.a.-Beckenperfusion ohne vorherige Radiatio oder kombiniert mit simultaner Radiatio: $n=24$, 13,2 Monate

Beim primär inoperablen und lokal weit fortgeschrittenen Rektumkarzinom wurden alle 6 Karzinome resektabel, und es resultierten in allen Fällen R0-Resektionen nach der kombinierten Behandlung mittels Radiatio mit 30–40 Gy und intraarterieller Therapie mit Mitomycin C oder Oxaliplatin (Carlsson 1986; Manivit 1995).

Literatur

Braun EM, Kikot VA, Ugrinov OG, Lishchishina EM (1997) Neoadjuvant intra-arterial ploychemotherapy of locally advanced rectal cancer. Eur J Surg Oncol 23:228–232

Carlsson G, Hafstrom L, Jonsson PE, Ask A et al. (1986) Unresectable and locally recurrent rectal cancer treated with radiotherapy or bilateral internal iliac artery infusion of 5-fluorouracil. Cancer 58:336–340

Dtsch. Krebsgesellschaft (2002) Kurzgefasste interdisziplinäre Leitlinien. Rektumkarzinom

Görich J, Hasan I, Kunze V, Sittek H et al. (1995) Intra-arterial treatment of therapy-resistant residual tumors of the pelvis. Strahlenther Onkol 171:671–678

Manivit P, Polo R, Tabary D, Nabet M et al. (1995) Initial locoregional chemotherapy in recurrent and locoregional advanced or inoperable stages of pelvoc uterine and anorectal cancers. Bull Cancers 82:137–148

Patt YZ, Peters RE, Chuang VP, Wallace S et al. (1985) Palliation of pelvic recurrence of colorectal cancer with intra-arterial 5-fluorouracil and mitomycin. Cancer 56:2175–2180

Pieroth HD, Hoffmanns W, Heuser Y, Weise W, Groß L (1986) Strahlentherapie und Onkologie 162:115–122

Schnabel T, Zamboglu N, Kuhn FP, Katalos Ch, Schmitt G (1992) Intraarterial 5-FU-infusion and simultaneous radiotherapy, a palliative treatment of recurrent rectal cancer. Strahlentherapie Onkol. 168584–587

Toh U, Isomoto H, Araki Y, Matsumoto A et al. (2000) Continuous intra-arterial 5-FU chemotherapy in a patient with a repeated recurrence of rectal cancer: report of a case. Dis Colon Rectum 43:868–871

KOMMENTAR

Der Autor zeigt anhand seiner eigenen umfangreichen Erfahrung die Möglichkeiten der intraarteriellen Chemotherapie des Rektumkarzinoms auf. Sehr genau wird die technische Durchführung mit den potenziellen Gefahren beschrieben. Das angegebene Therapieregime kann nur als individueller Vorschlag angesehen werden, da die Weiterentwicklung der zytostatischen Therapien rasant verläuft.

Immer noch sind die operativen Therapiemöglichkeiten bei Lokalrezidiven dieser Tumorart sehr begrenzt. Auf der anderen Seite bestehen bei vielen Patienten zum Teil extreme tumorassoziierte Symptome, die eine schnelle und wirkungsvolle Behandlung erforderlich machen. Die intraarterielle Chemotherapie kann sehr wohl eine schnelle Palliation erzielen. Zu bedenken ist der technische Aufwand dieser Therapieoption und die notwendige Expertise. Die angegebenen, geringen Komplikationsraten werden nur in Kliniken mit großer Erfahrung erreicht. Trotz dieser im ersten Augenblick als negativ erscheinenden Aufzählung sollte an die Möglichkeit der regionalen Therapie, auch primär, gedacht werden. Prinzipiell sprechen kolorektale Karzinome auf die neuen zytostatischen Substanzen relativ gut an. Theoretisch können all diese Medikamente der systemischen Therapie auch lokal verabreicht werden, mit der potenziell höheren Wirksamkeit. Bei der Therapie des Rektumkarzinomrezidivs geht es in aller Regel um eine reine Palliation und nicht um eine Lebenszeitverlängerung. Diese notwendige schnelle Palliation ist in der vorliegenden Literatur gut belegt. Die Alternativbehandlung mittels Radiatio wird durch eine zuvor durchgeführte intraarterielle Chemotherapie nicht behindert, wohl aber sinkt die mögliche Effektivität der intraarteriellen Therapie nach einer Radiatio erheblich.

Die intraarterielle Chemotherapie bei primär inoperablen Rektumkarzinomen sollte u. E. nur innerhalb von Studien durchgeführt werden, wenn die Therapie mit neoadjuvantem Ziel durchgeführt wird. In den entsprechenden Leitlinien der Deutschen Krebsgesellschaft sind diese Therapieoptionen vorgegeben, so dass hier ein entsprechender Grund für ein alternatives Therapieverfahren gegeben sein sollte.

Die isolierte Extremitätenperfusion zur Behandlung von Weichteilsarkomen, Transitmetastasen des malignen Melanoms sowie anderen irresektablen Tumoren

A. M. M. Eggermont, T. L. M. ten Hagen

14.1 Allgemeines zur isolierten Extremitätenperfusion

Die Technik der isolierten Extremitätenperfusion unter Zuhilfenahme eines extrakorporalen Kreislaufes wurde von Creech et al. (1958) an der Tulane Universität in New Orleans entwickelt. Der Vorteil dieser Behandlungsart besteht darin, dass man hohe Zytostatikadosen in der tumortragenden Extremität erreicht, ohne systemische Nebeneffekte hervorzurufen. Die isolierte extrakorporale Extremitätenperfusion erlaubt damit 15- bis 20-mal höhere Zytostatikakonzentrationen im Vergleich zur systemischen Applikation (Benckhuijsen 1988). Die Standardmedikation in diesem Behandlungsregime ist Melphalan (L-Phenyl-Alaninmustard).

14.2 Technik und Medikamentendosierung

Die Isolierung der Blutzirkulation der Extremität wird dadurch erreicht, dass man die Hauptgefäße der Extremität ausklemmt und die Kollateralgefäße unterbindet. Gleichzeitig wird ein Tourniquet stammnah um das Bein gelegt, um die restlichen kleinen Gefäße in der Muskulatur, dem Subkutangewebe und der Haut zu komprimieren.

Eine isolierte Perfusion des Beines kann auf vier Ebenen erfolgen:

Im Bereich der Iliakalgefäße, auf Höhe der Femoralgefäße, in der femoropoplitealen Achse sowie im Bereich der Poplitealgefäße.

Die isolierte Perfusion des Armes ist auf zwei Höhen möglich, nämlich im Bereich der Axillargefäße bzw. im Bereich der Ellenbeuge auf Höhe der Brachialgefäße.

Nach Kanülierung der großen Gefäße wird die so isolierte Extremität an ein extrakorporales Kreislaufsystem angeschlossen bestehend aus Rollerpumpe, Oxygenator und Wärmeaustauscher. Das Zytostatikum wird per Injektion diesem System zugeführt.

Für Melanompatienten gilt Melphalan als das Zytostatikum der Wahl. Die Dosis für Melphalan richtet sich nach dem Volumen der zu perfundierenden Extremität, gemessen durch Wasserverdrängung (Wieberdink 1982). Für die untere Extremitätenperfusion wird eine maximal tolerable Dosis vom 10 mg/l durchströmtes Gewebe angegeben, bevor schwer belastende Nebenwirkungen auftreten. Für die obere Extremität beträgt die maximal tolerable Dosis 13 mg/l durchströmtes Gewebe (Benckhuijsen 1988). Die höhere Tolerabilität an der oberen Extremität hängt unter anderem mit der geringeren Zytostatikakonzentration zusammen, die bei der kleinvolumigen Perfusion am Arm gewählt wird.

14.3 Überwachung der Gewebetemperatur und des Perfusionslecks

Die Temperatur im Subkutangewebe und in der Muskulatur der Extremität wird kontinuierlich über Thermosonden gemessen, die in repräsentativen Gewebearealen platziert werden. Über radioaktiv markiertes Albumin bzw. radioaktiv markierte Erythrozyten, die dem extrakorporalen Kreislauf zugegeben werden, wird die Leck-Kontrolle durchgeführt, indem ein Geiger-Zähler die radioaktive Substanz über dem Herzen misst. Bei ausreichender Erfahrung mit dem Verfahren erreicht das Perfusionsleck selten mehr als 5% (Klaase 1993). Nichtsdestotrotz ist eine Überwachung des Perfusionslecks grundsätzlich erforderlich, da extrem hohe Zytostatikakonzentrationen im extrakorporalen Kreislauf existieren, besonders dann, wenn hohe Dosen von Tumornekrosefaktor-Alpha benutzt werden. Nach 1-stündiger Perfusionsdauer wird das zytostatikahaltige Perfusat aus der Extremität ausgespült und die Extremität mit einer Elektrolytlösung durchgespült und aufgefüllt. Anschließend erfolgt die Dekanülierung der Gefäße und die Übernähung der Inzisionsstellen an den Gefäßen.

14.4
Klassifikation der lokalen Toxizität nach isolierter Extremitätenperfusion

Die Einteilung der akuten Gewebereaktion nach Extremitätenperfusion erfolgt in Anlehnung an Wieberdink et al. (1982):
- Grad 1:
  keine Reaktion,
- Grad 2:
  leichtes Erythem mit oder ohne Ödem,
- Grad 3:
  beträchtliches Erythem mit oder ohne Ödem und Blasenbildung, geringe Beeinträchtigung der motorischen Funktion,
- Grad 4:
  ausgeprägte Epidermiolyse mit sichtbaren Haut- und Muskelnekrosen, die bleibende Schäden verursachen, inklusive Nervenausfälle, drohendes oder manifestes Kompartementsyndrom,
- Grad 5:
  schwere Haut-Weichteil-Reaktion, die eine Amputation erforderlich macht.

14.5
Die isolierte Extremitätenperfusion beim malignen Melanom

Die Behandlung von Intransit-Melanommetastasen ist in erster Linie abhängig von der Anzahl und der Größe der Transitmetastasen und der unterschiedlichen Aggressivität, die dieser Form des metastasierten Melanoms innewohnt. Die Behandlung variiert daher von der Exzision einzelner oder mehrerer Herde bis zur Hitzezerstörung dieser Läsionen mittels eines Carbon-Dioxyd-Lasers bzw. bis zur isolierten Beinperfusion (Eggermont 1996).

Verschiedene Versuche sind in den letzten Jahren unternommen worden, um die Effektivität der isolierten Extremitätenperfusion bei der Behandlung von Intransit-Melanommetastasen zu beweisen. Die Einführung der Hyperthermie und die Verwendung von TNF sind dabei die wichtigsten Fortschritte. Die Entwicklungsschritte sind in Tabelle 14.1 im Überblick dargestellt.

14.5.1
Zuführung von Hitze

Der oberflächliche Sitz der intrakutanen oder subkutanen Intransitmetastasen beim malignen Melanom führt dazu, dass in einem kühlen Operationssaal aufgrund der Vasokonstriktion der Hautgefäße keine optimale subkutane Perfusion erreicht wird. Aus diesem Grund wird die Extremität in eine temperaturregulierbare Wärmemanschette eingewickelt, um die Hautperfusion zu optimieren. Es konnte gezeigt werden, dass in vivo die Zystostatikaaufnahme von Intransitmetastasen bei einer Temperatur von 39,5 °C zweimal höher ist im Vergleich zu einer Temperatur von 37 °C (Omlor 1993). Zusätzlich konnte man nachweisen, dass Tumorzellen per se empfindlich auf Hitze sind und dass allein durch Hitzezufuhr die Medikamentenaufnahme in Tumorzellen gesteigert werden konnte. Ab einer Temperatur über 41 °C steigt die Empfindlichkeit von Tumorzellen auf verschiedenste zytostatische Substanzen dramatisch an, z. B. Melphalan, Cisplatin und Tumornekrosefaktor (TNF) sowie auch auf die Kombinationen dieser Medikamente (Dahl 1990; Clark 1994).

Die Hitzezufuhr während der isolierten Extremitätenperfusion ist in den letzten 30 Jahren stetig weiter entwickelt worden. Der Begriff Hyperthermie wird ziemlich weit gefasst, weswegen die Hyperthermieart nach entsprechenden Regeln klassifiziert wird. Bei der isolierten Extremitätenperfusion unterteilen wir vier Temperaturstadien:
- Normothermie (37–38 °C). Auch wenn man in Normothermie operieren will, sind spezielle Messungen erforderlich, um ein Abkühlen der Extremität mit der Folge einer konsekutiven oberfläch-

Tabelle 14.1. Ergebnisse der isolierten Extremitätenperfusion unter verschiedenen Temperaturen und mit Tumornekrosefaktor

ILP Strategie	Pat. (n)	CR [%]	PR [%]	Zusammen (RR)	Mittel (CR mts)	Literaturangabe (Autor/Jahr)
Nur Melphalan						
Normothermie						
37–38 °C	58	41	24	65	20+	Klaase 1994
ILP[a]	42	76	14	90	ns	Klaase 1993
Milde Hyperthermie						
39–40 °C	80	26	36	62	ns	Rosin 1980
	23	65	26	91	ns	Lejeune 1983
	22	82	18	100	ns	Minor 1985
	67	ns	ns	78	ns	Skene 1990
	35	60	34	94	ns	Kettelhack 1990
	103	52	25	77	14	Lienard 1999
Grenzwerthyperthermie						
40–41 °C	32	56	25	81	ns	Vaglini 1985
	26	81	0	81	ns	Storm 1985
	85	40	42	82	ns	Bryant 1995
Eigentliche Hyperthermie						
41,5–43 °C	72	36	60	96	ns	Cavaliere 1987
	46	48	39	87	ns	Di Filippo 1989
	11	64	27	91	6+	Kroon 1992
ILP[b]	10	90	10	100	5+	Kroon 1992
Melphalan+TNF±IFN-γ						
(39–40 °C)	19	89	11	100	8+	Lienard 1992
	44	90	10	100	18+	Lejeune 1993
	4	100	0	100	ns	Hill 1993
	11	64	0	64	ns	Vaglini 1994
	58	88	12	100	26	Eggermont 1994
	26	76	16	92	ns	Fraker 1996
	32	69	22	100	14	Lienard 1999
	32	78	22	91	14	Lienard 1999

Pat Patienten; *n* Anzahl Patienten; *CR* komplette Remission; *PR* partielle Remission; zusammen: (CR+PR); *RR* Response Rate; *ns* not specified.
[a] ILP 2 Perfusionen mit Melphalan, 4wöchentlicher Intervall.
[b] ILP erste Perfusion: 2 h bei 42–43 °C ohne Melphalan; zweite Perfusion normothermisch mit Melphalan.

lichen Vasokonstriktion während der präparativen Schritte zu vermeiden. Die Normothermie wird dadurch erreicht, dass man die Extremität mit einem warmen Perfusat durchströmt und zusätzlich eine Wärmedecke um die Extremität legt. Die Perfusionsperiode beginnt, wenn die Temperatur 37 °C erreicht hat, gemessen mittels vier Thermosonden, die distal und proximal in die Extremität eingestochen werden und sowohl subkutan als auch intramuskulär platziert sind (Klaase 1993).
- „Milde" Hyperthermie (39–40 °C). Dieser Temperaturbereich soll eine Wirkungssteigerung auf Melphalan haben. Demgegenüber konnte man in In-vitro-Studien zeigen, dass die Kurve des wärmesteigernden Effektes von Melphalan einen steilen Abfall zeigt oberhalb von 41 °C. Mehrere Berichte haben einen deutlichen Nutzen dieser milden Hyperthermie nachgewiesen (Rosin 1980; Lejeune 1983; Minor 1985; Skene 1990; Kettelhack 1990). Eine Vergleichstudie hingegen zeigte keinen signifikanten Vorteil für die milde Hyperthermie gegenüber der Normothermie (Klaase 1995). Die Ansprechrate war zwar geringgradig erhöht, aber die Zeit bis zum Auftreten eines Lokalrezidives bzw. einer Progression war in beiden Behandlungsarmen der Studie gleich.

- Grenzwerthyperthermie (40–41 °C). Dieser Temperaturbereich scheint mit einer höheren Ansprechrate an kompletten Remissionen zu korrelieren. Gleichzeitig steigt jedoch auch die regionale Toxizität an (Cavaliere 1987; Di Filippo 1989).
- „Eigentliche" Hyperthermie (41–43 °C). Dieser Bereich hat sich als ausgesprochen erfolgreich erwiesen, ist jedoch in einigen Berichten mit einer nicht zu akzeptierenden hohen regionalen Toxizität verbunden, die sogar zu Amputationen geführt hat (Kroon 1992). Eine hypertherme Perfusion ohne Melphalan, gefolgt von einer normothermen Perfusion mit Melphalan 1 Woche später ist erfolgreich von Kroon et al. angewandt worden, ohne dass die lokale Toxizität zugenommen hat (Kroon 1992).

14.5.2
Perfusionssequenz

Die isolierte Extremitätenperfusion mit Melphalan führt unter normothermen Konditionen (37–38 °C) zu einer kompletten Remission in etwa 40% der Fälle. Die lokale Tumorkontrolle hält bezogen auf alle Patienten etwa 6 Monate an (Durchschnittswert 20+Monate; Klaase 1994, 1994). Zwei Perfusionen im Abstand von 4 Wochen erhöhen die komplette Response-Rate auf 77%, erhöhen jedoch nicht die Dauer der lokalen Kontrolle (Klaase 1994). Eine 2-h-Perfusion in Hyperthermie ohne Melphalan, gefolgt von einer normothermen Perfusion mit Melphalan 1 Woche später korreliert ebenfalls mit einer hohen kompletten Remissionsrate und führt zu keiner Erhöhung der lokalen Toxizität (Kroon 1992).

14.5.3
Weitere zytostatische Medikamente

Viele zytostatische Substanzen sind in den letzten Jahren getestet worden. Dabei musste in vielen Studien festgestellt werden, dass sie Melphalan unterlegen sind. Wenn man die Ergebnisse miteinander vergleicht, war das Hauptproblem, dass durch die anderen Substanzen die lokale Toxizität deutlich erhöht wurde (Thomson 1992; Hoekstra 1993; Krementz 1994). Somit ist auch heute noch Melphalan beim Melanom als Goldstandard zur isolierten Extremitätenperfusion anzusehen.

14.5.4
Erfolgreiche Anwendung von Tumornekrosefaktor alpha

F. Lejeune und D. Lienard vom Jules-Bordet-Institut in Brüssel haben im Jahre 1988 als Pioniere den Tumornekrosefaktor bei der isolierten Extremitätenperfusion eingeführt. Aufgrund der augenscheinlichen Aktivität von TNF in dieser Behandlungsstrategie und durch die Einführung eines neuen antitumorösen Mechanismus mit synergistischer Aktivität zu Melphalan hat die isolierte Extremitätenperfusion einen neuen Aufschwung bekommen. Hervorzuheben ist die höhere Effektivität und der modellhafte Charakter einer neuen biochemischen Therapiemodalität. TNF eignet sich besonders hervorragend für Untersuchungen im Anwendungsmodell der isolierten Perfusion. TNF ist eine pleiotrophe Substanz mit direkten und indirekten Antitumoreffekten. Außerdem ist er ein wichtiger Mediator beim septischen Schock (Carswell 1975). Die systemische Gabe von TNF führt bei Krebspatienten zu schweren toxischen Allgemeinreaktionen bei vernachlässigbarem Antitumoreffekt. Phase-I- und -II-Studien konnten zeigen, dass die maximal tolerable Dosis (MTD) beim Menschen ungefähr bei 350 $\mu g/m^2$ liegt (Spriggs 1988). Auf der Grundlage von Maustumormodellen lässt sich ableiten, dass eine 10- bis 50fach höhere Dosis notwendig ist, als bisher (in Phase-I- und -II-Studien) am Menschen angewandt wurde, um entsprechende antitumoröse Effekte hervorzurufen (Asher 1987). Diese hohen Konzentrationsunterschiede kann man nur im Modell der isolierten Extremitätenperfusion überwinden. Der Antitumoreffekt von TNF scheint eng korreliert zu sein mit der Aktivierung der Endothelfunktion und der daraus folgenden Schädigung des Gefäßsystems, was zu hämorrhagischen Nekrosen führt. Dieser Effekt tritt 1–4 h nach der Gabe von TNF in Erscheinung (Watanabe 1988).

Die Ergebnisse, die man mit der Kombination von TNF und Melphalan mit oder ohne IFN (Interferon) erreichen kann, wurden in den Jahren 1992 publiziert und sind eng verbunden mit folgenden Namen: Lienard et al. (1992, 1999), Lejeune et al. (1993), Hill et al. (1993), Vaglini et al. (1994), Eggermont et al. (1995), Fraker et al. (1996). Interferon-Gamma (IFN) wurde in vielen Studien dem bisherigen Schema hinzugefügt, da man in vitro beobachtet hatte, dass eine synergistische antitumoröse Aktivität zwischen IFN und TNF besteht (Schiller 1987; Brouckaert 1986). Dieser synergistische Effekt ist in einer randomisierten Phase-II-Studie evaluiert worden. Die Ergebnisse sind von Lienard et al. (1999) publiziert worden.

Er konnte nur eine geringgradige Verbesserung der Ergebnisse durch die Kombination mit IFN zeigen. Die Frage, ob TNF wirklich signifikant das Ergebnis bei Melanom-Patienten verbessert im Rahmen der isolierten Extremitätenperfusion mit Melphalan, wird derzeit in einer randomisierten Studie in den USA überprüft, wobei in diese Studie auch Patienten mit riesigen Tumormassen mit einbezogen sind, weil man die Ansicht vertritt, dass ein sarkomähnliches Stadium die Indikation für die Verwendung von TNF ist, wie von uns und anderen Autoren propagiert (Fraker 1995).

14.5.5
Misserfolg der isolierten Extremitätenperfusion als adjuvante Maßnahme beim primären Hochrisikomelanom

Man glaubte, dass die isolierte Extremitätenperfusion einen Überlebensvorteil ergeben würde in der Behandlung von primären Hochrisikomelanomen. Dieser Indikation lag die Idee zugrunde, dass man die Extremität von Intransit-Mikrometastasen befreien könnte, bevor sie regionale Lymphknotenmetastasen setzen könnten und sich als Intransit-Metastasen auf ihrem Wege im subkutanen Kompartiment und in der Haut festsetzen könnten. Es ist bekannt, dass Intransit-Metastasen in 5–8% bei Hochrisikomelanomen auftreten.

In retrospektiven Studien, wobei diese Studien historische Kontrollgruppen zum Vergleich benutzten, schien es, dass eine prophylaktische Extremitätenperfusion die Ergebnisse bei Patienten mit einem Hochrisikomelanom verbessern könnten (McBride 1975; Martijn 1986). Eine sehr gut durchgeführte retrospektive Studie konnte jedoch nach Entfernung eines primären Melanoms über 1,5 mm keinen signifikanten Vorteil durch die adjuvante Extremitätenperfusion zeigen im Vergleich zu einer Kontrollgruppe, die im Matched-pair-Verfahren gewonnen wurde. Die randomisierte Studie, die einen Überlebensvorteil nach isolierter Extremitätenperfusion zeigte, ist wegen der unterschiedlichen Patientenzahl und dem sehr schlechten Abschneiden des Kontrollarmes fragwürdig. Die Studie wurde auch frühzeitig geschlossen (Ghussen 1984, 1989). Eine andere Studie aus England musste ebenfalls aufgrund der geringen Anzahl von Patienten ($n=30$) geschlossen werden. Trotzdem wurden die Ergebnisse analysiert und kürzlich publiziert, wobei hier ein Nutzen für die isolierte Extremitätenperfusion in dieser abgebrochenen Phase-III-Studie gezeigt werden konnte (Fenn 1997). Die einzige valide und aussagefähige Studie zum Wert der prophylaktischen Extremitätenperfusion mit Melphalan in der Behandlung des primären Hochrisikomelanoms der Extremität wurde durch die Intergroup-Studie der EORTC-WHO und der NAPG (North American Perfusion Group) durchgeführt. Über einen Zeitraum von 10 Jahren wurden 852 Patienten randomisiert, wobei letztlich 832 Patienten auswertbar waren. Nach einer medianen Beobachtungszeit von über 6 Jahren wurde eine endgültige Analyse durchgeführt und kürzlich publiziert (Schraffordt-Koops 1999). Dabei hat die isolierte Extremitätenperfusion nur einen lokalen Effekt und führt zu einer signifikanten Reduktion des Auftretens von Intransit-Metastasen (Reduktion von 6% auf 3%). Es wurde ebenfalls eine Reduktion der regionären Lymphknotenmetastasen (bzw. ihr verspätetes Auftreten) festgestellt, wobei dies jedoch keinen Effekt auf das Auftreten von Fernmetastasen hatte. Somit hat die prophylaktische isolierte Extremitätenperfusion absolut keinen Effekt auf das Gesamtüberleben. Die prophylaktische Extremitätenperfusion sollte deshalb nicht mehr länger durchgeführt werden. Es ist eine belastende Behandlungsmethode mit einer deutlichen Morbidität und hohen Kosten, wobei kein Effekt auf das Gesamtüberleben zu erzielen ist.

Bei Vorliegen von symptomatischen Intransit-Metastasen konnte ebenfalls kein Vorteil für die isolierte Extremitätenperfusion nach Entfernung der Metastasen gezeigt werden. Die adjuvante isolierte

Extremitätenperfusion nach Exzision von Intransit-Metastasen zeigte ebenfalls keinen signifikanten Vorteil im Ergebnis für diese Erkrankung, wobei das tumorfreie Intervall in dieser randomisierten Phase-III-Studie verlängert war (Hafström 1991).

14.6 Die isolierte Extremitätenperfusion zur Behandlung des fortgeschrittenen Weichteilsarkoms

14.6.1 Rationale für die Anwendung von TNF bei der isolierten Extremitätenperfusion zur Erhaltung der Extremität

Die isolierte Extremitätenperfusion mit Melphalan ist überprüft worden bei der Behandlung von Extremitätenweichteilsarkomen. Es wurden jedoch schlechte Resultate erzielt (Krementz 1977; McBride 1974; Stehlin 1975; Lethi 1986; Hoekstra 1987; Braat 1983), genauso wie mit Doxorubicin und anderen Substanzen (Klaase 1989; Rossi 1994; Filippo 1988). Die Situation hat sich dramatisch verändert mit dem Einsatz von TNF in dieser Behandlungsstrategie. Seit November 1998 ist der Tumornekrosefaktor (TNF) α als Substanz zur Krebsbehandlung in Europa zugelassen. Die Zulassung von der EMEA wurde erteilt für die isolierte Extremitätenperfusion zur Behandlung von lokal fortgeschrittenen Weichteilsarkomen vom Grad II bis III.

14.6.2 TNF α in der klinischen Anwendung bei der isolierten Extremitätenperfusion

Die Effektivität der Anwendung von TNF α in Kombination mit Zytostatika bei der isolierten Extremitätenperfusion zur Behandlung von Patienten mit vielen Intransit-Metastasen eines malignen Melanoms bzw. zur Behandlung eines lokal weit fortgeschrittenen Weichteilsarkoms sind mittlerweile gesichert. Seit dem ersten Bericht über Ansprechraten von über 75% im Rahmen einer Multizenter-Untersuchung ist klar geworden, dass in der Behandlung von Patienten mit weit fortgeschrittenen Weichteilsarkomen der Extremitäten eine TNF-haltige isolierte Extremitätenperfusion eine vielversprechende neue Methode darstellt, um über biologisch-chemische Prozesse eine Behandlungsverbesserung zu erreichen, die sich in einer kompletten Remissionsrate von 20–30% und einer partiellen Remissionsrate von über 50% (57–60%) ausdrückt (biologisch-chemotherapeutisches Behandlungskonzept). Die Ergebnisse in einer Multizenter-Anwendung in Europa (270 Perfusionen bei 246 Patienten im Zeitraum von 7 Jahren) waren so gut, dass im Jahre 1998 TNF in Europa zugelassen wurde für den Einsatz beim Weichteilsarkom (Klaase 1995).

Kurz die Daten, die dazu führten: Es wurden 246 Patienten mit lokal weit fortgeschrittener Erkrankung behandelt: In 55% handelte es sich um primäre Sarkome, in 45% um lokale Rezidive. Ein multifokales Geschehen bzw. Rezidive an mehreren Stellen fanden sich in 22% der Fälle. Zusätzlich bestehende systemische Metastasen lagen bei 15% vor. In 46% der Fälle war der Tumor über 10 cm. Es handelte sich bei 66% der Patienten um Grad-III-Tumore. Eine vorausgegangene Radiotherapie existierte bei 13% und eine vorausgegangene Chemotherapie war bei 15% der Patienten durchgeführt worden. Insgesamt unterzogen sich 222 Patienten einer isolierten Extremitätenperfusion, bei 24 Patienten erfolgte eine zweite Behandlung. Die Behandlung dauerte 90 min bei einer Temperatur von 39–40 °C. Es wurden 2–4 µg TNF und Melphalan in einer Dosis von 10–13 mg/l Volumen gegeben. Die ersten 62 Patienten erhielten zusätzlich IFN-α. Eine anschließende Resektion des Tumorrestes mit Sicherheitsabstand wurde bei 75% der Patienten 2–4 Monate nach der isolierten Extremitätenperfusion durchgeführt. Ein eindeutiges Ansprechen war in 75% der Patienten nachweisbar, so dass bei diesen die Resektion des Sarkoms möglich wurde. Klinisch ergaben sich 28% komplette Remissionen, die histologisch gesichert wurden, und bei 47% partielle Remissionen. In 22% der Fälle war ein No-change zu sehen und nur 3% wiesen eine Progression der Erkrankung auf. Ein Extremitätenerhalt gelang bei 71% der 196 Patienten, die vorher von einem unabhängigen Komitee begutachtet worden waren und als Fälle eingestuft wurden, die möglicherweise nur durch eine Amputation oder aber durch eine funktionsbeeinträchtigende Resektion mit anschließender Radiotherapie zu behandeln wären (13%). Beide unabhängigen Komitees stimmten überein, dass in 80% der Fälle (196 Patienten) nur eine isolierte Extremitätenperfusion die Chance für einen Extremitätenerhalt eröffnen würde. Rund 67% der Fälle wurden als eindeutige Amputationsfälle klassifiziert und bei 13% sah man die Möglichkeit einer ausgedehnten Resektion mit schwerem Funktionsverlust der Extremität. Beim Vergleich mit den Überlebenskurven basierend auf einer Matched-pair-Kontrollstudie mit Patienten der skandinavischen Weichteilsarkombank konnte gezeigt werden, dass TNF keinen negativen Effekt auf das Überleben hat ($p=0,96$). Es wurde in einem Konsensuspapier festgestellt, dass die Applikation von TNF in Kombination mit Melphalan bei der Behandlung der isolierten Extremitätenperfusion eine neue und erfolgreiche Option eröffnet zur Behandlung des primär irresektablen weit fortgeschrittenen Weichteilsarkoms an der Extremität.

Ähnliche Resultate wurden von der italienischen Perfusionsgruppe mit der Substanz Doxorubicin in Kombination mit TNF erzielt, erkauft jedoch auf Kosten einer höheren lokalen Toxizität (Rossi 1999), die durch Doxorubicin und die gleichzeitige Hyperthermie verursacht wurde. Unabhängig vom histologischen Typus konnte bei insgesamt 20 unterschiedlichen histologischen Weichteilsarkomarten und verschiedenen Melanomen gezeigt werden, dass die Effektivität von TNF und Melphalan bei der isolierten Extremitätenperfusion wirksam ist (Oliemann 1999; Bickels 1999), d.h. dass TNF einen von der Histologie unabhängigen Angriffspunkt am Gefäßsystem aufweist.

14.6.3
Histologische und bildgebende Studien zum Antitumoreffekt von TNF α

Der antimuröse Effekt einer TNF-α-haltigen isolierten Extremitätenperfusion tritt sehr schnell auf. Dies beruht auf der Tatsache, dass auch beim Menschen durch TNF α eine massive Gefäßschädigung der tumorernährenden Gefäße auftritt, was wahrscheinlich den Haupteffekt des antimurösen Mechanismus ausmacht. Der selektiv zerstörende Effekt einer TNF-haltigen Extremitätenperfusion auf die tumorernährenden Gefäße konnte schon in früheren Publikationen im Rahmen von Angiographien vor und nach der Perfusion gezeigt werden (Eggermont 1994). Weiterhin konnten wir bei Weichteilsarkompatienten mittels Magnetresonanzspektroskopie-Studien zeigen, dass der komplette Zusammenbruch der Stoffwechselprozesse innerhalb von 16 h nach der Perfusion auftritt. Diese Tatsache bestätigt, dass mit hoher Wahrscheinlichkeit die Wirkung von TNF α auf der Beeinflussung der Gefäßarchitektur des Tumors beruht (Sijens 1995). Mittels histopathologischer Untersuchungen ließ sich nachweisen, dass diese intravaskulären Effekte wie Thrombozytenaggregation, Erythrozytenstase sowie Zerstörung der endothelialen und vaskulären Strukturen schon im frühen Stadium nach isolierter Extremitätenperfusion auftreten, vergleichbar mit den Beobachtungen bei Experimentaltumoren (Renard 1994, 1995). Es wurde ebenfalls herausgefunden, dass die Herunterregulation von Adhäsionsmolekülen am Endothel der tumortragenden Gefäße nicht spezifisch ist und der Herunterregulation des Endothels von normalen Gefäßen ähnelt (Nooijen 1998). Weiterhin konnte gezeigt werden, dass P-Selektin in den hypoxischen Metastasen herunterreguliert wird und dass dieses Phänomen möglicherweise einen Resistenzmechanismus darstellt. Bei Melanompatienten konnten zwei Arten des Ansprechens beobachtet werden, nämlich die akute hämorrhagisch ausgelöste Nekrose, die typisch für eine TNF-Antwort ist und die langsame Rückbildung der Läsionen, ohne dass die TNF-typischen Phänomene nachweisbar sind (Nooijen 1998).

14.7
Entwicklung von Extremitätenperfusionsmodellen an der Ratte

Um weitere Einsichten in den Mechanismus zu bekommen, der den positiven Resultaten bei der isolierten Extremitätenperfusion beim Menschen zugrunde liegt, entwickelten wir ein Extremitätenperfusionsmodell an der Ratte, indem wir das nichtimmunogene Fibrosarkom BN175 der Braun-Norwey-Ratten und das ROS-1-Osteosarkom von WAG-Ratten benutzen. In beiden Modellen konnten wir zeigen, dass die Tumorzellen resistent waren in vitro auf TNF, und dass die isolierte Extremitätenperfusion in vivo mit TNF allein keinen großen Effekt auf das Tumorwachstum hatte. In beiden Modellen ließ sich ein starker synergistischer antitumoröser Effekt aufzeigen mit einer kompletten Remissionsrate um 60–70%, wenn bei der isolierten Extremitätenperfusion TNF-α und Melphalan kombiniert wurden (Manusama 1996; Nooijen 1996). TNF-α verursachte dabei allein eine zentrale Nekrose und keine Rückbildung des Tumors, wie im Rahmen der klinischen Anwendung beim Menschen beschrieben wurde (Nooijen 1996). Histopathologisch war besonders die hämorrhagische Nekrose nach isolierter Extremitätenperfusion mit beiden Substanzen auffällig (Posner 1994). Es wurde ein früher Endothelschaden und eine Plättchenaggregation in den Tumorgefäßen beobachtet nach isolierter Extremitätenperfusion mit TNF und Melphalan. Dieses auf thrombotischer Basis beruhende Geschehen führt zur ischämischen Nekrose, was auch bei der Anwendung am Patienten festgestellt werden konnte. Unsere Erfahrungen bestätigen, dass TNF-α seinen Haupteffekt bei größeren Tumoren hat, die über ein gut ausgebildetes Gefäßsystem verfügen im Gegensatz zu kleinen Tumoren (Durchmesser < 3 mm), bei denen ein Tumorkapillarbett fehlt (Manda 1990; Mule 1988). TNF übt somit seinen Effekt hauptsächlich auf das Tumorgefäßbett aus, das ausgeprägter bei großen Tumoren ist. Weiterhin existieren deutliche Ähnlichkeiten zwischen der Entstehung von Tumorgewebe und der Wundheilung. Insbesondere konnten wir beobachten, dass an tumorfernen Stellen, frische Hautwunden sowie die Haut, die über dem Tumor liegt und von ihm infiltriert ist, diese ebenso nekrotisch nach der isolierten Extremitätenperfusion mit TNF und Melphalan wird, wenn die Haut selbst einer Angiogenese unterliegt. Dieses Phänomen tritt jedoch nicht auf, wenn die isolierte Extremitätenperfusion nur mit Melphalan durchgeführt wird.

Wir haben in unserem Rattentumormodell eine Vielzahl von grundlegenden Teilschritten herausgefunden, die zur Aufdeckung des Mechanismus geführt haben, die den starken synergistischen Effekt zwischen TNF und den Zytostatika bei der isolierten Extremitätenperfusion erklären. Somit konnten wir die Grundvoraussetzungen für eine effektive isolierte Extremitätenperfusion identifizieren:

- Die Zerstörung der Tumorgefäße
  Der toxische Effekt auf die Gefäßarchitektur durch die Kombination von TNF und Melphalan führt zur hämorrhagischen Nekrose mit Ausbildung von Thromben infolge Anoxie, wie vorher beschrieben.

- Steigerung der Zytostatikaaufnahme durch den Tumor
  Wir konnten kürzlich zeigen, dass die Zugabe von hohen Dosen TNF zum Perfusat zu einer 4- bis 6fach erhöhten Aufnahme des Zytostatikums im Tumor führt. Für Melphalan und für Doxorubicin ist diese Steigerung tumorspezifisch. In Normalgewebe lässt sich keine erhöhte Zytostatikaaufnahme nachweisen. Somit ist es uns gelungen, den relativ selektiven Mechanismus von TNF auf das Tumorgefäßbett zu zeigen (De Wilt 2000). Insbesondere für Doxorubicin wurde eine deutliche Konzentrationserhöhung im Tumorgewebe beobachtet (van Veen 2000). Ob der akute Abfall des interstitiellen Druckes im Tumor nach Gabe von TNF eine wesentliche Rolle spielt wie von Kristensen et al. behauptet, muss als spekulativ angesehen werden, würde jedoch die Thesen von Jain et al. (1994) stützen.

- Die Rolle der Leukozyten
  Wir konnten zeigen, dass die Leukozyten ebenfalls eine wichtige Rolle spielen bei dem TNF-vermittelten antitumorösen Effekt. Bei Ratten, die einer Ganzkörperbestrahlung unterzogen wurden und bei Vorliegen einer schweren Leukopenie anschließend eine isolierte Extremitätenperfusion bekamen, zeigte sich bei Gabe von TNF und Melphalan nahezu derselbe Effekt wie bei alleiniger Gabe von Melphalan bei der Perfusion. Das heißt, der TNF-Effekt geht bei leukopenischen Ratten verloren, so dass der synergistische Effekt zwischen TNF und Melphalan nicht mehr nachgewiesen werden konnte (Manusama 1998).

- Der Dosisbereich für TNF
  Es konnte gezeigt werden, dass 10 µg von TNF (eine 5fache Reduktion der Standarddosis von 50 µg) die Schwellendosis ist, bei der die TNF-Aktivität in unserem Ratten-Extremitätenperfusionsmodell nachweisbar war. Bei einer Dosis von 2 µg ließen sich keine TNF-Effekte nachweisen (De-Wilt 1999). Dieser experimentelle Nachweis unterstreicht, dass es auch bei der klinischen An-

wendung Sinn macht, bei einer kleinen Patientenserie, wie von Hill et al. (1993) berichtet, die Schwellendosis zu finden, die noch in Betracht kommt, ohne dass ein Aktivitätsverlust von TNF auftritt.

- Dauer der isolierten Extremitätenperfusion
Nach den pharmakokinetischen Daten von Melphalan benötigt die Substanz ungefähr 20–30 min, um vollständig aufgenommen zu werden. Aus diesem Grunde sollte die Minimaldauer einer effektiven isolierten Extremitätenperfusion mindestens 30 min betragen. Eine kürzere Perfusionszeit ist mit einem Abfall der kompletten und partiellen Remissionsrate verbunden, wobei nachgewiesen werden konnte, dass isolierte Extremitätenperfusionen, die länger als 30 min dauern, keine weitere Verbesserung der Resultate erbringen.

- Milde Hyperthermie
Der Anstieg der Temperatur auf 38–39 °C ist wesentlich, um ein gutes Ansprechen des Tumors zu erreichen, ohne dass das Normalgewebe der Extremität geschädigt wird. Die eigentliche (echte) Hyperthermie mit Gradzahlen von 42–43 °C führt zwar zu einem Ansteigen der kompletten Remissionsrate, ist aber mit schwersten Schäden des gesunden Gewebes assoziiert. Der gesamte antitumoröse Effekt geht verloren, wenn die Perfusionen bei Raumtemperatur durchgeführt werden (DeWilt 1999).

- Hypoxie
Es konnte gezeigt werden, dass durch die Hypoxie der antitumoröse Effekt bei der isolierten Extremitätenperfusion sowohl mit TNF allein als auch mit Melphalan allein gesteigert werden kann. Die Hypoxie steigert jedoch nicht den antitumorösen Effekt, wenn TNF mit Melphalan kombiniert wird, da diese beiden Substanzen einen synergistischen Effekt aufweisen, der deutlich höher ist als der steigernde Effekt, der durch die Hypoxie resultiert (DeWilt 1999).

- Interferon-Gamma
Trotz vieler Berichte, die einen synergistischen Effekt zwischen IFN-α und TNF sowohl in vitro als auch in vivo im Mausmodell zeigen konnten, hat in unserem Rattenmodell die Zugabe von IFN-α keinen wesentlichen Effekt erzeugt. Wir konnten zeigen, dass die komplette Remissionsrate um etwa 10% ansteigt und die Gesamtansprechrate um ungefähr 20% angehoben wird (Manusama 1999), was ungefähr auch der Situation bei der klinischen Anwendung entspricht (Lienard 1999).

- Inhibitoren von Stickstoffoxyd
Stickstoffoxyd ist ein wichtiges Molekül zur Aufrechterhaltung des Gefäßtonus und der Integrität der Gefäßwand. Es wird in großen Mengen in Experimental- und menschlichen Tumoren gebildet. Wir vermuten, dass die Hemmung dieses Stoffes zur Hypoxie führen könnte und damit eine weitere Steigerung von TNF auf die Früheffekte des Tumorgefäßbettes auslösen würde. Außerdem hemmt Stickstoffoxyd die Plättchenaggregation, so dass die Hemmung der Synthese von Stickstoffoxyd die Plättchenaggregation erleichtern würde und damit den TNF-Effekt steigern würde, da wir beweisen konnten, dass die Thrombozytenaggregation in unseren histopathologischen Untersuchungen eine wichtige und konstante Rolle bei der TNF-Wirkung auf den Tumor spielt. In unserem Rattentumorperfusionsmodell PN 175 führten wir eine Studie durch, bei der die Kombination von TNF mit dem Argininanalog L-name und LNA untersucht wurde, der ebenfalls die Stickstoffsynthese hemmt. In Ratten, die behandelt wurden mit der Kombination von TNF, L-name/LNA konnten wir deutliche und sofort eintretende antitumoröse Effekte bei allen Ratten beobachten. Es traten zusätzlich Nekrosen auf der Haut im Bereich des Tumors auf. Diese Effekte sieht man üblicherweise nur, wenn entweder eine schwere Hypoxie oder Melphalan mit TNF kombiniert wird. Es wurde die typische TNF-Tumoransprechrate beobachtet, wenn die Stickstoffoxydsynthese während der isolierten Extremitätenperfusion inhibiert wurde. Die Unterbindung der Stickstoffoxydsynthese erhöht also die Wirkung von TNF auf das Gefäßbett, da hierbei eine erhöhte Hypoxie im Tumor auftritt und gleichzeitig der protektive Effekt von Stickstoffoxyd auf die Inhibition der Thrombozytenaggregation aufgehoben wird (De Wilt 2000).

14.8
Die isolierte Extremitätenperfusion und die Gentherapie

Die isolierte Extremitätenperfusion ist ein interessantes Verfahren, um neue Behandlungsmodalitäten zu untersuchen, wie z. B. die Gentherapie mittels Vektoren von Adenoviren. In unserem Versuchslabor konnten wir zeigen, dass die isolierte Extremitätenperfusion eines der besten und selektivsten Verfahren darstellt, um in ein homogenes Gefäßbett einen lokalen Gentransfer über Vektoren von Adenoviren durchzuführen. Bei Experimenten in unserem isolierten Perfusionsmodell für Weichteilsarkome und Osteosarkome konnten wir eindeutig zeigen, dass dies möglich ist bei Verwendung des Luziferase-Marker-Gens und der LacZ-Gentherapie (de Roos 2000). Außerdem ließ sich nachweisen, dass bei der isolierten Extremitätenperfusion die Genübertragung des Zytokins IL-3 mittels Vektoren von Adenoviren die einzige Methode ist, die in diesem Tumormodell gute Tumoransprechraten erzielen konnte im Vergleich zu der Gabe des Zytokins mit anderen Methoden, wie zum Beispiel i.v.-Gabe, i.a.-Gabe oder intratumorale Gabe (Genfähre). Unsere Experimente konnten zeigen, dass die isolierte Extremitätenperfusion ein wertvolles technologisches Verfahren darstellt, um fortgeschrittene Extremitätentumoren zu behandeln und neue Behandlungsverfahren zu entwickeln.

Literatur

Asher AL, Mule JJ, Reichert CM, Shiloni E, Rosenberg SA (1987) Studies of the antitumor efficacy of systemically administered recombinant tumor necrosis factor against several murine tumors in vivo. J Immunol 138:963–974

Benckhuijsen C, Kroon BB, van Geel AN et al. (1988) Regional perfusion treatment with melphalan for melanoma in a limb: an evaluation of drug kinetics. Eur J Surg Oncol 14:157–163

Bickels, J, Manusama, ER, Gutman M et al. (1999) Isolated limb perfusion with tumour necrosis factor-alpha and melphalan for unresectable bone sarcomas of the lower extremity [In Process Citation]. Eur J Surg Oncol 25:509–514

Braat RP, Wieberdink J, van Slooten EA, Olthuis G (1983) Regional perfusion with Adriamycin in soft tissue sarcomas. In: Schwemmle K, Aigner K (eds) Vascular Perfusion in Cancer Therapy, Recent Results in Cancer Research, vol 86, Springer, Berlin Heidelberg New York Tokyo, pp 260–263

Brouckaert PGG, Leroux-Rouls GG, Guisez Y Tavernier J, Fiers W (1986) In vivo anti-tumor activity of recombinant human and murine TNF, alone and in combination with IFN-gamma on a syngeneic murine melanoma. Int J Cancer 38:763–769

Carswell EA, Old LJ, Kassel RL (1975) An endotoxin induced serum factor that causes necrosis of tumors. Proc Nat Acad Sci USA 72:3666–3370

Cavaliere R, Ciocatto RC, Giovanella BC et al. (1967) Selective heat sensitivity of cancer cells: Biochemical and clinical studies. Cancer 20:1351–1381

Cavaliere R, Calabro A, Di Filippo F, Carlini S, Giannarelli D (1987) Prognosic parameters in limb recurrent melanoma treated with hyperthermic antiblastic perfusion (abstract). Proceedings International Conference Regional Cancer Treatment, Ulm G7:163

Clark J, Grabs AJ, Parsons PG, Smithers BM, Addison RS, Roberts MS (1994) Melphalan uptake, hyperthermic synergism and drug resistance in a human cell culture model for the isolated limb perfusions of melanoma. Melanoma Research 4:365–370

Creech DG (1958) Chemotherapy of cancer: regional perfusion utilizing an extracorporeal circuit. Melanoma Res 4:616–632

Dahl O, Mella O (1990) Hyperthermia and chemotherapeutic agents. In: Field SB, Hand JW (eds) An Introduction to the Practical Aspects of Hyperthermia. Taylor & Francis, London, pp 108–142

DeWilt JHW, Manusama ER, van Tiel ST, van IJken MGA, ten Hagen TLM, Eggermont AMM (1999) Prerequisites for effective isolated limb perfusion using tumour necrosis factor-alpha and melphalan in rats. Br J Cancer 80:161–166

De Wilt JHW, ten Hagen TLM, de Boeck G, van Tiel ST, de Bruijn EA, Eggermont AMM (2000) Tumour Necrosis Factor alpha increases melphalan concentration in tumour tissue after isolated limb perfusion. Br J Cancer 82:1000–1003

DeWilt JHW, Manusama ER, van Etten B et al. (2000) Inhibition of Nitric Oxide Synthesis by L-NAME results in synergistic antitumour activity with melpahlan and tumour necrosis factor-alpha-based isolated limb. Br J Cancer 83:1176–1211

De Wilt JHW, Bout A, Eggermont AMM et al. (2001) Adenoviru-mediated IL-3β gene transfer using isolated limb perfusion inhibits growth of limb sarcoma in rats. Human Genetherapy 12:489–502

Di Filippo F, Calabro A, Giannarelli D, Carlini S, Cavaliere F, Moscarelli F, Cavaliere R (1989) Prognostic variables in recurrent limb melanoma treated with hyperthermic antiblastic perfusion Cancer 63:2551–2561

Eggermont AMM, Liénard D, Schraffordt Koops H, Van Geel AN, Hoekstra HJ, Lejeune FJ (1992) Limb salvage by high dose tumor necrosis factor-alpha (TNF), gamma-interferon (IFN) and melphalan isolated limb perfusion (ILP) in patients with irresectable soft tissue sarcomas (abstract). Proc Am Soc Cin Oncol 11:412

Eggermont AMM, Schraffordt Koops H, Lienard D, Lejeune FJ, Oukerk M. Angiographic observations before and after high dose TNF isolated limb perfusion in patients with extremity soft tissue sarcomas. Eur J Surg Oncol 1994;20:323–324

Eggermont AMM, Liénard D, Schraffordt Koops H at al. (1995) High dose tumor necrosis factor-α in isolation perfusion of the limb: highly effective treatment for melanoma in transit metastases or unresectable sarcoma. Reg Cancer Treat, 7:32–36

Eggermont AM, Schraffordt Koops H, Lienard D et al. (1996) Isolated limb perfusion with high-dose tumor necrosis factor-alpha in combination with interferon-gamma and melphalan for nonresectable extremity soft tissue sarcomas: a multicenter trial [see comments]. J Clin Oncol 14:2653–2665

Eggermont AMM (1996) Treatment of melanoma intransit metastases confined to the limb. Cancer Surveys 26:335–349

Eggermont AM, Schraffordt Koops H, Klausner JM et al. (1996) Isolated limb perfusion with tumor necrosis factor and melphalan for limb salvage in 186 patients with locally advanced soft tissue extremity sarcomas. The cumulative multicenter European experience. Ann Surg 224:756–64, discussion 764–565

Eggermont AMM, Schraffordt Koops H, Klausner JM et al. (1999) Limb Salvage by Isolation Limb Perfusion with Tumor Necrosis Factor Alpha and melphalan for locally advanced extremity soft tissue sarcomas: results of 270 perfusions in 246 patients (abstract). Proceed ASCO 11:497

Fenn NJ, Horgan K, Johnson RC et al. (1997) A randomized controlled trial of prophylactic isolated cytotoxic perfusion for poor-prognosis primary melanoma of the lower limb. Eur J Surg Oncol 23:6–9

Filippo FD, Calabro AM, Cavallari A et al. (1988) The role of hyperthermic perfusion as a first step in the treatment of soft tissue sarcomas of the extremities. World J Surg 12:332–339

Fraker DL, Alexander HR, Andrich M et al. (1995) Palliation of regional symptoms of advanced extremity melanoma by isolated limb perfusion with melphalan and high-dose tumor necrosis factor. Cancer J Sci Am 1:122

Fraker DL, Alexander HR, Andrich M, Rosenberg SA (1996) Treatment of patients with melanoma of the extremity using hyperthermic isolated limb perfusion with melphalan, tumor necrosis factor, and interferon gamma: results of a tumor necrosis factor dose-escalation study. J Clin Oncol 14:479–489

Franklin HR, Schraffordt Koops H, Oldhoff J et al. (1988) To perfuse or not to perfuse? A retrospective comparative study to evaluate the effect of adjuvant isolated regional perfusion in patients with stage I extremity melanoma with a thickness of 1.5 mm or greater. J Clin Oncol 6:701–708

Ghussen F (1989) Hyperthermic perfusion with chemotherapy in melanoma of the extremities. World J Surg 13:598–604

Ghussen F, Nagel K, Groth W et al. (1984) A prospective randomized study of regional extremity perfusion in patients with malignant melanoma. Ann Surg 2000:764–768

Hafström L, Rudenstam CM, Blomquist E et al. (1991) Regional hyperthermic perfusion with melphalan after surgery for recurrent malignant melanoma of the extremities. J Clin Oncol 9:2091–2094

Hill S, Fawcett WJ, Sheldon J, Soni N, Williams T, Thomas JM (1993) Low dose tumor necrosis factor-alpha and melphalan in hyperthermic isolated limb perfusion. Br J Surg 80:995–997

Hoekstra HJ, Schraffordt Koops H, Molenaar WM, Oldhoff J (1987) Results of isolated regional perfusion in the treatment of malignant soft tissue tumors of the extremities. Cancer 60:1703–1707

Hoekstra HJ, Schraffordt Koops H, de Vries IGE, van Weerden TW, Oldhoff J (1993) Toxicity of hyperthermic isolated limb perfusion with cisplatin for recurrent melanoma of the lower extremity after previous perfusion treatment. Cancer 72:1224–1229

Jain RK (1994) Barriers to Drug Delivery in Solid Tumors. Scientific American 271:58–65

Klaase JM, Kroon BBR, Benckhuysen C, Van Geel AN, Albus-Lutter ChE, Wieberdink J (1989) Results of regional isolation perfusion with cytostatics in patients with soft tissue tumors of the extremities. Cancer 64:616–621

Klaase JM, Kroon BBR, Van Geel AN, Eggermont AMM, Franklin HR, Van Dongen JA (1993) A retrospective comparative study evaluating the results of a single perfusion versus a double perfusion schedule with melphalan in patients with recurrent melanoma of the lower limb. Cancer 71:2990–2994

Klaase JM, Kroon BBR, Van Geel AN, Eggermont AMM, Franklin HR, Hart AAM (1994) Prognostic factors for tumor response and limb recurrence-free interval in patients with advanced melanoma of the limbs treated with regional isolated perfusion with melphalan. Surgery 115:39–45

Klaase JM, Kroon BBR, Van Wijk J, Van Geel AN, Eggermont AMM, Franklin HR, Hart AAM (1994) Limb recurrence-free interval and survival in patients with recurrent melanoma of the extremities treated with normothermic isolated perfusion. J Am Col Surg 17:564–572

Kettelhack Ch, Kraus Th, Hupp Th, Manner M, Schlag P (1990) Hyperthermic limb perfusion for malignant melanoma and soft tissue sarcoma. Eur J Surg Oncol 16:370–375

Klaase JM, Kroon BBR, Van Geel AN, Eggermont AMM, Franklin HR (1993) Systemic leakage during isolated limb perfusion for melanoma. Br J Surg 80:1124–1126

Klaase JM, Kroon BBR, Eggermont AMMet al. (1995) A retrospective comparative study evaluating the results of „mild" hyperthermic versus „controlled" normothermic perfusion for recurrent melanoma of the extremities. Eur J Cancer 31:73–81

Krementz ET, Carter RD, Sutherland CM, Hutton I (1977) Chemotherapy of sarcomas of the limbs by regional perfusion. Ann Surg 185(5):555–564

Krementz ET, Carter RD, Sutherland CM, Muchmore JH, Ryan RF, Creech O (1994) Regional chemotherapy for melanoma: a 35 year experience. Ann Surg 220:520–535

Kristensen CA, Nozue M, Boucher Y, Jain RK (1996) Reduction of interstitial fluid pressure after TNF-alpha treatment of three human melanoma xenografts. Br J Cancer 74:533–536

Kroon BBR, Klaase JM, Van Geel AN, Eggermont AMM (1992) Application of hyperhtmermia in regional isolated perfusion for melanoma of the limbs. Reg Cancer Treat 4:223–226

Kroon BBR, Klaase JM, Van der Merwe SA, Van Dongen JA, Van der Zee J (1992) Results of a double perfusion schedule using high-dose hyperthermia and melphalan sequentially for recurrent melanoma of the limbs: A pilot study. Reg Cancer Treat 4:305–308

Lejeune FJ, Deloof T, Ewalenko P (1983) Objective regression of unexcised melanoma in-transit metastases after hyperthermic isolation perfusion of the limbs with melphalan. Recent Results Cancer Res 86:268–276

Lejeune FJ, Lienard D, Leyvraz S, Mirimanoff RO (1993) Regional therapy of melanoma. Eur J Cancer 29A:606–612

Lienard D, Ewalenko, Delmotte JJ, Renard N, Lejeune FJ (1992) High-dose recombinant tumor necrosis factor alpha in combination with interferon gamma and melphalan in isolation perfusion of the limbs for melanoma and sarcoma. J Clin Oncol 10:50–62

Lienard D, Eggermont AMM, Schraffordt Koops H et al. (1999) Isolated limb perfusion with tumour necrosis factor-alpha and melphalan with or without interferon-gamma for the treatment of in-transit melanoma metastases: a multicentre randomized phase II study. Melanoma Res 9:491–502

Lethi PM, Stephens MH, Janoff K, Stevens K, Fletcher WS (1986) Improved survival for soft tissue sarcoma of the extremities by regional hyperthermic perfusion, local excision and radiation therapy. Surg Gynecol Obstet 162:149–152

Manda T, Nishigaki F, Mukumoto S, Masuda K, Nakamura T, Shimomura K (1990) The efficacy of combined treatment with recombinant human tumor necrosis factor-α and 5-fluorouracil is dependent on the development of capillaries in tumor. Eur J Cancer 26:93–99

Manusama ER, Nooijen PTGA, Stavast J, Durante NMC, Marquet RL, Eggermont AMM (1996) Synergistic antitumour effect of recombinant human tumour necrosis factor α with melphalan in isolated limb perfusion in the rat. Br J Surg 83:551–555

Manusama ER, Stavast J, Durante NMC, Marquet RL, Eggermont AMM (1996) Isolated limb perfusion in a rat osteosarcoma model: a new anti-tumour approach. Eur J Surg Oncol 22:152–157

Manusama ER, Nooijen PTGA, Stavast J, de Wilt JHW, Marquet RL, Eggermont AMM (1998) Assessment of the role of neutrophils on the antitumor effect of TNF in an in vivo isolated limb perfusion model in sarcoma-bearing brown norway rats. J Surg Res 78:169–175

Manusama ER, de Wilt JHW, Hagen TLM ten, Marquet RL, Eggermont AMM (1999) Toxicity and antitumor activity of interferon-gamma alone and in combinations with TNF and Melphalan in isolated limb perfusion in the BN175 sarcoma tumor model in rats. Oncol Rep: 173–177

Martijn H, Schraffordt Koops H, Milton GW et al. (1986) Comparison of two methods of treating primary malignant melanomas Clark IV and V, thickness 1.5 mm and greater, localized on the extremities. Wide surgical excision with and without adjuvant regional perfusion. Cancer 57:1923–1930

McBride CM (1974) Sarcomas of the limbs: Result of adjuvant chemotherapy using isolation perfusion. Arch Surg 109:304–308

McBride CM, Sugarbaker EV, Hickey RC (1975) Prophylactic isolation-perfusion as the primary therapy for invasive malignant melanoma of the limbs. Ann Surg 182:316–324

Minor DR, Allen RE, Alberts D, Peng YM, Tardell G, Hutchinson J (1985) A clinical and pharmokinetic study of isolated limb perfusion with heat and melphalan for melanoma. Cancer 55:2638–2644

Mule JJ, Asher A, McIntosh J et al. (1988) Antitumor effect of recombinant tumor necrosis factor-α against murine sarcomas at visceral sites: tumor size influences the response to therapy. Cancer Immunol Immunother 26:202–208

Nooijen PTGA, Manusama ER, Eggermont AMM et al. (1996) Synergistic antitumour effects of TNF-α and melphalan in an isolated limb perfusion model of rat sarcoma: a histopathologic, immunohistochemical and electron microscopic study. Br J Cancer 74:1908–1915

Nooijen PTGA, Westphal JR, Eggermont AMM, Schalkwijk C, Max G, DeWaall RWM, Ruiter DJ (1998) Endothelial P-selectin expression is reduced in advanced primary melanoma and melanoma metastasis. Am J Pathol 152:679–682

Nooijen PTGA, Eggermont AMM, Schalkwijk L, Henzen-Logmans S, DeWaal RMW, Ruiter DJ (1998) Complete response of melanoma in-transit metastasis after isolated limb perfusion with tumor necrosis factor-alpha and melphalan without massive tumor necrosis: clinical and histopathological study of the delayed-type reaction patterns. Cancer Res 58:4880–4887

Olieman AF, Lienard D, Eggermont AM, Kroon BB, Lejeune FJ, Hoekstra HJ, Koops HS (1999) Hyperthermic isolated limb perfusion with tumor necrosis factor alpha, interferon gamma, and melphalan for locally advanced nonmelanoma skin tumors of the extremities: a multicenter study. Arch Surg 134:303–307

Omlor G, Gross G, Ecker KW, Burger I, Feifel G (1993) Optimization of isolated hyperthermic limb perfusion. World J Surg 16:1117–1119

Posner M, Liénard D, Lejeune FJ, Rosenfelder D, Kirkwood JM (1994) Hyperthermic isolated limb perfusion (HILP)

with tumor necrosis factor (TNF) alone for metastatic intransit melanoma. Proc Am Soc Clin Oncol 13:1351
Renard N, Liénard D, Lespagnard L, Eggermont AMM, Heimann R, Lejeune FJ (1994) Early endothelium activation and polymorphonuclear cell invasion precede specific necrosis of human melanoma and sarcoma treated by intravascular high-dose tumour necrosis factor alpha (TNF). Int J Cancer 57:656–663
Renard N, Nooijen PTGA, Schalkwijk L et al. (1995) VWF release and platelet aggregation in human melanoma after perfusion with TNF. J Pathol 176:279–287
de Roos WK, Wilt JHW de, Kaaden ME van der et al. (2000) Isolated limb perfusion for local gene delivery: efficient and targeted adenovirus-mediated gene transfer into soft tissue sarcomas. Ann Surg 232:814–821
Rosin RD, Westbury G (1980) Isolated limb perfusion for malignant melanoma. Practitioner 224:1031–1036
Rossi CR, Vecchiato A, Foletto M et al. (1994) Phase II study on neoadjuvant hyperthermic-antiblastic perfusion with doxorubicin in patients with intermediate of high grade limb sarcomas. Cancer 73:2140–2146
Rossi CR, Foletto M, Di Filippo F et al. (1987) Soft tissue limb sarcomas: Italian clinical trials with hyperthermic antiblastic perfusion. Cancer 86:1742–1749
Schiller JH, Bittner G, Storer B, Wilson JKV (1987) Synergistic antitumor effects of TNF and gamma-IFN on human colon carcinoma cell lines. Cancer Res 47:2809–2813
Schraffordt-Koops H, Vaglini M, Suciu S et al. (1999) Prophylactic isolated limb perfusion for localized, high-risk limb melanoma: results of a multicenter randomized phase III trial. European Organization for Research and Treatment of Cancer Malignant Melanoma Cooperative Group Protocol 18832, the World Health Organization Melanoma Program Trial 15, and the North American Perfusion Group Southwest Oncology Group 8593. J Clin Oncol 16:2906–2912

Sijens PE, Eggermont AMM, Van Dijk P, Oudkerk M (1995) ^{31}P magnetic resonance spectroscopy as predictor for clinical response in human extremity sarcomas treated by single dose TNF + melphalan isolated limb perfusion. NMR in Biomedicine 18:215–224
Skene AI, Bulman AS, Williams TR, Meirion Thomas J, Westbury G (1990) Hyperthermic isolated perfusion with melphalan in the treatment of advanced malignant melanoma of the lower limb. Br J Surg 77:765-767
Spriggs DR, Sherman ML, Michie H (1988) Recombinant human tumor necrosis factor administered as a 24 h intravenous infusion. A phase I and pharmacologic study. J Natl Cancer Inst 80:1039–1044
Stehlin JS, de Ipolyi PD, Giovanella BC, Gutierrez AE, Anderson RF (1975) Soft tissue sarcomas of the extremity: Multidisciplinary therapy employing hyperthermic perfusion. Am J Surg 130:643–646
Thomson JF, Gianoutsos MP (1992) Isolated limb perfusion for melanoma – effectiveness and toxicity of cisplatin compared with that of melphalan and other drugs. World J Surg 16:227–233
Vaglini M, Belli F, Ammatuna M et al. (1994) Treatment of primary or relapsing limb cancer by isolation perfusion with high-dose TNF, gamma-IFN and melphalan. Cancer 73:483–492
Veen van de AH, Wilt JHW de, Eggermont AMM, Tiel ST van, Hagen TLM ten (2000) TNF-α augments intratumoural concentration of doxorubicin in TNF-α-based isolated limb perfusion in rat sarcoma models and enhances antitumour effects. Br J Cancer 82:973–980
Watanabe N, Niitsu Y, Umeno H (1988) Toxic effect of TNF on tumor vasculature in mice. Cancer Res 49:2179–2183
Wieberdink K, Benckhuijsen C, Braat RP, Van Slooten EA, Olthuis GAA (1982) Dosimetry in isolation perfusion of the limbs by assessment of perfused tissue volume and grading of toxic tissue reactions. Eur J Cancer Clin Oncol 18:905–910

KOMMENTAR

Die isolierte Extremitätenperfusion stellt ein hochspezialisiertes regionales Tumorbehandlungsverfahren dar, das wegen des hohen technischen Aufwandes nur in speziellen Zentren durchgeführt werden sollte. Die Indikationen, nämlich das fortgeschrittene Weichteilsarkom und die Intransit-Metastasen des malignen Melanoms stellen die klassischen Indikationen zu diesem Behandlungsverfahren dar. Die Zukunft wird zeigen, ob durch die Einführung der Gentherapie bzw. von neuen zytostatischen Substanzen die Indikation zu diesem Verfahren noch erweitert werden kann. Auf alle Fälle stellt diese Technologie ein hochinteressantes Modell zur experimentellen Erprobung von zukünftigen Tumortherapien dar. Dem Autor ist es hervorragend gelungen, die Wirkprinzipien dieser Therapiemodalität darzulegen.

IV Hypoxische Perfusion

Hypoxisch abdominelle Perfusion (Stop-flow-Methode)

U. Gallkowski

Als Erster hat Aigner (1993) das Konzept der hypoxisch abdominellen Perfusion (Stop-flow-Therapie) vorgestellt. Dieses Verfahren stellt eine regionale Zytostatikaperfusion des gesamten abdominellen Kompartimentes dar. Dabei wird mit speziellen Kathetern die Aorta abdominalis und die V. cava inferior auf Zwerchfellhöhe, sowie die unteren Extremitäten mit Blutleeremanschetten blockiert.

Indikationen für diesen Therapieansatz waren zunächst das inoperable bzw. rezidivierte Pankreaskarzinom. Im weiteren Verlauf wurde diese Methode von einigen Zentren auch zur Therapie des Rektumkarzinomrezidivs und im Bereich des Thorax bei inoperablen Bronchialkarzinomen eingesetzt. Die Rationale für eine regionale Chemotherapie beim inoperablen Pankreaskarzinom mittels der hypoxisch abdominellen Perfusion ist die Anhebung der Gewebekonzentration der Zytostatika und damit eine Steigerung der Tumoridizität bei gleichzeitig reduzierten systemischen Nebenwirkungen. Der regionale Vorteil wird einerseits durch die lokale Applikation der Medikamente erreicht, andererseits durch eine deutliche Reduzierung des arteriellen Blutstromes mit dadurch bedingter verlängerter Kontaktzeit der Zytostatika mit dem Tumor (Collins 1984). Als Zytostatikum wird für die Stop-flow-Therapie in der Regel Mitomycin C verwendet. Dem Mitomycin wird als einzigem Zytostatikum eine zytotoxische Wirkung unter hypoxischen Bedingungen zuerkannt (Cummings 1995).

15.1 Technische Durchführung

15.1.1 Vorbereitung der Patienten

Die Patienten werden wie für einen Darmeingriff mittels orthograder Darmspülung vorbereitet. Rasur der Leiste. Perioperative Antibiotikaprophylaxe mit einem Cephalosporin. Wegen der postoperativ auftretenden Übelkeit sollte prophylaktisch ein hochpotentes Antiemetikum verabreicht werden.

15.1.2 Operationstechnik

Die Therapie wird in der Regel in Allgemeinanästhesie durchgeführt. Es existieren allerdings auch Berichte über eine Durchführung dieser Therapie in Neuroleptanalgesie. Anästhesiologisches Monitoring mit kontinuierlicher arterieller Blutdruckmessung, zentralem Venenkatheter und Blasendauerkatheter sind obligat. Nach operativer Freilegung der A. femoralis und der V. saphena magna werden jeweils mit Hilfe eines Führungsdrahtes so genannte „Stop-flow-Katheter" (Fa. PfM) in Arterie und Vene eingebracht. Die speziell konstruierten Therapiekatheter weisen an ihrer Spitze Ballons auf, die etwa 30 ml fassen. Katheteröffnungen unterhalb der Ballons erlauben über ein zweites Katheterlumen eine Perfusion mittels externer Pumpe. Weiterhin besitzen die Katheter ein drittes Lumen, um sie gegebenenfalls in Seldingertechnik platzieren zu können. Nach Vorschieben der Katheter unter Bildwandlerkontrolle nach zentral sowie systemischer Heparingabe mit 5000 IE i.v. erfolgt durch Füllen der Ballons mit verdünntem Röntgenkontrastmittel (1:1 mit NaCl) die Blockierung der V. cava kranial der Einmündung der Lebervenen und der Aorta kranial des Truncus coeliacus. Die Prüfung der Katheterlage erfolgt jeweils mit unverdünntem Kontrastmittel über die distalen Katheterlumina. Nach distal erfolgt die Blockierung der unteren Extremität durch Aufblasen beidseitiger pneumatischer Oberschenkelmanschetten mit 350 mmHg.

Durch Konnektion der Katheter mit einer externen Perfusionsleitung entsteht ein künstlicher Kreislauf im abdominellen Kompartiment, welcher über ein Rollerpumpensystem mit einer Flussrate von 150–200 ml/min venös-arteriell betrieben wird. Abbildung 15.1 zeigt schematisch das Prinzip dieser Methode.

Nach Erreichen eines hypoxischen Gleichgewichts wird Mitomycin C verabreicht. Die Perfusion wird anschließend für 15–20 min aufrecht erhalten. Die Blockierungen der Ballons werden spätestens 25–30 min. nach Beginn der Blockierung gelöst, wobei zunächst die Freigabe der V. cava und anschließend die Freigabe der Aorta erfolgt. Nach Entfernung der Katheter aus den Gefäßlumina werden diese durch Naht verschlossen und ggf. eine Antagonisierung des Heparins mit Protaminsulfat durchgeführt.

Die Therapie wird in der Regel im Abstand von 4 bis 6 Wochen wiederholt. Eine weitere Durchführung dieser Therapie ist, nachdem beide Leisten einmal operativ freigelegt worden sind, nicht mehr ohne weiteres durchführbar. Ob hier eine interventionelle Kathetereinlage sinnvoll durchführbar ist, kann von uns nicht entschieden werden.

15.1.3
Postoperative Maßnahmen

Es erfolgt postoperativ ein sehr vorsichtiger oraler Nahrungsaufbau und eine andauernde orale antiemetische Therapie. Insbesondere sind postoperativ auf die möglichen gastrointestinalen Nebenwirkungen zu achten. Hier stehen unter Umständen extreme Diarrhöen im Vordergrund.

15.2
Kontraindikationen

Neben den allgemeinen Kontraindikationen gegen einen chirurgischen Eingriff müssen bei der Durchführung einer Stop-flow-Therapie einige wesentliche Punkte beachtet werden.

Durch den etwa 20-minütigen Stop der Aorta auf Höhe des Zwerchfells kommt es zu einer extremen Herzkreislaufbelastung, so dass Patienten mit durchgemachtem Herzinfarkt, Herzinsuffizienz und manifestem Hypertonus für diese Therapie nicht in Frage kommen. Weiterhin halten wir eine manifeste Niereninsuffizienz und eine Leberinsuffizienz (CHILD B) für Kontraindikationen.

Durch die Operationstechnik muss präoperativ eine arterielle Verschlusskrankheit, ein infrarenales Bauchaortenaneurysma sowie ein Zustand nach tiefer Bein- und Beckenvenenthrombose ausgeschlossen sein.

15.3
Komplikationen

Obwohl es sich um einen operativen Eingriff handelt, berichtet keiner der Autoren von einer perioperativen Mortalität. An operativen Komplikationen bestehen in der Regel lediglich vereinzelt aufgetretene Wundheilungsstörungen in der Leiste, die folgenlos ausgeheilt sind (Chrysos 2001; Petrowsky 1999;

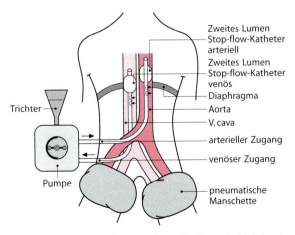

Abb. 15.1. Schematische Darstellung der hypoxisch abdominellen Perfusion. (Mit freundlicher Genehmigung der Fa. PfM)

Lygidakis 1999; Guadagni 1998; Di Giorgio 1997). Von relevanten intraoperativen Komplikationen berichtet Klein (1996). Unter 159 Therapien wurden 10 vaskuläre Komplikationen beobachtet. Es wurden 2 Iliakalaneurysmen verletzt und es entstanden 2 falsche Aneurymen in der Leiste, 2 Thrombosen distal der okkludierten Gefäße und 4 nicht therapiebedürftige Aortendissektionen. Diese Komplikationen können bei Beachtung der Kontraindikationen und genauer präoperativer Untersuchung weitgehend verhindert werden.

15.4
Pharmakokinetik unter Stop-flow-Therapie

Averbach (1995) hat Untersuchungen zur Pharmakokinetik von Mitomycin C unter hypoxisch abdomineller Perfusion im Tiermodell publiziert. Dabei wurde 18 Hunden 9 mg Mitomycin C gemischt mit 1 mg 14 C markiertem Mitomycin verabreicht. Die Messungen erfolgten peripher, über der Pfortader und die Aorta. Als Therapie wurden operativ verschiedene Okklusionen der abdominellen Gefäße durchgeführt. Dabei zeigt sich, dass der höchste Konzentrationsvorteil durch eine Ligatur sämtlicher nichtgastrointestinaler Gefäße zu erzielen war. Der Vorteil lag bei 8,8:1. Bei Simulation einer klinisch durchführbaren Stop-flow-Therapie lag der Konzentrationsvorteil nur noch bei 2,9:1.

Guadagni untersuchte 1998 in einer Pilotstudie bei inoperablen Rektumkarzinomen die optimale Blutverlangsamung bei der Beckenperfusion (die Katheterballons befinden sich bei der Beckenperfusion auf Höhe der Aortenbifurkation). Bei der Studie zeigte sich, dass optimale pharmakokinetische Ergebnisse mit der oben beschriebenen hypoxischen Stop-flow-Therapie in Kombination mit einer anschließenden Hämofiltration zur Reduzierung der peripheren Mitomycin-C-Spiegel erzielt wurden.

15.5
Ergebnisse

Die Ergebnisse der hypoxisch abdominellen Perfusion werden in der Literatur sehr optimistisch angegeben. Es handelt sich um Fallberichte bzw. retrospektive Studien mit z. T. unterschiedlichen Tumorentitäten (Pankreas, Gallenblase, Magen, Rektum und Lunge). Es existiert lediglich eine prospektive Phase-I- bis Phase-II-Studie von Lorenz (2000).

Die Ansprechraten auf die unterschiedlichen gastrointestinalen Tumoren werden zwischen 25 und 50% angegeben, ohne dass auch eine Lebenszeitverlängerung aufgezeigt werden konnte (Chrysos 2001; Roversi 1997).

Chrysos behandelte 12 Patienten mit inoperablen gastrointestinalen Tumoren mit der Stop-flow-Therapie. Nach zweimaliger Therapie zeigten 6 Patienten eine objektive Response in CT oder MR. Bei 4 Patienten konnte der zuvor inoperable Tumor in kurativer Intention reseziert werden.

Lygidakis setzte die Stop-flow-Therapie in ein adjuvantes Therapieregime zur Behandlung des Magenkarzinoms ein. In einer Studie konnte er eine Vierjahresüberlebensrate von 45,5% für die adjuvant behandelten Patienten aufzeigen gegenüber 29,2% für nicht adjuvant behandelte Patienten.

Unsere eigenen Ergebnisse an 25 Patienten, die an der chirurgischen Klinik der Rheinischen Friedrich-Wilhelms-Universität Bonn behandelt worden sind, decken sich mit den Ergebnissen in der Literatur. Es wurden in Bonn ausschließlich inoperable bzw. rezidivierte, nicht metastasierte Pankreaskarzinompatienten behandelt. Die objektive Ansprechrate lag bei 30%. Wir konnten einen primär inoperablen Patienten nach zwei Zyklen Stop-flow-Therapie mit kurativer Intention resezieren. Insgesamt konnten wir keine Überlebenszeitverlängerung nachweisen. Ein Patient verstarb 4 Wochen nach Therapie an multiplen Darmperforationen. Bei über 30% der Patienten sahen wir extreme Diarrhöen 2 bis 4 Wochen nach der Therapie. Bei einer Koloskopie konnten wir feststellen, dass die gesamte Kolonschleimhaut bei diesen Patienten nekrotisch geworden war. Systemische Nebenwirkungen auf das Knochenmark und Funktionsstörungen im Bereich der Nieren sahen wir nicht.

Zusammenfassend lässt sich die hypoxisch abdominelle Perfusion als ein sehr aufwendiges und invasives Therapieverfahren für gastrointestinale Tumoren bezeichnen. Wegen der deutlichen Invasivität muss es theoretisch einen deutlichen Vorteil gegenüber den neuen systemischen Therapieregimen nachweisen können, um klinisch sinnvoll weiter angewendet zu werden.

Literatur

Aigner KR, Gailhofer S (1993) Regional chemotherapy for nonresectable, locally metastasized pancreatic cancer – four studies including 164 cases. Reg Cancer Treat [Suppl 1b]:2

Aigner KR (1993) Aortic stopflow infusion and hypoxic abdominal perfusion for disseminated bulky peritoneal carcinomatosis. Rationale and technique. Reg Cancer Treat 6[Suppl 1]:3

Averbach AM, Stuart OA, Sugarbaker TA, Stephens AD et al. (1995) Pharmakokinetic studies of intraaortic stopflow infusion with 14C-labled mitomycin C. J Surg Res 59 (3):415–419

Chrysos E, Tsiaoussis J, Alexandra K, Athanasakis H et al. (2001) Treatment of unresectable malignant abdominal, pelvic and thoracic tumors using abdominal, pelvic and thoracic stop-flow chemotherapy. Anticancer Res 21(5): 3669–3675

Collins J (1984) Pharmacologic rationale for regional drug delivery. J Clin Oncol 2:498–504

Cummings J, Spanswick VJ, Smysth JF (1995) Re-evaluation of the molecular pharmacology of Mitomycin C. Eur J Cancer 31A:1928–1933

Di Giorgio A, Franchi F, Di Seri M, Lacava V et al. (1997) The role of hypoxic stop-flow perfusion and high dose chemotherapy in the treatment of regionally advanced colorectal cancer. J Chemother 9 (6):436–441

Gastrointestinal Tumor Study Group (1979) A multi-institutional comparative trial of radiation therapy alone and in combination with 5-fluorouracil for locally unresectable pancreatic carcinoma. Ann Surg 189:205

Guadagni S, Aigner KR, Palumbo G, Cantore M et al. (1998) Pharmacokinetics of mitomycin C in pelvic stopflow infusion and hypoxic pelvic perfusion with and without hemofiltration: a pilot study of patients with recurrent unresectable rectal cancer. J Clin Pharmacol 38 (10):936–944

Karni T, Klein E, Fap MZ, Lin M, Koller M, Ben-Ari GY (1993) Total abdominal perfusion with chemotherapeutic drugs for intraabdominal cancer. Reg Cancer Treat 6 [Suppl 1]:28

Klein ES, Ben-Ari GY, Papa MZ, Adar R et al. (1996) Vascular complications of total abdominal perfusion and aortic Stop-flow infusion. J Surg Oncol 61 (1):17–19

Klein ES, Berkenstadt H, Koller M, Papa MZ, Ben-Ari GY, Lieberman N, Perei A (1996) Hemodynamic effects of aortic stop flow and total abdominal ischemic perfusion. Reg Cancer Treat 2:82–85

Lorenz M, Heinrich S, Staib-Sebler E, Kohne Ch et al. (2000) Regional chemotherapy in the treatment of advanced pancreatic cancer – is it relevant? Eur J Cancer 36 (8):957–965

Lygidakis HJ, Sgourakis G, Aphinives P (1999) Upper abdominal stop-flow perfusion as a neo and adjuvant hypoxic regional chemotherapy for resectable gastric carcinoma. A prospective randomised clinical trial. Hepatogastroenterology 46 (27):2035–2038

Petrowsky H, Heinrich S, Janshon G, Staib-Sebler E et al. (1999) Technique and pathophysiology og isolated hypoxic perfusion of the abdomen. Zentralbl Chir 124 (9): 833–839

Rockwell S (1992) Use of hypoxia directed drugs in the therapy of solid tumors. Oncol. [Suppl] 11:29

Roldan GE, Gunderson LL, Nargorney DM et al. (1988) External beam versus intraoperative and external beam irradiation for locally advanced pancreatic cancer. Cancer 61:1110

Rothenberg ML, Burris HA, Anderson JS et al. (1995) Gemcitabine: effective palliative therapy for pancreas cancer patients failing 5-FU (Abstract). Proc Am Clin Oncol 14:198

Roversi R, Ricci S, Rossi G, Cavallo G et al. (1997) Results of flow-controlled antiblastic perfusios (stop-flow technique) carried out with percutaneous technique: 30-month experience. Radiol Med 93 (6):732–738

Zanon C, Goss M, Nicola F, Alabiso O et al. (2001) Limits of aortic top flow infusion in the treatment of advanced cancer. Panminerva Med 43 (4):243–248

KOMMENTAR

Die Stop-flow-Therapie eröffnet theoretisch 3 verschiedene therapeutische Ansätze:
- als adjuvantes Verfahren nach potenziell kurativer Resektion zur Verbesserung der Prognose. Dieses Verfahren ist nur in einer Publikation von Lygidakis in einem Behandlungsregime beim Magenkarzinom eingesetzt worden. Er zeigte eine Vierjahresüberlebensrate von 45,5% für die adjuvant behandelten Patienten gegenüber 29,2% für die nicht adjuvant behandelten Patienten nach Magenkarzinom auf.
- als neoadjuvantes Verfahren zur Erhöhung der Resektabilität bei fortgeschrittenen Tumoren. In vielen Arbeiten finden sich Hinweise auf eine solche Therapieoption für primär inoperable Tumoren.
- als palliatives Verfahren zur Lebenszeitverlängerung und Verbesserung der Lebensqualität.

In keiner Publikation sind Hinweise auf eine Verlängerung der Überlebenszeit aufgeführt. Die Lebensqualität ist nicht valide gemessen worden, obwohl sich Hinweise für eine Verminderung von tumorassoziierten Symptomen finden.

Die Stop-flow-Therapie befindet sich insgesamt in einem experimentellen Stadium. Es handelt sich um eine sehr aufwändige und invasive Therapie. Die vorliegende Datenlage zeigt bisher keine prospektive Studie auf mit Dokumentation der Ansprechraten, der Überlebenszeit, aller relevanten Nebenwirkungen und Komplikationen. Die Stop-flow-Therapie stellt somit z. Zt. ein interessantes Therapiemodell dar, das für einen klinischen Einsatz weiter in Studien evaluiert werden sollte.

Ablative Therapieverfahren von Lebertumoren

Einleitung

C. T. Germer, J. P. Ritz

In der Bundesrepublik Deutschland erkranken jährlich ca. 40 000–50 000 Menschen an einem kolorektalen Karzinom (Holm 1989). Bei 20–25% finden sich zum Zeitpunkt der Diagnosestellung bereits synchrone Lebermetastasen. Im weiteren Verlauf entwickeln trotz kurativer Resektion des Primärtumors 30–60% der Patienten metachrone Metastasen in der Leber (Scheele 1994). Zum Zeitpunkt des Todes kann in bis zu 70% der Fälle eine Lebermetastasierung nachgewiesen werden, 25% der Patienten mit kolorektalem Karzinom versterben bei zugrundeliegender Lebermetastasierung am Leberausfall. Bei 10–20% der Patienten bleibt die Leber bis zum Tode einziger Metastasierungsort (Steele 1991).

Die chirurgische Resektion kolorektaler Lebermetastasen stellt derzeit das einzige Therapieverfahren mit potentiell kurativer Zielsetzung dar. Die mediane Überlebenszeit beträgt unter Ausschluss der Operationsletalität 43,66 Monate, die 5-Jahresüberlebensrate 41% (Scheele 2001). Vergleichbare Kollektive dokumentieren ein medianes Überleben von 27 bis 46 Monaten (Steele 1991; Stangl 1994; Fong 1997). Die durchschnittliche Operationsletalität liegt bei 0,8–5%, die Morbidität der Leberresektion wird zwischen 16 und 46% angegeben, wobei das Ausmaß der Resektion und die Dauer des Eingriffs mit der Komplikationsrate korrelieren (Fong 1997). Wie detaillierte Analysen zur Langzeitprognose der Patienten nach chirurgischer Resektion zeigen, existieren eine Reihe prognostischer Faktoren, die das Überleben der Patienten beeinflussen. Als signifikante Prognosefaktoren zählen die Radikalität der Leberresektion, Satellitenmetastasen in der Leber, Differenzierungsgrad des primären Kolonkarzinoms sowie Größe und Lage der Metastasen in der Leber (Stangl 1994; Scheele 2001). Unter Berücksichtigung der oben genannten Faktoren besteht bei maximal 30–40% der Patienten mit Lebermetastasen eines kolorektalen Karzinoms eine Indikation für die chirurgische Resektion. Nach potentiell kurativer Leberresektion muss in 40–50% mit einem Rezidiv in der Restleber gerechnet werden (Kemeny 1992). Für eine Re-Resektion kommen nach Angaben in der Literatur 23–33% dieser Patienten in Frage (Scheele 2001). Ob die chirurgische Resektion selbst einen Promoter für die Entwicklung intrahepatischer Rezidive darstellt, ist derzeit unklar. Allerdings deuten tierexperimentelle Daten darauf hin, dass das chirurgische Trauma der Leberresektion selbst durch die Induktion von Wachstumsfaktoren in diesem Zusammenhang von Bedeutung sein könnte, da das Ausmaß der Resektion die Expression derartiger Wachstumsfaktoren entscheidend bestimmt (Stangl 1994).

Beim nicht resektablen Patientengut handelt es sich um eine sehr inhomogene Population, so dass die Lebenserwartung sehr variabel ist. Abhängig von der Art des Leberbefalls kann mit einem medianen Überleben zwischen 4 und 21 Monaten ab dem Zeitpunkt der Diagnose einer metastatischen Erkrankung gerechnet werden, wobei die Überlebenszeit entscheidend von Lokalisation, Größe und Anzahl der Metastasen abhängig ist. Stangl et al. zeigten, dass das mediane Überleben in der Gruppe unbehandelter Patienten 7,5 Monate beträgt (Spontanverlauf; Kemeny 1992).

Aus diesen epidemiologischen Daten zur Leberresektion lassen sich drei wesentliche Forderungen für die Behandlung von Lebermetastasen ableiten:
- Obwohl vorliegende Lebermetastasen das metastasierte Stadium der Tumorerkrankung anzeigen, ist durch ein lokales Therapieverfahren, wie es die Leberresektion darstellt, für selektionierte Patienten eine potentielle Kuration erzielbar.
- Aufgrund der in Studien belegten Korrelation der Morbidität und Letalität der Leberresektion mit

dem Resektionsausmaß ergibt sich unter Berücksichtigung der onkologischen Prinzipien (R0-Resektion) die Forderung nach möglichst parenchymsparenden Therapieverfahren.
- Die hohe Rate von Rezidivlebermetastasen in der Restleber nach potentiell kurativer Resektion bedingt die Notwendigkeit der Wiederholbarkeit der Therapieform.

Diese drei Forderungen bilden die theoretische Rationale für die Entwicklung von so genannten In-situ-Ablationsverfahren wie der laserinduzierten Thermotherapie, der Radiofrequenztherapie, der Kryotherapie oder der interstitiellen Alkoholinstillation. Diese Verfahren stellen einen lokalen Ansatz zur kompletten Zerstörung von Tumorgewebe dar, sie sind parenchymsparend und sie können im Falle einer Rezidivmetastasierung wiederholt eingesetzt werden (Vogl 1999).

Literatur

Fong Y, Cohen AM, Fortner JG, Enker WE (1997) Liver resection for colorectal metastases J Clin Oncol 15:938

Holm A, Bradley E, Aldrete JS (1989) Hepatic resection of metastases from colorectal carcinoma. Morbidity, mortality and pattern of recurrence. Ann Surg 209:428–434

Kemeny N (1992) Review of regional therapy of liver metastases in colorectal cancer. Semin Oncol 19:155–162

Scheele J, Stangl R, Altendorf-Hofmann A, Paul M (1994) Resection of colorectal liver metastases. World J Surg 19:59

Scheele J, Altendorf-Hofmann A, Grube T, Hohenberger W, Stangl R, Schmidt K (2001) Resektion colorectaler Lebermetastasen. Welche Prognosefaktoren bestimmen die Patientenselektion? Chirurg 72:547–560

Stangl R, Altendorf-Hofmann A, Charnley RM, Scheele J (1994) Factors influencing the natural history of colorectal liver metastases. Lancet 343:1405

Steele G jr, Bleday R, Mayer RJ, Lindblad A, Petrelli N, Weaver D (1991) A prospective evaluation of hepatic resection for colorectal carcinoma metastases to the liver: Gastrointestinal Tumor Study Group Protocol 6584. J Clin Oncol 9:1105–1112

Vogl TJ, Muller PK, Mack MG, Straub R, Engelmann K, Neuhaus P (1999) Liver metastases: interventional therapeutic techniques and results, state of the art. Eur Radiol 9(4):675–684

Laserverfahren

C. T. Germer, J. P. Ritz

Die bisher größte Erfahrung im Einsatz von In-situ-Ablationsverfahren existiert mit der laserinduzierten Thermotherapie (LITT). Diese wurde erstmals von Bown et al. (1983) beschrieben und hat sich zu einer effizienten und minimalinvasiven Behandlungsstrategie für die lokale Tumordestruktion in parenchymatösen Organen entwickelt (Muschter 1995; Berlien 1989). Die Besonderheit aller In-situ-Ablationsverfahren besteht darin, dass auf die eigentliche Entfernung des Tumors verzichtet wird und dieser in situ verbleibt.

Ziel dieser Technik ist eine lokale Destruktion von Tumorgewebe unter Schonung von umliegendem gesunden Gewebe sowie der Vermeidung ausgedehnter Resektionen. Für die LITT werden optische Fasern mit speziellen Applikatoren eingesetzt, die geeignet sind, eine hohe Laserenergie in die Zielregion einzubringen. Wegen ihrer großen optischen Eindringtiefe werden Laser des nahen Infrarot verwendet (800–1200 nm), wobei die bisherigen Kenntnisse auf Erfahrungen mit dem klinisch weit verbreiteten Nd:YAG-Laser (1064 nm) beruhen (Frank 1990; Ritz 2001). Die Laserapplikatoren werden per Punktion direkt in den zu destruierenden Tumor eingebracht (Abb. 16.1). Dies kann sowohl perkutan in Lokalanästhesie als auch während einer Laparoskopie oder Laparotomie erfolgen (Germer 1997). Durch Absorption der Photonen im Zielgewebe entstehen Temperaturen zwischen 55 und 100 °C um den Applikator mit konsekutiver Ausbildung einer Thermonekrose des Tumorgewebes.

Ein Vorteil des Nd:YAG-Lasers und des Dioden-Lasers liegt in der Möglichkeit, die Laserstrahlung durch dünne optische Fasern (400–600 µm im Durchmesser) über eine Strecke von mehreren Metern ohne signifikanten Energieverlust zu transportieren. Dadurch wird die interstitielle Applikation des Laserlichtes über eine Punktion des Zielgewebes leicht ermöglicht (Gewiese 1994). Die typischerweise bei einer LITT applizierte Laserenergie reicht von 5 bis 30 Watt. Diese Parameter hängen wesentlich vom gewünschten Schädigungsvolumen und dem verwendeten Applikationssystem ab (s. unten).

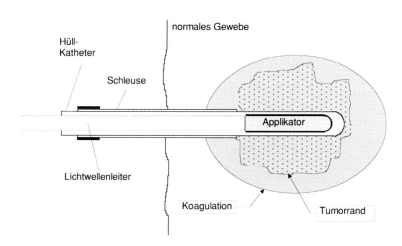

Abb. 16.1. Prinzip der laserinduzierten Thermotherapie (LITT)

Die Idee, Hitze zur Zerstörung pathologischen Gewebes einzusetzen, existiert bereits seit über 2 Jahrtausenden, als Brusttumore mit glühenden Eisenspitzen behandelt wurden (Roggan 1995). Die erste verwertbare In-vivo-Studie über thermische Gewebeschädigung wurde 1947 von Henriques und Moritz publiziert (Henriques 1947). Nach Entwicklung der ersten klinisch einsetzbaren Lasersysteme kam es zu einer raschen Ausbreitung thermischer Anwendungen in der Medizin seit den frühen 80er-Jahren. Die ersten klinischen Applikationen einer LITT, oder auch LIC („laser-induced coagulation"), ILT („interstitial laser thermotherapy") oder ILP („interstitial laser photocoagulation"), wurden an Gehirntumoren, Gefäßmissbildungen und Lebertumoren durchgeführt. Später kam es zu einer Ausweitung der Indikation auf benigne Prostatahyperplasien, Tumoren der Halsregion, gynäkologische Tumoren und Brusttumoren (Muschter 1995; Philipp 1995; Roggan 1995; Wacker 1998; Costello 1999).

16.1
Lasersysteme und Laser-Gewebe-Interaktion

Der zeitliche Verlauf der Temperaturverteilung im biologischen Gewebe während einer LITT wird durch zwei Prozesse beeinflusst: die lokale Hitzeentstehung und die gleichzeitige Ausbreitung und Fortleitung der thermischen Energie (Bowman 1975; Roggan 1995). Während der erste Prozess durch die Lichtverteilung und die Absorptionseigenschaften des Zielgewebes beeinflusst wird, hängt der zweite Prozess von Wärmetransport, lokaler Blutperfusion, sowie metabolischen und strukturellen Gewebeveränderungen ab (Bosman 1991; Ritz 2001).

Durch die LITT-Applikationen sollen unter klinischen Bedingungen Lebertumoren mit einem Durchmesser von 1–5 cm behandelt werden. Es empfiehlt sich, eine Laserwellenlänge mit einer hohen optischen Eindringtiefe zu wählen, da hiermit die größten Läsionen induzierbar sind. Aus Untersuchungen der optischen Geweberparameter weiß man, dass im Wellenlängenspektrum zwischen 800 und 1100 nm ein so genanntes optisches Fenster mit hoher optischer Eindringtiefe und geringer Absorption existiert (Parrish 1981). Abbildung 16.2 zeigt ein Wellenlängenspektrum der optischen Eindringtiefe von Lebergewebe mit dem Nachweis der höchsten Eindringtiefe bei 1070 nm (Roggan 1997; Ritz 2001). Konsequenterweise werden daher Nd:YAG-Laser mit einer Wellenlänge von 1064 nm am häufigsten in der klinischen Anwendung der LITT eingesetzt. Zusätzlich finden auch so genannte Diodenlaser mit Wellenlängen zwischen 830 und 980 nm Verwendung, da diese ebenfalls eine hohe Eindringtiefe aufweisen und kostengünstiger sind (Costello 1999).

Bedenkt man, dass die optische Eindringtiefe in das Tumorgewebe selbst bei einem Optimum von 1064 nm nur knapp 1 cm beträgt, wird deutlich, dass relativ lange Expositionszeiten erforderlich sind, um durch zusätzliche Effekte der Wärmelei-

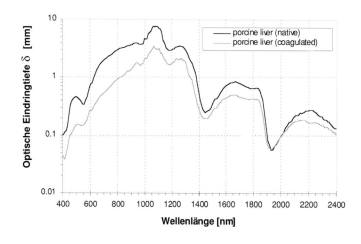

Abb. 16.2. Optische Eindringtiefe von Schweinelebergewebe mit einem Optimum bei 1070 nm, berechnet aus den optischen Parametern wie Absorption, Streuung und Anisotropie

tung einen adäquaten thermischen Erfolg über einen Radius von mehreren Zentimetern zu erreichen. Die typische Ausbreitungsgeschwindigkeit der thermischen Läsion in parenchymatösen Organen setzt damit annäherungsweise folgende Expositionszeiten voraus, um eine komplette thermische Zerstörung des angegebenen Durchmessers zu erzielen (Roggan 1997):
- 1 mm: 1 s,
- 10 mm: 100 s,
- 30 mm: 1000 s.

Zusätzlich zur optischen Eindringtiefe und der Wärmeleitung hängt der Verlauf der Läsionsausbreitung von der lokalen Durchblutung im Zielgebiet ab. Die Durchblutung des Lebergewebes bewirkt mit einer Temperatur von etwa 37° einen Kühleffekt und verhindert damit die rasche Progredienz der Temperaturausbreitung im Gewebe (Albrecht 1998). Um klinisch relevante Tumoren von mehreren Zentimetern Durchmesser effektiv behandeln zu können, sind unter Berücksichtigung der genannten Parameter Expositionszeiten von 15–30 min erforderlich.

16.2
Laserapplikatoren

Erste interstitielle Laseranwendungen wurden mit der blanken Quarzfaser mit einer prograden Abstrahlcharakteristik durchgeführt (Abb. 16.3). Aufgrund der relativ kleinen Laserlichtaustrittsfläche resultiert am Laserfaser-Gewebeübergang eine hohe Leistungsdichte von bis zu 350 W/cm^2 (Germer 1999). Alle Arbeitsgruppen, welche die blanke Quarzfaser verwendeten, berichten über eine sowohl makroskopisch als auch histologisch sichtbare Karbonisationszone (Welch 1984; Gewiese 1994; Germer 1999). Die entstehende Karbonisation bewirkt die Entwicklung eines hohen Temperaturgradienten von der Applikatorspitze zur Peripherie, wodurch bei der Applikation niedriger Laserleistungen (1 W) größere Läsionen resultieren als ohne Carbonisation (Albrecht 1998). Bei der Applikation höherer Laserleistungen, wie sie zu Induktion klinisch relevanter Läsionsgrößen zur Behandlung von Lebertumoren notwendig sind, führt die Karbonisation zu sog. Vaporisationseffekten (Jolesz 1988; Isbert 1997). Hierdurch wird ein weiterer Wärmetransfer in tiefere Gewebeanteile verhindert und die Ausdehnung der thermischen Schädigungszone auf Läsionen mit einem Durchmesser von <1 cm begrenzt. Für einen sicheren klinischen Einsatz der laserinduzierten Thermotherapie zur Behandlung humaner maligner Lebertumore ist jedoch die Induktion großer Läsionen notwendig, welche die Einhaltung eines Sicherheitsabstandes in Analogie zur Leberresektion gewährleisten. Um die Induktion größerer Läsionsvolumina zu ermöglichen, wurden Applikationssysteme mit einer verringerten Leistungsdichte an der Applikator-Gewebe-Kontaktstelle entwickelt, wodurch höhere Laserleistungen über längere Zeiträume appliziert werden können. Eine technische Entwicklung ist das sog. Ringmode (Applikationssystem mit einer zirkumferentiell gerichteten Abstrahlungscharakteristik (Abb. 16.3). Im Vergleich zur blanken Quarzfaser resultiert auf der Oberfläche des Glasdoms eine auf etwa 20 W/cm^2 reduzierte Leistungsdichte. Ein anderes Wirkprinzip stellen diffus abstrahlende Applikatorsysteme dar (Abb. 16.3). Im Vergleich zu der blanken Quarzfaser

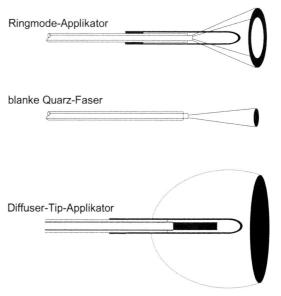

Abb. 16.3. Schematische Darstellung der Photonenabstrahlungscharakteristik der Applikatorsysteme. Ringmode-Applikator mit zirkumferenter Abstrahlung, blanke Quarzfaser ohne Streuung der emittierten Strahlung, Diffuser-tip-Applikator mit einer diffusen homogenen Abstrahlungscharakteristik

wird die Strahlenaustrittsfläche auf bis zu 45 mm² vergrößert und gleichzeitig die Leistungsdichte am Faser-Gewebe-Übergang auf 1–3 W/cm² erniedrigt (Germer 1999).

Die Weiterentwicklung des Diffuser-tip-Applikators durch die eigene Arbeitsgruppe zeigte sich in einer vergleichenden Ex-vivo-Versuchsreihe sowohl im Hinblick auf die maximale thermische Belastbarkeit als auch auf das maximal induzierbare Läsionsvolumen dem Ringmode-Applikator überlegen. Aufgrund der höheren thermischen Belastbarkeit von 5760 J war die Induktion von signifikant größeren Läsionen mit einem Volumen von 7,6 cm³ und einem Durchmesser von 2,5 cm möglich. Somit erlaubt dieser Applikatortyp die Induktion von Läsionen, deren Dimension die Grundvoraussetzung zur Behandlung von malignen Tumoren der Leber mit einem entsprechenden Sicherheitsabstand erfüllen (Germer 1999).

16.3
Methoden zu Effektivitätssteigerung

Eine weitere Steigerung der Koagulationseffizienz von Applikatoren ist durch eine Erhöhung der maximalen thermischen Belastbarkeit mittels Kühlung des Applikatorschaftes erzielbar (Vogl 1998). Von der eigenen Arbeitsgruppe wurde ein gekühltes Applikationssystem entwickelt, das im Vergleich mit ungekühlten Diffuser-tip-Applikatoren deutlich größere Koagulationsvolumina von bis zu 25 cm³, respektive 30 mm Durchmesser induziert (Roggan 1995; Germer 1999). Nachteil gekühlter Applikatoren im Vergleich zu konventionellen Applikatoren ist der deutlich größere Außendurchmesser, bedingt durch die Zu- und Abläufe der Kühlflüssigkeit.

Unter Berücksichtigung der klinischen Realität kann mit dem hiermit erzielten Läsionsdurchmesser (etwa 30 mm) nur eine begrenzte Anzahl von Metastasen einschließlich eines Sicherheitssaumes therapiert werden. Neben der Kühlung des Applikators werden daher weitere Maßnahmen zur Effektivitätssteigerung der Therapie eingesetzt. Dies sind einerseits die Multifaserapplikation und andererseits die Unterbrechung der hepatischen Perfusion. Durch simultane Platzierung mehrerer Applikatoren in und um einen Tumor herum kommt es zu einer Überlappung der einzelnen Thermoläsionen und damit zur Ausbildung größerer Koagulationsvolumina. Daneben kann durch Rückzug des Applikators bei fortlaufender Laserapplikation ebenfalls eine Erhöhung des Koagulationsvolumens erreicht werden (Abb. 16.4 a, b). Durch diese technischen Variationen können Tumoren bis zu einem Durchmesser von 50 mm sicher und komplett thermisch zerstört werden. Ein Nachteil dieser Techniken besteht in der Notwendigkeit, mehrere Lasersysteme gleichzeitig einsetzen zu müssen (Multifaserapplikation) bzw. eine Vervielfachung der Koagulationszeiten in Kauf nehmen zu müssen (Rückzugtechnik).

Als zweite Möglichkeit zur Effektivitätssteigerung dient die Unterbrechung der hepatischen Perfusion. Wie bereits erwähnt führt die Leberdurchblutung mit einer Temperatur von etwa 37° zu einem Kühleffekt um den Laserapplikator und wirkt damit der Ausbreitung der Temperaturfront des Laserlichtes und seiner Effektivität entgegen. Experimentell

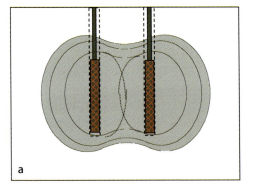

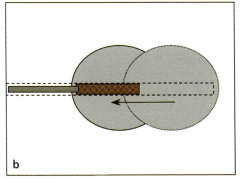

Abb. 16.4. Techniken zur Vergrößerung des Koagulationsvolumens **a** durch Einsatz mehrerer Applikatoren oder **b** durch Rückzugtechnik während der LITT

konnte gezeigt werden, dass die Unterbrechung des hepatischen Blutflusses zu einer signifikanten Vergrößerung der Thermoläsion und zu einer Reduktion der Tumorrezidive führt (Albrecht 1998; Germer 1999). Im klinischen Einsatz wird der hepatische Blutfluss auf zwei Wegen unterbrochen. Zunächst kann im Rahmen einer Laparotomie durch ein so genanntes Pringle-Manöver das hepatoduodenale Band für die Dauer der LITT abgeklemmt werden. Für die perkutane Applikation bietet sich die Applikation von Stärkemikrosphären in die A. hepatica an. Dadurch wird der arterielle Zustrom zur Metastase für die Dauer von etwa 30–45 min unterbrochen. Beide Methoden führen in ersten klinischen Anwendungen zu einer signifikanten Vergrößerung des Läsionsvolumens, die es ermöglicht, Metastasen von 50 mm Durchmesser einschließlich eines Sicherheitssaumes komplett zu zerstören (Isbert 1997; Germer 1998; Wacker 2001).

16.4
Klinische Anwendung

Der bisherige klinische Einsatz der laserinduzierten Thermotherapie zur Behandlung von malignen Lebertumoren beschränkt sich auf z. T. inhomogene Patientenkollektive und ist nie mit kurativer Intention erfolgt. Die erste klinische Arbeit, die über den Einsatz der laserinduzierten Thermotherapie in der Behandlung von Lebertumoren berichtet, stammt von einer japanischen Arbeitsgruppe, die insgesamt 10 Patienten (2 mit hepatozellulärem Karzinom und 8 mit Lebermetastasen kolorektalen Ursprungs) behandelte (Dachman 1990; Vogl 1998). Nolsoe et al. (1993) berichten aus Dänemark über die Behandlung von 11 Patienten mit 16 kolorektalen Lebermetastasen. Ziel der Studien war es, die technische Machbarkeit der Applikation und deren Überwachung während der Behandlung zu zeigen. Neun Patienten wurden perkutan und zwei Patienten im Rahmen einer Laparotomie behandelt. Auf der Basis von Nachkontrollen wurden 12 der primär 16 behandelten Metastasen als vollständig zerstört beurteilt. Schwerwiegende methodenbedingte Komplikationen wurden nicht beobachtet (Nolsoe 1993).

Über große Erfahrungen zum Einsatz der laserinduzierten Thermotherapie verfügt die englische Ar-

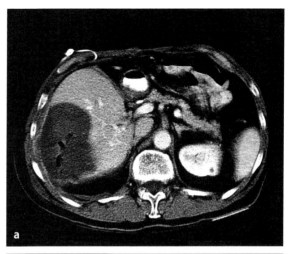

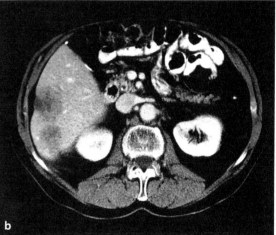

Abb. 16.5. CT mit Nachweis zweier Lebermetastasen **a** vor und **b** nach offener LITT mit hepatischer Perfusionsunterbrechung durch Pringle-Manöver

beitsgruppe von Bown u. Masters (Steger 1993), die insgesamt 21 Patienten mit einer Gesamtzahl von 55 Lebermetastasen behandelten. Bei allen Tumoren, die kleiner als 4 cm im Durchmesser waren, wurden zwischen 50 und 100% des Tumorgewebes zerstört. Bei einem Teil der Patienten wurden die Ergebnisse durch Feinnadelpunktionen überprüft und bestätigt. Therapiebedingte schwerwiegende Komplikationen sind nicht beschrieben. Bei 10 der behandelten Patienten ist bei einer mittleren Nachbeobachtungszeit von 5,5 Monaten kein erneutes Tumorwachstum festgestellt worden. Bei 11 Patienten, die 14 Monate oder länger nachbeobachtet waren, kam es entweder zu neu aufgetretener extrahepatischer Tumormanifestation oder erneutem hepatischen Tumorwachstum.

Die eigene Arbeitsgruppe konnte im Rahmen einer klinischen Studie an bisher 56 Patienten zeigen, dass mit der LITT in vollständig koagulierten Tumoren eine lokale Tumorkontrolle erzielbar ist (Germer 1998). Durch Kombination der LITT mit Methoden der Gefäßunterbrechung konnte auch in klinischen Studien gezeigt werden, dass Tumoren mit einem Durchmesser von bis zu 50 mm komplett zerstörbar sind (Abb. 16.5 a, b). Es ist jedoch zu berücksichtigen, dass es sich bei allen Patienten um weit fortgeschrittene Tumorstadien handelte, da in die Studie nur Patienten aufgenommen wurden, bei denen keine andere etablierte therapeutische Option möglich oder sinnvoll war. Bei einer Nachbeobachtungszeit von 3–26 Monaten zeigte sich bei 11 Patienten kein erneutes intrahepatisches Tumorwachstum. Bei 9 Patienten kam es zu einer neu aufgetretenen hepatischen Tumormanifestation außerhalb der therapierten Areale.

Vogl (1998) konnte im Rahmen der größten bisher durchgeführten prospektiven Studie bei der Behandlung von 99 Patienten mit 282 Metastasen ein medianes Überleben von 36,4 Monaten erreichen. Bezüglich der Komplikationen wurden ein Leberabszess (0,11%), klinisch nicht relevante, nur bildgebend diagnostizierte subkapsuläre Hämatome (2,46%), reaktive Pleuraergüsse ohne Therapiekonsequenz (7,28%) und eine lokale Wundinfektion (0,11%) festgestellt. In 0,36% der Fälle war eine Punktion des Pleuraergusses notwendig, wobei die Patienten alle nach einmaliger Punktion wieder beschwerdefrei waren. Die Gesamtkomplikationsrate in dieser Patientengruppe betrug 7,6%, eine methodenbedingte Letalität trat nicht auf. Im Rahmen der Fortführung dieser Behandlung in der klinischen Routine konnten bislang 875 Metastasen eines kolorektalen Karzinoms bei 277 Patienten behandelt werden. Dabei ergab sich eine mittlere Überlebensrate von 42,96 Monaten (95% Konfidenzintervall 37,92–48,12 Monate). Diese Ergebnisse sind vergleichbar mit den Überlebenszeiten nach Leberresektion. Berücksichtigt man zusätzlich

Tabelle 16.1. Ein- und Ausschlusskriterien der Multizenterstudie zur laserinduzierten Thermotherapie von Lebermetastasen des kolorektalen Karzinoms

BMBF-Studie – Lebermetastasen kolorektaler Karzinome	
Einschlusskriterien	1. Der Patient hat maximal 4 Lebermetastasen eines primär sanierten Kolorektalkarzinoms 2. Die größte Metastase hat einen Durchmesser von maximal 4 cm 3. Die Metastasen sind chirurgisch resektabel 4. Der Patient ist über die Studie aufgeklärt und hat der Studienteilnahme zugestimmt
Ausschlusskriterien	1. Der Primärtumor ist nicht vollständig entfernt worden (Status R1, R2) 2. Es liegen extrahepatische Metastasen vor 3. Es wurde bereits ein Lokalrezidiv des Primärtumors diagnostiziert 4. Patient in Bezug auf Lebermetastasen mit chirurgischen oder lokalablativen Verfahren vorbehandelt (z. B. vorherige Leberresektion, LITT, Hochfrequenz/RF, Kryotherapie) 5. Der Karnofsky-Index ist kleiner als 70% 6. Eine Leberzirrhose liegt vor (basierend auf Referenz-MRT), keine histologische Sicherung notwendig 7. Die Knochenmarksfunktion ist unzureichend (Leukozytenzahl < 3 000/μl oder Thrombozytenzahl < 100 000/μl) 8. Eine Leberinsuffizienz liegt vor (Quick < 50%, Bilirubin > 50 μmol/l, Cholinesterase < 1500 U/l) 9. Zweittumoren liegen vor (außer Basaliom und Spinaliom der Haut bzw. Zervixkarzinom in situ) 10. Eine schwere Herzerkrankung liegt vor (NYHA 3, 4) 11. Psychiatrische Erkrankungen liegen vor bzw. es ist anzunehmen, dass der Patient unzureichend kooperiert (sprachliche Probleme, Alkohol, Drogenabhängigkeit) 12. Der Patient kann nicht in adäquatem Umfang über die Studie aufgeklärt werden 13. Der Patient trägt einen Herzschrittmacher oder metallische Implantate, die eine kernspintomographische Untersuchung ausschließen

die Tatsache, dass die Patienten aufgrund ihrer schlechten prognostischen Faktoren nicht resektabel waren, rechtfertigen die Ergebnisse von Vogl et al. (1998) die Annahme, dass die LITT eventuell zur kurativen Therapie einsetzbar ist. Zur Untersuchung dieser Fragestellung wird derzeit eine durch das BMBF finanzierte randomisierte Multizenterstudie durchgeführt, die den Erfolg der LITT mit der chirurgischen Resektion kolorektaler Lebermetastasen vergleicht (Tabelle 16.1). Bis zum Vorliegen der endgültigen Studienergebnisse sollte die LITT in erfahrenen Zentren möglichst unter Studienbedingungen erfolgen, um eine sichere und für den Patienten effektive Anwendung unter onkologischen Aspekten zu gewährleisten.

Literatur

Albrecht D, Germer CT, Isbert C, Ritz JP, Roggan A, Müller G, Buhr HJ (1998) Interstitial Laser Coagulation: Evaluation of the Effect of Normal Liver Blood Perfusion and the Application Mode on Lesion Size. Lasers Surg Med 23(1):40–47

Berlien HP, Müller G (Hrsg)(1989) Angewandte Lasermedizin. Ecomed, Landsberg (Handbuch für Praxis und Klinik)

Bosman S, Phoa SSK, Bosma A, Gemert MJC van (1991) Effect of percutaneous interstitial thermal laser on normal liver of pigs: sonographic and histopathological correlations. Brit J Surg 78:572–575

Bowman HF, Cravalho EG, Woods M (1975) Theory, measurement and application of thermal properties of biological tissue. Ann Rev Biophys Bioeng 4:43–80

Bown SG (1983) Phototherapy of tumours. World J Surg 7:700–709

Costello AJ, Agarwal DK, Crowe HR, Lynch WJ (1999) Evaluation of interstitial diode laser therapy for treatment of benign prostatic hyperplasia. Tech Urol 5(4):202–206

Dachman AH, McGehee JA, Beam TE (1990) US-guided percutaneous laser ablation of liver tissue in a chronic pig model. Radiology 176:128–133

Frank F, Hessel S (1990) Technische Voraussetzungen für die interstitielle Thermotherapie mit dem Nd:YAG-Laser. Lasermedizin 10:36–40

Germer CT, Albrecht D, Roggan A, Isbert C, Buhr HJ (1997) Experimental study of laparascopic laser-induced thermotherapy for liver tumors. Br J Surg 84(3):317–320

Germer CT, Isbert CM, Albrecht D et al. (1998) Laser-induced thermotherapy for the treatment of liver metastasis. Surg Endosc 12(11):1317–1325

Germer CT, Isbert C, Albrecht D et al. (1999) Laser-Induced Thermotherapy Combined With Hepatic Arterial Embolization in the Treatment of Liver Tumors in a Rat Tumor Model. Ann Surg 320(1):55–62

Germer CT, Albrecht D, Isbert C, Ritz J, Roggan A, Buhr HJ (1999) Diffusing fibre tip for minimally invasive treatment of liver tumours by interstitial laser coagulation (ILC): an experimental ex vivo study. Lasers Med Sci 14:32–39

Gewiese B, Beuthan J, Fobbe F et al. (1994) Magnetic Resonance Imaging-Controlled Laser-Induced Interstitial Thermotherapy. Invest Radiol 29(3):345–351

Henriques FCJ, Moritz AR (1947) Studies of thermal injuries. I: The conduction of heat to and through the skin and the temperature attained therein. Am J Pathol 23:531–549

Isbert C, Germer CT, Albrecht D et al. (1997) Kontrastmittelgestützte MRT als Monitoring Verfahren des Follow-up nach laserinduzierter Thermotherapie – eine experimentelle Korrelationsanalyse in vivo. Endoskopie heute 10:145–146

Jolesz FA, Bleier AR, Jakab P, Ruenzel PW, Huttl K, Jako GJ (1995) MR imaging of laser tissue interaction. Radiology 168:853–857

Muschter R, Hofstetter A (1995) Technique and results of interstitial laser coagulation. World J Urol 13:109–114

Nolsoe CP, Torp-Pederson S, Burcharth F (1993) Interstitial hyperthermia of colorectal liver metastases with US-guided Nd:YAG laser with a diffuser tip: a pilot clinical study. Radiology 187:333–337

Parrish JA (1981) New concepts in therapeutic photomedicine: photochemistry, optical targeting and the therapeutic window. J Invest Dermatol 77:45–50

Philipp C, Rhode E, Berlien HP (1995) Treatment of Congenital vascular disorders (CVD) with laser-induced interstitial thermotherapy (LITT). In: Müller G, Roggan A (eds) Laser-induced Interstitial Thermotherapy. SPIE Press, Bellingham, 443–458

Ritz JP, Roggan A, Germer CT, Isbert C, Müller G, Buhr HJ (2001) Continuous changes in the optical properties of liver tissue during laser-induced interstitial thermotherapy. Lasers Surg Med 28:307–312

Roggan A, Albrecht D, Berlien HP et al. (1995) Application equipment for intraoperative and percutaneous laser-induced interstitial thermotherapy. In: Müller G, Roggan A (eds) Laser-induced Interstitial Thermotherapy. SPIE Press, Bellingham, 224–248

Roggan A (1997) Dosimetrie thermischer Laseranwendungen in der Medizin – Untersuchung der optischen Gewebeeigenschaften und physikalisch-mathematische Modellentwicklung. In: Müller G, Berlien HP (Hrsg) Fortschritte in der Lasermedizin, Ecomed, Landsberg, Bd 16

Ritz JP, Roggan A, Germer CT, Isbert C, Müller G, Buhr HJ (2001) Continuous changes in the optical properties of liver tissue during laser-induced interstitial thermotherapy. Lasers Surg Med 28:307–312

Roggan A, Albrecht D, Berlien HP et al. (1995) Application equipment for intraoperative and percutaneous laser-induced interstitial thermotherapy. In: Müller G, Roggan A (eds) Laser-induced Interstitial Thermotherapy. SPIE Press, Bellingham, 224–248

Steger AC, Shorvon P, Walmley K, Chrisholm R, Bown SG, Lees WR (1993) Ultrasound features of low power interstitial laser hyperthermia. Clinical Radiology 46:88–93

Vogl TJ, Weinhold N, Mack MG (1998) Verification of MR thermometry by means of an in vivo intralesional, fluorooptic temperature measurement for laser-induced thermotherapy of liver metastases. Fortschr Röntgenstr 169 (2):182–188

Vogl TJ, Mack MG, Roggan A (1998) Internally cooled power laser for MR-guided interstitial laser-induced thermotherapy of liver lesions: initial clinical results. Radiology 209 (2):381–385

Wacker FK, Cholewa D, Roggan A, Schilling A, Waldschmidt J, Wolf KJ (1998) Vascular lesions in children: percutaneous MR imaging-guided interstitial Nd:YAG laser therapy – preliminary experience. Radiology 208 (3):789–794

Wacker F, Reither K, Ritz JP, Roggan A, Germer CT, Wolf KJ (2001) MR-guided interstitial laser-induced thermotherapy of hepatic metastases combined with arterial blood flow reduction: Technique and first clinical results in an open MR system. J Mag Res Imaging 13(1):31–36

Welch AJ (1984) The thermal response of laser irradiated tissue. IEEE Journal of Quantum Electronics 20(12):1471–1481

Radiofrequenzablation 17

P. Huppert, J. Trübenbach

Bei dem Verfahren der In-situ-Ablation von Lebertumoren mittels Radiofrequenzenergie handelt es sich um ein neues, sich zunehmend verbreitendes, aber erst am Anfang seiner klinischen Evaluierung stehendes Verfahren. Daher sollen in diesem Beitrag Grundlagen und Methodik vermittelt werden sowie eine aktuelle Bestandsaufnahme der bisherigen Ergebnisse anhand wissenschaftlich-klinischer Kriterien erfolgen.

17.1
Grundlagen und Wirkungsweisen

Die thermische Ablation von Geweben ist ein seit längerem bekanntes Therapieverfahren in der Kardiologie und Chirurgie. Nach der Entwicklung geeigneter Applikationstechniken sind in den vergangenen 6 Jahren neben Anwendungen in der Osteologie (Rosenthal 1995) insbesondere In-situ-Behandlungen primärer und metastatischer Tumoren der Leber vorangetrieben worden (Gazelle 2000). Zur Übertragung thermischer Energie wurden neben Radiofrequenzwellen auch Mikrowellen (De Lu 2001) und Laserenergie verwendet.

Bei der Radiofrequenzablation (RFA) werden Radiofrequenzwellen von einer in situ positionierten aktiven Elektrode in das umgebende Gewebe emittiert und – elektrische Leitfähigkeit vorausgesetzt – von einer Neutralelektrode abgeleitet. Die Neutralelektrode wird extern am Körper angelegt (monopolare RFA) oder als zweite Elektrode in situ eingebracht (bipolare RFA). Bei monopolarer RFA wird im Falle kleiner Tumoren die Elektrode idealerweise zentrisch in den zu abladierenden Tumor positioniert und bei bipolarer Technik liegt dieser mittig zwischen den Elektroden. Derzeit sind nahezu ausschließlich monopolare RFA-Systeme in der klinischen Anwendung. Die emittierten Radiofrequenzwellen bewirken durch Verstärkung von Ionenbewegungen eine Erhitzung des Gewebes. Werden Temperaturen von mehr als 60 °C erreicht, entstehen fokale Koagulationsnekrosen. Bei Temperaturen von mehr als 90 °C resultieren Verkochung, Kavitationen und Verkohlung, welche eine Erhöhung des elektrischen Widerstandes (Impedanz), eine Reduktion des Stromflusses und eine Minderung der applizierten Energie verursachen. Die Folge ist, dass die Größe von Nekrosen, die mittels einfacher aktiver Elektroden in vivo im Lebergewebe erzeugt werden können, auf etwa 12 mm Durchmesser begrenzt ist (Goldberg 1996). Die klinische Anwendung der Methode war daher anfänglich limitiert (Rossi 1996).

Zur Erzeugung größerer Nekrosen wurden verschiedene Verfahren entwickelt, deren Ziele eine Verbesserung der elektrischen Leitfähigkeit und damit eine Erhöhung der applizierbaren Energie sowie eine Verminderung der endogenen durchblutungsbedingten Gewebekühlung sind. Anfänglich wurde die Injektion von kalter Kochsalzlösung (etwa 1 ml/min) vor und während der RFA in das zu abladierende Gewebe propagiert; sie erhöht dessen elektrische Leitfähigkeit und bewirkt größere Nekrosen (Livraghi 1997). Nachteil ist, dass die Verteilung der injizierten Flüssigkeit nicht steuerbar ist und somit die Form und Größe der Nekrosen nicht vorsehbar ist. Häufig sind irregulär geformte Nekrosen die Folge. Ein wesentlicher Schritt war die Entwicklung einer internen Kühlung der aktiven Elektroden durch zirkulierende kalte Flüssigkeit. Hierdurch wird eine Überhitzung des Gewebes in unmittelbarer Umgebung der Elektrode mit Zusammenbruch der elektrischen Leitfähigkeit bei Emission relativ niedriger Energien vermieden. Die thermischen Effekte der RFA werden folglich in zentrifugaler Richtung verlagert, größere Energien sind applizierbar mit der Folge größerer Nekrosen. In einer Vergleichsstudie (Goldberg 1996) betragen die applizierbaren Energien und mittleren Nekrosedurchmesser in Lebergewebe bei Verwendung nicht perfundierter Elektroden ex vivo (in vivo) 20 W und 1,2 cm (15 W und 1,4 cm) und bei Verwendung perfundierter Elektroden ex vivo (in vivo) 50 W und 3,1 cm (65 W und 2,4 cm).

Eine weitere technische Modifikation zur Erzeugung größerer Nekrosen ist die gepulste Applikation der Radiofrequenzwellen. Moderne Systeme zur RFA verfügen über eine kontinuierliche Messung der Gewebeimpedanz, des Stromflusses, der applizierten Energie sowie der Temperatur der Elektrodenspitze. Durch computergesteuerte impedanzabhängige Modulationen des Stromflusses wird eine Steigerung der effektiv emittierten Energie bei Aufrechterhaltung der elektrischen Leitfähigkeit ermöglicht. So ergaben sich bei Pulslängen von 10–15 s für Stromflüsse von max. 1,1–1,8 A und minimal 0,1 A ex vivo 3,5 cm große Nekrosen. Bei zusätzlicher Modulation des Stromflusses entsprechend der gemessenen Impedanz resultierten 4,5 cm große Nekrosen (Goldberg 1999). In vivo fand sich eine Größe der Nekrosen von 2,4 cm bei kontinuierlicher Applikation der Radiofrequenzwellen und von 2,8 cm bei gepulster Applikation unter Verwendung 3 cm langer aktiver Elektrodenspitzen.

Die duale hepatische Durchblutung führt zu einer intensiven Gewebekühlung und wirkt daher, insbesondere in der Nähe großer Gefäße, den Effekten der RFA entgegen. Eine Vergrößerung induzierbarer Nekrosen gelingt durch Modulation des Blutflusses. Dies kann pharmakologisch erreicht werden (Goldberg 1998), durch intraoperative Durchblutungsminderung mit Pringel-Manöver (Elias 2000) oder durch vorherige Embolisation hepatischer Arterien (Buscarini 1999).

Ein weiteres Prinzip zur Erzeugung größerer Nekrosen ist schließlich die Verwendung von Mehrfachelektroden. Die Systeme bestehen entweder aus mehreren parallel zueinander verlaufenden Elektroden (Clusterelektrode) oder aus gekrümmten, radiär angeordneten Elektroden (Arraysysteme). Bei Clusterelektroden sind aus 3 Einzelelektroden bestehende Systeme am effektivsten, Systeme mit 4 oder 5 Elektroden sind weniger effektiv (Goldberg 1995). Bei simultaner Aktivierung der Elektroden wirken diese funktionell als Einheit und bewirken hierdurch größere Nekrosen als bei Aktivierung der Elektroden nacheinander. Maximale Effekte sind bei einem Abstand der Elektrodenspitzen untereinander von 5–7 mm zu erwarten. Der Abstand darf 1 cm nicht überschreiten, da ansonsten nicht abladierte Zwischenschichten verbleiben.

17.2
Technischer Aufbau von RFA-Systemen, bildgebende Steuerung und Methodik bei klinischer Anwendung

RFA-Systeme bestehen aus einem Radiofrequenzwellen-Generator, aktiven Elektroden und Neutralelektroden. Derzeit sind zwei Systemarten im Einsatz, die sich insbesondere im Aufbau der aktiven Elektroden unterscheiden. Das System der Firma Radionics (Tyco Healthcare, Tönisvorst, Deutschland) verwendet stabförmige Elektroden mit einer Schaftlänge von 10–25 cm, einer Schaftstärke von 17 gg. bei aktiven (nicht isolierten) Spitzen von 1–3 cm Länge als Einfachelektroden sowie 10–25 cm lange Dreifachelektroden (Clusterelektroden) mit je 2,5 cm Länge der aktiven Spitze. Die Elektroden sind intern gekühlt und die Abgabe der Radiofrequenzwellen ist gepulst. Die zweite Systemart, vertrieben von den Firmen RITA (in Deutschland derzeit vertrieben von Tyco Healthcare) und Radiotherapeutics (Mountain View/CA, USA) verwenden Array-Elektroden mit 4 oder 10 gebogenen aktiven Spitzen, die in radiärer Richtung aus der Spitze in einer Länge von 1,5 cm aus- und eingefahren werden können (Arraydurchmesser 2,0–3,5 cm). Arrayelektroden werden mit ihrer Schaftspitze möglichst zentrisch in den zu abladierenden Tumor positioniert und die aktiven Elektrodenspitzen danach ausgefahren. Die Systeme haben keine integrierte Kühlperfusion. Sie arbeiten bei 460 kHz, mit 50 W und bei einer Gewebeimpedanz von etwa 40–200 Ohm (RITA-System, Modell 500 HF).

Auch Stabelektroden werden bei kleinen Tumoren (<2 cm) mit der aktiven Spitze möglichst zentrisch positioniert. Bei größeren Tumoren werden entweder mehrere Ablationen mit exzentrischer Positionierung der Elektrode durchgeführt oder Clusterelektroden verwendet. Führungsnadeln können verwendet werden (15 gg.), um die Gefahr einer Verschleppung von Tumorzellen mit der Elektrode zu verringern (Huppert 2000).

Bei Tumoren im rechten Leberlappen empfiehlt sich ein interkostaler Zugang in Linksseitenlage, bei Tumoren im linken Leberlappen dagegen ein subkostaler Zugang. Clusterelektroden sind auf interkostalem Wege, insbesondere bei steiler Punktionsrichtung schwierig einführbar.

Das Radionics-System (Modell CTRF-220) emittiert Radiofrequenzwellen in gepulstem Modus bei 480 kHz mit Energien bis 200 W. Es erfolgen kontinuierliche Messungen von Stromfluss (A), Gewebeimpedanz (Ohm), Energieabgabe (W) und Temperatur der Elektrodenspitze (Grad Celsius). Die Energieabgabe wird der gemessenen Impedanz computergesteuert angepasst. Die Spitze der aktiven Elektrode wird durch NaCl-Lösung (0 °C) kontinuierlich auf 20–25 °C gekühlt. Hierdurch wird eine zum System gehörige Rollerpumpe verwendet. Pro Behandlung genügen 1–2 l NaCl-Lösung.

Es werden zwei Neutralelektroden verwendet (Einzelgröße 18×10 cm), die an der Vorderaußenseite des Oberschenkels nach Hautrasur zu platzieren sind. Es gibt Hinweise darauf, dass bei geringerer Distanz zwischen aktiven Elektroden und Neutralelektroden (z. B. durch Anlage am Rücken) größere intrahepatische Nekrosen resultieren (Siperstein 2000).

Das Radionics-System kann wahlweise im manuellen und impedanzgesteuerten Automatikmodus betrieben werden. Die Gewebeimpedanz beträgt normalerweise 75–95 Ohm und steigt bei hitzeinduzierter Gasbildung und fokaler Verkohlung an. Bei manuellem Modus wird initial der Stromfluss in kleinen Schritten auf 0,95–1,1 A erhöht. Steigt im Verlauf der Ablation die Impedanz um mehr als 10 Ohm an, muss der Stromfluss schrittweise abreguliert werden. Im Automatikmodus geschieht dies computergesteuert. Bei der Clusterektrode wird ein Stromfluss von bis zu 1,8 A erreicht, bei der Einzelelektrode liegt dieser zwischen 0,1 und 1,2 A.

Die Dauer einer einzelnen Ablationen beträgt 12–20 min. Danach tritt unter In-situ-Bedingungen – im Unterschied zu Ex-vivo-Bedingungen – keine weitere Größenzunahme der Nekrose ein. Hierbei handelt es sich um experimentell gewonnene Erfahrungswerte (Goldberg 1998a). Größe und Form sowie Lage der Nekrose sind nur mit bildgebenden Methoden und histologisch prüfbar.

Am Ende der Ablation wird die Kühlung abgeschaltet. Die Temperatur der Elektrodenspitze steigt danach im Regelfall auf 80–90 °C an. Dies bewirkt eine Koagulationsnekrose des Gewebes in unmittelbarer Umgebung der Elektrodenspitze. Unter diesen Bedingungen wird 2–3 min lang abladiert. Die Gesamtbehandlung nimmt im Mittel 45 min in Anspruch.

Bildgebende Verfahren werden zur Positionierung der aktiven Elektrode eingesetzt, soweit möglich zur Visualisierung und zum Monitoring der thermisch induzierten Veränderungen, zur Effektivitätskontrolle, d. h. zur Beurteilung der Lagekongruenz zwischen Tumor und induzierter Nekrose, zur Darstellung von Komplikationen sowie zur Beurteilung der Remission bzw. zur Detektion von Rezidiven im Verlauf. Zur Positionierung der aktiven Elektrode im Tumor ist die perkutane und intraoperative Sonographie am besten geeignet, vorausgesetzt der Tumor ist gut darstellbar. Die Computertomographie ist dann gleichwertig, wenn keine semiaxialen Schrägprojektionen erforderlich sind. Die MR-Tomographie erlaubt zwar auch die bildliche Darstellung doppelt angulierter Punktionsrichtungen, sie ist aber zeitaufwendiger und erfordert zur Vermeidung von Bildartefakten spezielle Instrumentarien (Huppert 2000). Ein weiterer spezifischer Nachteil der MRT ist die Tatsache, dass die Arbeitsfrequenz der RFA-Systeme von 480–500 kHz im sensiblen Empfangsbereich der Magnetresonanz liegt, sodass prinzipiell während der RFA keine artefaktfreie Bildgebung möglich ist. Nur mit sehr hohem technischen Aufwand ist eine alternierende Aktivierung beider Systeme konstruierbar (Zhang 1998). Dies ist bei anderen thermoablativen Verfahren (Laserphotokoagulation, Mikrowellenablation mit 2,45 MHz, Kryoablation) nicht der Fall. Da mittels thermosensitiver Sequenzen in der MRT prinzipiell eine direkte Darstellung unterschiedlicher Temperaturen möglich ist (Vogl 1995), ergibt sich potenziell die Möglichkeit der direkten Kontrolle der Ablationseffekte, allerdings mit sehr großem Aufwand. Derzeit ist ein echtes Monitoring der Ablationseffekte bei der RFA aufgrund der technisch bedingten Limitation der maximalen Nekrosegöße nicht zwingend erforderlich. Die Ablation wird stets so lange fortgeführt, bis die maximale Nekrosengröße erreicht ist. Einzige denkbare Ausnahme hiervon wäre die unmittelbare Nähe des Tumors zu kritischen Strukturen (z. B. zentralen Gallenwegen) und die hierbei notwendige vorzeitige Unterbrechung der Energieapplikation bei eindeutig erreichter ausreichender Nekrosegröße.

Verfahren der Wahl zur Effektivitätskontrolle nach RFA (im Regelfall 1 bis 2 Tage danach), sowie in der weiteren Nachsorge sind die kontrastgestützte CT und MRT. Kriterien der vollständigen Tumornekrose sind die fehlende KM-Aufnahme, die fehlende Signalintensität in T2-gewichteten MRT-Aufnahmen sowie die Größenreduktion oder Größenkonstanz der Läsionen im weiteren Verlauf.

Für die RFA ist die Sonographie das einzige bildgebende Verfahren, welches Phänomene während der Ablation visualisieren kann. Während der RFA entsteht eine sich zentrifugal von der Eletrodenspitze nach peripher ausbreitende, unscharf berandete hyperechogene Zone, deren Substrat durch Hitze induzierte Mikrobläschen sind. Diese werden mobilisiert und sind daher auch in angrenzenden Pfortaderästen zu beobachten (Livraghi 2001). Die echoreichen Strukturen verhindern meist sehr rasch die Beurteilung dorsal gelegener Tumoranteile und damit die zielgenaue Reposition von Elektroden im Falle zu vermutender unzureichender Ablationen. Hinsichtlich einer Effektivitätskontrolle der RFA ist es daher mittels Sonographie nur möglich, die grobe anatomische Kongruenz von Tumor und hyperechogener Zone anhand umgebender Leitstrukturen zu prüfen. Während Stunden und Tagen nach der RFA findet sich sonographisch eine regellos inhomogene Zu- und Abnahme der Echogenität, bei der Nekrose und vitale Tumorreste nicht unterschieden werden können (Gazelle 2000). Der Nutzen von Ultraschallkontrastmitteln und Dopplertechniken bleibt zu prüfen.

Die perkutane RFA wurde in größeren kontrollierten Studien ausnahmslos unter stationären Bedingungen durchgeführt mit einer 2-tägigen Nachbeobachtung (Solbiati 2001; Livraghi 2001; de Baere 2000). Eine stationäre Betreuung empfiehlt sich in jedem Fall bei Patienten mit erhöhtem Blutungsrisiko, erhöhtem Infektrisiko, bei Behandlung größerer Tumoren und wenn nach RFA abnorm lang Schmerzen anhalten. Nur bei Behandlungen einzelner kleiner Tumoren, gefahrlosem Zugang und glattem Verlauf der RFA ist deren ambulante Durchführung zu vertreten. Danach sollte die Nachbeobachtungszeit 6 h betragen.

Das Anästhesieverfahren sollte in Abhängigkeit von der Anzahl, Größe und Lage der zu behandelnden Tumoren gewählt werden. Auch bei sehr erfahrenen Behandlern wurde die perkutane RFA in der Mehrzahl der Fälle unter Allgemeinanästhesie durchgeführt (de Baere 2000; Livraghi 2001; Solbiati 2001). In den letztgenannten zwei Studien betrug der Anteil von Behandlungen unter Allgemeinanästhesie 88% bzw. 91%. Dieses Vorgehen ist besonders zu empfehlen bei mehr als zwei Tumorherden und/oder bei einer Tumorgröße >3 cm, da hier mehrfache Elektrodenplatzierung oder die Verwendung von Clusterelektroden notwendig sind, sowie bei subkapsulärer Tumorlage, da hier eine stärkere Schmerzsymptomatik zu erwarten ist. Bei allen anderen Fällen ist die Duchführung des Eingriffes in Lokalanästhesie und unter Analgosedierung ausreichend. Empfohlen werden Phentanylcitrat, Droperidol und Atropin (Livraghi 2001; Solbiati 1997). Weiterhin ist ein Monitoring von Blutdruck, Herzfrequenz und Sauerstoffsättigung erforderlich. Eine Antibiotikaprophylaxe wird nicht generell empfohlen. Da aber infektiöse Komplikationen nach RFA beschrieben sind (Livraghi 2000; de Baere 2000; Wood 2000), ist zu einer einmaligen Gabe eines Breitbandantibiotikums bei Patienten mit erhöhtem Infektionsrisiko (Diabetes mellitus, Adipositas per magna, großer Tumor) zu raten.

17.3
Lokale Effektivität der RFA

Bei Verwendung perfundierter Einzelelektroden mit 3 cm langer aktiver Spitze (verfügbar sind bei dem Radionics-System 1–3 cm Länge) werden ellipsoid konfigurierte Nekrosen erzeugt, deren Längsdurchmesser (bei Lebermetastasen im Mittel 3,4+/−0,3 cm) regelhaft größer als der Querdurchmesser (bei Lebermetastasen im Mittel 2,8+/−0,3 cm) ist (Solbiati 1997b). Clusterelektroden bestehend aus 3 Einzelelektroden mit 2 cm langer aktiver Spitze und jeweils 0,5 cm Distanz zueinander erzeugen in vivo in Lebergewebe Nekrosen einer Größe von durch-

Tabelle 17.1. Nekrosegrößen nach RFA: Abhängigkeiten von Elektrodenmerkmalen und Gewebeeigenschaften

Nekrosegröße (mm)	Elektrodenmerkmale[a]	Gewebeeigenschaften	Literatur
12	3 cm Spitze, np	Lebergewebe in vivo	14
24	3 cm Spitze, p	Lebergewebe in vivo	14
14	3 cm Spitze, np	Lebergewebe ex vivo	14
31	3 cm Spitze, p	Lebergewebe ex vivo	14
22+/−4	3 cm Spitze, p	Lebergewebe in vivo	16
32+/−1	3 cm Spitze, p	Lebergewebe in vivo mit pharmakologisch reduzierter Durchblutung	16
28+/−3 (quer)	2–3 cm Spitze, p	Lebermetastasen in vivo	42
34+/−3 (längs)	2–3 cm Spitze, p	Lebermetastasen in vivo	42
35+/−2 (quer)	3 cm Spitze, gepulst	Lebergewebe ex vivo	17
45+/−2 (quer)	3 cm Spitze, gepulst, modulierter Strom	Lebergewebe ex vivo	17
33+/−2	3×2,5 cm Spitze (Cluster), p 12 min Ablation	Lebergewebe in vivo	15
30+/−2	3×2,5 cm Spitze (Cluster), p 20 min Ablation	Lebergewebe in vivo	15
31+/−2	3×1,5 cm Spitze (Cluster), p 12 min Ablation	Lebergewebe in vivo	15
35+/−1	3×2 cm Spitze (Cluster), p 5 min Ablation	Lebergewebe ex vivo	15
56+/−1	3×2 cm Spitze (Cluster), p 30 min Ablation	Lebergewebe ex vivo	15
53+/−6	3×2 cm Spitze, p 15 min Ablation	Lebermetastasen kolorektaler Karzinome in vivo	15

[a] *Spitze* aktiver, nicht isolierter Elektrodenanteil; *p* perfundierte Elektrode; *np* nicht perfundierte Elektrode; *gepulst* gepulste Applikation der Radiofrequenzwellen; *quer* Durchmesser orthograd zur Längsachse der Elektrode; *längs* Durchmesser parallel zur Längsachse der Elektrode; *Cluster* 3fach-Elektrode.

schnittlich 3,1 cm (Goldberg 1998a). Tabelle 17.1 stellt Nekrosegrößen nach RFA mittels verschiedener Elektroden ex vivo und in vivo dar. Bei Clusterelektroden wurden persistierende Schichten vitaler Tumorzellen zwischen den Elektroden histologisch nachgewiesen (Solbiati 1997b). Um dies zu vermeiden, sollte der Abstand der Elektroden untereinander 10 mm nicht überschreiten.

Das umgebende Lebergewebe modifiziert Größe und Form der induzierten Nekrosen. In vivo induzierte Nekrosen sind infolge der physiologischen Durchblutung und der damit verbundenen Gewebekühlung generell etwa 20% kleiner als unter Ex-vivo-Bedingungen (Goldberg 1996). Lokal stärkere Abkühlung durch große Gefäße führen potenziell zu fokal persistierenden vitalen Tumorresiduen. In einer Serie mit 11 Tumorrezidiven lagen 4 (36%) in der Nachbarschaft zu großen Gefäßen (Solbiati 1997b).

Zirrhotisches Lebergewebe wirkt als thermischer Isolator (sog. Oven-Effekt; Livraghi 2000). Die Folge ist, dass auch mit relativ kleinen aktiven Elektrodenspitzen größere hepatozelluläre Karzinome abladiert werden können, insbesondere dann, wenn es sich um enkapsulierte Tumortypen handelt. Größe und Form der Nekrosen gleichen sich weitgehend der Größe und Form der Tumoren an. Umgekehrt werden durch diesen Effekt in der Nachbarschaft von HCC gelegene Tumorsatelliten unzureichend erfasst. In einer durch Transplantation und Histologie kontrollierten Studie war dies bei 8 von 14 Patienten (57%) der Fall. Es fanden sich 1–5 vitale Tumorsatelliten pro Patient (Pulvirenti 2001). Eine lokale Minderung der arteriellen Durchblutung durch Embolisation tumorversorgender Arterien vor einer RFA macht diese effizienter. In einer Serie von 14 Patienten mit 14 HCC von 3,8–6,8 cm Größe fanden sich innerhalb einer medianen Nachbeobachtungs-

Tabelle 17.2. Ergebnisse der perkutanen RFA bei Lebermetastasen und HCC: Anteil der Tumoren mit vollständiger Nekrose (nach Kriterien der Bildgebung) in Abhängigkeit von der Tumorgröße. Bei HCC sind zum Vergleich die Resultate der perkutanen Ethanolinjektion (PEI) angegeben

Tumorart	<2 cm	<3 cm	3–5 cm	>5 cm
Lebermetastasen Kolorektales Karzinom	100%	87% (Lencioni z) 86% (Rossi 1996) 75% (Solbiati 1997) 78% (Solbiati 2001)	53% (Lencioni 1998) 58% (Solbiati 1997) 47% (Solbiati 2001)	–
Lebermetastasen Mammakarzinom	100%	96% (Livraghi 2001)	75% (Livraghi 2001)	–
HCC	–	76% (Llovet 2001) 90% (Livraghi 1999)	29% (Llovet 2001) 61% (Livraghi 1999) PEI: 70–75% (Ebara 1995, Livraghi 1995, Shiina 1991)	24% (Livraghi 1999) PEI: 58% (Livraghi 1998)[a] PEI: 58% (Livraghi 1998)[b]

[a] Nicht infiltrierendes HCC.
[b] Infiltrierendes HCC.
Zahlen in Klammern Quellen, s. Literaturverzeichnis.

zeit von 13,2 Monaten keine lokalen Rezidive (Buscarini 1999). Die Behandlung von Tumorsatelliten und die Verbesserung der lokalen Effizienz der RFA machen eine vorherige Chemoembolisation bei HCC wirksam und effizient.

Da somit unter technisch und biologisch definierten Bedingungen von einer weitgehenden Konstanz der Größe und Form durch RFA induzierter Nekrosen von Tumorgewebe und umgebendem Lebergewebe ausgegangen werden kann, ist es nicht überraschend, dass die Rate komplett abladierter Tumoren (vollständige Nekrose nach Kriterien der Bildgebung) von der Tumorgröße abhängig ist (Tabelle 17.2). Nur bei Metastasen mit einer Größe <2 cm konnten bisher 100%ige Nekrosen in allen Fällen (bildgebend) nachgewiesen werden. Bei Tumoren einer Größe von 2–3 cm liegt die Rate komplett abladierter Metastasen (HCC) zwischen 75 und 96% (zwischen 76–90%) und bei Metastasen (HCC) von 3–5 cm Größe zwischen 47% und 75% (zwischen 29% und 61%). Der Anteil komplett nekrotischer Metastasen ist im Falle des Mammakarzinoms auffällig größer als im Falle kolorektaler Karzinome, obwohl es hierfür bisher keine schlüssige Erklärung gibt. Der Anteil kompletter Nekrosen nach RFA ist im Falle enkapsulierter HCC deutlich größer als bei infiltrativen HCC. In einer Studie mit >3 cm großen HCC betrug dieser bei enkapsulierten Tumoren 55% und bei infiltrativen Tumoren 35% (Livraghi 2000). Hierbei ist vermutlich ein thermischer Isolationseffekt der Pseudokapsel von Bedeutung.

Bei der Beurteilung, welche RFA-Technik (Länge der aktiven Spitze, Einzel- oder Mehrfachelektrode, einmalige oder mehrmalige Ablation) einen intrahepatischen Tumor bestimmter Größe und Lage vollständig zerstören wird, muss berücksichtigt werden, dass zusätzlich ein umgebender Parenchymsaum abladiert werden sollte. Um mit der In-situ-Ablation von Tumoren vergleichbare Resultate wie nach chirurgischer Resektion zu erzielen, muss dieser vermutlich eine Breite von etwa 10 mm haben. In einer Studie von Elias (Elias 1998b) war eine Überlebenszeitverlängerung nur dann nachweisbar, wenn der Randsaum bei Resektion eine Breite von mehr als 10 mm aufwies, nicht aber bei 5–9 mm Breite. Zu einem ähnlichen Resultat gelangte auch die Analyse von Shirabe (1997), die zeigte, dass eine okkulte intrahepatische Tumorinfiltration innerhalb einer Breite von 10 mm um den makroskopischen Tumorrand bei Tumoren von <4 cm Größe in 22% der Fälle vorlag und bei Tumoren von >4 cm Durchmesser in 85% der Fälle. Für die Zielsetzung der RFA müssen daher entsprechende Maßstäbe angelegt werden. Andernfalls wird das Risiko von Lokalrezidiven aus mehreren Gründen erhöht sein. Tumorzellen infiltrieren sehr wahrscheinlich mikro-

Tabelle 17.3. Klinische Ergebnisse der RFA bei Lebermetastasen

Studie[1]	Pat. (n)[2]	pc/io[3]	PTm[4]	Mts. (n)[5]	Mts. dm (mm)[6]	n/Pat.[7]	Methodik[8]	Nachbeob. (Mo)[9]	Tumorkontr.[10]	Kompl.[11]	Neue Lebermts.[12]	Mts. extrahep.[13]	Tumorfreie Pat.[14]	Überlebensraten[15]
Rossi 1996 1/89–7/95	11	pc	v	13	10–90	1–2	E, np	3–27 (11)	61%	keine	45%	36%	9%/12 Mo	k.A.
Solbiati 1997a 9/93–5/95	16	pc	v	31	12–75	1–6	E, C, np	9–29 (18)	67%	1B	k.A.	k.A.	50%/17 Mo	1a: 100% 2a: 61%
Solbiati 1997b 7/95–9/96	29	pc	v	44	13–51	1–4	E, p	3–18 (10)	66%	1B	22%	11%	50%/12 Mo	1a: 94% 1,5a: 89%
Livraghi 1997 4/94–5/95	14	pc	v	24	12–45 (31)	1–3	E, np, F	6–18 (10)	52%	Keine	k.A.	k.A.	k.A.	k.A.
de Baere 2000 1/97–7/99	47 21	pc io	v v	88 33	10–42 (26) 5–20 (13)	1–5 1–5	E, C, p E, C, p	4–23 (14)	90% 94%	3 I	41%	18%	27%/14 Mo 38%/14 Mo	k.A.
Elias 2000 1/97–9/99	21	io	v	33	5–52 (14)	1–15	E, p, PM + 17 Res.	(17)	94%	Keine	29%	38%	38%/17 Mo	2a: 95%
Livraghi 2001 1/96–9/99	24	pc	m	51	10–66 (19)	1–13	E, C, p	4–44 (10)	92%	1B	42%	17%	63%/10 Mo	k.A.
Solbiati 2001 7/95–10/99	117	pc	c	179	9–96 (28)	1–4	E, C, p	6–52	61%	1B 1P	Zusammen	66%	k.A.	1a: 93% 2a: 69% 3a: 46%
Chopra 2001 6/96–12/98	18	pc	v	36	10–49 (27)	k.A.	R	1–12 (5)	81%	Keine	28%	33%	k.A.	k.A.

1 Autor, Rekrutierungszeitraum; *2* Patientenzahl; *3* Zugang (*pc* perkutan; *io* intraoperativ); *4* Primärtumor (*v* verschiedene; *m* Mammakarzinom; *c* kolorektale Karzinome; *H* HCC); *M* Metastasen); *5* Anzahl behandelter Tumoren; *6* Tumordurchmesser (von – bis, Mittelwert); *7* Anzahl Tumoren pro Patient; *8* Methodik (*E* Einzelelektrode; *C* Clusterelektrode; *p* perfundiert; *np* nicht perfundiert; *F* Flüssigkeitsinjektion; *PM* mit Pringel-Manöver; *Res* mit Resektion; *R* RITA-System; *RT* Radiotherapeutics-System); *9* Nachbeobachtung (von – bis, Mittelwert); *10* Tumorkontrolle = Anteil der Tumoren ohne lokalen Resttumor oder lokalen Rezidivtumor; *11* Komplikationen (*B* Blutung; *P* Kolonperforation; *I* Infektion; *T* Tod; *S* Seeding); *12* Anteil von Patienten mit neuen (heterotopen) intrahepatischen Metastasen (HCC); *13* Anteil von Patienten mit neu aufgetretenen extrahepatischen Metastasen; *14* Anteil tumorfreier Patienten/nach Zeitraum; *15* Überlebensraten nach *1a* (1 Jahr) – *3a* (3 Jahren); *k.A.* keine Angaben.

skopisch in die Umgebung makroskopischer Tumorgrenzen, die von bildgebenden Verfahren in dieser Hinsicht nicht genau genug vermittelt werden. Weiterhin ist die perfusionsvermittelte Gewebekühlung insbesondere in stärker durchbluteten Randzonen der Tumoren wirksam und andererseits die Stromdichte der RFA physikalisch bedingt bei zentrischer Elektrodenlage gerade hier reduziert. In einer histologisch kontrollierten Studie fanden sich histologisch gesicherte fokale Tumorresiduen bei 4 von 5 Metastasen und HCC, bei denen im CT nach RFA die Nekrose gerade bis an den sichtbaren Tumorrand reichte (Goldberg 2000). In einer anderen Studie ergaben sich 3 Rezidive von Metastasen kolorektaler Karzinome; in allen 3 Fällen zeigten sich retrospektiv im ersten Kontroll-CT Nekrosen, die den äußeren Rand der initial behandelten Tumoren weniger als 5 mm überragten (Goldberg 1998).

17.4
Klinische Ergebnisse der RFA

Derzeit liegen 9 Studien zu klinischen Ergebnissen der RFA bei Patienten mit Lebermetastasen vor (Tabelle 17.3), 8 Studien zu entsprechenden Ergebnissen bei HCC-Patienten (Tabelle 17.4) sowie 2 größere Studien, bei denen die Ergebnisse nicht nach beiden Tumorarten aufgeschlüsselt sind (Tabelle 17.5). Die Studien belegen, dass das Behandlungsverfahren generell komplikationsarm ist. Die Rate behandlungspflichtiger Komplikationen liegt im Mittel unter 3%. Reaktive Pleuraergüsse, lokale Blutungen und Infektionen sind die häufigsten Komplikationen. Die zwei bisher beschriebenen verfahrensassoziierten Todesfälle sind auf Infektionen (Sepsis, Peritonitis) zurückzuführen (Wood 2000; Livraghi 2000). Weiterhin ist ein Fall einer operationspflichtigen thermisch induzierten Kolonperforation bekannt (Solbiati 2001). Die Aussaat von Tumorzellen entlang des Punktionstraktes wurde bisher nur in wenigen Fällen berichtet (Huppert 2000, *n*=1; Llovet 2001, *n*=4). Sie kommt nach bisherigen Erfahrungen bei HCC häufiger vor als bei Metastasen. Als Risikofaktoren werden eine subkapsuläre Tumorlage, ein geringer Differenzierungsgrad und ein hohes Serum-AFP vermutet (Llovet 2001). Die Verwendung von Koaxialnadelsystemen und die Erzeugung

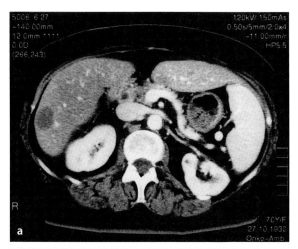

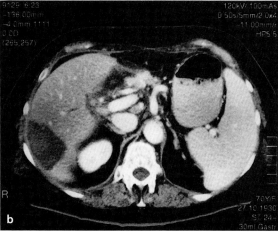

Abb. 17.1. a CT der Leber mit 2,0×1,5 cm großer Metastase im Segment 6 des rechten Leberlappens. **b** CT der Leber 6 Wochen nach Radiofrequenzablation (RFA). Die Nekrose überragt die Metastasenregion allseits 5–10 mm. Die Segmente 2 und 3 wurden reseziert. Die RFA wurde intraoperativ mit 3 cm aktiver Spitze (perfundierte Elektrode) durchgeführt

ausreichend großer Nekrosen in Punktionsrichtung wirkt der Tumorzellverschleppung entgegen. Als seltene Komplikation wurde die Distribution von Tumorzellen im portalvenösen System beschrieben und als deren Ursache thermisch induzierte und mobilisierte Mikrobläschen angesehen (Seki 2000). Auch in dieser Hinsicht könnte das HCC prädestiniert sein, da portalvenöse Venolen am Rand hypervaskularisierter Tumoren deren hauptsächliche venöse Drainage bewirken (Abb. 17.1, 17.2).

Als Nebeneffekt treten trotz Analgosedierung während der RFA lokale Schmerzen auf, die meist

Tabelle 17.4. Klinische Ergebnisse der RFA bei HCC

Studie[1]	Pat. (n)[2]	pc/io[3]	HCC (n)[5]	HCC dm (mm)[6]	n/Pat.[7]	Methodik[8]	Nachbeob. (Mo)[9]	Tumorkontr.[10]	Kompl.[11]	Neue HCC[12]	mts. extrahep.[13]	Tumorfreie Pat.[14]	Überlebensraten[15]
Rossi 1996 1/89–7/95	39	pc	41	13–30	1–2	E, np	3–66 (23)	90%	Keine	36%	k.A.	k.A.	k.A.
Livraghi 1999 7/95–7/99	42	pc	52	12–30 (23)	k.A.	E, p	4–28 (10)	90%	2B	k.A.	k.A.	k.A.	k.A.
Livraghi 2000 5/96–8/98	114	pc	126	31–95 (54)	1–3	E, C, p	5–30 (10)	48%	3B 1I 1T	k.A.	k.A.	k.A.	k.A.
Curley 2000 k.A.	76 37	pc io	84 65	(28) (46)	1–4 1–4	RT RT	>12 (19)	97%	3B 1B	34%	12%	51%/19 Mo	k.A.
Pulvirenti 2001 18 Mo	12 2	pc io	16	17–60 (35)	1–2	R	2–24 (8) vor LTX	75%**	Keine	21%	k.A.	k.A.	k.A.
Llovet '01 11/98–4/00	32	pc	32	10–50 (28)	1	E, p	2–23 (10)	59%	2B 4S	6%	k.A.	47%/10 Mo	1a: 85%
Chopra 2001 6/96–12/98	21	pc	35	10–49 (27)	k.A.	R	1–12 (6)	77%	Keine	24%	0%	k.A.	k.A.

1 Autor, Rekrutierungszeitraum; *2* Patientenzahl; *3* Zugang (*pc* perkutan; *io* intraoperativ); *4* Primärtumor (*v* verschiedene; *m* Mammakarzinom; *c* kolorektale Karzinome; *H* HCC; *M* Metastasen); *5* Anzahl behandelter Tumoren; *6* Tumordurchmesser (von – bis, Mittelwert); *7* Anzahl Tumoren pro Patient; *8* Methodik (*E* Einzelelektrode; *C* Clusterelektrode; *p* perfundiert; *np* nicht perfundiert; *F* Flüssigkeitsinjektion; *PM* mit Pringel-Manöver; *Res* mit Resektion; *R* RITA-System; *RT* Radiotherapeutics-System); *9* Nachbeobachtung (von – bis, Mittelwert); *10* Tumorkontrolle = Anteil der Tumoren ohne lokalen Resttumor oder lokalen Rezidivtumor; *11* Komplikationen (*B* Blutung; *P* Kolonperforation; *I* Infektion; *T* Tod; *S* Seeding); *12* Anteil von Patienten mit neuen (heterotopen) intrahepatischen Metastasen (HCC); *13* Anteil von Patienten mit neu aufgetretenen extrahepatischen Metastasen; *14* Anteil tumorfreier Patienten/nach Zeitraum; *15* Überlebensraten nach *1a* (1 Jahr) – *3a* (3 Jahren); *k.A.* keine Angaben.

Tabelle 17.5. Klinische Ergebnisse der RFA bei Lebermetastasen und HCC (ohne getrennte Analyse)

Studie[1]	Pat. (n)[2]	pc/io[3]	PTm[4]	Tm (n)[5]	Tm (dm) (mm)[6]	n/Pat.[7]	Methodik[8]	Nachbeob. (Mo)[9]	Tumorkontr.[10]	Kompl.[11]	Neue Tm. intrahep.[12]	Mts. extrahep.[13]	Tumorfreie Patienten[14]	Überlebensraten[15]
Curley 1999 1/96–3/98	123	31 pc 92 io	48 H 75 M	169	5–120 (34)	1–5	RT+18 Res.	(15)	98%	1B	22%	6%	k.A.	k.A.
Wood 2000 11/97–2/00	84	18 pc 66 io	213 M 18 H	231	3–90 (30)	(2,8)	C, p, RT+38 Res.	1–27 (9)	82%	1B 3I 1T	44%	k.A.	43%/9 Mo	k.A.

1 Autor, Rekrutierungszeitraum; *2* Patientenzahl; *3* Zugang (*pc* perkutan; *io* intraoperativ); *4* Primärtumor (*v* verschiedene; *c* kolorektale Karzinome; *H* HCC; *M* Metastasen); *5* Anzahl behandelter Tumoren; *6* Tumordurchmesser (von – bis, Mittelwert); *7* Anzahl Tumoren pro Patient; *8* Methodik (*E* Einzelelektrode; *C* Clusterelektrode; *p* perfundiert; *np* nicht perfundiert; *F* Flüssigkeitsinjektion; *PM* mit Pringel-Manöver; *Res* mit Resektion; *R* RITA-System; *RT* Radiotherapeutics-System); *9* Nachbeobachtung (von – bis, Mittelwert); *10* Tumorkontrolle = Anteil der Tumoren ohne lokalen Resttumor oder lokalen Rezidivtumor; *11* Komplikationen (*B* Blutung; *P* Kolonperforation; *I* Infektion; *T* Tod; *S* Seeding); *12* Anteil von Patienten mit neuen (heterotopen) intrahepatischen Metastasen (HCC); *13* Anteil von Patienten mit neu aufgetretenen extrahepatischen Metastasen; *14* Anteil tumorfreier Patienten/nach Zeitraum; *15* Überlebensraten nach *1a* (1 Jahr) – *3a* (3 Jahren); *k.A.* keine Angaben.

17 Radiofrequenzablation

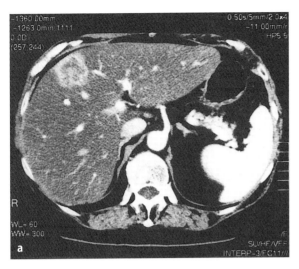
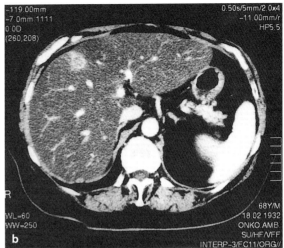
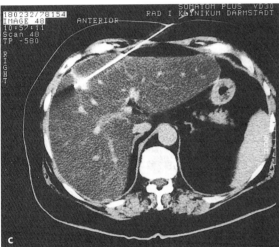
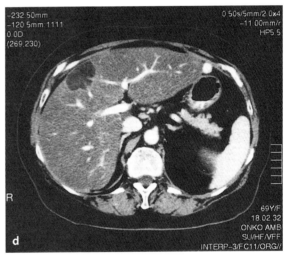
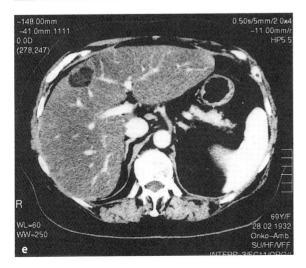

Abb. 17.2. a Singuläre Lebermetastase eines Rektumkarzinoms; **b** Verkleinerung der Lebermetastase nach systemischer Chemotherapie (Größe 2 cm); **c** zentrische Punktion der Metastase mit Einzelelektrode (3 cm aktive Spitze, perfundiert); **d** im CT 5 Wochen nach Radiofrequenzablation vollständige Nekrose der Metastase einschließlich eines etwa 1 cm breiten Parenchymsaumes; **e** CT 6 Monate nach Ablation Schrumpfung der Nekrose, kein Rezidiv

gering bis mäßig ausgeprägt sind, bei etwa 3% der Patienten, insbesondere bei Verwendung von Mehrfachelektroden aber stärker sein können und weitergehende anästhesiologische Maßnahmen notwendig machen. Bei kapselnaher Tumorlage können Schmerzen auch 2 bis 3 Tage nach RFA anhalten; die Serumkonzentrationen von GOT und GPT sind bis 1 bis 2 Wochen nach RFA 2- bis 4fach erhöht (Solbiati 2001; Livraghi 1999).

Die Rate lokaler Tumorrezidive lag nach RFA bei Metastasen zwischen 6% und 48% und bei HCC zwischen 3% und 52%. Die hohe Schwankungsbreite ist in erster Linie durch die unterschiedliche Größe der behandelten Tumoren bedingt (s. Tabelle 17.2). In einer Studie mit 149 HCC wurden alle 4 lokalen Rezidive innerhalb von 6 Monaten nach RFA im CT evident und betrafen Tumoren mit einer initialen Größe von > 4 cm. Das Auftreten neuer intrahepatischer HCC-Herde korrelierte dagegen mit der Anzahl initial behandelter Tumorherde (Curley 2000) und betrug bei

1 Tumorherd	44%
2 Tumorherde	57%
3 Tumorherde	75%
4 Tumorherde	100%

Weiterhin korreliert es mit dem Infektionsstatus und mit der Serumkonzentration des Alpha-Fetoproteins (Izumi 2001). Auch für Lebermetastasen kolorektaler Karzinome konnte nachgewiesen werden, dass die Häufigkeit und die Latenz des Auftretens von Lokalrezidiven nach RFA signifikant mit der Größe initial behandelter Metastasen, nicht aber mit deren Zahl korreliert (Solbiati 2001). In einer anderen Studie betrug die mittlere Größe von Tumoren (Metastasen und HCC), bei denen im späteren Verlauf ein lokales Rezidiv auftrat, im Mittel 4,1 cm (3–9 cm), dagegen in der Gruppe ohne Rezidiv nur 2,8 cm (1,5–7 cm, $p<0{,}001$). Dieser Unterschied war unabhängig davon, ob die RFA perkutan oder intraoperativ eingesetzt wurde (Wood 2001).

Die Behandlung von Tumorrezidiven mit RFA ist insbesondere dann technisch schwierig, wenn residueller Tumor zirkumferentiell am Rand gelegen ist, was häufig bei initial zu kleiner Nekrose und zentrischer Elektrodenlage der Fall ist. Der Anteil von Patienten, bei denen zur Behandlung von intrahepatischen lokalen und heterotopen Rezidiven erneut die RFA eingesetzt wurde, ist – soweit in den Studien angegeben – relativ gering. Er liegt bei Patienten mit Lebermetastasen zwischen 17% (Livraghi 2001) und 29% (Solbiati 2001). Zahl, Lage und Größe neuer Metastasen, das Auftreten extrahepatischer Metastasen sowie die Morphologie der lokalen Rezidive verhindern offenbar in vielen Fällen erneute Behandlungen. In einer Studie wurde gezeigt, dass die Behandlung lokaler und heterotoper Rezidive nur tendenziell eine Überlebenszeitverlängerung ergab mit einer medianen Überlebenszeit mit erneuter RFA von 36 Monaten und ohne erneute RFA von 30 Monaten (Solbiati 2001).

Unter Berücksichtigung von Rezidivbehandlungen mittels RFA resultiert bei Metastasen eine lokale Tumorkontrolle bei 52–94% der Herde und bei HCC von 48–97% unter Berücksichtigung mittlerer Nachbeobachtungszeiten von 5–23 Monaten und unter Verwendung der Kriterien der Bildgebung. Auch diese große Schwankungsbreite ist maßgeblich durch unterschiedliche Größen behandelter Tumoren bedingt.

Das eigentliche Hauptproblem der In-situ-Behandlung von Metastasen und HCC mittels RFA ist das Auftreten von neuen, vor der Behandlung okkulten Tumorherden. Im Falle von Metastasen wurden bei 22–45% der Patienten neue intrahepatische Metastasen beschrieben und bei Patienten mit HCC bei 6–36%. Neue extrahepatische Metastasen wurden im Falle von Patienten mit Lebermetastasen bei 11–38% der Patienten beobachtet und bei HCC in bis zu 12% der Fälle. Die Raten tumorfreier Patienten lagen danach bei Lebermetastasen zwischen 9% und 63% und bei HCC-Patienten zwischen 47% und 51%. Die Angaben zu Überlebenszeiten und Überlebensraten nach RFA sind bei Patienten mit HCC spärlich und bei Patienten mit Lebermetastasen nur in Studien mit einheitlichem Primärtumor aussagefähig. Bisher liegen eine Studie zu Patienten mit Metastasen kolorektaler Karzinome vor (Ein-, Zwei-, Dreijahresüberlebensraten: 93%, 69%, 46%) und eine Studie zu Patienten mit Metastasen von Mammakarzinomen. Bei Letzterer betrug die Rate tumorfrei überlebender Patienten nach 10 Monaten mittlerer Beobachtungszeit 63% (Solbiati 2001; Livraghi 2001). Eine begleitende Chemotherapie ist bei Patienten mit Lebermetastasen soweit möglich zu empfehlen. Dies wurde in den bisher mitgeteilten größeren Studien auch so praktiziert.

17.5
Perkutane vs. intraoperative RFA

Die Vorteile der perkutanen RFA liegen in der geringen Invasivität, der ambulanten Durchführbarkeit, den relativ geringen Kosten und der leichten Wiederholbarkeit. Unter folgenden Voraussetzungen ist die Durchführung der RFA auf perkutanem Weg zu empfehlen: Die zu abladierenden Tumoren sind mit dem verfügbaren bildgebenden Verfahren während der gesamten Behandlungszeit sicher darzustellen, für die entsprechend der Tumorgröße und -lage notwendigen Einfach- oder Mehrfachelektroden ist ein sicherer perkutaner und transparenchymatöser Zugang gegeben, in situ anliegende Organe (Dickdarm, Magen, Dünndarm, Nieren, Nebennieren, Diaphragma, Perikard) werden durch die RFA auch unter Berücksichtigung eines 1 cm breiten peritumorösen Parenchymsaumes nicht gefährdet.

Das zweckmäßigste Verfahren zur Platzierung der Elektrode bei perkutan durchgeführter RFA ist die Sonographie. Bei kombiniertem Monitoring mittels Sonographie und CT verbessert sich die Lagekontrolle, insbesondere wenn mehrere Ablationen erforderlich werden. Bei perkutanem Vorgehen muss unbedingt eine ausreichende Anästhesie vorgehalten werden, um eine sichere Platzierung und Fixierung der Elektrode sowie Ausnutzung maximal möglicher RFA-Effekte weitgehend schmerzfrei sicherzustellen.

Die intraoperative Durchführung der RFA von Lebertumoren hat mehrere Vorteile: Die Allgemeinanästhesie schließt jegliche Schmerzreaktionen aus. Durch die Mobilisierung der Leber können anliegende, in situ gefährdete Organe sicher vor den RFA-Effekten geschont werden. Die Einbringung der Elektroden, auch der Clusterelektroden ist einfach und direkt, da sie am nahezu isolierten, nicht durch Atmung bewegten Organ erfolgt und nicht durch Besonderheiten des Zugangsweges, wie Interkostalräume, Diaphragma, Gefäße und Organe limitiert ist. Hierdurch können auch mehrere Ablationen mit unterschiedlicher Elektrodenlage zur Erzeugung ausreichend großer Nekrosen relativ einfach und überschaubar durchgeführt werden. Die Blutstillung nach Entfernung der Elektroden ist zuverlässig. Die intraoperative Sonographie gestattet eine hochwertige Bildgebung zur Platzierung der Elektroden und hat darüberhinaus die Potenz, weitere, vor RFA okkulte Tumoren zu detektieren. In einer Studie von Wood (2000) war dies bei 38% der Patienten der Fall. Diese Rate ist allerdings relativ hoch und bei hochwertiger Schnittbilddiagnostik vor RFA vermutlich niedriger. Durch temporäre Unterbindung des Blutflusses zur Leber (Pringel-Manöver) lässt sich eine Vergrößerung der mittels RFA induzierten Nekrosen erzielen. In einer Studie betrug der Querdurchmesser von Nekrosen nach RFA mit 3 cm langer aktiver Elektrodenspitze ohne Pringel-Manöver 2,4 cm und mit Pringel-Manöver 3,5 cm (Elias 1998a). Die Verbesserung der Effizienz der RFA durch Reduktion der durchblutungsbedingten Kühlung ist besonders dann von Bedeutung, wenn die Tumoren dicht an große portale Venenäste oder hepatische Venen angrenzen. Zur Durchführung des Pringel-Manövers werden A. hepatica und V. portae für 2–3 min abgeklemmt, nachdem die Energieapplikation 90 W erreicht hat (Curley 1999; Elias 2000).

Durch Kombination von Leberteilresektionen bei größeren oder multiplen Metastasen, Keilresektionen oberflächlich gelegener Tumoren und RFA zentral in der Leber gelegener Tumoren lassen sich in einem höheren Anteil der Patienten kurative Therapieansätze erzielen als dies bei Einsatz eines der Verfahrens allein der Fall ist. So wurden in einer Studie bei 18 von 21 Patienten durch Einsatz dieser Therapiekomponenten eine radikale Tumorentfernung bzw. -destruktion erzielt. Die Tumorgröße betrug im Mittel 13,6+/−9,7 mm und die Anzahl im Mittel 6,2+/−4,3 Tumoren pro Patient (Elias 2000). Durch die Kombination von Resektionsverfahren und intraoperativer RFA werden die Voraussetzungen zur Erzielung einer radikalen Tumorentfernung hinsichtlich der Erfassung aller Herde und zur kompletten Beseitigung auch >3 cm großer Herde deutlich verbessert. Da die Radikalität der wesentlichste Parameter für die Überlebenszeitverlängerung ist, ist mit dieser Strategie eine Verbesserung der klinischen Ergebnisse zu erwarten. Eine uneingeschränkte und vorbehaltlose interdisziplinäre Zusammenarbeit ist hierzu gefordert.

Abgesehen von den o. g. Gründen zur Steigerung der Sicherheit und Effizienz der RFA ist diese unter intraoperativen Bedingungen auch dann zu empfehlen, wenn andere Eingriffe hiermit kombiniert werden können, wie die Anus-praeter-Rückverlagerung oder die Sanierung des Primärtumors.

Auch eine laparoskopische Steuerung der RFA wurde evaluiert. In einer Studie mit 67 Patienten und 250 Tumoren (1–14 Metastasen pro Patient, Tumorgröße 5–100 mm) konnte die technische Durchführbarkeit gezeigt werden (Siperstein 2000). Die Autoren kommen zu der Beurteilung, dass die genaue Steuerung der RFA-Elektrode unter diesen Bedingungen schwierig ist.

17.6
Nachsorge nach RFA

Abgesehen von der üblichen klinischen Tumornachsorge und sonstiger Methoden wie der Bestimmung von Tumormarkern, werden als bildgebende Verfahren zur Erkennung lokaler und heterotoper Tumorrezidive die kontrastverstärkte CT oder MRT empfohlen (Gazelle 2000). Die Untersuchungen sollten zu folgenden Zeitpunkten nach RFA durchgeführt werden: 1 bis 2 Tage, 1 Monat, 3 Monate, 6 Monate, 9 Monate und 12 Monate sowie danach alle 6 Monate. Die Untersuchung nach 1 bis 2 Tagen hat das Ziel, nicht abladierte Tumoranteile zu detektieren. Das Kontrastmittelverhalten lässt im Regelfall eine Unterscheidung von Nekrosen, normalem Parenchym und Tumorresten zu. Nekrosen zeigen in CT und MRT keine Kontrastmittelaufnahme, Resttumor im Falle von Metastasen eine geringe Kontrastmittelaufnahme und im Falle von HCC eine arteriell betonte, starke Kontrastmittelaufnahme. Normales Parenchym zeigt eine phasenabhängige Kontrastierung.

Untersuchungen 1 bis 2 Tage und 1 Monat nach RFA zeigen im Falle einer kompletten Tumorablation keine wesentlichen Unterschiede. Eine vollständige Tumorablation kann zu diesen Zeitpunkten angenommen werden, wenn eine ausreichend große Nekrose in entsprechender Lokalisation vorliegt und keine tumortypische Mehrkontrastierung erkennbar ist. Histologisch kontrollierte Studien zeigten eine weitgehende Sicherheit der Bildgebung anhand der genannten differenzialdiagnostischen Kriterien (Goldberg 2000; Pulvirenti 2001).

In Untersuchungen 1 bis 7 Tage nach RFA findet sich regelhaft ein mehr oder weniger intensiv ausgeprägter, girlandenartig konfigurierter, meist gleichmäßig dünner Saum mit vermehrter Kontrastierung in der portalvenösen Phase der Kontrastmittelpassage. Dies war nach RFA von Metastasen der Fall (Solbiati 1997a; Livraghi 2001) und auch bei 79% von HCC (Lim 2000). Hierbei handelt es sich um Granulationsgewebe (Solbiati 1997a) und eine reaktive Hyperämie des angrenzenden Parenchyms (Livraghi 2001). Allerdings ist eine Unterscheidung von Residualtumoren geringer Ausdehnung zu diesem Zeitpunkt schwierig. Der hyperämische Randsaum ist zum Zeitpunkt der Untersuchungen 1 Monat nach RFA weitgehend zurückgebildet (Lim 2000), sodass die Erkennung von Lokalrezidiven zu diesem Zeitpunkt sicherer ist.

Tumorrezidive stellen sich anhand einer vermehrten fokalen Kontrastmittelaufnahme dar. Diese ist im Unterschied zum hyperämischen Randsaum in der Frühphase von ungleichmäßiger Form und Dicke. Bei Metastasen ist die Hyperkontrastierung meist geringer ausgeprägt als bei HCC und bei Letzteren besonders in der arteriellen Kontrastierungsphase erkennbar. Bei beiden Tumorarten wurden zirkumferentiell angeordnete Kontrastierungen und fokal noduläre Kontrastierungsmuster als Folge von Rezidiven beobachtet. Bei HCC ist das noduläre Muster fast regelhaft zu finden (Lim 2000) aber auch bei Metastasen überwiegt dieses Muster mit 64% gegenüber der zirkumferentiellen Kontrastierung mit 36% (Solbiati 1997b). Lokale Rezidive fanden sich im Falle von HCC meist schon früher (<6 Monate) als bei Metastasen (<18 Monate) (Curley 2000; Solbiati 2001).

Im weiteren Verlauf lassen sich lokale Tumorrezidive von vollständig abladierten Tumoren anhand der Größenveränderungen unterscheiden. Während Tumorrezidive größenprogredient sind, bestand bei Metastasen in 61% komplett abladierter Herde eine Größenkonstanz und bei 39% eine Größenabnahme (Solbiati 1997a).

17.7
Indikationen und Kontraindikationen

Die perkutane und die intraoperative RFA kommt zunächst nur dann in Betracht, wenn der Primärtumor saniert ist und keine extrahepatischen Metastasen vorliegen. Zwar ist nach bisherigen Erfahrungen die Häufigkeit von Metastasen und die Latenz von Rezidiven nach RFA von deren Größe und nicht von deren Anzahl abhängig (Solbiati 2001), dennoch setzt der bisher nur als palliativ anzusehende Stellenwert dieses Verfahrens dem Vorgehen Grenzen. Für das perkutane Vorgehen ist als obere Grenze eine Zahl von 5 Tumorherden derzeit als sinnvoll anzusehen. Bei intraoperativer RFA kann im Einzelfall auch die Eradikation einer größeren Zahl von Metastasen vertretbar sein, da Belastung und Risiko in dieser Situation bei diesem Vorgehen insgesamt geringer sind.

Besonders für das perkutane Vorgehen sind die Gerinnungssituation und die Konstitution weitere wesentliche Faktoren. Der Eingriff ist kontraindiziert bei peripherer Thrombozytopenie < 40 000 und einem Quick-Wert < 40% und relativ kontraindiziert bei Koinzidenz von Diabetes mellitus und Adipositas per magna wegen des damit verbundenem erhöhten Infektionsrisikos.

Im Hinblick auf die Indikation ist auch die Wahl der geeigneten Methode der RFA zur Erzielung einer ausreichenden Radikalität für den Langzeiterfolg entscheidend. Nach den bisherigen Ergebnissen (Tabelle 17.2–17.5) sollte die RFA nur bei Tumoren < 2 cm durch Einzelelektroden mit einmaliger RFA in zentrischer Elektrodenlage (3 cm aktive Spitze) durchgeführt werden, da bei größeren Tumoren eine unzureichende Ablation des Sicherheitssaumes und ein erhöhtes Rezidivrisiko zu erwarten sind. Bei Tumoren von 2–3 cm Größe besteht die Möglichkeit der Ablation mit Clusterelektroden oder Arrayelektroden und die der mehrfachen Ablation mit Einzelelektroden mit mindestens 3 cm aktiver Spitze. Bei Tumoren von > 3 cm Größe muss mit einer Tumorinfiltration in die Umgebung der makroskopischen Tumorgrenzen von mindestens 10 mm Breite in einem größeren Anteil als bei kleineren Tumoren gerechnet werden. Daher sind mindestens 10 mm breite Ablationszonen des umgebenden Parenchyms anzustreben. Hierzu sind nach den bisherigen Erfahrungen entweder mehrfache Ablationen mit Cluster- oder Arrayelektroden erforderlich oder intraoperative RFA mit Pringel-Manöver.

Die genannten Größenangaben treffen für Metastasen zu, bei HCC können aufgrund des Oven-Effektes größere Nekrosen erwartet werden. Für infiltrative HCC von bis zu 5 cm Größe ist die RFA derzeit das effektivste Verfahren, da die Chemoembolisation bei diesem Tumortyp nahezu unwirksam ist (Huppert 1998) und die Alkoholinstillation ebenfalls nicht sehr effektiv ist (Livraghi 2000).

Für die operative Behandlung von Lebermetastasen konnte gezeigt werden, dass die kurative Resektion gegenüber Standardtherapien die mediane Überlebenszeit deutlich verlängert (Schneebaum 1994; Elias 1995). Vorteile der RFA sind gegenüber der operativen Behandlung die geringere Invasivität, die geringere verfahrensassoziierte Morbidität und Mortalität, die geringeren Kosten, die leichtere Wiederholbarkeit und die Durchführbarkeit bei internistischer Inoperabilität und in Fällen technischer Inoperabilität. Bei der Anwendung des Verfahrens muss aber unbedingt auf ausreichende Radikalität geachtet werden, um nicht nur kurzfristige Effekte mittels Bildgebung zu dokumentieren, sondern eine signifikante Verlängerung des Überlebens zu erzielen. Hierzu sind die geeigneten Rahmenbedingungen zu schaffen hinsichtlich der Wahl ausreichend großer Elektroden, genügend häufiger Ablationen und hinreichender Anästhesie. Für viele Fälle ist die inraoperative Behandlung aufgrund ihrer zahlreichen Vorteile eine besonders effektive und sichere Vorgehensweise.

Literatur

Buscarini E, Buscarini L, Di Stasi M, Quaretti P, Zangrandi A (1999) Percutaneous Radiofrequency Thermal Ablation Combined with Transcatheter Arterial Embolization in the Treatment of Large Hepatocellular Carcinoma. Ultraschall in Med 20:47–53

Curley SA, Izzo F, Delrio P et al. (1999) Radiofrequency Ablation of Unresectable Primary and Metastatic Hepatic Malignancies. Ann Surg 230:1–8

Curley SA, Izzo F, Ellis LM, Vauthey JN, Vallone P (2000) Radiofrequency Ablation of Hepatocellular Cancer in 110 Patients With Cirrhosis Ann Surg 232:381–391

De Baere T, Elias D, Dromain C et al. (2000) Radiofrequency Ablation of 100 Hepatic Metastases with a Mean Follow-Up of More Than I Year. Am J Roentgenol 175:1619–1625

De Lu M, Chen JW, Xie XY, Liu L, Huang XQ, Liang LJ, Huang JF (2001) Hepatocellular Carcinoma: US-guided Percutaneous Microwave Coagulation Therapy. Radiology 221:167–172

Ebara M, Kita K, Sugiara N et al. (1995) Therapeutic effect of percutaneous ethanol injection on small hepatocellular carcinoma: Evaluation with CT. Radiology 195:371–377

Elias D, Lasser PH, Montrucolli D, Bonvallot S, Spielmann M (1995) Hepatectomy for liver metastases from breast cancer. Eur J Surg Oncol 21:510–513

Elias D, De Baere TH, Mutillo I, Cavalcanti A, Coyle C, Roche A (1998a) Intraoperative use of radiofrequency treatment allows an increase in the rate of curative liver resection. J Surg Oncol 67:190–191

Elias D, Cavalcanti A, Sabourin JC (1998b) Resection of liver metastases from colorectal cancer: the real impact of the surgical margin. Eur J Surg Oncol 24:174–179

Elias D, Goharin A, Otmany AE, Taieb J, Duvillard P, Lasser P, De Baere T (2000) Usefulness of intraoperative radiofrequency thermoablation of liver tumours associated or not with hepatectomy. Eur J Surg Oncology 26:763–769

Gazelle GS, Goldberg SN, Solbiati L, Livraghi T (2000) Tumor: Ablation with Radio-frequency Energy. Radiology 217:633–646

Goldberg SN, Gazelle GS, Dawson SL, Rittmann WJ, Mueller PR, Rosenthal DI (1995) Tissue Ablation with Radiofrequency Using Multiprobe Arrays. Acad Radiol 2:670–674

Goldberg SN, Gazelle GS, Solbiati L, Rittman WJ, Mueller PR (1996) Radiofrequency Tissue Ablation: Increased Lesion Diameter with a Perfusion Electrode. Acad Radiol 3:636–644

Goldberg SN, Solbiati L, Hahn PF, Cosman E, Conrad JE, Fogle R, Gazelle GS (1998a) Large-Volume Tissue Ablation with Radio Frequency by Using a Clustered, Internally Cooled Eletrode Technique: Laboratory and Clinical Experience in Liver Metastases. Radiology 209:371–379

Goldberg SN, Hahn PF, Halpern FF, Fogle RM, Gazelle GS (1998b) Radio-frequency Tissue Ablation: Effect of Pharmacologic Modulation of Blood Flow on Coagulation Diameter. Radiology 209:761–767

Goldberg SN, Stein MC, Gazelle GS, Sheiman RG, Kruskal JB, Clouse ME (1999): Percutaneous Radiofrequency Tissue Ablation: Optimization of Pulsed-Radiofrequency Technique to Increase Coagulation Necrosis. JVIR 10:907–916

Goldberg SN, Gazelle GS, Compton CC, Mueller PR, Tanabe KK (2000) Treatment of Intrahepatic Malignancy with Radiofrequency Ablation. Cancer 88:2452–2463

Huppert PE (1998) Lokoregionäre Therapieverfahren beim hepatozellulären Karzinom. Verdauungskrankheiten 16:175–188

Huppert PE, Trübenbach J, Schick F, Pereira P, König C, Claussen CD (2000) MRT-gestützte perkutane Radiofrequenzablation hepatischer Neoplasien – Erste technische und klinische Erfahrungen. Fortschr Röntgenstr 172:692–700

Izumi N, Asahina Y, Noguchi O et al. (2001) Risk Factors for Distant Recurrence of Hepatocellular Carcinoma in the Liver after Complete Coagulation by Microwave or Radiofrequency Ablation. Cancer pp 49–956

Lencioni R, Goletti O, Armilotta N (1998) Radiofrequency thermal ablation of liver metastases with cooled-tip electrode needle: results of a pilot clinical trial. Eur Radiol 8:1205–1211

Lim HK, Choi D, Lee WJ et al. (2001) Hepatocellular Carcinoma Treated with Percutaneous Radio-frequency Ablation: Evaluation with Follow-up Multiphase Helical CT. Radiology 221:447–454

Livraghi T, Giorgio A, Marin G et al. (1995) Hepatocellular carcinoma in cirrhosis in 746 patients: Long-term results of percutaneous ethanol injection. Radiology 197:101–108

Livraghi T, Goldberg SN, Monti F et al. (1997) Saline-enhanced Radio-Frequency Tissue Ablation in the Treatment of Liver Metastases. Radiology 202:205–210

Livraghi T, Goldberg SN, Lazzaroni S, Meloni F, Solbiati L, Gazelle GS (1999) Small Hepatocellular Carcinoma: Treatment with Radio-frequency Ablation versus Ethanol Injection. Radiology 210:655–661

Livraghi T, Goldberg SN, Lazzaroni S, Meloni F, Ierace T, Solbiati L, Gazelle GS (2000) Hepatocellular Carcinoma: Radio-frequency Ablation of Medium and Large Lesions. Radiology 214:761–768

Livraghi T, Goldberg SN, Solbiati L, Meloni F, Ierace T, Gazelle GS (2001) Percutaneous Radio-frequency Ablation of Liver Metastases from Breast Cancer: Initial Experience in 24 Patients. Radiology 220:145–149

Llovet JM, Vilana R, Bru C et al. (2001) Increased Risk of Tumor Seeding After Percutaneous Radiofrequency Ablation for Single Hepatocellular Carcinoma. Hepatology 33:1124–1129

Pulvirenti A, Gabargnati F, Regalia E et al. (2001) Experience With Radiofrequency Ablation of Small Hepatocellular Carcinomas Before Liver Transplantation. Transplantation Proceedings 33:1516–1517

Rosenthal DI, Springfield DS, Gebhardt MC, Rosenberg AE, Mankin HJ (1995) Osteoid Osteoma: Percutaneous Radio-Frequency Ablation. Radiology 197:451–454

Rossi S, Di Stasi M, Buscarini E et al. (1996) Percutaneous RF Interstitial Thermal Ablation in the Treatment of Hepatic Cancer. Am J Roentgenol 167:759–768

Schneebaum S, Walker MJ, Young D, Farrar WB, Minton JP (1994) The regional treatment of liver metastases from breast cancer. J Surg Oncol 55:26–31

Shiina S, Tagawa K, Unuma T et al. (1991) Percutaneous ethanol injection therapy for hepatocellular carcinoma. Cancer 68:1524–1530

Seki T, Tamai T, Ikeda K et al. (2000) Rapid progression of hepatocellular carcinoma after transcatheter arterial chemoembolization and percutaneous radiofrequency ablation in the primary tumour region. Eur J Gastroenterol Hepatol 13:291–294

Shirabe K, Takenaka K, Gion T (1997) Analysis of prognostic risk factors in hepatic resection for metastatic colorectal carcinoma with special reference to the surgical margin. Br J Surg 84:1077–1080

Siperstein A, Garland A, Engle K etal. (2000) Laparoscopic radiofrequency ablation of primary and metastatic liver tumors. Surg Endosc 14:400–405

Solbiati L, Ierace T, Goldberg SN et al. (1997a) Percutaneous US-guided Radio-Frequency Tissue Ablation of Liver Metastases: Treatment and Follow-up in 16 Patients. Radiology 202:195–203

Solbiati L, Goldberg SN, Ierace T et al. (1997b) Hepatic Metastases: Percutaneous Radio-Frequency Ablation with Cooled-Tip Electrodes. Radiology 205:367–373

Solbiati L, Livraghi T, Goldberg SN et al. (2001) Percutaneous Radio-frequency Ablation of Hepatic Metastases from Colorectal Cancer: Long-term Results in 117 Patients. Radiology 221:159–166

Vogl TJ, Müller PK, Hammerstingl R et al. (1995) Malignant Liver Tumors Treated with MR Imaging-guided Laser-induced Thermotherapy: Technique and Prospective Results. Radiology 196:257–265

Wood TF, Rose DM, Chung M, Allegra DP, Foshag LJ, Bichhik AJ (2000) Radiofrequency Ablation of 231 Unresectable Hepatic Tumors: Indications, Limitations, and Complications. Ann Surg Oncol 7:593–600

Zhang Q, Chung YC, Lewin JS, Duerk JL (1998) A Method for Simultaneous RF Ablation and MRI. JMRI 8:110–114

Kryotherapie primärer und sekundärer Lebertumoren

T. Junginger, J. Seifert, A. Heintz

Die operative Entfernung von Lebertumoren eröffnet die beste Chance für ein lang dauerndes, rezidivfreies Überleben. Die Voraussetzungen hierfür sind jedoch bei Patienten mit Metastasen kolorektaler Karzinome nur bei 10–25% (Scheele 1995) und bei Patienten mit primärem Leberkarzinom eher noch seltener gegeben. Dies hat zur Entwicklung von lokal destruierenden Verfahren geführt, unter denen die Kryochirurgie, bedingt durch verbesserte kryobiologische Kenntnisse sowie die Möglichkeit, den Vereisungsprozess intraoperativ durch Ultraschall zu kontrollieren, zunehmend Interesse findet, sodass der Anwendungsbereich auch auf extrahepatische Tumoren wie das Prostata-, Mammakarzinom (Staren 1997) und Weichteiltumoren (Menendez 1999) ausgedehnt wurde. Im Folgenden sollen, ausgehend von den eigenen Erfahrungen bei 62 Patienten und den Ergebnissen der Literatur, der Wirkungsmechanismus, die Anwendungsmodalitäten und die klinischen Ergebnisse bei primären und sekundären Lebertumoren dargestellt werden.

18.1 Wirkungsmechanismus

Der tumorzerstörende Einfluss von Kälte ist seit langem bekannt. Der englische Hautarzt James Arnot (Arnot 1850) beobachtete bei der Behandlung ulzerierender Hauttumoren mit Eiswasser einen Rückgang der Tumorgröße, der Schmerzen und anderer Symptome und gilt als Urheber der Kältetherapie. Für den Wirkungsmechanismus der Kryotherapie sind zelluläre Mechanismen, aber auch extrazelluläre Faktoren wie eine Mikrozirkulationsstörung mit Gewebeischämie und Hypoxie durch Gefäßthrombenbildung in kleineren Gefäßen (ischämischer Infarkt) sowie möglicherweise auch immunologische Faktoren verantwortlich. Die Befunde beruhen zumeist auf tierexperimentellen Untersuchungen, die abhängig vom verwendeten System teilweise unterschiedliche Ergebnisse erbrachten.

Der Zelltod wird in erster Linie verursacht durch die *intrazelluläre Eiskristallbildung*, die unterhalb einer vermutlich für die verschiedenen Zellen unterschiedlichen Temperatur (so genannte Nukleationstemperatur) auftritt. Weitere Faktoren sind die Denaturierung vitaler Zellenzyme und der Zellmembran und die Dehydrierung der Zelle (Fraser 1967; Lam 1997). Der Geschwindigkeit des Gefrier- und Auftauvorgangs kommt dabei große Bedeutung zu. Verläuft der Gefriervorgang langsam, kommt es als Folge der zunächst stattfindenden extrazellulären Eiskristallbildung und der sich daraus ergebenden Wasserbindung zu einer Erhöhung der Osmolarität der Zellumgebung, wodurch die Zelle soviel Wasser verlieren kann, dass es auch bei weiterem Gefrieren zu keiner intrazellulären Eiskristallbildung kommt und die Zelle trotz tiefer Temperatur überlebt (Kryopräservation). Verläuft der Gefriervorgang demgegenüber sehr rasch, bilden sich bereits vor einer Exosmose intrazelluläre Eiskristalle, die mechanisch die Zellmembran zerstören. Bei extrem langsamer Kühlung kann andererseits die Dehydratation eine kritische Grenze unterschreiten, sodass die resultierende intrazelluläre Ionenkonzentration ebenfalls zum Zelluntergang führt (Bayjoo 1992). Bei langsamem Auftauen können sich – im Gegensatz zu schnellem Auftauen – aus noch vorhandenem restlichen Zellwasser Eiskristalle bilden und die Zelldestruktion weiter verstärken. Einfrieren und Auftauen sind damit in gleicher Weise bedeutsam für die Wirkung der Kryotherapie. Konsequenterweise soll bei der klinischen Anwendung das Tumorgewebe möglichst rasch (30 °C/min) eingefroren und langsam (5 °C/min) aufgetaut werden, um ein

Optimum an Zelldestruktion zu erzielen (Gage 1985).

In Bezug auf die Kühlsonde ändert sich mit zunehmendem Abstand von der Sonde der Gefriervorgang, der am schnellsten in Sondennähe und am langsamsten an der Peripherie erfolgt. Während in diesen beiden Bereichen die Tumordestruktion relativ sicher ist (s.o.), können im Intermediärbereich Zellen überleben. Um auch diesen Bereich auszuschalten, erfolgen mehrere Gefrierzyklen, da bei Wiederholung durch eine Zunahme der Kälteleitfähigkeit des Gewebes (Fraser 1967) der Gefriervorgang schneller abläuft, wodurch sich die Zone des raschen Einfrierens erweitert (Bayjoo 1992; Fraser 1967; Mascarenhas 1998). Eine Zunahme der nekrotischen Zone bei Mehrfachvereisung (Fraser 1967) wurde allerdings in einer späteren tierexperimentellen Studie am Schwein (Weber 1997) nicht bestätigt.

Ein weiterer Wirkfaktor der Kryodestruktion ist die *Gewebeischämie* (Rubinsky 1990). Unter dem Einfluss der abnehmenden Temperatur kommt es insbesondere an der Außenzone der Kryoläsion zu einer Verdoppelung des Durchmessers der Sinusoide mit Vervierfachung der Volumenzunahme. Dies führt zu einer Zerstörung der Basalmembran und des Endothels der Sinusoide mit nachfolgender Thrombenbildung und Ischämie des Gewebes. Diese Veränderungen könnten auch einer Tumorzellverschleppung vorbeugen (Fraser 1967). Tierisches Gewebe beginnt bei $-2{,}2\,°C$ zu gefrieren, ab $-20\,°C$ ist mit einer Eiskristallbildung zu rechnen (Bayjoo 1992). Als kritische Temperaturgrenze für die irreversible Tumordestruktion sind nach experimentellen Untersuchungen $-38\,°C$ (El-Shakhs 1999) bis $-50°$ (Berger 1996) anzunehmen. Abhängig vom Gefriervorgang und den extrazellulären Mechanismen sind jedoch insbesondere in der Peripherie der Kryoläsion möglicherweise schon weniger tiefe Temperaturen wirksam.

Die Frage, ob der Blutstrom innerhalb der Kryoläsion den Kryodefekt mindert („heat sink effect"; Steele 1994), wurde tierexperimentell am gesunden Parenchym für Gefäße bis zu 4,5 mm Durchmesser untersucht und hat sich nicht bestätigt. Es fanden sich komplette perivaskuläre Nekrosen, wobei die Gefäßwand kälteresistent ist (Weber 1997), was m.E. die Vereisung von Tumoren in Gefäßnähe ermöglicht. Mikroskopische Gefäßwandveränderungen scheinen keine langfristigen Folgen zu haben (Bayjoo 1992). Allerdings können größere Gefäße, die an den Eisball heranreichen, zu einem „Ausweichen" der Form der Nekrose führen. Die temporäre Okklusion des Blutzuflusses zur Leber verstärkt nach tierexperimentellen Untersuchungen den Effekt der Kryotherapie. An Primaten wurden in Kombination mit einer Wiederholung des Vereisungsprozesses eine Vervierfachung des Nekrosebereiches beobachtet (Bayjoo 1992; Neel 1973). Allerdings ist offen, ob die Vereisung dann zu Gefäßwandschäden führt, sodass unter klinischen Bedingungen auf eine Okklusion in der Regel verzichtet wird.

Histologisch wandelt sich die vom gesunden Parenchym scharf abgegrenzte Nekrosezone nach zunächst ödematöser Zellveränderung und Bildung entzündlicher Infiltrate innerhalb von Wochen bis Monaten in eine fibröse Narbe (Fraser 1967). Die Veränderungen nach Kryodestruktion von normalem und Tumorgewebe sind ähnlich, verlaufen in Letzterem aber langsamer (Fraser 1967).

Tierexperimentelle Untersuchungen, aber auch klinische Beobachtungen zeigten Unterschiede der Kälteempfindlichkeit zwischen normalem Gewebe und Tumorgewebe, aber auch zwischen den verschiedenen Tumorentitäten (Adam 1997) und Tumorlokalisationen (Jakob 1985). Die generell größere Kälteresistenz von Tumoren wird mit dem erhöhten Wassergehalt und der vermehrten Gefäßversorgung in Zusammenhang gebracht (Bischof 1993; Fraser 1967).

Die Kryodestruktion führt abhängig vom Ausmaß der Nekrose zu *biochemischen, hämatologischen* und *immunologischen* Reaktionen. Der Anstieg der Transaminasen als Folge der Zerstörung von Hepatozyten und des Bilirubins als Folge einer entzündlich bedingten intrahepatischen Cholestase normalisiert sich in wenigen Tagen. Weitere Folgen sind eine Myoglobinämie und Myoglobinurie, die möglicherweise durch die Freisetzung von Zytokinen bedingt sind. Sie bilden sich gleichfalls innerhalb von Tagen zurück, können aber zu einer Nierenfunktionsstörung führen, sofern keine ausreichende Flüssigkeitszufuhr erfolgt (Fraser 1967). Daneben kann es zu einem temporären Abfall der Thrombozyten kommen, korrelierend mit einem Transaminasenanstieg (Cozzi 1994).

Bei Kryoablation großer Volumina (>35% der Leber) können diese Veränderungen zum sog. Kryoschock führen. Nach einer Umfrage unter Zentren mit kryochirurgischer Erfahrung ist mit dem Auftreten in bis zu 1% der Fälle zu rechnen (Seifert 1999). Kennzeichnend sind Thrombozytopenie, disseminierte intravaskuläre Koagulation, Nieren-, Leber- und Lungenversagen (ARDS). Tierexperimentelle Untersuchungen am Schaf ergaben nach Kryotherapie von 30–35% des Leberparenchyms als Ursache der Lungenveränderungen einen temporären Anstieg des Pulmonalarteriendruckes sowie eine gesteigerte pulmonale Kapillarpermeabilität, bedingt durch die Freisetzung von Zytokinen und Thromboxan. Nach Resektion des gleichen Parenchymvorkommens wurden diese Veränderungen nicht beobachtet (Chapman 2000), sodass die Kryotherapie großer Volumina vermieden werden sollte.

Als Folge des Verbleibens des nekrotischen Tumorgewebes im Organismus mit der Möglichkeit der Antigenfreisetzung wurden unterschiedliche *immunologische Reaktionen* beobachtet. Tumorspezifische Antikörper, die einige Tage nach Kryotherapie messbar wurden und deren Konzentration dann wieder abnahm (Blackwood 1972), weisen auf eine vermehrte humorale Immunität. Auch eine vorübergehende Stimulation der zellulären Immunität wurde tierexperimentell gefunden (Allen 1998; Faraci 1975; Neel 1973). Nach Kryotherapie subkutaninokulierter Mammakarzinome an Ratten zeigte sich während der ersten 3 Wochen eine Immunsuppression, möglicherweise infolge einer Aktivierung der Suppressor-T-Lymphozyten mit anschließendem Anstieg der Anti-Tumor-Aktivität als Folge einer Aktivierung der Helfer-T-Lymphozyten (Miya 1986), was als Autovakzination (Hamad 1998) gedeutet wurde. Ungünstige Effekte der Kryotherapie auf das Metastasenwachstum (Yamashita 1982) haben sich in späteren Untersuchungen nicht bestätigt (El-Shakhs 1999). Nach Resektion bzw. Kryotherapie solitärer Hepatome bei der Ratte und anschließender Tumorzellapplikation beobachteten Allen et al. (1998) nach Resektion mehr Tumoren in der Restleber als nach Kryotherapie. Dies wurde mit der fehlenden Freisetzung von Wachstumsfaktoren nach Kryotherapie (im Gegensatz zur Resektion) erklärt. Eine antitumoröse Immunität fanden diese Autoren ebensowenig wie El-Shaks (1999) und Ravikumar (1991).

Bei Menschen gibt es bislang nur kasuistische Beobachtungen von Metastasenrückbildungen nach Kryotherapie von Prostatakarzinomen (Soanes 1970; Tanaka 1982), ansonsten sind die immunologischen Folgen einer Kryotherapie am Menschen weitgehend ungeklärt (Bayjoo 1992).

18.2 Anwendung

Zur Kryotherapie von Lebertumoren werden Sonden unterschiedlicher Dicke meist nach Laparotomie, aber auch laparoskopisch oder perkutan in das Tumorgewebe unter Ultraschallkontrolle eingebracht und mit flüssigem Stickstoff durchströmt. Der Sondenschaft ist isoliert, sodass nur an der Sondenspitze Kälte abgegeben wird. Abhängig vom Sondendurchmesser entstehen Eisbälle bzw. Eiszylinder unterschiedlicher Größe. Mit einer 3-mm-Sonde lassen sich Vereisungszonen von 3,9 cm, mit einer 8-mm-Sonde solche von 5,6 cm erreichen (Abb. 18.1). Die tumorzerstörende Zone (–40 °C) ist kleiner (3,0 bzw. 4,4 cm), sodass bei größeren Tumoren mehrere Sonden erforderlich sind. Der Vereisungsvorgang wird unter Ultraschallkontrolle verfolgt und die Vereisungszone um mindestens 1 cm über den Tumorbereich hinaus ausgedehnt. Die erreichbaren Vereisungsvolumina sind für die einzelnen Sonden und Apparaturen unterschiedlich und auch davon abhängig, ob die Sonde komplett oder nur partiell in die Leber eingebracht wurde (Lam 1997), sodass die Kenntnis der Temperaturcharakteristik der verwendeten Sonden notwendig ist. Nach Erreichung der Tiefsttemperatur an der Sondenspitze (–196 °C) wird der Gefriervorgang für 15 min aufrechterhalten, in denen sich der Eisball der endgültigen Größe nähert. Ob das maximale Vereisungsvolumen dann erreicht ist oder sich bei Fortführung des Gefriervorgangs eine weitere Ausdehnung einstellt, wird kontrovers diskutiert (Cuschieri 1995; Lam 1997). Nach spontanem Auftauen wird der Vereisungsprozess wiederholt.

Die Laparotomie ermöglicht – im Gegensatz zur perkutanen Anwendung – die genaue intraabdominelle Befunderhebung und die Kombination mit einer Resektion. In 10–12% findet sich extrahepatisches Tumorgewebe, in 30% sind zusätzliche, präoperativ nicht erkennbare, intrahepatische Tumoren zu erwarten (Bilchik 2000). Der Nachweis extrahe-

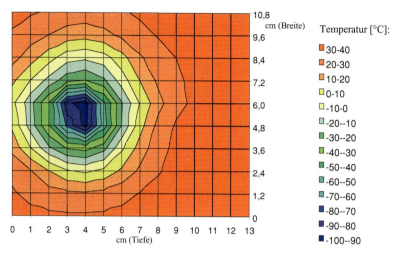

Abb. 18.1. Horizontale Temperaturverteilung auf der Höhe 1 cm proximal der Sondenspitze, entsprechend der maximalen Ausdehnung des Eisballs in einem Phantommodell der Leber (homogenisiertes Lebergewebe bei 37 °C ohne Perfusion). Position der Sonde: 3,5 cm Breite/5,4 cm Tiefe. Der Durchmesser der Zone, in der eine Temperatur von −40 °C oder tiefer erreicht wird, ist erheblich kleiner als der sichtbare Eisball. Nach diesem Modell darf der maximale Durchmesser einer Metastase 3,4\psicm nicht überschreiten, wenn mit einer einzelnen 8-mm-Kryosonde und einem einfachen Gefrier-Auftauzyklus über 20 min bei Unterbrechung der Leberperfusion eine sichere Ablation erreicht werden soll

Tabelle 18.1. Laparoskopische und perkutane Kryotherapie

Autor	Jahr	n	Metastasen	HCC	Letalität	Verlaufsbeobachtung
Lezsche	1998	18	15	3	0	11 Mo[b]
Ianitti	1998	9	9	0	0	9 Mo[b]
Adam	1998	3[a]	1	2	0	12–36 Mo
Schüder	1998	8[a]	6	2	0	5–27 Mo
Eigene Ergebnisse	2001	7	6	1	0	2–26 Mo

[a] Perkutane Kryotherapie.
[b] Mittlere Nachbeobachtungszeit.

patischen Tumorwachstums schließt, abgesehen von hormonaktiven neuroendokrinen Tumoren, eine sinnvolle Anwendung lokal destruierender Maßnahmen aus. In Kombination mit einer Tumorresektion kann durch die Kryotherapie das Ausmaß des Parenchymverlustes begrenzt und u. U. dennoch eine vollständige Tumorausschaltung erreicht werden. Bei grenzwertigem Sicherheitsabstand nach resezierenden Eingriffen ist eine Erweiterung durch die so genannte Schnittrandvereisung mit großflächigen Kryosonden möglich.

Die Kryotherapie kam im Einzelfall auch laparoskopisch oder perkutan zur Anwendung, wobei vorangegangene Baucheingriffe oder Leberresektionen keine grundsätzliche Kontraindikation darstellen (Tabelle 18.1). Die Kryotherapie nutzt damit die Vorteile des minimalinvasiven Vorgehens, die Anwendung wird derzeit jedoch durch die Starrheit und das dünne Lumen der Sonden eingeschränkt, die nur günstig gelegene, kleine Herde erreichen lassen.

18.3
Anwendung bei Metastasen kolorektaler Karzinome

Wesentlich für die Beurteilung des Verfahrens sind die Risiken, entscheidend die lokalen Rezidivraten und Langzeitergebnisse. Die bisherigen Erfahrungen mit der Kryotherapie der Leber beziehen sich auf knapp 1000 publizierte Eingriffe, wobei jedoch Langzeitergebnisse nur vereinzelt berichtet werden und prospektive randomisierte Studien fehlen.

Tabelle 18.2. Morbidität nach hepatischer Kryotherapie (eigenes Krankengut)

	Kryotherapie ($n = 29$)	Kryotherapie und Leberresektion ($n = 33$)
Blutung/Nachblutung	2	1
Intraabdomineller Verhalt	–	3
Biliopulmonale Fistel	1	–
Passageres Leberversagen	–	2
Pleuraerguss	2	2
Pneumonie	1	–
Lungenembolie	–	1
Patienten mit Komplikation(en)	6	9

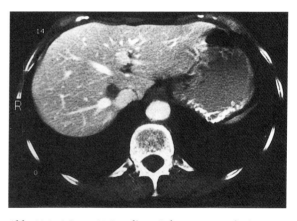

Abb. 18.2. A.I., w, 67 J., solitäre Lebermetastase in Segment Nr. 8 vor Kryotherapie

18.3.1
Risiken

Die Risiken der Kryotherapie sind abhängig vom Volumen des vereisten Gewebes, der Zahl der Gefrierzyklen und der Zahl der verwendeten Sonden (Sarantou 1998), was die Schwankungsbreite der Morbidität in den einzelnen Untersuchungsserien erklärt. Typische Komplikationen sind Nachblutung (3,9%), Gerinnungsstörung (3,8%), Nierenversagen (1,4%), Pneumonie (12,9%), Pleuraerguss (6,3%), biliodigestive Fistel (2,9%) sowie eine intraabdominelle Abszedierung (1,7%; Seifert 1999). Im eigenen Krankengut beobachteten wir nach alleiniger Kryotherapie bei 5 von 29 Patienten (17%), in Kombination mit einer Resektion bei 9 von 33 Kranken (27%) postoperativ Komplikationen. Zusätzlich entwickelte sich 6 Monate postoperativ bei einem Patienten eine biliopulmonale Fistel, die den operativen Verschluss erforderte. Ausgangspunkt war die Nekrosezone der Leber, Tumorreste fanden sich nicht (Tabelle 18.2).

Nach einer Literaturzusammenstellung wurden unter 869 behandelten Patienten 14 Todesfälle (1,6%) beobachtet (Seifert 1999). Im eigenen Krankengut verloren wir einen Patienten (1,6%) nach erweiterter rechtsseitiger Hemihepatektomie und Kryotherapie eines Knotens in den linkslateralen Lebersegmenten an einem Multiorganversagen.

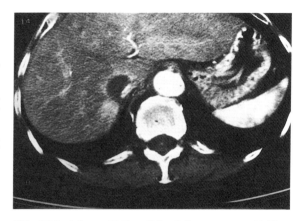

Abb. 18.3. A.I., w, 67 J., solitäre Lebermetastase 10 Tage nach Kryotherapie

18.3.2
Lokale Tumordestruktion

Zur Beurteilung der Nekrosezone sind der Computertomographie Grenzen gesetzt, möglicherweise ist die MRT oder eine PET-Untersuchung zuverlässiger. Wichtiger ist jedoch der Langzeitverlauf. Die grundsätzliche Wirksamkeit der Methode ist unbestritten und bestätigt sich auch am eigenen Krankengut, zumindest in der Langzeitbeobachtung von Einzelfällen (Abb. 18.2–18.4) oder nach histologischer Untersuchung von Tumornekrosezonen.

Die Wirksamkeit der Methode zeigt sich auch am postoperativen CEA-Abfall. Im eigenen Krankengut normalisierte sich der präoperativ erhöhte Wert bei

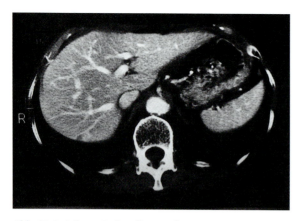

Abb. 18.4. A.I., w, 67 J., solitäre Lebermetastase 18 Monate nach Kryotherapie

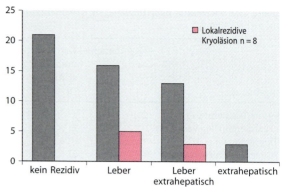

Abb. 18.5. Rezidive nach hepatischer Kryotherapie (R0, n=53, mittlere Nachbeobachtungszeit 21 Monate)

Tabelle 18.3. Tumorrezidive nach Kryoläsion kolorektaler Metastasen

Autor	Jahr	(n)	[%]	Nachbeobachtungszeit (Monate)
Ravikumar	1991	2/24	8	24 (Median)
Adam	1997	19/35	44	16 (Mittelwert)
Crews	1997	2/27	7	15 (Median)
Johnson	1997	7/14	50	6–14 (Median)
Pearson	1999	12/54[a]	22	15 (Median)
Bilchik	2000	24/159	15	16 (Median)
Eigene Ergebnisse	2000	9/62	15	23 (Median)

[a] Metastasen verschiedener Primärtumoren.

22 von 30 Patienten (73%), was den Ergebnissen nach Resektion (60–65%) entspricht (Seifert 2000).

Nach Angaben der Literatur ist mit einer Tumorpersistenz bzw. einem Tumorrezidiv an der Kryostelle in bis zu 50% zu rechnen (Tabelle 18.3). Im eigenen Krankengut beobachteten wir bei 8 von 53 Patienten (15%) nach R0-Behandlung das Wiederauftreten von Tumorwachstum (Abb. 18.5). Eine sog. R0-Behandlung nehmen wir an, wenn die intraoperative Vereisungszone den Tumor völlig mit einer Sicherheitszone von 1 cm erfasst hat. Dies ist abhängig von der Tumorgröße und -lage, aber auch von technischen Faktoren wie der adäquaten Positionierung der Sonden und des Vereisungsvorgangs, von der Dauer der Nachbeobachtungszeit und der Art der Nachuntersuchung. Erwartungsgemäß ist die Sicherheit der Kryodestruktion bei kleineren Tumoren (<3 cm) größer als bei ausgedehnteren Herden (Seifert 1999). Mit zunehmender Erfahrung lässt sich die Sicherheit der Sondenpositionierung erhöhen und möglicherweise lässt sich durch ein computergesteuertes Ortungssystem eine weitere Verbesserung erzielen.

18.3.3
Überlebensraten

Während die Ergebnisse an der Kryostelle von lokalen Faktoren bestimmt werden, ist die Gesamtprognose von der Tumorbiologie abhängig. Die vorliegenden Ergebnisse beruhen meist auf retrospektiven Serien, die sich in der Zusammensetzung des Krankenguts (Zahl und Größe der Metastasen, alleinige Kryotherapie oder Kombination mit Resektion) erheblich unterscheiden (Tabelle 18.4). Die mediane Nachbeobachtungszeit schwankt zwischen 14 und 30 Monaten und ist damit geringer als die vorliegenden Ergebnisse nach Resektion von Metastasen. Nach einer Literaturübersicht sind 14 bis 26 Monate nach Kryotherapie 20–51% der Patienten am Leben und rezidivfrei (Seifert 1999). Das Tumorrezidiv tritt am häufigsten intrahepatisch (35–59%) auf. In 6–40% ist mit einem extrahepatischen Rezidiv zu rechnen. Im eigenen Krankengut beobachteten wir in 54% ein Wiederauftreten des Tumors in der Leber und in 7% ausschließlich extrahepatische Metastasen (Abb. 18.5).

Tabelle 18.4. Überlebensraten nach Kryotherapie

Autor	Jahr	n	Metastasen		HCC	Therapie		Nachb. Monate	Überleben[b] Monate	Überlebensraten[b] (%)				
			CRC	Sonstige	K	K	K+R			1 Jahr	2 Jahre	3 Jahre	4 Jahre	5 Jahre
Ravikumar	1991	24	24	-	-	24	-	24	k.A.					
Shafir	1996	39	25	10	4	39	?	14*		79	66			
Adam	1997	34	25	-	9	9	25	16	k.A.	77	52 (CRC)			
										77	63 (HCC)			
Yeh	1997	24	24	-	-	24	-	19	32,7*					
Crews	1997	40	27	5	8	27	-	15			30 CRC			
											60 (HCC)[a]			
Haddad	1998	31	24	5	2	+	+	18*		59	33	22		
Weaver	1998	136	-	-	-	+	+	k.A.	30					(20)
Seifert	1998	116	116	-	-	83	33	20,5		82	56	32	-	13
Stubbs	1998	30	30	-	-	+HAI	-	18,2						
Wallace	1999	72	72	-	-	20	52	14	23	86	47	29 (kurativ)		
										11	36	14	5 (palliativ)	
Eigene Ergebnisse	2000	62	43	16	3	29	33	16	23	76	47	29	29	-

CRC Metastasen kolorektaler Karzinome; *HCC* Hepatozelluläres Karzinom; *K* Kryotherapie; *K+R* Kryotherapie und Resektion; * Mittelwert.
[a] 18 Monate.
[b] Nachbeobachtung nach Überleben: Medianwert (Monate).

Langzeitüberlebensraten wurden in wenigen Studien berichtet. Bei relativ kleinen Fallzahlen schwanken die Dreijahresraten zwischen 22 und 37%, Fünfjahresraten wurden zwischen 13 und 18% beobachtet. Dabei ist zu bedenken, dass bei den meisten Patienten ein primär nicht resektabler Tumor vorlag, bei dem eine systemische oder intraarterielle Chemotherapie die therapeutische Alternative darstellen. Unter diesem Aspekt stellt sich die Kryotherapie als erfolgversprechende Option zumindest bei nicht resektablen Metastasen kolorektaler Karzinome dar. Offen ist derzeit, ob in Anbetracht der relativ hohen Rezidivraten durch eine systematische oder intraarterielle lokale Chemotherapie (Preketes 1995) die Ergebnisse zu verbessern sind.

18.4
Ergebnisse bei hepatozellulären Karzinomen

Hepatozelluläre Karzinome weisen im Vergleich zu Lebermetastasen mehrere Besonderheiten auf, die die Anwendungsmöglichkeiten der Kryotherapie einschränken: Nahezu immer liegt eine Leberzirrhose mit entsprechend reduzierter Leberfunktion und einem erhöhten Blutungsrisiko (s. o.) vor. Die intraoperative sonographische Darstellung des Tumors innerhalb der zirrhotischen Leber ist insbesondere bei kleinen Herden ungleich schwieriger, was auch die exakte Sondenplatzierung erschwert. Bei großen Tumoren sind bei erhöhter Komplikationsgefahr mehrere Sonden erforderlich. Zusätzlich stehen für hepatozelluläre Karzinome andere lokale Destruktionsverfahren, wie die Chemoembolisation oder die Alkoholinstillation zur Verfügung, sodass zur Kryotherapie von hepatozellulären Karzinomen ver-

Tabelle 18.5. Ergebnisse der Kryotherapie bei hepatozellulärem Karzinom (HCC)

Autor	Jahr	(n)	Therapie	Letalität	Überlebenszeit Monate	Rezidivfrei	Überleben [%]		
							1 Jahr	2 Jahre	5 Jahre
Chou	1993	49	K	0			68		16
Custieri	1995	4		1/4	2–19	1/3			
Adam	1997	3	K	0	18	9/9			
Loren	1997	12	K	0	19[a]	2/12			
Lam	1998	4	K	0	12–23	1/4			
Wong	1998	12	K	1/2	3–36	4/11	50	30	
Eigene Ergebnisse	2000	3	K (n=2) K+R (n=1)	0	3–10	2/3			

K Kryotherapie; R Resektion.
[a] Mittlere Überlebenszeit.

gleichsweise geringe Erfahrungen vorliegen (Tabelle 18.5). Adam et a. (1997) beobachteten bei 9 Patienten mit hepatozellulärem Karzinom und einer mittleren Nachbeobachtungszeit von 18,4 Monaten kein Rezidiv an der Kryostelle im Gegensatz zu einer relativ hohen Rate (44%) bei Metastasen kolorektaler Karzinome und schlossen daraus auf eine günstige Kryosensibilität des hepatozellulären Karzinoms. Die meisten Erfahrungen zur Kryotherapie stammen aus China. Bei 107 primären Lebertumoren war die Fünfjahresüberlebensrate 22,0% und die Zehnjahresüberlebensrate 8,2%. Allerdings kamen zusätzliche tumorspezifische Maßnahmen zum Einsatz. Nach alleiniger Kryotherapie betrug die Fünfjahresüberlebensrate 16%. Diese Daten belegen die grundsätzliche Wirksamkeit des Verfahrens auch beim hepatozellulären Karzinom. Die Notwendigkeit einer Narkose und Laparotomie bei den durch die Leberzirrhose beeinträchtigten Patienten engt die Indikation zur Kryotherapie ein und spricht zunächst für andere lokal destruierende, perkutan applizierbare Verfahren. Bei Versagen dieser Methode stellt die Kryotherapie, eventuell nach vorheriger Chemoembolisation (Adam 1997) oder in Kombination mit einer perkutanen Alkoholinjektion zur Erhöhung der lokalen Tumordestruktion (Wong 1998) eine mögliche, parenchymschonende Option dar.

18.5 Ergebnisse bei Metastasen neuroendokriner Tumoren

Patienten mit Symptomen nichtresektabler Metastasen neuroendokriner Tumoren sind im besonderen Maße für die Kryotherapie geeignet. Behandlungsziel ist hierbei vor allem eine Besserung der klinischen Symptomatik. Nach den bisherigen Erfahrungen lässt sich diese durch Kryotherapie zumindest für einen gewissen Zeitraum erreichen (Tabelle 18.6), was die Anwendung des Verfahrens bei diesen Patienten auch unter palliativer Zielsetzung rechtfertigt (Bilchik 1997; Johnson 1997; Seifert 1998).

Tabelle 18.6. Ergebnisse der Kryotherapie neuroendokriner Tumoren (n=19; Bilchik et al. 1997)

	Symptomfreies Überleben [%]	Gesamtüberleben [%]
Median	10 Monate	>49 Monate
Nach 4 Monaten	83	94
Nach 9 Monaten	59	94
Nach 12 Monaten	46	80
Nach 18 Monaten	7	64

18.6
Ergebnisse bei Metastasen sonstiger Malignome

Die Kryotherapie kommt auch bei Metastasen der übrigen gastrointestinalen Tumoren und sonstigen Malignome zum Einsatz, ohne dass umfangreiche Daten vorliegen. Im eigenen Krankengut wurden 16 Patienten mit Metastasen, die nicht von kolorektalen Primärtumoren ausgingen, behandelt. Die postoperativen Komplikationsraten und Überlebensraten entsprachen denen bei Patienten mit kolorektalen Karzinommetastasen, sodass unter Abwägung aller therapeutischen Möglichkeiten im Einzelfall die Kryotherapie in diesen Situationen gerechtfertigt ist.

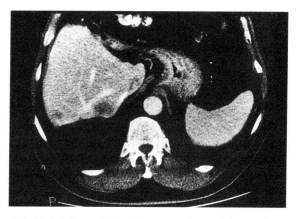

Abb. 18.6. B.G., m, 65 J., 2 Metastasen in Restleber nach erweiterter Hepatektomie rechts

18.7
Indikationen zur Kryotherapie

Die Kryotherapie erfordert derzeit in den meisten Fällen eine Laparotomie. Dies ist im Vergleich zu perkutan applizierbaren Verfahren nachteilig, andererseits jedoch ein Vorteil, da eine genaue Befundüberprüfung der Leber und der Bauchhöhle mit histologischer Sicherung und damit eine gezielte Indikationsstellung möglich sind (s.o.). Zudem erlaubt die Methode die Kombination mit einer Resektion, sodass in gleicher Sitzung eine vollständige Tumorbeseitigung erfolgen kann. Nach Adam et al. (Adam 1997) sind auf diese Weise 15% der ansonsten nicht resektablen Metastasen vollständig zu beseitigen.

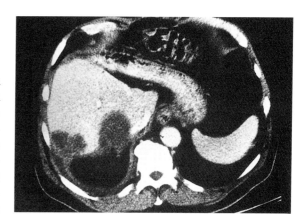

Abb. 18.7. B.G., m, 65 J., 10 Tage nach Resektion und Kryotherapie. Die linke Lebervene ist durchströmt. Patient rezidivfrei seit 12 Monaten

Derzeit ergeben sich für die Kryotherapie folgende Indikationen (Kohli 1998):
- Die Behandlung mit kurativem Ziel bei Patienten mit nicht resektablen Metastasen
  - infolge einer eingeschränkter Parenchymreserve, die eine Metastasenresektion mit ausgedehntem Parenchymverlust nicht erlaubt (z. B. bei Leberzirrhose),
  - als ergänzende Maßnahme neben einer Metastasenresektion, um den Parenchymverlust zu begrenzen, beispielsweise bei Metastasen in der Restleber nach erweiterter Hemihepatektomie,
  - bei Lage von Metastasen in unmittelbarer Nähe der Lebervenen, wenn die Resektion zwar zu einem großen Parenchymverlust, jedoch in Gefäßnähe keinen ausreichenden Sicherheitsabstand erzielt. Durch die Kälteresistenz der Gefäßwand können diese in die Vereisungszone einbezogen und gleichzeitig eine perivaskuläre Nekrose des Tumorgewebes erzeugt werden (Abb. 18.6, 18.7);
- bei tief im Parenchym sitzenden Metastasen, deren Entfernung zu einem relativ hohen Parenchymverlust mit höherer Morbidität und Mortalität führt. Beim alten und Risikopatienten stellt die Kryotherapie damit eine Alternative zur Resektion dar.

- Die Schnittrandvereisung nach Leberresektion, um das Resektionsausmaß zu begrenzen und die Sicherheitszone zu erweitern,
- die Behandlung mit palliativem Ziel bei symptomatischen Metastasen neuroendokriner Tumoren,
- in seltenen Fällen die Behandlung hepatozellulärer Karzinome (s. o.).

18.8
Kontraindikationen

- Palliative Indikation
  Abgesehen von der Behandlung symptomatischer Metastasen neuroendokriner Tumoren ist die Voraussetzung für die Wirkung der Kryotherapie die vollständige Tumorausschaltung. Verbleibt Tumorgewebe, ist kein prognostischer Gewinn zu erwarten. Dies gilt für Tumorreste innerhalb der Vereisungszone, aber auch für extrahepatische Tumoren. Nach Morris (Seifert 1999) ist die Prognose selbst nach Resektion extrahepatischer Tumoren ungünstig, sodass diese Situationen in der Regel eine Kryotherapie ausschließen.
- Metastasengröße
  Metastasen bis zu einem Durchmesser von 3 cm sind sicherer als größere Metastasen auszuschalten. Andererseits gibt es Hinweise, dass gerade bei größeren Metastasen die Kryotherapie anderen lokal destruierenden Verfahren überlegen ist (Tabelle 18.7). Wir beschränken die Kryotherapie auf Metastasen mit einem Maximaldurchmesser von 6 cm und ein Nekrosevolumen von unter 40% der Leber. Sehr kleine Metastasen (<5 mm) sind im intraoperativen Ultraschall schlecht erkennbar und mit den Kryosonden nicht zuverlässig erreichbar, sodass sich hier ebenfalls keine Indikation zur Kryotherapie ergibt.
- Metastasenzahl
  Durch gleichzeitiges Einfrieren sind mehrere Metastasen gleichzeitig zu behandeln. Dennoch nimmt das Risiko einer unvollständigen Tumorausschaltung zu, sodass wir die Grenze für eine *alleinige* Kryotherapie bei 5 bis 6 Metastasen sehen. Ist diese Zahl überschritten, ist entweder die Kombination mit einer Resektion oder ein chemotherapeutisches Vorgehen (u. U. als neoadjuvante Therapie) zu diskutieren.
- Metastasenlokalisation
  Während die Nähe zu großen Gefäßen keine Kontraindikation zur Kryotherapie (s. o.) darstellt, schließt die Kälteempfindlichkeit der Gallengänge die Kryotherapie von Metastasen, die in unmittelbarer Nähe der großen Gallengänge gelegen sind, aus. Möglicherweise kann durch eine temporäre Erwärmung der Gallenwege (Seifert 1997) ein Schutz der Wand erzielt werden; klinische Erfahrungen hierzu stehen jedoch aus.

18.9
Schlussfolgerungen

Die Kryotherapie ist ein lokal destruierendes, parenchymschonendes Verfahren zur Therapie von primären und sekundären Lebertumoren in kurativer Intention. Die meisten Erfahrungen liegen bei der Behandlung von Lebermetastasen kolorektaler Karzinome vor. Das Verfahren ist wirksam und mit einem vertretbaren Risiko belastet. Metastasen mit einem Durchmesser unter 3 cm sind sicherer auszuschalten als größere Herde. Andererseits bringt bei Tumoren über 3 cm Durchmesser die Kryotherapie eine bessere lokale Kontrolle (17% Rezidivrate), als die Radiofrequenztherapie (38%; Bilchik 2000), jedoch werden auch gegenteilige Beobachtungen mitgeteilt. Die Sondenplazierung erfordert in den meisten Fällen eine Laparotomie. Dies ist im Vergleich zu perkutan applizierbaren Verfahren nachteilig, ermöglicht jedoch durch eine genaue intraabdominelle Befunderhebung die gezielte Indikation und die Kombination mit einer Resektion. Indikationen zur Kryotherapie sind nicht resektable Metastasen, die Schnittrandvereisung nach fraglich

Tabelle 18.7. Lokale Rezidivraten nach Kryo- und Radiofrequenztherapie von Lebertumoren, größer als 3 cm. (Aus Bilchik et al. 2000)

Radiofrequenztherapie	Kryotherapie
5/13 (38%)	23/140 (17%)
Mediane Nachbeobachtungszeit	
9 Monate	16 Monate

ausreichender Resektion und in palliativer Intention symptomatische Metastasen neuroendokriner Tumoren. Die derzeit vorliegenden Ergebnisse rechtfertigen die Durchführung einer prospektiven randomisierten Studie, die die Kryotherapie mit der Resektion vergleicht.

Literatur

Adam R, Akpinar E, Johann M, Kunstlinger F, Majno P, Bismuth H (1997) Place of Cryosurgery in the Treatment of Malignant Liver Tumors. Ann Surg 1:39–50

Allen PJ, D'Angelica M, Hodyl CH, Lee J, You YJ, Fong Y, (1998) The Effects of Hepatic Cryosurgery on Tumor Growth in the Liver. J Surg Research 77:132–136

Arnot J (1850) Practical illustration of the remedial efficacy of a very low anesthetic temperature in cancer. Lancet 2:257–259

Bayjoo P, Jakob G (1992) Hepatic cryosurgery biological and clinical considerations. Collburg, Edinburgh 37, p 369

Berger WK, Schüder G, Feifel G (1996) Temperaturverteilungsmuster im Lebergewebe bei Einfriervorgängen mit neuen Kryosonden. Chirurg 67:83–838

Bilchik AJ, Sarantou T, Foshag LJ, Giuliano AE, Ramming KP, (1997) Cryosurgical palliation of metastatic neuroendocrine tumors resistant to conventional therapy. Surgery 6:1040–1048

Bilchik AJ, Wood ThF, Allegra D et al. (2000) Cryosurgical Ablation and Radiofrequency Ablation for Unresectable Heptic Malignant Neoplasms. Arch Surg 135:657–664

Bischof J, Christov K, Rubinsky B, (1993) A Morphological Study of Cooling Rate Response in Normal and Neoplastic Human Liver Tissue: Cryosurgical Implications. Cryobiology 30:482–492

Blackwood CE, Cooper IS (1972) Response of experimental tumor systems to cryosurgery. Cryobiology 9:508–515

Chapman W, Debelak JP, Blackwell TS et al. (2000) Hepatic Cryoablation - Induced Acute Lung Injury. Arch Surg 135:667–673

Cozzi PJ, Stewart GJ, Morris DL (1994) Thrombocytopenia after hepatic cryotherapy for colorectal metastases: correlates with hepato cellular injury. World J Surg 18:774–777

Cuschieri A, Crostwaite G, Shimi S, Pietrabissa A, Joypaul V, Tair I, Naziri W (1995) Hepatic cryotherapy for liver tumors. Surg Endoscopy 9:483–489

El-Shakhs SA, Shimi SA, Cuschieri A (1999) Effective Hepatic Cryoablation: Does It Enhance Tumor Dissemination? World J Surg 23:306–310

Faraci RP, Bagley DH, Marrone JA, Beazley RM (1975) The effect of curative cryosurgery on the tumor-specific immune response of C57 mice. Cryobiology 12:175–179

Fraser J, Gill W (1967) Observations On Ultra-Frozen Tissue. Brit J Surg 9:770–776

Gage AA, Guest K, Montes M, Carnana JA, Lohalen DK (1985) Effect of varging frazing and haering rates in experimental cryosurgery. Cryobiology 22:175–82

Hamad GG, Neifeld JP, (1998) Biochemical, Hematologic and Immunologic Alterations Following Hepatic Cryotherapie. Seminars in Surgical Oncology 14:122–128

Jakob G, Kurzer NN, Fuler BJ (1985) An assessment of tumor all riability after in vitro frazing. Cryobiology 22:41–26

Johnson LB, Krebs Th, Wong-You-Cheong J et al. (1997) Cryosurgical debulking of unresectable liver metastases for palliation of carcinoid syndrome. Surgery 468–470

Johnson LB, Krebs TL, Echo D van et al. (1997) Cytoablative Therapy with Combined Resection and Cryosugery for Limited Bilobar Hepatic Colorectal Metastase. Am J Surg 12:610–613

Kohli V, Clavien PA (1998) Cryoablation of Liver tumors. Brit J Surg 85:1171–1172

Lam ChM, Shimi SM (1997) Needle Implantation Cryoprobes: Biophysical and Thermal Characteristics. Seminars in Laparoscopic Surg 2:89–95

Lam ChM, Yuen WK, Fan S (1998) Hepatic Cryosurgery for Recurrent Hepatocellular Carcinoma After Hepatectomy: A Preliminary Report. J Surg Oncol 68:104–106

Mascarenhas BA, Ravikumar TS (1998) Experimental Basis for Hepatic Cryotherapy. Seminars in Surg Oncology 14:110–115

Menendez LR, Tan MS, Kiyabu MT, Chawla SP (1999) Cryosurgical Ablation of Soft Tissue Sarcomas. Am Cancer Soc 1:50–57

Miya K, Saji S, Morita T (1986) Immunserological response of regional lymph nodes after tumor cryosurgery: experimental study in rats. Cryobiology 23:290–295

Neel HB, Ketcham AS, Hammond WG, (1973) Experimental evaluation of in situ oncocide for primary tumor therapy: comparison of tumor-specific immunity after complete excision, cryonecrosiv and ligative. Laryngoscope 376–387

Preketes AP, Caplehorn JRM, King J, Clingan PR, Ross WB, Morris D (1995) Effect of Hepatic Artery Chemotherapy on Survival of Patients with Hepatic Metastases from Colorectal Carcinoma Treated with Cryotherapy, World J Surg 19:768–771

Ravikumar TS, Steele G, Kane R, King V (1991) Experimental and Clinical Observations on Hepatic Cryosurgery for Colorectal Metastases. Cancer Research 51:6323–6327

Rubinsky B, Lee CY, Bastachy J, Onitz G (1990) The process of freezing and the mechanism of damage during hepatic cryosurgery. Cryobiology 27:85–97

Sarantou T, Bilchik A, Ramming KP (1998) Complications of Hepatic Cryosurgery. Seminars in Surgical Oncology 14:156–162

Scheele J, Stang R, Allendorf-Hoffmann A, Paul M (1995) Resection of colorectal liver metastases. World J Surg 19:59–71

Seifert JK, Cozzi PJ, Morris DL (1998) Cryotherapy for Neuroendocrine Liver Metastases. Seminars in Surgical Oncology 14:175–183

Seifert JK, Morris DL (1999) Indicators of recurrence following cryotherapy for hepatic metastases form colorectal cancer. Brit J of Surg 86:234–240

Seifert JK, Morris DL (1999) World Survey on the Complications of Hepatic and Prostate Cryotherapy. World JSurg 23:109–114

Seifert JK, Achenbach T, Heintz A, Böttger TC, Junginger T (2000) Cryotherapy for liver metastases. Int J Colorectal Dis 15:161–166

Soanes WA, Ablin RJ, Gonda MJ (1970) Remission of metastatic lesions following cryosurgery in prostatic cancer: immunologic conviderations. J Urol 104:154–159

Staren ED, Sabel MS, Gianakakis LMet al. (1997) Cryosurgery of Breast Cancer. Arch Surg 13228–13234

Steele G, (1994) Cryoablation in Hepatic Surgery. Seminars in Liver Disease 2:120–125

Tanaka S, Immunological aspects of cryosurgery in general surgery. Cryobiology 19:247

Weber SM, Lee FT, Chinn DO, Warner T, Chosy SG, Mahvi DM (1997) Perivascular and intralesional tissue necrosis after hepatic cryoablation: Results in a porcine model. Surgery 4:742–747

Wong WS, Patel SC, Cruz FS, Gala KV, Turner AF, (1998) Cryosurgery as a Treatment for Advanced Stage Hepatocellular Carcinoma. American Cancer Society 7:1268–1278

Yamashita T, Hayakawa K, Hosokowa M, Kodama T, Inoue N, Tomita K, Kobayashi H (1982) Enhanced tumor metastases in rats following cryosurgery of primary tumor. Gann 73:222

Perkutane Alkoholinjektion

J. Boese-Landgraf, F. Fobbe

Die perkutane Alkoholinjektion von nichtoperablen malignen Lebertumoren stellt das älteste lokale Therapieverfahren dar. Die Methode beruht auf einer Proteindenaturierung, die durch die Injektion von hochprozentigem (95%igen) Alkohol hervorgerufen wird (Allgaier 2002). Im Gefolge der zellulären Dehydratation kommt es zu einer Thrombose der kleinen Tumorgefäße mit konsekutivem Auftreten einer Zellischämie.

Die intratumorale Alkoholinjektion ist meist ein Behandlungsverfahren mit palliativer Intention. Vor der Indikationsstellung muss deshalb geprüft werden, ob auch eine potenziell kurative Behandlung (z. B. Leberresektion, Lebertransplantation) in Frage kommt (Giovannini 1994).

19.1
Technik

Die Injektion kann unter Ultraschall- oder CT-Kontrolle erfolgen. Die ultraschallgesteuerte Behandlung ist der unter CT-Kontrolle vorzuziehen (sowohl die Punktion als auch die Injektion des Alkohols sind unter Echtzeitkontrolle im US möglich, im CT sind immer nur Kontrollen in größeren zeitlichen Abständen möglich). Wichtig ist, mit dem Patienten den genauen Ablauf der Behandlung ausführlich zu besprechen. Dazu gehört auch die Information, dass die Injektion des Alkohols längere Zeit (5–10 min) beansprucht und die Nadel in dieser Zeit im Körper verbleibt. Während dieser Zeit soll der Patient möglichst flach und ruhig atmen. Eine spezielle Vorbereitung ist nicht unbedingt notwendig, der Patient braucht nicht nüchtern zu sein, eine Sedierung ist nur in Ausnahmefällen notwendig (nach der Sedierung eingeschränkte Kooperation, z. B. der Fähigkeit, die „Luft anzuhalten"). Außer der Lokalanästhesie ist eine spezielle Schmerztherapie meist nicht notwendig. Einige Arbeitsgruppen führen eine Antibiotikaprophylaxe mit einer gallengängigen Substanz (z. B. Rocephin 1×2 g i.v.) durch. Ob dies notwendig ist, wurde bisher aber noch nicht belegt. Die injizierte Menge des Alkohols richtet sich nach der Größe des Tumors. Die Abschätzung der zu injizierenden Menge erfolgt am einfachsten nach der Annäherungsformel: größter Durchmesser (in cm) des Herdes entspricht der maximalen in einer Sitzung in den Herd injizierten Alkoholmenge (in ml). Nach tierexperimentellen Untersuchungen von Shiina (1987) beträgt die maximal tolerable Alkoholdosis 1,2 g/kg Körpergewicht (etwa 75 ml bei einem Gewicht von 80 kg). Überschreitet man diese Dosis, muss man mit schweren Herzrhythmusstörungen, Auftreten einer Hämolyse und einer schweren Beeinträchtigung der Leberfunktion rechnen. Es ist zu empfehlen, in einer Sitzung nicht mehr als 20 ml Alkohol zu injizieren. Das Alkoholkonzentrat besteht aus sterilem 95%igem Alkohol (Ethanol) der Firma Braun.

19.1.1
Behandlung unter Ultraschallkontrolle

Der zu behandelnde Herd wird im Ultraschallechtzeitbild eingestellt und der größte Durchmesser des Herdes bestimmt. Bei der Wahl des Zugangsweges ist zu berücksichtigen, dass nach Möglichkeit die Punktionsnadel über Lebergewebe in den Tumor eintritt (bessere Abdichtung des Punktionskanals zur Leberkapsel und geringere Gefahr der Nachblutung bzw. des Alkoholübertrittes in die Bauchhöhle). Nach der Anästhesie der Haut wird in der Position, in der der Herd später punktiert werden soll (also unter Ultraschallkontrolle) auch die Leber-

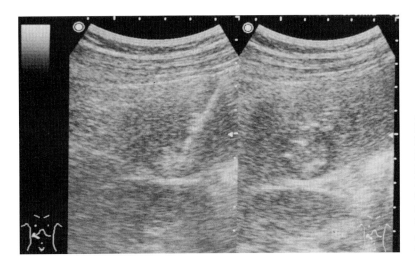

Abb. 19.1. Alkoholinjektion in eine Metastase eines HCC im medialen kranialen linken Leberlappen. In der *linken Bildhälfte* im Querschnitt Nachweis der Nadel (als echoreiche Linie) und Austritt des Alkohols an der Nadelspitze in den dorsalen Tumoranteilen. In der *rechten Bildhälfte* (Längsschnitt) Aufnahme nach der Alkoholinjektion: Nachweis multipler echoreicher Areale im Tumor

kapsel anästhesiert (für die Lokalanästhesie entsprechend lange und scharfe Nadel verwenden). Beim Verschieben der Nadel kann das Lokalanästhetikum kontinuierlich langsam gespritzt werden. Dabei kann auch gleichzeitig geprüft werden, ob über den gewählten Zugangsweg der Leberherd auch erreicht werden kann (die Nadel mit dem Lokalanästhetikum ist im Ultraschallbild sehr gut zu erkennen, Abb. 19.1).

Als Punktionsnadel sollte eine möglichst dünne Nadel verwendet werden (z. B. 20 oder 21 gg.). Es gibt spezielle Nadeln zur Alkoholinjektion: Diese Nadeln haben eine scharfe geschlossene Spitze und der Alkohol tritt über Seitenlöcher nahe der Spitze aus (zur Punktion wird die Nadel mittels eines Mandrins versteift). Die Anzahl der Seitenlöcher bzw. die Strecke, über die die Seitenlöcher an der Nadelspitze angeordnet sind (z. B. >1–2 cm) sind variabel (z. B. der Firma Pflugbeil Ottobrunn). Über diese Seitenlöcher soll der Alkohol sich besser im Gewebe verteilen. Alternativ kann aber auch eine normale Punktionskanüle mit einem Endloch verwendet werden (z. B. Van-Sonnenberg-Punktionsnadel von Cook). Wird eine solche Nadel verwendet, muss die Spitze allerdings häufiger neu positioniert werden. Der Alkohol führt in der verwendeten Konzentration zu einer Veränderung der Oberfläche der normalen Spritzen mit der Folge, dass der Kolben nach kurzer Zeit nicht mehr oder nur mit hohem Kraftaufwand bewegt werden kann. Deshalb muss eine Spritze mit einem weniger anfälligen Kolben verwendet werden (z. B. Luer-Lock von Braun). Die Spritze mit dem Alkohol sollte über einen kurzen Schlauch (z. B. 30 cm lang) mit der Nadel verbunden werden.

Die Spitze der Nadel wird zu Beginn in die schallkopffernen Tumorabschnitte platziert und dann schrittweise zurückgezogen. Der Alkohol ist im Ultraschall als echoreiche Struktur mit dorsaler Schallabschwächung zu erkennen. Diese Schallabschwächung nimmt mit der Menge des injizierten Alkohols zu. Nach Zurückziehen der Nadel wird die Spitze dann wieder sichtbar.

Der Alkohol kann ohne jegliche Zugaben verwendet werden (z. B. 95%iger Alkohol der Firma Braun, in 20 ml-Ampullen). Einige Arbeitsgruppen geben dem Alkohol eine geringe Menge eines Lokalanästhetikums bei (z. B.: 10 ml 95%igem Alkoholkonzentrat+2 ml Lokalanästhetikum 2%ig). Diese Zugabe soll die Schmerzen bei der Injektion reduzieren.

Die Injektion des Alkohols erfolgt unter ständiger Kontrolle im Ultraschallbild. Der an der Nadelspitze austretende Alkohol kann im Echtzeitbild (wegen der kleinen in der Flüssigkeit eingeschlossenen Gasbläschen) sehr gut erkannt werden („hyperreflexive Wolke"). Entsprechend der Verteilung des Alkohols im Tumor und der vorgesehenen Alkoholmenge muss die Lage der Nadelspitze entsprechend im Tumor verändert werden (also meist Zurückziehen der Nadel in kleinen Schritten).

Nach der Alkoholinjektion sollte vor dem Entfernen der Nadel etwa eine Minute gewartet werden, damit die Flüssigkeit sich im Gewebe verteilen kann: Der Alkohol muss meist mit relativ hohem Druck injiziert werden. Wird die Nadel sofort nach der Injektion zurückgezogen, besteht die Gefahr, dass der Alkohol längs des Punktionskanals in den Peritonealraum übertritt und zu einer stark schmerzhaften Reizung des Peritoneums führt. Beim Zurückziehen der Nadel kann zusätzlich langsam ein Lokalanästhetikum injiziert werden, um den Rückstrom des Alkohols und von Tumorzellen über den Punktionskanal bzw. die dabei auftretenden Schmerzen zu verhindern.

19.1.2
Behandlung unter CT-Kontrolle

Wenn die Punktion unter Ultraschallkontrolle nicht möglich ist (z. B. weil der Herd im Ultraschall nicht abzugrenzen ist), kann die Punktion auch unter CT-Kontrolle erfolgen. Hierbei können die gleichen Nadeln wie im Ultraschall verwendet werden. Die Nadelspitze soll ebenfalls im eintrittsfernen Tumorrand platziert werden. Der Alkohol ist im CT-Bild hypodenser als die Leber. Um sicher die Ausbreitung des Alkohols im Tumor erkennen zu können, ist es einfacher, dem Alkohol etwa Kontrastmittel hinzuzugeben (z. B. 10 ml 95%igen Alkohol und 0,5 ml Imeron 300 oder 0,5 ml Lipiodol). Die Zugabe von Lipiodol hat den Vorteil, dass das Lipiodol im Tumor nicht abgebaut wird (in der normalen Leber wird es vom RES abgebaut) und deshalb im CT noch lange nachzuweisen ist (einfache Unterscheidung zwischen behandelten und unbehandelten Tumoren). Jeweils nach Injektion von 2 ml Alkohol muss die Verteilung im Gewebe mittels CT-Schichtaufnahme kontrolliert werden. Das übrige Vorgehen ist entsprechend der Behandlung unter Ultraschallkontrolle.

19.2
Nebenwirkungen

Während der Injektion klagen viele Patienten über ein Druckgefühl im Oberbauch. Entsprechend diesem Druckgefühl muss die Injektionsgeschwindigkeit des Alkohols angepasst werden (Alkohol in kleinen Portionen verabreichen). Nach dem Ende der Behandlung bildet sich dieses Druckgefühl schnell zurück. In den ersten Tagen nach der Behandlung kann leichtes Fieber auftreten. Die Behandlung kann grundsätzlich auch ambulant erfolgen.

19.3
Komplikationen

Die perkutane Alkoholinjektion ist ein komplikationsarmes Behandlungsverfahren. In der Literatur wird eine Gesamtkomplikationsrate um 3% angegeben (Lencioni 1995; Livrahi 1995; Orlando 2000). Die Fehlinjektion in einen Pfortaderhauptast bzw. in eine Lebervene (Gefahr der Thrombosierung) sowie die Injektion in einen größeren Gallengang (Ausbildung einer ausgeprägten Cholangitis mit Gallengangsfibrose) stellen die gravierendsten Komplikationen dar. Diese Komplikationen sollten aber bei Beachtung der Grundregeln nicht auftreten: Die Injektion in den Tumor erfordert einen relativ hohen Injektionsdruck, sobald der notwendige Injektionsdruck niedrig wird oder ist, muss an die Injektion in ein Hohlsystem gedacht werden. Die Nadelspitze muss dann sofort repositioniert werden. Bei der Injektion in eine Lebervene verspürt der Patient sofort einen Alkoholgeschmack auf der Zunge. Mit dem Auftreten eines reaktiven Pleuraergusses ist nur bei kranialer und subkapsulärer Lage der Läsion zu rechnen.

Nachblutungen bzw. subkapsuläre Hämatome treten in gleicher Häufigkeit auf wie bei Leberbiopsien. Stichkanalmetastasen wurden in seltenen Fällen (<1%) beschrieben. Sie lassen sich unseres Erachtens dadurch vermeiden, dass man nach der Injektion die Nadel wegen des bestehenden Überdruckeffektes in der Läsion nicht sofort zieht.

19.4
Indikationen und Kontraindikationen für die Alkoholinjektion

Grundsätzlich kann das Verfahren bei allen Malignomen in der Leber angewendet werden. Die häufigsten Indikationen sind:

- kleines hepatozelluläres Karzinom (HCC) vom nodulären Typ (Durchmesser < 3 cm),
- bis zu 3 HCC-Läsionen mit einem Durchmesser < 3 cm bei guter Leberfunktion,
- HCC-Läsion mit einem Durchmesser von 5–8 cm, wenn eine Chemoembolisation nicht in Frage kommt (z. B. schwere portale Hypertension, Zustand nach portokavaler Anastomose, Zustand nach biliodigestiver Anastomose, Verschluss der A. hepatica);
- als Ergänzung zur regionalen Therapie (Chemoembolisation),
- wenn der Herd auf die Chemoembolisation nicht anspricht,
- Restmetastasen bzw. nicht arteriell perfundierte Metastasen nach regionaler Chemotherapie,
- Lokalrezidiv an der Resektionsgrenze nach ausgedehnter Leberresektion, wenn eine Nachresektion nicht möglich ist,
- wenn andere Methoden nicht angewendet werden können und der Patient einen starken Therapiewunsch hat.

Als klassische Indikation für die tumorablative Alkoholinjektion gilt das HCC vom nodulären Typ mit einem Durchmesser von < 3 cm, wenn aus allgemeinen Gründen Inoperabilität besteht (Lencioni 1995). Grundsätzlich ist die Entscheidung zum Einsatz dieser Methode jeweils im Einzelfall zu treffen. Hierbei ist zu berücksichtigen, dass die Methode einfach anzuwenden ist und bei kompetenter Anwendung nur geringe unerwünschte Nebenwirkungen aufweist (Giovannini 1994; Livraghi 1991).

Als absolute Kontraindikation gilt nur eine schwere Leberfunktionsstörung mit schlechten Gerinnungswerten (z. B. Quick unter 40% und Thrombozyten unter 50 000/µl). Wegen der erhöhten Gefahr der Nachblutung ist bei einem ausgeprägten Aszites und mäßiger Leberfunktionsstörung die Indikation mit Zurückhaltung zu stellen.

19.5
Überlebens- und Rezidivrate

Die meisten Untersuchungen beziehen sich auf den Einsatz der Methode zur Behandlung des hepatozellulären Karzinoms. Je nach Anzahl der bestehenden HCC-Läsionen und in Abhängigkeit vom Schweregrad der Zirrhose werden Dreijahresüberlebensraten von 60–80% angegeben (Lencioni 1997; Livraghi 1995; Orlando 2000). Die Fünfjahresüberlebensrate schwankt zwischen 30 und 50% (s. Tabelle 19.1).

Lokalrezidive werden in etwa 10–20% innerhalb von 5 Jahren beobachtet. Mit einem Tumorrückfall

Tabelle 19.1. Überlebensrate nach Alkoholinjektion

Autor	(n)	Durchmesser (cm)	Anzahl	Child-pugh	1 Jahr	3 Jahre	5 Jahre
Lencioni et al., 1995	52	< 3	s	A+B	100	81	54
	30	3,1–5	s	A+B	92	60	21
	23	< 3	m	A+B	94	54	0
Livraghi et al., 1995	293	< 5	s	A	98	79	47
	149	< 5	s	B	93	63	29
	121	< 3	m	A	94	68	36
	63	< 3	m	B	93	59	0
Lencioni et al., 1997	127	< 5	s+m	A	98	79	53
	57	< 5	s+m	B	88	50	28
	94	< 3	s	A+B	100	78	54
	40	< 3	m	A+B	91	51	21
	70	< 3	s	A	100	89	63
Orlando et al., 2000	115	< 5	s+m	A+B	89	43	
	81	< 5	s+m	A	96	63	
	34	< 5	s+m	B	73	12	
Eigene	24	< 3	S	A+B	87	66	

an anderer Stelle muss in 15–20% pro Jahr bei nichtsingulärem HCC-Befall gerechnet werden (Pompili 1997).

Wird die Alkoholinjektion als Zusatzmaßnahme zur Chemoembolisation eingesetzt, so erhöht sich die Einjahresüberlebensrate um etwa 10% gegenüber der alleinigen Chemoembolisation (Tanaka 1992; Yanakado 1994).

Alle anderen angegebenen Indikationen haben in erster Linie einen schmerzlindernden Effekt und weniger eine Lebensverlängerung zum Ziel (Seki 1999).

Literatur

Allgaier HP (2002) Das hepatozelluläre Karzinom. Uni-Med, Bremen

Giovannini M, Seitz JF (1994) Ultrasound-guided percutaneous alcohol injection of small liver metastases; Cancer 73:294–297

Henne-Bruns D, Marks HG (1998) Primäre Leber- und Gallenwegstumoren: Ansätze zur konservativen Therapie. Kongressbericht. Langenbecks Arch Chir [Suppl II]:343–347

Lencioni R, Pinto F, Armillotta N et al. (1997) Long-term results of percutaneous ethanol injection therapy for hepatocellular carcinoma in cirrhosis: a European experience. Eur Radiol 7:514–519

Lencioni R, Bartolozzi C, Caramella D et al. (1995) Treatment of Small Hepatocellular Carcinoma with Percutaneous Ethanol Injection. Cancer 76:1737–1746

Livraghi T, Vettori C, Lazzaroni S (1991) Liver Metastases: Results of Percutaneous Ethanol Injection in 14 Patients Radiology 179:709–712

Livraghi T, Giorgio A, Marin G et al. (1995) Hepatocellular carcinoma and Cirrhosis in 746 Patients: Longterm Results in Percutaneous Ethanol Injection. Radiology 197:101–108

Orlando A, D'Antoni A, Camma C et al. (2000) Treatment of small hepatocellular carcinoma with percutaneous ethanol injection: a validated prognostic model. Am J Gastroenterol 95:2921–2927

Pompili M, Rapaccini GL, Luca F de et al. (1997) Risk Factors for Intrahepatic Recurrence of Hepatocellular Carcinoma in Cirrhotic Patients treated by Percutaneous Ethanol Injection. Cancer 79:1501–1508

Seki T, Wakabayashi M. Nakagawa T (1999) Percutaneous Microwave Coagulation Therapy for Patients with Small Hepatocellular Carcinoma. Cancer 85:1694–1702

Shiina S, Yasuda H, Muto H et al. (1987) Percutaneous ethanol injection in the treatment of liver neoplasms. AJR 149:949–952

Tanaka K, Nakamura S, Numata K et al. (1992) Hepatocellular Carcinoma: Treatment with Percutaneous Ethanol Injection and Transcatheter Arterial Embolization. Radiology 183:457–460

Yamakado K, Hirano T, Kato N et al. (1994) Hepatocellular carcinoma: treatment with a combination of transcatheter arterial chemoembolization and transportal ethanol injection. Radiology 193:75–80

GESAMTKOMMENTAR: Ablative Therapien von Lebertumoren

Lokal ablative Verfahren in der Behandlung von malignen Lebertumoren stellen eine Herausforderung für das traditionelle Behandlungskonzept der chirurgischen Therapie dar. Lokal ablative Verfahren sind nicht nur von der eingesetzten Technologie abhängig, sondern konnten sich nur durch die Entwicklungen der modernen radiologischen Schnittbildgebung entwickeln. Folgerichtig haben sich diese Therapieverfahren überall dort, wo sich Chirurgen frühzeitig damit vertraut gemacht haben und sie in Kooperation und mit radiologischer Unterstützung betreiben, zumindest in definierten Indikationen etabliert und teilweise bereits durchgesetzt. Jüngst musste eine große geplante Studie, die die chirurgische Resektion mit der Lasertherapie in der Behandlung kolorektaler Metastasen vergleichen wollte, abgebrochen werden, weil die Rekrutierung von Patienten im operativen Arm nach Patientenaufklärung nicht gelang. Damit ist klar, dass lokal ablative Techniken in der Behandlung von malignen Raumforderungen der Leber einen wichtigen Stellenwert gewonnen haben.

Der erwähnte Studienabbruch zeigt jedoch auch ein Dilemma, das mit der rasanten Entwicklung dieser Verfahren verbunden ist. Saubere Studien zur Bewertung der einzelnen Verfahren sind aufgrund des klinischen Drucks nur noch schwer zu konzipieren und liegen nicht in ausreichendem Maße vor. Phase-III-Studien, die chirurgische und minimalinvasive Techniken prospektiv vergleichen, fehlen vollkommen. Auch die Vergleichbarkeit von retrospektiven Studienergebnissen ist aufgrund der verschiedenen Techniken mit Einbringung von zytotoxischen Substanzen, HF-, Mikrowellen-, Laser-, Kryo- oder Ultraschall-Ablation und auch verschiedenen Einschlusskriterien bezüglich Tumormasse, Anzahl und Größe der Läsionen, aber auch histologisch unterschiedlichen Primärtumoren außerordentlich schwierig. Eine wissenschaftlich ausreichend begründete Wertung der Verfahren ist somit derzeit nicht möglich. Allerdings zeigen alle vorliegenden Daten, die meist an nichtkontrollierten Studien erhoben wurden, eine deutliche Verlängerung der Überlebenszeit der lokal behandelten Patienten.

Um härtere Daten für die Frage zu erhalten, welchem der lokal ablativen Verfahren in der Metastasenbehandlung der Vorzug zu geben ist, sind sicher noch höhere Fallzahlen nötig. Derzeit hat sich die Chemoablation mit Alkohol oder Essigsäure nicht durchsetzen können. Die Erfahrungen für perkutane Kryotherapien sind noch gering, sodass derzeit vor allem Laser- und HF-Therapie im Vordergrund des Interesses stehen. Bei beiden Verfahren kann davon ausgegangen werden, dass bei bis zu 5 Herden in einer Größe bis zu 5 cm eine adäquate Radikalität zur dauerhaften Entfernung der Metastasen gegeben ist. Gegenüber operativen Verfahren hat das perkutane Vorgehen den Vorteil der geringeren Invasivität, der geringeren verfahrensassoziierten Morbidität und Mortalität und geringerer Kosten. Eine perkutane Ablationsbehandlung kann auch dann vorgenommen werden, wenn eine chirurgische Therapie z. B. aus allgemein internistischen Gründen nicht mehr möglich ist. Es ist davon auszugehen, dass perkutane Ablationsverfahren die intraoperativen Anwendungen verdrängen werden.

Zusammenfassend würden wir empfehlen, dass Ablationstherapien der Leber möglichst in kontrollierten Studien – zumindest Phase-II-Studien – vorgenommen werden sollten. Ob eine zusätzliche lokoregionäre Chemotherapie eine weitere Verbesserung der Ergebnisse der Behandlung von Lebermetastasen erbringen kann, ist derzeit noch offen und muss ebenfalls geprüft werden.

Photodynamische Therapie   VI

20 Photodynamische Therapie in der Gastroenterologie

F. L. Dumoulin, T. Gerhardt

Die Photodynamische Therapie (PDT) ist ein minimalinvasives Therapieverfahren, bei dem durch das Zusammenwirken eines Photosensitizers mit Licht und Sauerstoff eine selektive Gewebsdestruktion erzeugt wird. Die Vorteile der PDT sind die Tumorselektivität und die Wirksamkeit des Verfahrens auch bei Tumoren, die gegen Radio- und Chemotherapie resistent sind. Nachdem die PDT anfangs vor allem zur Therapie verschiedener Tumoren und prämaligner Veränderungen eingesetzt wurde, haben sich in den letzten Jahren auch Therapiemöglichkeiten bei degenerativen oder entzündlichen Erkrankungen ergeben. Im Folgenden soll ein Überblick über den Wirkmechanismus der PDT und den Einsatz dieser Therapieform in der Behandlung onkologischer Erkrankungen in der Gastroenterologie gegeben werden.

20.1 Prinzipien der Photodynamischen Therapie (PDT)

20.1.1 Photosensitizer

Photosensitizer werden systemisch i.v. oder oral, aber auch topisch appliziert. In der Mehrzahl leiten sie sich strukturell von den Porphyrinen ab. Eine Sonderstellung nimmt die 5-Aminolävulinsäure (ALA) ein, welche eine Vorstufe des endogenen Photosensitizers Protoporphyrin IX (PpIX) ist (Berg 1993; Dougherty 1998; Hsi 1999; Webber 1999). Photosensitizer weisen ausgedehnte konjugierte Doppelbindungen auf, die Lichtenergie absorbieren können. Die absorbierte Energie wird auf molekularen Sauerstoff, den eigentlichen Mediator des phototoxischen Effektes, übertragen (Berg 1993). Eine

Tabelle 20.1. Photosensitizer

Sensitizer	Wellenlänge (nm)	Dermale Sensibilisierung
Porfimer Natrium	630	4–6 Wochen
m-THPC	652 (514)	1–2 Wochen
Verteporfin	690	1 Woche
ALA/PpIX	630/635	2 Tage
Phthalocyanine	675	–
Texaphyrine	730–770	3 Tage
Etiopurpurin	665	–

m-THPC meta-Tetrahydroxyphenylchlorin; *ALA* δ-Amino Lävulinsäure; *PpIX* Protoporphyrin IX.

Auswahl von Photosensitizern ist in Tabelle 20.1 dargestellt.

Eine wesentliche Eigenschaft der Sensitizer ist die präferentielle Anreicherung im Tumorgewebe und in Endothelzellen der tumorversorgenden Gefäße (Berg 1993; Hsi 1999). Auf subzellulärer Ebene kommt es zur Akkumulation im Membrankompartiment der Zellen, d. h. in Zytoplasmamembran, Mitochondrien, endoplasmatischem Retikulum, Golgi-Apparat und Lysosomen. Sowohl die Tumorselektivität als auch die bevorzugte subzelluläre Anreicherung weist je nach untersuchtem Sensitizer oder Gewebe Unterschiede auf. Der Mechanismus der Tumorselektivität des Photosensitizers ist bislang nicht im Detail verstanden. Wesentliche Aspekte sind wahrscheinlich der Rezeptorbesatz der Tumorzellen mit Low-density-Lipoprotein (LDL)-Rezeptor, die Hydrophobizität des Sensitizers, der pH-Wert im Tumorgewebe, eine erhöhte Permeabilität der Tumorgefäße und der geringere Lymphabfluss aus dem Tumorgewebe (Hsi 1999). So konnte gezeigt werden, dass Photosensitizer an LDL-Partikel binden, rezeptorvermittelt endozytotisch aufgenommen und in die Membranen des lysosomalen Kompartments eingelagert werden (Allison 1994; Maziere 1991). Der Zusammenhang zwischen LDL-Rezeptorbesatz und Tumoraffinität eines Sensitizers ist jedoch nicht universell: Einige Sensitizer weisen eine hohe Tumoraffinität auf, ohne jedoch an LDL-Partikel assoziiert zu sein; umgekehrt weisen einige stark an LDL-Partikel gebundene Sensitizer eine geringe Tumorspezifität auf (Korbelik 1992). Weiterhin weiss man, dass die Aufnahme von Sensitizern mit abnehmendem pH-Wert ansteigt (Barrett 1990; Cunderlikova 2000; Pottier 1990). Da sich im Tumor oft ein niedrigerer pH als im umgebenden gesunden Gewebe findet, könnte dies mit zur Selektivität beitragen (Barrett 1990; Gerweck 1996). Auch eine vermehrte Hydrophobizität des Sensitizers resultiert in einer erhöhten Tumorspezifität (Berg 1993). Schließlich konnte experimentell gezeigt werden, dass eine Kopplung des Sensitizers an Liposomen dessen zelluläre Aufnahme erhöhen kann (Bachor 1995; Jori 1996; Oku 1997; Reddi 1990; Rodal 1998). Eine Steigerung der Tumorselektivität wurde auch durch Kopplung an monoklonale Antikörper oder Mikrosphären erreicht (Allemann 1996; Del Governatore 2000; Hamblin 2000; Labib 1991; Mew 1983; Vrouenraets 1999; Vrouenraets 2000). Die Optimierung der tumorspezifischen Anreicherung des Photosensitizers ist derzeit Gegenstand der Entwicklung.

20.1.2
Phototoxischer Effekt

Die meisten derzeit verwendeten Photosensitizer zeigen ohne Lichteinwirkung keine biologischen Effekte. Eine Gewebeschädigung kann nur dann auftreten, wenn der Sensitizer in Anwesenheit von Sauerstoff durch ausreichende Lichtenergie einer spezifischen Wellenlänge aktiviert wird. Die Photonenenergie wird vom Sensitizer absorbiert und auf molekularen Sauerstoff übertragen. Hierdurch wird dieser vom Grundzustand in einen aktivierten Zustand überführt und es resultiert Singulett-Sauerstoff ($^1O_2$), welcher der wesentliche Mediator des phototoxischen Effektes ist (Typ-2-Photooxidation). Singulett-Sauerstoff hat eine kurze Halbwertszeit ($<0,04~\mu s$), einen geringen Aktionsradius ($<0,02~\mu s$) und oxidiert Biomoleküle wie etwa Membranproteine oder -lipide (Moan 1991). Alternativ kann auch eine direkte Reaktion mit Biomolekülen stattfinden, bei der freie Radikale entstehen (Typ-1-Photooxidation; Hsi 1999). Die Akkumulation reaktiver Sauerstoffspezies verursacht den phototoxischen Effekt durch die Schädigung der zytoplasmatischen Membran und/oder die Zerstörung von Zellorganellen.

Der Ort des photoxischen Effekts ist abhängig von der subzellulären Akkumulation des Sensitizers. Bei präferentieller Schädigung der Mitochondrienmembran kommt es zur zytosolischen Freisetzung von Cytochrom C, zur Aktivierung von Effektorcaspasen und schließlich zum apoptotischen Zelltod (Hunt 2000). Bei Verwendung einer hohen Sensitizerdosis hingegen bewirkt die subzelluläre Akkumulation eine Zerstörung von Zytoplasmamembran oder Zellorganellen mit intrazellulärer Freisetzung lysosomaler Enzyme, in deren Folge es zum nekrotischen Zelltod kommt (Berg 1994; Christensen 1982; Maziere 1991; Wessels 1992). Wegen der Anreicherung von Photosensitizern im Endothel tumorversorgender Gefäße kann es außerdem zum thrombotischen Verschluss der Tumorgefäße durch Endothelschädigung, Thrombozytenaggregation und Vasokonstriktion kommen (Fingar 1996). Dadurch wird die Gefäßversorgung des Tumors vermindert. Eine zu frühzeitige Schädigung der tumorversorgenden Gefäße kann jedoch auch zur Abnahme der lokalen Sauerstoffkonzentration und damit der Wirksamkeit der PDT führen.

Schließlich könnte es durch photodynamisch verursachte Gewebsdestruktion zur Freisetzung und immunologischen Präsentation von Tumorantigenen kommen, wobei auch direkte immunstimulatorische Effekte beschrieben wurden (Granville 2000; Hunt 2000).

20.1.3
Lichtquellen und Lichtleiter

Eine wesentliche Voraussetzung für den phototoxischen Effekt ist die Aktivierung des Sensitizers durch eine ausreichende Menge Lichtenergie einer substanzspezifischen Wellenlänge. Zumeist wird für die Aktivierung des Photosensitizers Laserlicht eingesetzt. Als Lichtquellen kommen sowohl argongepumpte Farbstofflaser, als auch Diodenlaser zum Einsatz (Hsi 1999). Beim Farbstofflaser stehen dem Vorteil der Verwendbarkeit für verschiedene Wellenlängen (und damit für verschiedene Photosensitizer) die Nachteile des höheren Anschaffungspreises, einer höheren Wartungsintensität und einer mangelnden Handlichkeit des Gerätes entgegen. Diodenlaser hingegen sind relativ kostengünstig, wenig wartungsintensiv und leicht zu bedienen. Allerdings produzieren sie nur Laserlicht einer bestimmten Wellenlänge (Hammer-Wilson 1998). Es stehen verschiedene Lichtapplikatoren für die PDT zur Verfügung. Diese bestehen aus Lichtleitern, an deren patientenseitigem Ende das Licht durch Mikrolinsen, zylindrische oder sphärische Diffuser homogen gestreut wird, um eine optimale Ausleuchtung des zu behandelnden Gewebes zu erreichen. Spezielle Applikatoren/Diffuser wurden für die endoskopische Therapie im Ösophagus (als Ballon) oder in den Gallengängen (als Zylinder) entwickelt (Gossner 1999; Overholt 1994; van den Bergh 1998).

20.1.4
Vorteile und Grenzen der PDT

Ein wesentlicher Vorteil der PDT ist die relative Tumorselektivität. Diese ergibt sich aus der präferentiellen Anreicherung des Sensitizers im Tumorgewebe und der gezielten Aktivierung durch Einbringen der Lichtenergie an den Tumor. Die intensiv betriebene Suche nach neuen Photosensitizern mit hoher Tumorselektivität könnte in den kommenden Jahren wesentlich zur Optimierung der PDT beitragen. Ein weiterer Vorzug der PDT besteht in der Wirksamkeit des Verfahrens auch bei Tumoren mit Resistenzen gegen Radio- und Chemotherapie. Dies beruht auf dem oben ausgeführten Wirkmechanismus der PDT, der zur Schädigung von Membranstrukturen, mit direkter Induktion von Apoptose oder Nekrose führt. Mit einem besseren Verständnis der Wirkmechanismen der PDT – auch in Abhängigkeit von der subzellulären Akkumulation des Sensitizers – sollte eine Optimierung der therapeutischen Effizienz zu erreichen sein.

Die PDT ist ein lokoregionales Therapieverfahren. Die wesentlichen begrenzenden Faktoren sind die Eindringtiefe des zur Aktivierung des Sensitizers benötigten Lichtes und die Abhängigkeit der Phototoxizität von der lokalen Sauerstoffkonzentration. Die Eindringtiefe des Lichts ist proportional zur verwendeten Wellenlänge. Für die Wellenlänge 630 nm, die zur Aktivierung von Porfimer-Natrium und ALA (Photosensitizer) verwendet wird, beträgt sie 0,2–1,0 cm (Webber 1999). Weitere Faktoren, welche die Eindringtiefe des Lichts beeinträchtigen, sind Blutkoagel und Nekrosen, aber auch hohe Konzentrationen des Sensitizers in oberflächlichen Gewebsschichten („selfshielding"). Durch ihren Einfluss auf die Tumorperfusion kann die PDT jedoch u. U. auch einen Effekt auch tiefergelegene Gewebsschichten haben. Ein weiteres Problem ergibt sich aus der Abhängigkeit der Phototoxizität von der lokalen Sauerstoffkonzentration im Tumorgewebe. Diese kann – z. B. bei gering vaskularisierten oder partiell nekrotischen Tumoren – vermindert sein; außerdem führt die PDT selbst zum lokalen Sauerstoffverbrauch und – vor allem bei hoher Sensitizer- und Lichtdosis – zur vorzeitigen Beeinträchtigung der Tumorperfusion durch Schädigung der Tumorgefäße („vascular shutdown"). Zur Vermeidung dieses Effektes könnte eine hyperbare Oxygenierung während der Therapie oder eine Fraktionierung der Lichtdosis beitragen (Curnow 1999; Maier 2000; Maier 2000; Messmann 1997).

Die wichtigste Nebenwirkung der PDT resultiert aus der Anreicherung des Photosensitizers in der Haut mit bis zu 6 Wochen andauernder Photosensibilisierung. In dieser Zeit muss eine direkte Einwirkung von Sonnenlicht vermieden werden, die zu einer Aktivierung der Sensitizers in der Haut mit schweren Schädigungen im Sinne einer Verbrennung führen kann (Dougherty 1998; Wang 1999). Photosensitizer der 2. und 3. Generation weisen jedoch eine sehr viel kürzere Dauer der kutanen Sensibilisierung auf. Andere substanzspezifische Nebenwirkungen sind selten. In Abhängigkeit vom therapeutischen Einsatz ergeben sich weitere mögliche Komplikationen einer PDT. So wurden etwa bei der PDT des Ösophagus mit Porfimer-Natrium Strikturen oder ösophagotracheale Fisteln beobachtet (Overholt 1999; Panjehpour 2000); die PDT des Gallengangskarzinoms kann zur Cholangitis oder Gallengangsverletzung führen (Berr 2000; Dumoulin 2000).

20.2 Klinische Anwendung der PDT in der Gastroenterologie

20.2.1 Ösophagus

Zur PDT am Ösophagus wurden verschiedene Sensitizer eingesetzt. Hervorzuheben ist hier die endogene Sensibilisierung mit ALA. ALA selbst ist kein Sensitizer, wird jedoch vor allem von Tumorzellen nach zellulärer Aufnahme in PpIX, den eigentlichen endogenen Sensitizer, umgewandelt. Der Vorteil von ALA in der PDT des Ösophagus liegt in der hohen Mukosaspezifität. Im Gegensatz zu anderen Sensitizern wie Porfimer-Natrium, die auch in der Muskularis anreichern, kommt es zur selektiven Zerstörung der Mukosa und Komplikationen wie Strikturen oder ösophagotracheale Fisteln treten selten auf. Der therapeutische Effekt ist allerdings auf eine Tiefe von 2 mm beschränkt.

Barrett-Ösophagus, Dysplasie, Frühkarzinome ▶ Als Barrett-Ösophagus wird der histologische Nachweis einer spezialisierten intestinalen Metaplasie am ösophagokardialen Übergang bezeichnet. Diese Veränderung tritt als Komplikation einer chronischen gastroösophagealen Refluxerkrankung auf und kann zur Dysplasie und schließlich zur Entstehung von Adenokarzinomen führen (Morales 1998; Sampliner 1998). Nach einer Ablation des metaplastischen Epithels etwa durch thermischen Laser, PDT, Argon-Plasma- oder Elektrokoagulation kommt es unter konsequenter Säuresuppression zur Regeneration des Plattenepithels. Unklar ist jedoch, ob diese Ablation des nichtdysplastischen Barrett-Epithels zur Karzinomprophylaxe beiträgt.

Bei der hochgradigen Dysplasie (HGD) und beim mukosalen Frühkarzinom des Ösophagus wird die Resektion des ösophagokardialen Überganges als Standardtherapie angesehen (Stein 2000; Zaninotto 2000). Da diese mit einer relativ hohen Morbidität und Mortalität belastet ist, werden alternative Therapieansätze gesucht (Ferguson 1997). In ausgewählten Fällen kommen lokoregionäre Therapieverfahren (Elektrokoagulation, Nd:YAC-Laser, endoskopische Mukosaresektion, PDT) zum Einsatz (Akhtar 2000; Inoue 2001; van Sandick 2000). Die PDT wurde sowohl zur Ablation des nichtdysplastischen Barrett-Epithels als auch zur Therapie niedrig- oder hochgradiger Dysplasien und Barrett-Frühkarzinomen eingesetzt (Radu 2000).

In einer Studie von Ackroyd et al. (2000) wurden 40 Patienten mit Barrett-Ösophagus und geringer Dysplasie („low grade dysplasia", LGD) nach Sensibilisierung mit ALA photodynamisch therapiert. Bei 33 Patienten konnte makroskopisch ein Rückgang der Läsionen beobachtet werden und die LGD konnte in 39 Fällen erfolgreich behandelt werden. Wesentliche Nebenwirkungen traten nicht auf. Dieser Effekt bestätigte sich nachfolgend auch in einer plazebokontrollierten Studie an 36 Patienten mit Barrett-Ösophagus und LGD (Ackroyd 2000).

Im Falle von Barrett-Ösophagus mit hochgradiger Dysplasie konnte bei 5 Patienten durch ALA-PDT komplikationslos eine Eradikation der Dysplasie erreicht werden, ohne dass ein Wiederauftreten im Follow-up nach 26–44 Monaten beobachtet wurde. Allerdings verblieben Inseln von nichtdysplastischem Barrett-Epithel unter regeneriertem Plattenepithel (Barr 1996). Weitere Studien zur PDT des Barrett-Ösophagus mit HGD oder Frühkarzinom erbrachten ähnliche Ergebnisse (Tabelle 20.2). Auch hochgradige Plattenepitheldysplasien oder Plattenepithelfrühkarzinome wurden erfolgreich therapiert (Gossner 1999; Savary 1998).

Somit stellt die PDT eine vielversprechende minimalinvasive Therapie von metaplastischem oder dysplastischem Epithel und Ösophagusfrühkarzinomen dar, wobei allerdings eine komplette Eradikation des Barrett-Epithels oftmals nicht erreicht werden. Zur Beurteilung der Wertigkeit dieser Therapieform – vor allem im Verhältnis zur chirurgischen Therapie – sind weitere vergleichende Studien notwendig.

Palliative Therapie des inoperablen Ösophaguskarzinoms ▶ Zur Palliation der inoperablen, stenosierenden Ösophaguskarzinoms stehen neben der Radiochemotherapie verschiedene lokoregionäre Therapieverfahren wie die Bougierung, das Einbringen von Stents oder die Tumordestruktion etwa durch thermische (Nd:YAG-) Lasertherapie, Argonplasmakoagulation oder Brachytherapie zur Verfügung. In mehreren Studien wurde auch die Wirksamkeit einer PDT mit Porfimer-Natrium oder Dihaematopor-

Tabelle 20.2. Studien zur PDT am Ösophagus

Autor	Patienten (n)	Erkrankung	Therapie (Sensitizer)	Follow-up (Monate)	Ansprechen Dysplasie	Ansprechen Karzinom	Anmerkung
Ackroyd 2000 b	36	Barrett/LGD	ALA	24	16/16	–	Plazebokontrollierte, randomisierte Studie
Ackroyd 2000 a	40	Barrett/LGD	ALA	12	39/40	–	
Barr 1996	5	Barrett/HGD (5)	ALA	22–44	5/5	–	
Gossner 1998	32	Barrett/HGD (10) Frühkarzinom (22)	ALA	1–30	10/10	17/22	Alle Karzinome <2 mm eradiziert
Gossner 1999 b	27	Plattenepithel HGD (9) Frühkarzinome (19)	ALA	3–37	9/9	10/19	Ein Patient mit 2 Karzinomen
Overholt 1995	12	Barrett/Dysplasie (12) Frühkarzinom (5)	Porfimer Natrium	6–54	5/5	10/12	
Overholt 1996	45	Barrett/Dysplasie (45) Frühkarzinom (16)	Porfimer Natrium	6–62	35/45	16/16	Ein Patient mit 2 Karzinomen
Overholt 1999	100	Barrett/Frühkarzinom (13)	Porfimer Natrium	4–84	78/87	10/13	34% Strikturen
Panjehpour 2000	60	Barrett/HGD (43)	Photofrin	na	41/43	–	17,5% Strikturen
Savary 1998	31	Plattenepithel-Frühkarzinome	HpD (9) Porfimer Natrium (8) mTHPC (14)	24	–	84%	
Tan 1999	12	Barrett/Frühkarzinome (2)	ALA	–36	–	2/12	Kein Ansprechen größerer Karzinome

LGD low grade dysplasia; *HGD* high grade dysplasia; *ALA* 5-Aminolävulinsäure; *HpD* Hämatoprophyrin-Diether.

phyrinether zur Palliation des stenosierenden Ösophaguskarzinoms untersucht. In einer prospektiven randomisierten Multizenterstudie wurden 218 Patienten entweder mit PDT ($n=110$) oder mit thermischem Nd:YAG-Laser ($n=108$) behandelt. Sowohl hinsichtlich der Besserung (32% vs. 20% nach 1 Monat) als auch der kompletten Freiheit von Dysphagie (9/110 vs. 2/108) fand sich ein leichter Vorteil zugunsten der PDT-Gruppe. Außerdem wurden nach PDT signifikant weniger Komplikationen beobachtet (Lighdale 1995). In einer weiteren randomisierten Studie an einer geringeren Fallzahl fand sich bei 22 mit PDT behandelten und 10 mit Nd:YAG-Lasertherapie Patienten nach PDT ein signifikant gebesserter Karnowsky-Index und ein vergleichsweise längeres Anhalten des Therapieansprechens (84 vs. 57 Tage; Heier 1995). In einer nicht randomisierten Studie wurden 77 Patienten mit inoperablem Ösophaguskarzinom nach Sensibilisierung mit Porfimer-Natrium mit insgesamt 125 PDT-Interventionen behandelt. Hierunter wurde nach 4 Wochen ein Rückgang der dysphagischen Beschwerden bei 90,8% der Patienten beobachtet; das mittlere Überleben betrug 5,9 Monate. Als Komplikationen wurden Strikturen (4,8%), Soorösophagitis, Pleuraergüsse und phototoxische Hautreaktionen beobachtet. Sieben Patienten benötigten im Verlauf einen Metallstent (Luketisch 2000). Weitere Studien bestätigten diese Beobachtungen (Jin 1994; Maier 2000).

Ein weiteres klinisches Problem bei der Palliation des stenosierenden Ösophaguskarzinoms stellt das Einwachsen von Tumorgewebe in Ösophagusstents dar: auch hier wurde die PDT erfolgreich eingesetzt (Scheider 1997). Zur endgültigen Beurteilung der palliativen PDT des stenosierenden Ösophaguskarzinoms im Vergleich zu anderen – teilweise kostengünstigeren – Therapieverfahren werden weitere randomisierte Studien benötigt.

20.2.2
Magen

Im Gegensatz zum fortgeschrittenen Magenkarzinom hat das Magenfrühkarzinom eine wesentlich günstigere Prognose. Die chirurgische Resektion in Form einer totalen Gastrektomie oder einer Zweidrittelresektion des Magens ist die etablierte Standardtherapie. Jedoch ist die peri- und postoperative Morbidität und Mortalität mit 20–40% respektive 4–10% nicht zu vernachlässigen (Bonenkamp 1995; Winkler 1982). Eine Alternative bei funktionell inoperablen Patienten stellt die minimalinvasive Therapie durch endoskopische Mukosaresektion, Laser- und Thermokoagulation oder PDT dar (Inoue 1999; Makuuchi 1999). Die endoskopische Mukosaresektion bietet den Vorteil, dass das Resektat komplett vom Pathologen aufgearbeitet werden kann, ist jedoch mit den Risiken der Perforation und Blutung behaftet. Außerdem kann bei ungünstiger Tumorlokalisation nicht immer eine komplette Resektion erreicht werden. Die PDT hingegen führt nur selten zu Komplikationen. In Tierexperimenten konnte gezeigt werden, dass selbst größere Abschnitte des Magens photodynamisch behandelt werden können, ohne dass es zur verringerten mechanischen Stabilität des Magens, zu Perforationen oder – bei PDT am Pylorus – zur Magenentleerungsstörung kommt (Loh 1996).

Die PDT unter Verwendung der Photosensitizer Porfimer-Natrium und m-THPC wurde in mehreren Studien zur Behandlung von Magenfrühkarzinomen eingesetzt. In einer frühen Studie wurden 8 Patienten nach Sensibilisierung mit Hämatoporphyrinderivat mit einer Dosis von 20 J/cm^2 bei 628 nm therapiert. Bei 7 von 8 Patienten wurde eine Vollremission erreicht; das Operationspräparat eines später magenresezierten Patienten wies bis in die Muskularis reichende Nekrosen auf (Nakamura 1990). Mit einer PDT mit Porfimer-Natrium wurde in einer weiteren Studie bei 88% von 24 auswertbaren Patienten eine Vollremission und bei allen Patienten ein zumindest partielles Ansprechen erreicht. Alle Patienten, bei denen eine Vollremission erreicht wurde, wiesen einen Tumordurchmesser bis maximal 2 cm ohne ulzeröse Läsion auf (Mimura 1996). Ell et al. (1998) behandelten 22 Patienten mit oberflächlichen Magenfrühkarzinomen 96 h nach Sensibilisierung mit m-THPC mit 20 J/cm^2 bei 652 nm. Bei 16 von 22 Patienten konnte eine komplette Remission erreicht werden. Bei 13 von 16 war zuvor histologisch ein Tumor vom intestinalen Typ nach Laurén nachgewiesen worden. Die Nebenwirkungen der Therapie waren gering: Sieben Patienten hatten kutane Nebenwirkungen und 12 Patienten epigastrische Schmerzen nach PDT (Ell 1998). Diese Ergebnisse sind trotz der geringen Fallzahlen und kurzen Nachbeobachtungszeiten vielversprechend, sodass die PDT von Magenfrühkarzinomen in speziellen Konstellationen (inoperabler Patient, kleiner, nichtulzerierter, histlogisch gut differenzierter Tumor) eine therapeutische Bereicherung darstellen könnte, die jedoch vor allem auch im Vergleich zu den anderen minimalinvasiven Therapieformen der weiteren Analyse bedarf.

Weitere Einsatzmöglichkeiten der PDT könnten sich in der Therapie größerer Abschnitte dysplastischer Magenschleimhaut und für die Eradikation von antibiotikaresistenten Helicobacter-Infektionen ergeben. So konnten Millson et al. (1996) zeigen, dass durch eine topische Sensibilisierung explantierter helicobacterinfizierter Magenschleimhaut mit Methylenblau eine mehr als 99%ige Reduktion viabler Bakterienkolonien erreicht wird.

20.2.3
Gallengang

Das Gallengangskarzinom ist eine Erkrankung des höheren Lebensalters und wegen der häufigen Lokalisation im Bereich der Hepatikusgabel zumeist einer kurativen Resektion nicht zugänglich (Gores 2000; Jarnagin 2000; Kubicka 2000). Bei fehlender Wirksamkeit von Chemo- oder Radiotherapie wird daher meist lediglich eine palliative Gallengangsdrainage vorgenommen. Da Gallengangskarzinome oft ein langsames Wachstum, geringe Tumormasse und späte oder fehlende Metastasierung aufweisen, sollten sich diese Tumoren prinzipiell für eine lokoregionäre Therapie eignen. Bereits 1991 wurde der Fall einer Patientin berichtet, bei der ein histolo-

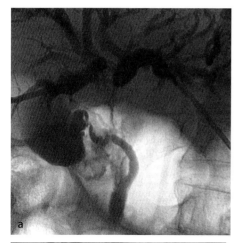

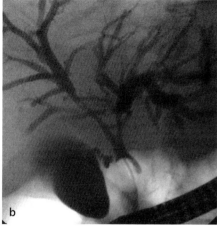

Abb. 20.1 a, b. 59-jähriger Patient mit Klatskin-Tumor (Stadium Bismuth IV). ERCP **a** vor und **b** am 29. Tag nach PDT

gisch gesichertes Gallengangskarzinom über 4 Jahre hinweg mit insgesamt 7 PDT Sitzungen nach Sensibilisierungen mit Porfimer-Natrium palliativ behandelt worden war (McCaughan 1991). Eine Untersuchung der Pharmakokinetik von Porfimer-Natrium in der Standarddosierung von 2 mg/kg Körpergewicht ergab, dass sich der Sensitizer 1,7fach und 2,3fach nach 24 und 48 h im Tumorgewebe anreichert (Pahernik 1998). Die Praktikabilität der PDT des Gallengangskarzinoms mit Porfimer-Natrium wurde in mehreren nichtkontrollierten Studien gezeigt (Berr 2000; Dumoulin 2000; Ortner 1998). In einer ersten Phase-I-Studie an 9 Patienten mit irresektablem Bismuth-III/IV-Gallengangskarzinom, bei denen durch Kunststoffstents keine ausreichende Drainage erreicht werden konnte, wurde 48 h nach Sensibilisierung mit 2 mg/kg Porfimer-Natrium unter cholangioskopischer Kontrolle eine PDT mit anschließender Platzierung einer Gallengangsdrainage durchgeführt. Hierdurch kam es zu einem deutlichen Rückgang der Cholestase und zu einer Verbesserung der Lebensqualität; die 30-Tage-Mortalität betrug 0%, das mittlere Überleben 439 Tage (Ortner 1998). In einer weiteren Phase-I-Studie wurden mit ähnlichem Design 23 Patienten mit inoperablen Gallengangskarzinom Bismuth-III/IV behandelt. Das Sechsmonatsüberleben betrug hier 91% nach Diagnose und 74% nach Therapiebeginn; die 30-Tage-Mortalität lag bei 4%. Bei allen Patienten wurde ein Rückgang der Cholestase und eine Verbesserung des Allgemeinzustands und der Lebensqualität erreicht (Berr 2000). Vergleichbare Ergebnisse wurden auch nach einmaliger PDT und Einlage eines Metallstents erreicht (Dumoulin 2000; Abb. 20.1). Die vorliegenden Daten lassen vermuten, dass durch die PDT des inoperablen Gallengangskarzinoms eine Verbesserung der Lebensqualität und auch eine Verlängerung des Überlebens erreicht werden könnte. Eine endgültige Beurteilung wird hier nur der randomisierte Vergleich zwischen PDT mit Stent und alleiniger Stenteinlage ermöglichen.

20.2.4
Kolon

Obwohl eine Vielzahl von experimentellen Daten zur PDT am Kolon vorliegen (Fisher 1998; Gederaas 1999; Ma 1998; Orenstein 1999), sind die Daten zur klinischen Anwendung der PDT von Adenomen oder kolorektalen Karzinomen spärlich. In einer frühen Studie wurden 10 Patienten mit inoperablen kolorektalen Karzinomen photodynamisch mit Hämatoporphyrin-Derivat behandelt: Zwei Patienten mit kleinen Tumoren waren 20 und 28 Monate nach PDT tumorfrei. Als wesentliche Nebenwirkung wurde nach Therapie eines großen Tumors eine klinisch relevante Blutung gesehen (Barr 1990). In einer weiteren Studie wurde bei 50% der Patienten 15 Monate nach PDT eine Vollremission erreicht (Patrice 1990). Auch in einer Pilotstudie zur PDT des fortgeschrittenen Rektumkarzinoms mit Porfimer-Natrium wurde bei 5 von 6 Patienten ein klinisches und radiologisches Ansprechen berichtet (Kashtan 1991). Die Effektivität der PDT auch nach Sensibilisierung mit ALA wurde kasuistisch mitgeteilt (Fromm 1996). Allerdings wurden durch eine PDT von 6 Patienten mit familiärer Adenomatosis coli nach Sensibilisierung mit ALA nur oberflächliche Nekrosen (bis 1,8 mm) erreicht, wohingegen mit Porfimer-Natrium ein 8 mm großer maligner Polyp komplett behandelt werden konnte (Mlkvy 1995). In einer weiteren Studie wurden schließlich 8 Patienten mit Nd:YAG vortherapierten villösen Adenomen von 1–5 cm Länge in 4 bis 16 Sitzungen photodynamisch therapiert; 7 von 8 Adenomen konnten im Follow-up von 9–56 Monaten eradiziert werden (Loh 1994). Die PDT könnte somit auch in der Therapie kolorektaler Karzinome Bedeutung erlangen. Größere kontrollierte Studien stehen jedoch bisher aus.

Zusammenfassend kann festgehalten werden, dass die PDT in der Therapie gastroenterologischer Erkrankungen ein vielversprechendes Potenzial aufweist. Sie sollte jedoch aufgrund fehlender Daten kontrollierter Studien bisher als experimentelle Therapie angesehen werden. Der Nutzen dürfte vor allem in der Behandlung oberflächlicher Läsionen im Sinne einer minimalinvasiven Therapie liegen. Eine Optimierung der Tumorspezifität könnte hier wesentlich zur Optimierung der Wirksamkeit beitragen. Bei fortgeschrittenen Tumoren, vor allem bei solchen, die gegen konventionelle Therapie (Radiatio/Chemotherapie) resistent sind, stellt die PDT aufgrund des unterschiedlichen Wirkmechanismus einen alternativen Therapieansatz dar.

Literatur

Ackroyd R, Brown NJ, Davis MF, Stephenson TJ, Stoddard CJ, Reed MW (2000a) Aminolevulinic acid-induced photodynamic therapy: safe and effective ablation of dysplasia in Barrett's esophagus. Dis Esophagus 13(1): 18–22

Ackroyd R, Brown NJ, Davis MF et al. (2000b) Photodynamic therapy for dysplastic Barrett's oesophagus: a prospective, double blind, randomised, placebo controlled trial. Gut 47(5):612–617

Akhtar K, Byrne JP, Bancewicz J, Attwood SE (2000) Argon beam plasma coagulation in the management of cancers of the esophagus and stomach. Surg Endosc 14(12): 1127–1130

Allemann E, Rousseau J, Brasseur N, Kudrevich SV, Lewis K, Lier JE van (1996) Photodynamic therapy of tumours with hexadecafluoro zinc phthalocynine formulated in PEG-coated poly(lactic acid) nanoparticles. Int J Cancer 66(6):821–824

Allison BA, Pritchard PH, Levy JG (1994) Evidence for low-density lipoprotein receptor-mediated uptake of benzoporphyrin derivative. Br J Cancer 69(5):833–839

Bachor R, Reich E, Miller K, Ruck A, Hautmann R (1995) Photodynamic efficiency of liposome-administered tetramethyl hematoporphyrin in two human bladder cancer cell lines. Urol Res 23(3):151–156

Barr H, Krasner N, Boulos PB, Chatlani P, Bown SG (1990) Photodynamic therapy for colorectal cancer: a quantitative pilot study. Br J Surg 77(1):93–96

Barr H, Shepherd NA, Dix A, Roberts DJ, Tan WC, Krasner N (1996) Eradication of high-grade dysplasia in columnar-lined (Barrett's) oesophagus by photodynamic therapy with endogenously generated protoporphyrin IX. Lancet 348(9027):584–585

Barrett AJ, Kennedy JC, Jones RA, Nadeau P, Pottier R. (1990) The effect of tissue and cellular pH on the selective biodistribution of porphyrin-type photochemotherapeutic agents: a volumetric titration study. J Photochem Photobiol B 6(3):309–323

Berg K, Anholt H, Moan J, Ronnestad A, Rimington C (1993) Photobiological properties of hematoporphyrin diesters: evaluation for possible application in photochemotherapy of cancer. J Photochem Photobiol B 20(1):37–45

Berg K, Moan J (1994) Lysosomes as photochemical targets. Int J Cancer 59(6):814–822

Bergh H van den (1998) On the evolution of some endoscopic light delivery systems for photodynamic therapy. Endoscopy 30(4):392–407

Berr F, Wiedmann M, Tannapfel A et al. (2000) Photodynamic therapy for advanced bile duct cancer: evidence for improved palliation and extended survival. Hepatology 31(2):291–298

Bonenkamp JJ, Songun I, Hermans J et al. (1995) Randomised comparison of morbidity after D1 and D2 dissection for gastric cancer in 996 Dutch patients. Lancet 345(8952):745–748

Christensen T, Volden G, Moan J, Sandquist T (1982) Release of lysosomal enzymes and lactate dehydrogenase due to hematoporphyrin derivative and light irradiation of NHIK 3025 cells in vitro. Ann Clin Res 14(1):46–52

Cunderlikova B, Kongshaug M, Gangeskar L, Moan J (2000) Increased binding of chlorin e(6) to lipoproteins at low pH values. Int J Biochem Cell Biol 32(7):759–768

Curnow A, McIlroy BW, Postle-Hacon MJ, MacRobert AJ, Bown SG (1999) Light dose fractionation to enhance photodynamic therapy using 5-aminolevulinic acid in the normal rat colon. Photochem Photobiol 69(1):71–6

Del Governatore M, Hamblin MR, Piccinini EE, Ugolini G, Hasan T (2000) Targeted photodestruction of human colon cancer cells using charged 17.1A chlorin e6 immunoconjugates. Br J Cancer 82(1):56–64

Dougherty TJ, Gomer CJ, Henderson BW (1998) et al. Photodynamic therapy. J Natl Cancer Inst 90(12):889–905

Dumoulin FL, Gerhard T, Neubrand M, Scheurlen C, Sauerbruch T (2000) Photodynamische Therapie bei inoperablem Gallengangskarzinom; Erfahrungen bei 9 Patienten. (Abstract). Z Gastroenterol 38:749

Ell C, Gossner L, May A et al. (1998) Photodynamic ablation of early cancers of the stomach by means of mTHPC and laser irradiation: preliminary clinical experience. Gut 43(3):345–349

Fingar VH (1996) Vascular effects of photodynamic therapy. J Clin Laser Med Surg 14(5):323–328

Ferguson MK, Naunheim KS (1997) Resection for Barrett's mucosa with high-grade dysplasia: implications for prophylactic photodynamic therapy. J Thorac Cardiovasc Surg 114(5):824–829

Fisher AM, Rucker N, Wong S, Gomer CJ (1998) Differential photosensitivity in wild-type and mutant p53 human colon carcinoma cell lines. J Photochem Photobiol B 42(2):104–107

Fromm D, Kessel D, Webber J (1996) Feasibility of photodynamic therapy using endogenous photosensitization for colon cancer. Arch Surg 131(6):667–669

Gederaas OA, Rasch MH, Berg K, Lagerberg JW, Dubbelman TM (1999) Photodynamically induced effects in colon carcinoma cells (WiDr) by endogenous photosensitizers generated by incubation with 5-aminolaevulinic acid. J Photochem Photobiol B 49(2–3):162–170

Gerweck LE, Seetharaman K (1996) Cellular pH gradient in tumor versus normal tissue: potential exploitation for the treatment of cancer. Cancer Res 56(6):1194–1198

Gores GJ (2000) Early detection and treatment of cholangiocarcinoma. Liver Transpl 6[Suppl 2]:30–34

Gossner L, Stolte M, Sroka R et al.(1998) Photodynamic ablation of high-grade dysplasia and early cancer in Barrett's esophagus by means of 5-aminolevulinic acid. Gastroenterology 114(3):448–455

Gossner L, May A, Sroka R, Ell C (1999a) A new long-range through-the-scope balloon applicator for photodynamic therapy in the esophagus and cardia. Endoscopy 31(5):370–376

Gossner L, May A, Sroka R, Stolte M, Hahn EG, Ell C (1999b) Photodynamic destruction of high grade dysplasia and early carcinoma of the esophagus after the oral administration of 5-aminolevulinic acid. Cancer 86(10):1921–1928

Granville DJ, Carthy CM, Jiang H et al. (2000) Nuclear factor-kappaB activation by the photochemotherapeutic agent verteporfin. Blood 1;95(1):256–262

Hamblin MR, Governatore MD, Rizvi I, Hasan T (2000) Biodistribution of charged 17.1A photoimmunoconjugates in a murine model of hepatic metastasis of colorectal cancer. Br J Cancer 83(11):1544–1551

Hammer-Wilson MJ, Sun CH, Ghahramanlou M, Berns MW (1998) In vitro and in vivo comparison of argon-pumped and diode lasers for photodynamic therapy using second-generation photosensitizers. Lasers Surg Med 23(5):274–280

Heier SK, Rothman KA, Heier LM, Rosenthal WS (1995) Photodynamic therapy for obstructing esophageal cancer: light dosimetry and randomized comparison with Nd:YAG laser therapy. Gastroenterology 109(1):63–72

Hsi RA, Rosenthal DI, Glatstein E (1999) Photodynamic therapy in the treatment of cancer: current state of the art. Drugs 57(5):725–734

Hunt DW, Chan AH (2000) Influence of photodynamic therapy on immunological aspects of disease – an update. Expert Opin Investig Drugs 9(4):807–817

Inoue H, Tani M, Nagai K et al. (1999) Treatment of esophageal and gastric tumors. Endoscopy 31(1):47–55

Inoue H (2001) Treatment of esophageal and gastric tumors. Endoscopy 33(2):119–125

Jarnagin WR (2000) Cholangiocarcinoma of the extrahepatic bile ducts. Semin Surg Oncol 19(2):156–176

Jin M, Yang B, Zhang W, Wang Y (1994) Photodynamic therapy for upper gastrointestinal tumours over the past 10 years. Semin Surg Oncol 10(2):111–113

Jori G (1996) Tumour photosensitizers: approaches to enhance the selectivity and efficiency of photodynamic therapy. J Photochem Photobiol B 36(2):87–93

Kashtan H, Papa MZ, Wilson BC, Deutch AA, Stern HS (1991) Use of photodynamic therapy in the palliation of massive advanced rectal cancer. Phase I/II study, discussion. Dis Colon Rectum 34(7):600–605

Korbelik M (1992) Low density lipoprotein receptor pathway in the delivery of Photofrin: how much is it relevant for selective accumulation of the photosensitizer in tumors? J Photochem Photobiol B 12(1):107–109

Kubicka S, Manns MP (2000) Gallbladder and bile duct carcinoma. Internist 41(9):841–847

Labib A, Lenaerts V, Chouinard F, Leroux JC, Ouellet R, Lier JE van (1991) Biodegradable nanospheres containing phthalocyanines and naphthalocyanines for targeted photodynamic tumor therapy. Pharm Res 8(8):1027–1031

Lightdale CJ, Heier SK, Marcon NE et al. (1995) Photodynamic therapy with porfimer sodium versus thermal ablation therapy with Nd:YAG laser for palliation of esophageal cancer: a multicenter randomized trial. Gastrointest Endosc 42(6):507–512

Loh CS, Bliss P, Bown SG, Krasner N (1994) Photodynamic therapy for villous adenomas of the colon and rectum. Endoscopy 26(2):243–246

Loh CS, MacRobert AJ, Buonaccorsi G, Krasner N, Bown SG (1996) Mucosal ablation using photodynamic therapy for the treatment of dysplasia: an experimental study in the normal rat stomach. Gut 38(1):71–78

Luketich JD, Christie NA, Buenaventura PO, Weigel TL, Keenan RJ, Nguyen NT (2000) Endoscopic photodynamic therapy for obstructing esophageal cancer: 77 cases over a 2-year period. Surg Endosc 14(7):653–657

Ma L, Moan J, Peng Q, Iani V (1998) Production of protoporphyrin IX induced by 5-aminolevulinic acid in transplanted human colon adenocarcinoma of nude mice can be increased by ultrasound. Int J Cancer 78(4):464–469

Maier A, Anegg U, Tomaselli F et al. (2000) Does hyperbaric oxygen enhance the effect of photodynamic therapy in patients with advanced esophageal carcinoma? A clinical pilot study. Endoscopy 32(1):42–48

Maier A, Anegg U, Fell B et al. (2000) Hyperbaric oxygen and photodynamic therapy in the treatment of advanced carcinoma of the cardia and the esophagus. Lasers Surg Med 26(3):308–315

Maier A, Tomaselli F, Gebhard F, Rehak P, Smolle J, Smolle-Juttner FM (2000) Palliation of advanced esophageal carcinoma by photodynamic therapy and irradiation. Ann Thorac Surg 69(4):1006–1009

Makuuchi H, Kise Y, Shimada H, Chino O, Tanaka H (1999) Endoscopic mucosal resection for early gastric cancer. Semin Surg Oncol 17(2):108–116

Maziere JC, Morliere P, Santus R (1991) The role of the low density lipoprotein receptor pathway in the delivery of lipophilic photosensitizers in the photodynamic therapy of tumours. J Photochem Photobiol B 8(4):351–360

McCaughan JS, Mertens BF, Cho C, Barabash RD, Payton HW (1991) Photodynamic therapy to treat tumors of the extrahepatic biliary ducts. A case report. Arch Surg 126(1):111–113

Messmann H, Szeimies RM, Baumler W et al. (1997) Enhanced effectiveness of photodynamic therapy with laser light fractionation in patients with esophageal cancer. Endoscopy 29(4):275–280

Mew D, Wat CK, Towers GH, Levy JG (1983) Photoimmunotherapy: treatment of animal tumors with tumor-specific monoclonal antibody-hematoporphyrin conjugates. J Immunol 130(3):1473–1477

Millson CE, Wilson M, MacRobert AJ, Bown SG (1996) Ex-vivo treatment of gastric Helicobacter infection by photodynamic therapy. J Photochem Photobiol B 32(1–2):59–65

Mimura S, Ito Y, Nagayo T et al. (1996) Cooperative clinical trial of photodynamic therapy with photofrin II and excimer dye laser for early gastric cancer. Lasers Surg Med 19(2):168–172

Mlkvy P, Messmann H, Debinski H et al. (1995) Photodynamic therapy for polyps in familial adenomatous polyposis–a pilot study. Eur J Cancer 31A(7–8):1160–1165

Moan J, Berg K (1991) The photodegradation of porphyrins in cells can be used to estimate the lifetime of singlet oxygen. Photochem Photobiol 53(4):549–553

Morales TG, Sampliner RE (1998) Barrett's Esophagus. Curr Treat Options Gastroenterol 1(1):35–39

Nakamura T, Ejiri M, Fujisawa T et al. (1990) Photodynamic therapy for early gastric cancer using a pulsed gold vapor laser. J Clin Laser Med Surg 8(5):63–67

Oku N, Saito N, Namba Y, Tsukada H, Dolphin D, Okada S (1997) Application of long-circulating liposomes to cancer photodynamic therapy. Biol Pharm Bull 20(6):670–673

Orenstein A, Kostenich G, Kopolovic Y, Babushkina T, Malik Z (1999) Enhancement of ALA-PDT damage by IR-induced hyperthermia on a colon cancer model. Photochem Photobiol 69(6):703–707

Ortner MA, Liebetruth J, Schreiber S et al. (1998) Photodynamic therapy of nonresectable cholangiocarcinoma. Gastroenterology 114(3):536–542

Overholt BF, Panjehpour M, DeNovo RC, Petersen MG (1994) Photodynamic therapy for esophageal cancer using a 180 degrees windowed esophageal balloon. Lasers Surg Med 14(1):27–33

Overholt BF, Panjehpour M (1995) Photodynamic therapy in Barrett's esophagus: reduction of specialized mucosa, ablation of dysplasia, and treatment of superficial esophageal cancer. Semin Surg Oncol 11(5):372–376

Overholt BF, Panjehpour M (1996) Photodynamic therapy in Barrett's esophagus. J Clin Laser Med Surg 14(5):245–249

Overholt BF, Panjehpour M, Haydek JM (1999) Photodynamic therapy for Barrett's esophagus: follow-up in 100 patients. Gastrointest Endosc 49(1):1–7

Pahernik SA, Dellian M, Berr F, Tannapfel A, Wittekind C, Goetz AE (1998) Distribution and pharmacokinetics of Photofrin in human bile duct cancer. J Photochem Photobiol B 47(1):58–62

Panjehpour M, Overholt BF, Haydek JM, Lee SG (2000) Results of photodynamic therapy for ablation of dysplasia and early cancer in Barrett's esophagus and effect of oral steroids on stricture formation. Am J Gastroenterol 95(9):2177–2184

Patrice T, Foultier MT, Yactayo S et al. (1990) Endoscopic photodynamic therapy with hematoporphyrin derivative for primary treatment of gastrointestinal neoplasms in inoperable patients. Dig Dis Sci 35(5):545–552

Pottier R, Kennedy JC (1990) The possible role of ionic species in selective biodistribution of photochemotherapeutic agents toward neoplastic tissue. J Photochem Photobiol B 8(1):1–16

Reddi E, Zhou C, Biolo R, Menegaldo E, Jori G (1990) Liposome- or LDL-administered Zn (II)-phthalocyanine as a photodynamic agent for tumours. I. Pharmacokinetic properties and phototherapeutic efficiency. Br J Cancer 61(3):407–411

Rodal GH, Rodal SK, Moan J, Berg K (1998) Liposome-bound Zn (II)-phthalocyanine. Mechanisms for cellular uptake and photosensitization. J Photochem Photobiol B 45(2–3):150–159

Radu A, Wagnieres G, Bergh H van den, Monnier P (2000) Photodynamic therapy of early squamous cell cancers of the esophagus. Gastrointest Endosc Clin N Am 10(3):439–460

Sampliner RE (1998) Practice guidelines on the diagnosis, surveillance, and therapy of Barrett's esophagus. The Practice Parameters Committee of the American College of Gastroenterology. Am J Gastroenterol 93(7):1028–1032

Sandick JW van, Lanschot JJ van, Kate FJ ten et al. (2000) Pathology of early invasive Adenocarcinoma of esophagus or esophagogastric junction: implications for therapeutic dcision making. Cancer 88(11):2429–2437

Savary JF, Grosjean P, Monnier P et al. (1998) Photodynamic therapy of early squamous cell carcinomas of the esophagus: a review of 31 cases. Endoscopy 30(3):258–265

Scheider DM, Siemens M, Cirocco M et al. (1997) Photodynamic therapy for the treatment of tumor ingrowth in expandable esophageal stents. Endoscopy 29(4):271–274

Stein HJ, Feith M, Mueller J, Werner M, Siewert JR (2000) Limited resection for early adenocarcinoma in Barrett's esophagus. Ann Surg 232(6):733–742

Tan WC, Fulljames C, Stone N et al. (1999) Photodynamic therapy using 5-aminolaevulinic acid for oesophageal adenocarcinoma associated with Barrett's metaplasia. J Photochem Photobiol B 53(1–3):75–80

Vrouenraets MB, Visser GW, Stewart FA et al. (1999) Development of meta-tetrahydroxyphenylchlorin-monoclonal antibody conjugates for photoimmunotherapy. Cancer Res 59(7):1505–1513

Vrouenraets MB, Visser GW, Loup C et al. (2000) Targeting of a hydrophilic photosensitizer by use of internalizing monoclonal antibodies: A new possibility for use in photodynamic therapy. Int J Cancer 88(1):108–114

Wang KK (1999) Current status of photodynamic therapy of Barrett's esophagus. Gastrointest Endosc 49:20–23

Webber J, Herman M, Kessel D, Fromm D (1999) Current concepts in gastrointestinal photodynamic therapy. Ann Surg 230(1):12–23

Wessels JM, Strauss W, Seidlitz HK, Ruck A, Schneckenburger H (1992) Intracellular localization of meso-tetraphenylporphine tetrasulphonate probed by time-resolved and microscopic fluorescence spectroscopy. J Photochem Photobiol B 12(3):275–284

Winkler R, Gutz HJ, Greiner P, Marx G (1982) Clinical aspects of cancer of the resected stomach. Zentralbl Chir 107(24):1545–1550

Zaninotto G, Parenti AR, Ruol A, Costantini M, Merigliano S, Ancona E (2000) Oesophageal resection for high-grade dysplasia in Barrett's oesophagus. Br J Surg 87(8):1102–1105

KOMMENTAR

Die Photodynamische Therapie (PDT) ist ein sehr interessanter Ansatz einer relativ spezifischen Tumortherapie. Der im Bereich des Tumorgewebes angereicherte Photosensitizer wird durch Laserlicht aktiviert und führt über toxische Sauerstoffradikale zur Abtötung der betroffenen Zelle.

Die vorgestellten Ergebnisse bei Dysplasien und Frühkarzinomen im Bereich des Ösophagus bedürfen aber weiterer Untersuchungen. Die PDT ist außerhalb gut geplanter Studien sicher nicht indiziert. Gleiches gilt auch noch für die palliative Therapie lokal fortgeschrittener inoperabler Ösophaguskarzinome. Die weitere Abklärung der PDT bei inoperablen Patienten mit Magenfrühkarzinom wird sich sicher über längere Zeit hinziehen, da die Zahl der entsprechenden Patienten zu gering ist.

Bei Therapie von Gallengangstumoren sehen wir bereits jetzt eine mögliche Indikation für die PDT: Gerade wenn keine wirklich befriedigende andere Therapie zur Verfügung steht, bedeutet die Eröffnung der Gallenwege durch eine PDT für den Patienten einen hohen palliativen Nutzen. Entsprechende Patienten sollten in entsprechend erfahrenen Zentren vorgestellt werden.

Stents

Stents: Materialien, Typ, Hersteller

H. Strunk

Prinzipiell dienen Stents oder auch Endoprothesen dazu, das Lumen eines biologischen Leiters, also z. B. eines Gefäßes, des Ösophagus oder eines Gallenweges offen zu halten, indem ein großes Lumen wieder hergestellt wird und die Wände auseinandergehalten werden. Benannt sind Stents nach dem britischen Zahnarzt Charles Stent, der im späten 19. Jahrhundert Materialien erforschte, um Hauttransplantate zu unterstützen.

Die überwiegend eingesetzten Metallstents bestehen aus einer Vielzahl metallischer Legierungen. Diese beinhalten zum Beispiel Edelstahl („stainless steal"), Tantal-, Kobalt- und Nitinol- (Nickel-Titanium-) Legierungen. Metallstents bieten eine ausreichende Flexibilität und mechanische Stabilität. Nachteil solcher metallischer Verbindungen ist jedoch ihre Thrombogenität sowie die Induktion von Restenosen. Während dies bei Stentimplantationen, z. B. im Rahmen einer arteriellen Verschlusskrankheit im Verlauf durchaus ein Problem darstellt, spielt es im Rahmen onkologischer Implantationen meist keine relevante Rolle.

Neben unterschiedlichen Legierungen finden sich bei den einzelnen Stents deutliche Unterschiede im Aufbau. So sind z. B. der Strecker- und der Cragg-Stent aus einem Faden schlingenartig zu einem Drahtstrumpf verstrickt, während beim Palmaz-Stent aus einem dünnwandigen Rohr Längsschlitze ausgestanzt sind. Aus Patentschutzgründen sind hierzu die Herstellerangaben jedoch nur extrem spärlich.

Außer Metallen wurden eine Vielzahl weiterer Materialien hinsichtlich ihrer Verwendbarkeit als Stent untersucht, konnten bis jetzt aber keine klinische Anwendung finden. So untersuchte bereits Charles Dotter 1969 polymere Stents in peripheren Kaninchenarterien, die allerdings nicht länger als 24 h offen blieben.

Stents gibt es für die verschiedenen Einsatzgebiete in den unterschiedlichsten Durchmessern und Längen sowie bei einigen Fabrikaten mit kurzem oder langem „Abwurfbesteck". Damit wird der Teil der Gesamtkonstruktion bezeichnet, der in ein Gefäß eingebracht werden muss, um den Stent an sein vorgesehenes Einsatzgebiet zu bringen. Will man beispielsweise eine Tumorarrosionsblutung im Kopf-Hals-Bereich über einen femoralen Zugangsweg mit einem gecoverten Stent behandeln, so benötigt man in der Regel ein Abwurfbesteck von mehr als 1 m Länge.

Die zur vaskulären Stentimplantation heute benutzten Stents können prinzipiell in selbstexpandierende und ballondilatierbare Stents unterteilt werden. Außerdem kann man zwischen reinen Metallmaschengittern zur Gefäßerweiterung und ummantelten (gecoverten) Stents zum Abdichten von Gefäßleckagen oder Ausschaltung von Aneurysmen unterschieden werden.

Im Folgenden werden die heute gebräuchlichen Gefäßstents tabellarisch vorgestellt und dabei auf allgemeine Grundlagen eingegangen; hinsichtlich näherer Details sei auf die einzelnen Abschnitte verwiesen. Zum Einsatz kommen mittlerweile eine Vielzahl an Stents; zahlreiche Firmen bieten zumindest einen Stent an, sodass im Folgenden nur eine Auswahl geboten werden kann.

Tabelle 21.1

Name	Firma	Selbst/ballon-expandierend?	Ummantelt ja/nein?	Material	Einsatzgebiet
AVE	Medtronic, Mineapolis, USA		Nein	Edelstahl	Vaskulär
Bridge	Arterial Vascular Engineering		Nein	Edelstahl (316L stainless steel)	Vaskulär
Cook-Z (Gianturco Rösch)	Cook, Mönchengladbach	Selbst	Nein	Edelstahl	Biliär und vaskulär
Corvita Endoluminal graft		Selbst	Ja	Edelstahl, Polycarbonat-Urethan	Vaskulär
Covered Nitinol Stent	Cordis, Hahn		Ja	Nitinol und Dakron	Vaskulär
Cragg	Mintec, LaCiotat, Frankreich	Selbst	Nein	Nitinol	Vaskulär
Dynalink	Guidant, Isernhagen	Ballon	Nein	Edelstahl?	Biliär
Hemobahn stent graft	Prograft, Palo Alto, USA	Selbst	Ja	Nitinol, PTFE	Vaskulär
Herculink plus	Guidant, Isernhagen	Ballon	Nein	Edelstahl?	Vaskulär
Jo-Stent Jo-Stent peripheral	Iomed, Hahn	Selbst	Nein	Nitinol	Vaskulär
Jo-Stent peripheral stent graft	Iomed, Hahn	Selbst	Ja	Nitinol, PTFE	Vaskulär
Luminexx	Bard, Karlsruhe	Selbst	Nein	Nitinol	Biliär und vaskulär
Memotherm Memotherm-FLEXX	Bard, Karlsruhe	Selbst	Nein	Nitinol	Vaskulär und biliär
Omni-Link	Guidant, Isernhagen	Ballon	Nein	Edelstahl?	Vaskulär
Palmaz E Palmaz Corinthian	Cordis, Hahn	Ballon	Nein	Edelstahl (Si, Ni, Fe, Mn, Cr, Mo)	Vaskulär
Passager (Cragg Endopro System 1)	Boston Scientific, Ratingen	Selbst (muss i. d. R. anmodeliert werden)	Ja	Nitinol, beschichtet mit Polyester	Vaskulär
Perflex	Cordis, Hahn	Ballon	Nein	Edelstahl (316L stainless steel)	Vaskulär
S.M.A.R.T	Cordis, Hahn	Selbst	Nein	Nitinol	Vaskulär und biliär
SAXX	Bard, Karlsruhe	Ballon	Nein	Edelstahl (CrNi316L)	Vaskulär
Sinus	Optimed, Ettlingen	Selbst	Nein	Nitinol	Vaskulär
St. Come	Trigon-MTS, Mönchengladbach			Si, Ni, Fe, Mn, Cr, Mo	Vaskulär
Strecker	Boston Scientific, Ratingen	Ballon	Nein	Tantal	Vaskulär
Symphony	Boston Scientific, Ratingen	Selbst	Nein	Nitinol	Vaskulär
VascuCoil	Medtronic, Mineapolis, USA	Selbst	Nein	Nitinol	Vaskulär
Wallgraft Endoprosthesis	Boston Scientific, Ratingen	Selbst	Ja	Mediloy (Kobald-Stahl), PET	Vaskulär
Wallstent Easy Wallstent Wallstent Endoprosthesis	Boston Scientific, Ratingen	Selbst	Nein	Mediloy (Kobald-Stahl)	Vaskulär und biliär

21.1
Ballondilatierbare Stents

Ballondilatierbare Stents sind entweder bereits vom Hersteller auf einen Ballonkatheter vormontiert oder müssen auf einen solchen vor Implantation anmodelliert werden. Sie werden passiv durch Inflation dieses Ballons erweitert. Nach Freisetzen des Stents und Deflation des Ballons findet eine weitere Stentaufweitung nicht mehr statt. Prototypen sind hier der Palmaz-Stent (Fa. Cordis), der Strecker-Stent (Fa. Boston Scientific), der Perflex-Stent (Fa. Cordis), der Jo-Stent (Fa. Iomed), sowie der Megalink- und Herkulink-Stent (Fa. Guidant).

Einer der seit langem gebräuchlichen Stents ist der Palmaz-Stent. Hierbei handelt es sich um ein mit Längsschlitzen versehenes dünnwandiges, starres Metallröhrchen, dessen Durchmesser weitgehend von dem des verwendeten Ballons abhängt.

Vorteilhaft beim Palmaz-Stent ist sein hoher Kompressionswiderstand, die einfache Platzierung mit nur minimaler Verkürzung, sowie die Aufdehnbarkeit auch nach Einwachsen im Gefäß bei Restenosen. Bei gewundenen Gefäßen ist jedoch seine Starre und Steifheit nachteilig.

Strecker-Stents sind aus Tantaldraht schlingenartig zu einem Drahtstrumpf verstrickt. Obwohl der Strecker-Stent mittels Ballon expandiert wird, ist er sehr flexibel und kann so auch in gekrümmten Gefäßverläufen implantiert werden. Nachteilig sind die relativ geringe Aufstellkraft und eine schlechte Haftung im Gefäß aufgrund der fehlenden Wandspannung. Wie der Palmaz-Stent ist auch der Strecker-Stent sehr gut röntgensichtbar.

21.2
Selbstexpandierende Stents

Bei den selbstexpandierenden Stents stehen der Gianturco-Rösch-Z-Stent (Fa. Cook) und der Easy-Wall-Stent (Fa. Boston Scientific) als Edelstahl-Stents sowie zahlreiche Nitinol-Stents, wie z. B. der Strecker-Elastolloy-Ultraflex-Stent (Fa. Boston Scientific), der Cragg-Stent (Fa. MinTec), Symphony-Stent (Boston Scientific) und der Smart-Stent (Fa. Cordis) sowie der Memotherm-Flachprofil-Stent (Fa. Angiomed) im Vordergrund. Diese selbstexpandierenden Stents dehnen sich nach Freisetzen selbstständig auf. Bei derben Stenosen müssen sie jedoch anschließend noch mit einem Ballondilatationskatheter nachgeweitet werden.

Einer der gängigsten Stents ist der Wall-Stent. Dieser besteht aus einem gewobenen tubulären Drahtnetz. Er weist eine gute Flexibilität und einen mittleren Expansionsdruck auf. Er wird firmenseitig auf einem Abwurfinstrument vormontiert geliefert. Auf diesem Abwurfinstrument ist er von einer Doppelmembran bedeckt; durch Membranrückzug öffnet er sich schrittweise und verkürzt sich dabei um etwa ein Drittel von distal nach proximal. Der halb geöffnete Stent kann durch erneutes Überziehen des Umhüllungsmantels neu platziert werden, falls er nicht wunschgemäß positioniert wurde. Prinzipiell lässt er sich so beliebig oft zusammenklappen und neu platzieren. Zudem kann er aufgrund seiner ausgeprägten Flexibilität im Falle einer Fehllage perkutan entfernt werden.

Hauptvorteil des Wall-Stents ist seine sehr gute Flexibilität. Nachteilig ist seine im Einzelfall nicht vorhersehbare Längenverkürzung nach Abwurf, die eine exakte Platzierung erschweren kann, sowie die fehlende Möglichkeit einer Nachdilatation nach seinem Einwachsen.

Der Gianturco-Rösch-Z-Stent besteht aus einem elastischen Stahldraht, der zickzackartig gebogen ist. Er ist in einer Kartusche zusammengedrückt und wird aus dieser mit Hilfe eines Schiebers (Pushers) und einem entsprechenden Führungskatheter vorgeschoben. Nach Austritt aus der Katheterspitze dehnt er sich aufgrund seiner Eigenspannung ähnlich einem V.-cava-Filter auf und verhakt sich in der Gefäßwand. Im Gegensatz zu anderen Stents wird er nicht im arteriellen System, sondern bevorzugt im Bereich der oberen Hohlvene, z. B. im Rahmen eines V.-cava-Syndroms eingesetzt. Der Vorteil besteht in einer Großlumigkeit und hohen Expansionskraft, der Nachteil darin, dass es häufig zu einem geringen Verspringen des Stents bei der Freisetzung kommt und er damit nur schwer exakt platziert werden kann.

21.3
Endovaskuläre Grafts/ummantelte Stents

Mit PTFE oder Dakron ummantelte Stents werden im Rahmen der Onkologie insbesondere bei einer tumorbedingten Arrosion eines großen Gefäßes und resultierender Blutung zum „Abdichten" des Gefäßes eingesetzt. Im Rahmen dieser Indikation werden überwiegend Metallstents, die mit einer Hülle versehen sind, eingesetzt. Beispiele sind das Cragg-Endoprosystem, die Corevita-Prothese, der Palmaz-Stent mit Impra-Umhüllung, der Wall-Graft der Fa. Boston Scientific, der Jo-Stent von Iomed sowie der Hämoban-Stent der Fa. Gore. Diese Prothesen benötigen ein relativ großkalibriges Einführbesteck.

Der zweite große Indikationsbereich für den Einsatz ummantelter Stents in der Onkologie ist die Implantation von Ösophagusstents bei Ösophagus- oder Kardiakarzinomen, extraluminalen Tumoren, z. B. Bronchialkarzinomen, oder Lymphknotenmetastasen, die die Speiseröhre komprimieren oder infiltrieren und bei ösophagotrachealen oder bronchialen Fisteln. In der Regel kommen kunststoffummantelte, selbstexpandierende Endoprothesen zum Einsatz. Auch wenn diese nach Freisetzung ihren vorgesehenen Durchmesser meist nicht direkt erreichen, kommt es innerhalb der ersten 24 h zu einer deutlichen Aufweitung und Lumenbesserung. Beispielhaft erwähnt werden sollen folgende Ösophagus-Stents: Ultraflex und Wall-Stent (Fa. Boston Scientific), Gianturco-Rösch-Stent (Fa. Cook), Strecker-Stent (Fa. Boston Scientific).

Ösophagusstent

P. Decker, D. Decker

Da ein Großteil der Patienten mit einem Ösophaguskarzinom zum Zeitpunkt der Diagnosestellung bereits inoperabel ist, muss die palliative Therapie das Hauptsymptom der Erkrankung, die Dysphagie, rasch, komplikationsarm und möglichst dauerhaft beseitigen. In den 70er-Jahren wurde die palliative endoskopische Pertubation (Tubusimplantation) eingeführt, in den 80er-Jahren die Rekanalisierung mittels Laser und in den 90er-Jahren wurden selbstexpandierende Stents zur palliativen Therapie der malignen Dysphagie erstmals angewendet. Keines dieser Verfahren kann die Überlebenszeit verlängern.

Es gibt heute eine große Anzahl an verschiedenen Stentmodellen, die für diese Indikation zugelassen sind. Jedes Stentmodell hat seine spezifischen Vor- und Nachteile. Allen gemeinsam ist jedoch, dass sie über ein dünnlumiges Applikationsbesteck platziert werden können, sodass die ausgiebige Dilatation oder Bougierung vor der Implantation des Platzhalters entfallen kann.

22.1 Bedeutung der palliativen Therapie

Die Therapie des Ösophaguskarzinoms ist durch folgende Besonderheiten gekennzeichnet:
- Es liegt bei Diagnosestellung häufig bereits ein fortgeschrittenes lokales Tumorstadium oder Fernmetastasen vor,
- die Prognose nach der operativen Therapie ist ungünstig,
- der operative Eingriff stellt als Zweihöhleneingriff ein großes Trauma mit einer Morbidität von etwa 30% und einer Letalität von 1,5–9% (Siewert et al. 1992; Schumpelick et al. 1992; Senninger et al. 1997) dar und
- die Patienten weisen aufgrund ihrer Lebensführung eine Reihe an Begleiterkrankungen auf (Law et al. 1994).

Daher ist ein großer Anteil der Patienten (etwa 30–50%) mit Ösophaguskarzinom bereits bei Diagnosestellung inoperabel. Die Inoperabilität kann 3 Gründe besitzen, die durch die präoperative Diagnostik möglichst zuverlässig erfasst werden sollten:
- funktionelle Inoperabilität,
- lokale Inoperabilität (T4-Tumor),
- prognostische Inoperabilität (Fernmetastasen).

Die Überlebenszeit nach palliativer endoskopischer Therapie liegt im Durchschnitt bei 4 Monaten. Kein endoskopisch-palliatives Verfahren verlängert diese Überlebenszeit der Patienten, sondern beseitigt lediglich das Symptom der Dysphagie (Decker et al. 1998).

In der Entwicklung von Implantaten zur Beseitigung von Stenosen des Ösophagus wurden zunächst starre Tuben, der so genannte Häring-Tubus, operativ implantiert (Abb. 22.1). In den 70er-Jahren gelang es, diese Tuben endoskopisch zu platzieren (Fuchs et al. 1991). Da es sich um starre, nicht flexible Implantate handelte, musste vorher die maligne Stenose ausreichend bougiert werden, um den Tubus platzieren zu können. Bei der Bougierung und Implantation des starren Tubus kommt es in bis zu 14% der Fälle zu Perforationen (Knyrim et al. 1993), sodass man nach Alternativen suchte.

Nachdem die Tumorvaporisierung der Stenosen mittels Laser nicht die großen Hoffnungen, die in sie gesetzt wurden, erfüllte, wurden Anfang der 90er-Jahre erstmals Stents in den Ösophagus eingesetzt (Tytgat 1990).

Sie stellen Weiterentwicklungen der Stentmodelle dar, die in der Angiologie und bei biliären Stenosen

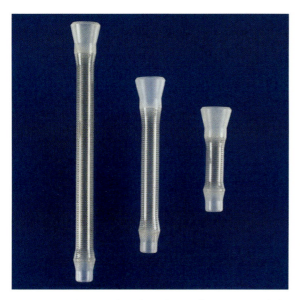

Abb. 22.1. Wilson-Cook-Tubus, der in allen Längen erhältlich ist

eingesetzt wurden. Allen gemeinsam ist, dass sie über ein dünnlumiges Applikationsbesteck eingebracht werden und sich nach dem Abwerfen auf den vorgegebenen Durchmesser aufdehnen sollen (Decker et al. 1995).

Zunächst wurden nicht ummantelte, so genannte ungecoverte, Metallstents eingesetzt. Diese waren flexibel und hatten eine geringe Dislokationsrate. Sie wiesen aber den großen Nachteil auf, dass ab der 10. Woche nach der Implantation Restenosen durch Tumordurchwuchs durch die Gitter beobachtet wurden (Nägel et al. 1994). Dies tritt in 17–66% (je nach Überlebenszeit des Kollektivs) auf, sodass dadurch in vielen Fällen eine Reintervention notwendig wird (Cwikiel et al. 1993; Grund et al. 1995).

Um den Tumordurchwuchs zu vermeiden, wurden die Stents mit Kunststoff- oder Silikonfolien ummantelt (gecovert). Dies verhindert zuverlässig den Tumordurchwuchs. Da die Folie an der Außenseite der Metallgitter angebracht ist, kommt es aufgrund der geringen Verankerung des Stents in der Schleimhaut zu Dislokationsraten von bis zu 26% (Ellul et al. 1996). Es existieren keine prospektivrandomisierten Studien, die die Frage klären, ob die Implantation eines ummantelten Stents günstiger ist als die Verwendung eines nicht ummantelten. Lediglich Hills et al. (1998) konnten in einer retrospektiven Analyse zeigen, dass die Implantation eines ummantelten Stents mit einer signifikanten Reduktion der Reinterventionsrate einherging.

Es konnte jedoch in 4 prospektiv randomisierten Studien nachgewiesen werden, dass die Implantation von selbstexpandierbaren Stents der Implantation von starren Tuben hinsichtlich der Kosten der Behandlung, Schluckfunktion und Komplikationen überlegen ist (De Palma et al. 1996; Knyrim et al. 1993; Roseveare et al. 1998; Siersema et al. 1998). Daher werden in jüngerer Zeit zunehmend selbstexpandierende Stents implantiert. Aufgrund des Tumordurchwuchses bei den ungecoverten Modellen entscheiden sich die meisten Zentren zur Implantation von gecoverten Modellen.

Ein neues Stentdesign bietet der Polyflex-Stent. Er besteht aus Trevirafilamenten, die in der Innenseite gecovert sind. Daher weist er als einziges Stentmodell eine glatte Innen- und maschenzaunartige Außenseite auf. Es ist deshalb anzunehmen, dass er eine geringere Dislokationsrate aufweisen wird und dass Bolusobstruktionen seltener beobachtet werden.

Die unterschiedlichen gecoverten Stenttypen, die angeboten werden, haben jeweils spezielle Vor- und Nachteile. Der ideale Stent, der alle im Folgenden aufgelisteten Merkmale aufweist, existiert noch nicht.

Anforderungen an den „idealen" Stent ▶
- Ummantelt (gecovert)
- Glattwandige Innenfläche
- Maschengitterartige Außenfläche
- Flexibel
- Hohe Expansionskraft
- Dünnlumiges Applikationsbesteck
- Gute radiologische Darstellbarkeit
- Geringe Stentretraktion nach Abwerfen
- Geringe Kosten
- Jede Länge lieferbar

In Tabelle 22.1 sind die einzelnen Merkmale der unterschiedlichen Stentmodelle aufgelistet.

Tabelle 22.1. Eigenschaften verschiedener gecoverter Stentmodelle

Stenttyp	Ultraflex (gecovered)	Gianturco-Z-Stent	Polyflex-Stent
Länge (mm)	70/100/150	100/120/140	90/120/150 [a]
Glattwandige Innenseite	–	–	+
Raue Außenseite	–	–	+
Flexibel	++	+	+
Expansionskraft	–	++	++
Dünnlumiges Applikationsbesteck	+	+	(+)
Gute Röntgendichte	+	++	+
Geringe Stent-Retraktion	(+)	+	–
Kostengünstig	–	–	++

[a] Auf Anforderungen alle Längen lieferbar.

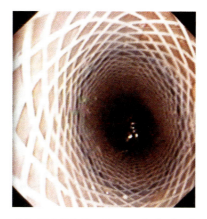

Abb. 22.2. Polyflex-Stent nach der Implantation

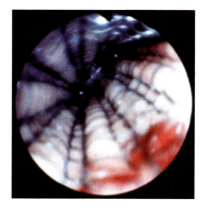

Abb. 22.3. Nitinolstent nach der Implantation

22.2 Indikationen

Die Indikation zur palliativen Therapie des Ösophagus- oder Kardiakarzinoms besteht, wenn zum einen der Patient die Symptome der Dysphagie aufweist und zum anderen durch einen Viszeralchirurgen als inoperabel eingestuft wurde. Die Inoperabilität zeigt sich entweder als lokale Inoperabilität (Infiltration von Trachea, Herz usw.), als prognostische Inoperabilität (Fernmetastasen) oder als funktionelle Inoperabilität (z. B. schwere Leber- oder Lungenerkrankung).

22.3 Technische Durchführung der Stentimplantation

Da Ösophagusstents mit Hilfe eines relativ kleinlumigen Applikationsbesteckes eingebracht werden, kann die Stentimplantation in Analgosedierung ohne Intubation erfolgen. Ob vorher eine Dilatation oder Bougierung notwendig ist, hängt zum einen von der Größe des Restlumens und zum anderen von der Expansionskraft des verwendeten Stentmodells ab. Da der Tumorober- und Tumorunterrand unter Durchleuchtungskontrolle mit Hilfe des Endoskops markiert werden, muss das Restlumen mindestens den Durchmesser des Endoskops aufweisen.

Pragmatisch spiegelt man bis zum Tumoroberrand von, markiert diesen unter Durchleuchtung und stellt sich dann den Tumorunterrand endoskopisch dar. Diese Stelle wird ebenfalls mittels Durchleuchtung markiert.

Kann die Stenose nicht überwunden werden, wird unter Durchleuchtungskontrolle ein Führungsdraht vorgeschoben, das Endoskop entfernt und schrittweise bis zur gewünschten Weite dilatiert bzw. bougiert. Es erfolgt dann ein Kontrollendoskopie zum Ausschluss einer Perforation oder Blutung. Zugleich kann jetzt der Tumorunterrand unter Durchleuchtung markiert werden. Es wird die Tumorlänge ausgemessen und ein Stent, der die Tumorstenose überbrückt, ausgewählt.

Über den einliegenden Führungsdraht wird dann das Applikationsbesteck eingeführt, der Stent zwi-

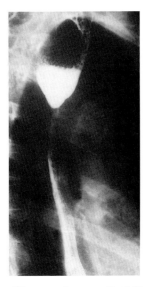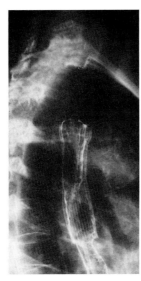

Abb. 22.4. Gastrografin-Schluck nach der Stentimplantation; man erkennt ein gute Weite der Tumorstenose

schen den Markierungen abgeworfen und, nachdem sich dieser ausgedehnt hat, das Applikationsbesteck entfernt. Der Eingriff wird durch eine Kontrollendoskopie, die die korrekte Lage des Stents dokumentiert, beendet (Abb. 22.2, 22.3). Es erfolgt postoperativ ein Gastrografin-Kontrollschluck, der die regelrechte Lage und Funktion nachweist und eine Perforation ausschließt (Abb. 22.4).

22.4 Ergebnisse

Die Ergebnisse der palliativen endoskopischen Verfahren sind in der Tabelle 22.2 als Literaturzusammenstellung dargestellt. In den einzelnen Publikationen schwanken die jeweiligen Angaben aufgrund der kleinen Fallzahlen sehr stark, sodass diese Literaturzusammenstellung den Sachverhalt genauer widerspiegelt.

Es zeigten sich zwischen den einzelnen Verfahren keine Unterschiede bezüglich der Überlebenszeit und der Letalität. Die Dislokationsrate ist bei den ungecoverten Stents mit 2,4% am geringsten und liegt bei den gecoverten Wallstents bei 22%. Dafür bieten die gecoverten Stents einen guten Schutz gegen den Tumordurchwuchs. Tumorobstruktionen werden bei diesen Stents und bei den Tuben lediglich durch ein Tumorüberwachsen nach proximal oder distal der Stentöffnungen beobachtet.

Alle Verfahren bessern die Schluckfunktion in ähnlichem Ausmaß. Dabei ist der Erfolg abhängig von der Lage des Tumors. Die ungünstigsten Ergebnisse erzielt man bei Tumoren des zervikalen Ösophagus und des ösophagokardialen Übergangs. In der Regel können die Patienten nach der Implantation alles zu sich nehmen – gelegentlich ergeben sich aber Probleme bei Fleischgerichten.

Tabelle 22.2. Literaturzusammenstellung klinischer Ergebnisse verschiedener Therapieverfahren

	Pertubation	Nitinol-/ Wallstent	Gecoverter Gianturco-Stent	Gecoverter Wallstent	Lasertherapie
Patientenzahl (n)	5445	552	147	70	424
Blutung [%]	1,2	0	3,4	1,4	0,5
Perforation [%]	7,2	0,4	2,0	0	6,6
Dislokation [%]	7,6	2,4	8,8	14,3	–
Tumorobstruktion [%]	10,7	33,0	7,5	14,3	38,7
Überleben (Monate)	3,5	3,8	3,9	2,9	
Letalität [%]	3,8	3,8	4,1	2,9	4,2

Daten zusammengestellt aus: Acunas et al. 1996; Angorn 1981; Barbier et al. 1984; Bethge et al. 1995; Böttger et al. 1986; Buset et al. 1983; Cello et al. 1986; Chavy et al. 1986; Colt et al. 1992; Cwikiel et al. 1993; De Palma et al. 1996; Doo et al. 1993; Dorata et al. 1997; Ell et al. 1995a; Ell et al. 1995b; Ellul et al. 1995; Ferraro et al. 1995; Fleischer et al. 1983; Fuchs et al. 1991; Függer et al. 1990; Goldberg et al. 1986; Grund et al. 1995; Hyata et al. 1986; Kato et al. 1996; Kinsman et al. 1996; Knyrim et al. 1993; Krasner et al. 1984; Lerut et al. 1992; Lux et al. 1986; Macken et al. 1996; Mathus-Vliegen et al. 1986; Mellow et al. 1984; Messmann et al. 1994; Moon et al. 1989; Müller et al. 1991; Naveau et al. 1994; Nelson et al. 1997; Neuhaus et al. 1992; Ogilvie et al. 1982; Paolucci et al. 1990; Pietrafitta et al. 1986; Porse et al. 1993; Segalin et al. 1989; Segalin et al. 1997; Semler et al. 1985; Song et al. 1991; Stein et al. 1997; Tranberg et al. 1995; Wagner et al 1992; Wagner et al. 1993; Watkinson et al. 1995; Winkelbauer et al. 1996; Wolf et al. 1996.

Literatur

Acunas B, Rozanes I, Akpinar S et al. (1996) Palliation of malignant esophageal strictures with self-expanding Nitinol stents: drawbacks and complications. Radiology 199:648–652

Angorn IB (1981) Intubation in the treatment of carcinome of the esophagus. J Surg 5:535–541

Barbier P, Kappler M, Teuscher J et al. (1984) Erfahrungen mit endoskopisch plazierten Endoprothesen bei stenosierenden Malignomen von Ösophagus und Kardia. Chirurg 55:593–599

Bethge N, Sommer A, Vakil N (1995) Treatment of esophageal fistulas with a new polyurethane-covered, self-expanding mesh stent: a prospective study. A J G 90:2143–2146

Böttger T, Ungeheuer E, Rösch W (1986) Ösophagus- und Kardiakarzinome – Problematik der palliativen Behandlung. Dtsch Ärztbl 46:3185–3188

Buset M, Dunham F, Baize M et al. (1983) Nd-Yag Laser. A new palliative alternative in the management of esophageal cancer. Endoscopy 15:353–356

Cello JP, Gerstenberger PD, Wright T et al. (1986) Endoscopic neodymium-yag laser palliation of nonresectable esophageal malignancy. Ann Intern Med 102:610–612

Chavy Al, Rougier PM, Pieddelloup C et al. (1986) Esophageal prothesis for neoplastic palliation of nonresectable esophageal malignancy. Ann Intern Med 102:610–612

Colt HG, Merci B, Dumon JF (1992) Double stents for carcinoma of the esophagus invading the tracheo-bronchial tree. Gastrointest Endosc 38:485–489

Cwikiel W, Stridbeck H, Tranberg KG et al. (1993) Malignant esophageal strictures: Treatment with self-expanding nitinol stents. Radiology 187:661–665

Decker P, Jakschik J Hirner A (1995) Der selbstexpandierende Nitinol-Stent – Anwendungen beim Ösophaguskarzinom. Chirurg 66:1258–1262

Decker P, Ulrich A, Decker D et al. (1998) Palliative Therapie des Ösophaguskarzinoms. Zentralbl Chir 123:697–702

De Palma GD, di Matteo E Romano G et al. (1996) Plastic prothesis versus expandable metal stents for palliation of inoperable esophageal thoracic carcinoma: a controlled prospective study. Gastrointest Endosc 43:478–482

Doo YS, Song HY, Lee BH et al. (1993) Esophagorespiratory fistulas associated with esophageal cancer: treatment with a self-expanding Nitinol stent. Radiology 187:661–665

Dorata G, Binek J, Blum AL et al. (1997) Comparison between esophageal Wallstent and Ultraflex stents in the treatment of malignant stenoses of the esophagus and cardia. Endoscopy 29:149–154

Ell C, May A, Hahn E (1995a) Selbstexpandierende Metallendoprothesen zur Palliation stenosierender Tumore im oberen Gastrointestinaltrakt. Dtsch Med Wschr 120:1343–1348

Ell C, May A, Hahn E (1995b) Gianturco-Z-Stent in palliative treatment of malignant esophageal obstruction and esophagotracheal fistulas. Endoscopy 27:495–500

Ell C, May A (1997) Self-expanding metal stents for palliation of stenosing tumors of the esophagus and cardia: a critical review. Endoscopy 29:392–398

Ellul JP Watkinson A, Khan RJ et al. (1995) Self-expanding stents for the palliation of dysphagia due to inoperable oesophageal carcinoma. Br J Surg 85:1678–1681

Ferraro P, Beauchamp G, Ouellette D et al. (1995) Endoscopic YAG laser and palliative therapy of cancer of the esophagus. Ann Chir 49:669–673

Fleischer D, Kessler F (1983) Endoscopic Nd: YAG laser therapy for carcinoma of the esophagus: a new form of palliative treatment. Gastroenterology 85:600–606

Fuchs K-H, Freys SM, Schaube H et al. (1991) Randomized comparison of endoscopic palliation of malignant stenoses. Surg Endosc 5:63–67

Függer R, Niederle B, Jantsch H et al. (1990) Endoscopic tube implantation for the palliation of malignant esophageal stenosis. Endoscopy 22:101–104

Goldberg SJ, King KH (1986) Endoscopic Nd:YAG laser coagulation as palliative therapy for obstructing esophageal carcinoma. Am J Gastroenterol 8:629–633

Grund KE, Storek D, Becker HD (1995) Highly flexible self-expanding metal stents for palliation of malignant esophagogastric obstruction. Endoscopy 27:486–494

Hills KS, Chopra KB, Pal A et al. (1998) Self-expanding metal oesophagel endoprostheses, covered and uncovered: a review of 30 cases. Eur J Gastroenterol Hepatol 10:371–374

Hyata Y, Tanaka S, Miura T (1986) Esophageal fistulas associated with intracavitary irradiation for esophageal carcinoma. Radiology 159:549–551

Kato M, Saji S, Kanematsu M et al. (1996) Palliative therapy using polyurethane-covered self-expanding metallic stents for malignant esophageal strictures: experiences in six patients. Jpn J Clin Oncol 26:461–464

Kinsman KJ, DeGregorio BT, Katon RM et al. (1996) Prior radiation and chemotherapy increase the risk of life-threatening complications after insertion of metallic stents for esophagogastric malignancy. Gastrointest Endosc 43:196–203

Knyrim K, Wagner H-J, Bethge et al. (1993) A controlled trial of an expansible metal stent for palliation of esophgeal obstruction due to inoperable cancer. New Engl J Med 18:1302–1307

Krasner N (1984) Laser irradiation of tumours of the oesophagus and gastric cardia. Br Med J Clin Res Ed 288:829

Law SYK, Fok M, Wong J. (1994) Risk analysis in resection of sqaumos cell carcinoma of the esophagus. World J Surg 18:339–346

Lerut T, De Leyn P, Coosemans W et al. (1992) Die Chirurgie des Oesophaguscarcinoms: Chirurg 63:722–729

Lux G, Groitl H, Rieman JF et al. (1986) Tumor stenosis of the upper gastrointestinal tract. Endoscopy 15:207–211

Macken E, Gevers A, Hiele M et al. (1996) Treatment of esophagorespiratory fistulas with a polyurethane-covered self-expanding metallic mesh stent. Gastrointest Endosc 44:324–326

Mathus-Vliegen E, Tytgat G (1986) Laser photocoagulation in palliative treatment of upper digestive tract tumors. Cancer 57:396–399

Mellow MH, Pinkas H (1984) Endoscopic therapy for esophageal carcinoma with Nd: YAG laser: prospective evaluation of efficacy, complications, and survival. Gastrointest Endosc 6:335–339

Messmann H, Vogt W, Gmeinwieser J et al. (1994) Delayed spontaneous opening of a self-expanding metal stent bridging a malignant esophageal stenosis. Hepato-Gastroenterol 44:571–572

Moon BC, Woolfson IK, Mercer CD (1989) Neodymium: Yttrium-aluminum-garnet laser vaporization for palliation of obstructing esophageal carcinoma. J Thorac Cardiovasc Surg 98:11–14

Müller JM, Pichlmaier H (1991) Speiseröhrenkarzinome. In: Pichelmaier H, Müller JM, Jonen-Thielemann I (Hrsg) Palliative Krebstherapie. Springer, Berlin Heidelberg New York Tokyo, 1. Aufl., S 327–348

Nägele M, König C, Textor J et al. (1994) Der Nitinolstent als Palliativmaßnahme bei inoperablem Ösophagus- und Kardiakarzinom. Fortschr Röntgenstr 161:120–125

Naveau S, Poitrine A, Poynard T et al. (1994) Traitement palliatif des cancers de l'osophage et du cardia par le laser YAG Neodyme. (Essai preliminaire non control). Gastroenterol Clin Biol 8:545–550

Nelson D, Axelrad A, Fleischer D et al. (1997) Silicone-covered Wallstent prototypes for palliation of malignant esophageal obstruction and digestive-respiratory fistulas. Gastrointest Endosc 45:31–37

Neuhaus H, Hoffmann W, Dittler HJ et al. (1992) Implantation of selfexpanding esophageal metal stents for palliation of malignant dysphagia. Endoscopy 24:405–410

Ogilvie AL, Dornfield MW, Ferguson R et al. (1982) Palliative intubation of oesophagogastric neoplasms with fiberoptic endoscopy. Gut 23:1060–1065

Paolucci V, Henne Th, Schmidt-Mathiesen A (1990) Endoskopische palliative Tubus und Laser-Therapie bei fortgeschrittenem Carcinom von Oesophagus und Cardia. Chirurg 61:43–48

Pietrafitta J, Dwyer RM (1986) Endoscopic laser therapy of malignant esophageal obstruction. Arch Surg 121:395–400

Porse G, Gerlach U, Tübergen D et al. (1993) Selbstexpandierende Stents in Ösophagus und Magen – eine Standortbestimmung. Langenbecks Arch Chir Suppl Kongressbericht:220

Roseveare CD, Patel P, Simmonds N et al. (1998) Metal stents improve dysphagia, nutrition and survival in malignat oesophageal stenosis: a randomized controlled trial comparing modified Gianturco Z-stents with plastic Atkinson tubes. Eur J Gastroenterol Hepatol 10:653–657

Schumpelick V, Faß J, Truong S et al. (1992) Behandlungsergebnisse des Oesophaguscarcinoms. Chirurg 63:715–712

Senninger N, Busse G, Aken H von (1997) Der respiratorische Risikopatient. Chirurg 68:662–669

Segalin A, Little AG, Ruol A et al. (1989) Surgical and endoscopic palliation of esophageal carcinoma. Ann Thorac Surg 48:267–271

Segalin A, Bonavina L, Carazzone A et al. (1997) Improving results of esophageal stenting: a study on 160 consecutive unselected patients. Endoscopy 29:701–709

Semler P, Koch K, Schumacher W (1985) Eine neue Möglichkeit zur Behandlung stenosierender Tumoren im oberen Gastrointestinaltrakt. Dtsch Med Wschr 110:1731–1732

Siersema P, Hop W, Dees J et al. (1998) Coated self-expanding metal stents versus latex prostheses for esophagogastric cancer with special reference to prior radiation and chemotherapy: a controlled prospective study. Gastrointest Endosc 47:113–120

Siewert JR, Bartels H, Bollschweiler E et al. (1992) Plattenepithelcarcinom des Oesophagus. Chirurg 63:693–700

Song HY, Choi, KC, Cho BH et al. (1991) Esophagogastric neoplasms: palliation with modified Gianturco stent. Radiology 180:349–354

Stein HJ, Fink U (1997) Adjuvante und neoadjuvante Therapie beim Ösophaguskarzinom. Chir Gastroenterol 13:6–12

Tranberg KH, Stael von Holstein C, Ivancev K et al. (1995) The YAG laser and Wallstent endoprothesis for palliation of cancer in the esophagus or gastric cardia. Hepato-Gastroenterol 42:139–144

Tytgat G (1990) Endoscopic therapy of esophagus cancer. Endoscopy 22:263–267

Wagner HJ, Knyrim K, Bethge N et al. (1992) Palliativtherapie der malignen Ösophagusobstruktion mit selbstexpandierenden Metallendoprothesen. Dtsch Med Wschr 117:248–255

Wagner HJ, Schwerk WB, Stinner B et al. (1993) Erste Ergebnisse der Implantation selbstexpandierender Nitinolstents in den Ösophagus bei maligner Dysphagie. Fortschr Röntgenstr 159,5:450–455

Watkinson A, Ellul J, Entwisle K et al. (1995) Esophageal Carcinoma: initial Results of palliative treatment with covered self-expanding endoprotheses. Radiology 195:821–827

Winkelbauer FW, Schöfel R, Niederle B et al. (1996) Palliative treatment of obstructing esophageal cancer with Nitinol stents: value, safety and long-term results. A J R 166:79–84

Wolf EL, Frager J, Brandt LJ et al. (1986) Radiographic appearence of the esophagus and stomach after laser treatment of obstructing carcinoma. A J R 146:519–522

23 Tracheobronchialstents

H. D. Becker, F. Herth

Im Vergleich zu anderen Organen ist die Stentimplantation in den Atemwegen eine vergleichsweise neue Behandlungsmethode. Während der vergangenen 20 Jahre wurden dank des enormen Fortschritts in Materialien und Techniken eine Fülle von Verfahren zur Behandlung zentraler Atemwegsstenosen eingeführt. Das trifft sowohl für den Notfall als auch für die Langzeitbehandlung zu (Becker 1987). Die Auswahl des geeigneten Behandlungsverfahrens hängt von der Ursache und der Lokalisation ebenso ab wie von der Dringlichkeit des Eingriffs, der zu erwartenden Prognose und der Lebensqualität, sowie von den zur Verfügung stehenden technischen Mitteln und der Erfahrung des Teams. Nicht zuletzt spielen natürlich auch ökonomische Gesichtspunkte eine wesentliche Rolle.

23.1 Einführung

Die häufigste Ursache *maligner Atemwegsstenosen* sind das primäre Bronchialkarzinom und seine Metastasen in den mediastinalen Lymphknoten, gefolgt von mediastinalen Metastasen aus Tumoren anderer Organe. Auch Tumoren der Nachbarorgane wie Ösophagus, Thymus und primäre Lymphome können die Atemwege direkt beeinträchtigen. Endoluminales Tumorwachstum lässt sich durch gewebezerstörende mechanische und thermische Verfahren beseitigen. Hier hat sich neben der Abtragung mit dem starren Bronchoskop insbesondere der Nd-YAG-Laser bewährt. Durch externe Kompression verursachte maligne Stenosen können damit jedoch nicht behandelt werden. Die Dilatation mit Bronchoskop, Ballons oder Bougies hat hier nur einen vorübergehenden Effekt. Nur selten und bei lokal beschränktem Tumorwachstum kann durch zusätzliche bronchoskopische Maßnahmen wie die endoluminale Hochdosisradiotherapie (HDR-Brachytherapie in Afterloading-Technik) oder durch photodynamische Therapie (PDT) eine langfristige Palliation oder gar eine Heilung erzielt werden (Becker 1996).

Gutartige Stenosen der zentralen Atemwege sind häufig Folge eines Traumas, meist hervorgerufen durch Intubation und Langzeitbeatmung. Seit parenchymsparende bronchoplastische Operationen und Lungentransplantationen häufiger vorgenommen werden, sehen wir zunehmend auch Stenosen an postoperativen Anastomosen. Gutartige Stenosen sind meistens komplexer Natur. Granulome und Narbensegel werden dann von einer tiefgreifenden entzündlichen Reaktion der tieferen Wandschichten mit Schädigung des Knorpelgerüsts und Verlust der mechanischen Stabilität begleitet. Diese kombinierten Stenosen kommen besonders bei Patienten vor, die zur Keloidbildung neigen. Die isolierte primäre Malazie der zentralen Atemwege wird hingegen vergleichsweise selten angetroffen, z. B. nach Langzeitintubation oder nach Radiotherapie.

Die häufigsten Ursachen zentraler Atemwegstenosen ▶
- Maligne
  - Endoluminales Tumorwachstum
  - Externe Tumorkompression
  - Tumor mit Fistelbildung
- Benigne
  - Narbensegel
  - Granulome
  - Malazie

Während die akute zentrale Atemwegsstenose vergleichsweise einfach durch Dilatation mit dem starren Bronchoskop, Ballons, Bougies oder dem Nd-

YAG-Laser behoben werden können, sind Rezidive maligner und benigner Stenosen häufig und in der Regel nur schwer zu behandeln. Dann ist zunächst zu überlegen, ob die Ursache eher durch einen operativen Eingriff wie Segmentresektion des betreffenden Abschnitts mit End-zu-End-Anastomosierung, Tracheotomie oder chirurgische Implantation einer Prothese nach Montgomery behoben werden sollte. Wenn nach einer ausgedehnten Resektion die Enden nicht mehr spannungsfrei vereinigt werden können, muss eine Kunststoffendoprothese nach Neville interponiert werden. Weder dieses Verfahren noch die Transplantation der Trachea haben sich jedoch durchgesetzt. Wenn für ein operatives Vorgehen ein zu großes allgemeines Risiko besteht, der Patient funktionell inoperabel ist, oder es nach bereits erfolgtem chirurgischen Eingriff zu einem Tumorrezidiv kommt, dann müssen Wege zur inneren Stabilisierung in Form der Stentimplantation beschritten werden.

Beschreibungen über die Behandlung von narbigen Atemwegsstenosen mit Platzhaltern nach Fremdkörperextraktion finden sich bereits kurz nach der Erfindung der Bronchoskopie durch Killian 1898, z. B. im Lehrbuch seiner Schüler Brünings u. Albrecht (Brünings 1915) sowie auch bei Ch. Jackson (1951) in den USA. Allerdings fanden diese Behandlungsverfahren wegen technischer Probleme keine weitere Verbreitung. Auch das Anfang der 80er Jahre von Orlowski beschriebene Verfahren durch den Einsatz modifizierter Tracheakanülen hat sich nie durchgesetzt (Orlowski 1987). Erst als Dumon 1989 seine Endoprothese für die Atemwege, den „dedicated indwelling silicone stent" vorstellte, stand erstmals ein Stent zur Verfügung, der vergleichsweise sicher und auch einfach einzusetzen war (Dumon 1990). In der Folge wurden dann weitere Kunstoffendoprothesen und später auch Metallstents zur Verwendung in der Bronchologie vorgestellt, die bereits zur Behandlung von Gefäßstenosen eingesetzt wurden. Wegen der anatomischen und funktionellen Besonderheiten der zentralen Atemwege gibt es allerdings immer noch kein System, das alle Anforderungen ideal erfüllt. Aus der Vielzahl an Stenttypen, die inzwischen in den Atemwegen eingesetzt wurden, werden im Folgenden nur die wesentlichen beschrieben.

23.2
Anatomische, funktionelle und technische Voraussetzungen

Zum besseren Verständnis der Probleme, die der Entwicklung einer idealen Endoprothese zur Schienung der zentralen Atemwege im Wege stehen, sind anatomische und funktionelle Besonderheiten der Atemwege zu bedenken:

Anatomie ▶ Im Vergleich zu anderen Hohlorganen, wie z. B. dem Ösophagus, besteht die Wand der Atemwege aus einem komplexen System flexibler bindegewebig/muskulärer und starrer knorpeliger Komponenten, die zur Aufrechterhaltung der Funktion essentiell sind. So muss das Lumen zur Atmung offen gehalten werden, aber sich während des Hustenstoßes verengen, damit durch Erhöhung der Strömungsgeschwindigkeit Sekrete gegen die Schwerkraft nach außen befördert werden können. Darüber hinaus handelt es sich nicht um ein gerades rohr- oder schlauchartiges System, sondern es bestehen physiologischerweise Krümmungen und Verzweigungen, die nicht verlegt werden können, ohne dass es zu Komplikationen durch Störung der Belüftung oder der Bronchialtoilette kommt.

Die Atemwege sind nicht wie die Blutgefäße gegen die Außenwelt abgeschlossen. Schon bei der Implantation kann es durch Kontamination der Geräte zur beginnenden bakteriellen Besiedlung der Prothese kommen. Aber auch in der Folge können sich hartnäckige Beläge durch Sekretablagerung und bakterielle Biofilme bilden. Bei den Silikonstents ist eine Invasion des Kunststoffs durch Candida beschrieben. Allerdings neigt nach unserer Beobachtung nur ein Teil der Patienten zur chronischen Infektion.

Funktion und Mechanik ▶ Prothesen in den Blutgefäßen werden durch die innere, nicht kompressible Flüssigkeitssäule gestützt und im Gastrointestinaltrakt wirken keine größeren mechanischen Kräfte ein. Auf die Prothesen in den Atemwegen hingegen wirken starke Druck- und Scherkräfte beim Atmen und insbesondere beim Hustenstoß ein, die bis zu über 40 000 Pa erreichen können (Macklem 1987), ohne dass diesen Kräften interne Kräfte entgegen wirken, was zu extremen mechanischen Belastungen führt. Die Implantation von Stents wurde zunächst vorwiegend zur Behandlung von tumorbedingten Stenosen eingesetzt. Hier ist die Wand in der Regel starr, oder das externe Tumorwachstum wirkt Druckschwankungen von außen entgegen und stützt die Prothese. Die Annahme hingegen, der Tumor wirke durch sein Wachstum mit einem auch nur annähernd ähnlichen Druck auf die Prothese ein, wie zur Dilatation der Tumorstenose vor dem Einsatz der Prothese notwendig ist, entspricht nicht der klinischen Beobachtung. Die sekundäre Kompression eines Stents durch Tumordruck nach vorangehender ausreichender Dilatation ist nach unserer Beobachtung eine absolute Rarität. Andere Bedingungen liegen allerdings dann vor, wenn Stents zur Behandlung malazischer gutartiger Stenosen eingesetzt werden, oder wenn der Tumor durch eine spezifische Therapie zurückgeht und damit die Stützung der Prothese wegfällt und die volle mechanische Belastung einwirkt.

Dauerbelastung ▶ Bei Patienten mit Tumorstenosen, die wir zunächst durch Stenteinlage behandelten, konnten wir teilweise überraschend lange Überlebenszeiten von bis zu mehreren Jahren erreichen, wenn zusätzliche tumorspezifische Behandlungsmaßnahmen wie die Chemotherapie, externe Radiotherapie oder endoluminale Brachytherapie eingesetzt werden konnten. Das führte dazu, dass uns zunehmend auch Patienten mit gutartigen, aber aus lokalen oder allgemeinen Gründen inoperablen zentralen Atemwegsstenosen zur Stenteinlage zugewiesen wurden. So machen in unserem Patientengut benigne Stenosen heute etwa 40% aller Indikationen aus. Allerdings erwies sich das ursprüngliche Konzept einer temporären Schienung der Atemwege bis zur narbigen Konsolidierung der Stenose und die endgültige Entfernung der Prothese nur selten als ausführbar. Bei etwa 80% unserer Patienten mit gutartigen Stenosen kommt es durch die Schienung nicht zu einer anhaltenden Stabilisierung der Atemwege. Diese Patienten müssen dann zeitlebens mit einer Prothese leben, wenn eine operative Beseitigung der Ursache nach Stabilisierung der Grundkrankheit wie z.B. nach einem schweren Apoplex oder einem Herzinfarkt nicht möglich ist. Diese Erfahrung wurde auch von anderen Untersuchern gemacht (Brichet 1999). Nachdem wir solche Patienten jetzt bis zu 10 Jahren beobachten, sehen wir Langzeitkomplikationen z.B. durch Materialermüdung und Gewebereaktionen, die wir früher nicht beobachteten.

Implantationstechnik ▶ Eine weitere Besonderheit beim Einsatz von Endoprothesen in die Atemwege ergibt sich daraus, dass der Patient entweder während der Implantation beatmet werden muss oder nur eine begrenzte Zeit der Apnoe für den Eingriff zur Verfügung steht, wenn während der Implantation die Atemwege völlig verschlossen werden. Die Prothese sollte nach der Implantation sicher fixiert bleiben, damit es nicht durch Dislokation zur bedrohlichen Verlegung der Atemwege kommt. Wenn es durch fortschreitendes Tumorwachstum oder Granulationsgewebe zur Verlegung des Prothesenlumens kommt, dann sollte das Gewebe gefahrlos abgetragen werden können oder die Prothese leicht wieder zu entfernen sein.

Alle diese Besonderheiten sind der Grund dafür, dass es bislang keine Prothese für die Atemwege gibt, die allen Anforderungen in idealer Weise gerecht würde. So muss man in Abhängigkeit von der Indikation und von Vor- und Nachteilen das geeignete System auswählen.

23.3
Narkosetechnik, Stenosendilatation und -Messung

Die Technik der Stentimplantation hängt von der Art der Prothese und von der Art und Lokalisation der Stenose ab. Da die Beatmung bei Stenosen der Trachea, der Bifurkation und bei verbliebener Belüftung nur eines Lungenflügels nur mit dem starren Bronchoskop gesichert werden kann, werden diese Eingriffe in aller Regel unter Vollnarkose durchgeführt. Uns hat sich hierzu Propofol als Hypnotikum und Succinylcholin als kurzwirkendes Muskelrelaxans bewährt. Zur sicheren Oxygenierung bevorzugen wir die Hochfrequenz-Jet-Ventilation (HFJ) unter Umständen unter zusätzlicher Sauerstoffinsufflation (Becker 1997). Besonders wenn die Atemwege vorübergehend durch Ballondilatation oder die Einführung des Stents verschlossen werden, ist eine ausreichende Präoxygenierung erforderlich. Die Stentimplantation unter Lokalanästhesie ist nur möglich, wenn die Stenose weiter distal besteht oder das verbleibende Restlumen während der Implantation zur Spontanatmung ausreicht.

Zur Auswahl der richtigen Stentgröße muss die Stenose zunächst vermessen werden. Hierzu ist die Passage mit dem Endoskop erforderlich, die oft erst nach vorheriger Dilatation oder Tumorabtragung möglich ist. Durch diese Maßnahmen sollte das Lumen dem physiologischen Durchmesser möglichst angenähert werden, ohne die Wand allerdings einzureißen oder durch thermische Einwirkung zu sehr zu schädigen. Danach wird zur Messung der Länge das Endoskop bis zum distalen Ende der Stenose vorgeführt. Proximal wird bei flexibler Endoskopie der Eintritt ins Nasenloch oder an der Zahnreihe markiert, bei starrer Bronchoskopie der Eintritt ins Bronchoskoprohr. Wird die Endoskopspitze danach an das obere Stenosenende geführt, dann lässt sich die Länge der Stenose recht sicher extern am Endoskop abmessen. Der Durchmesser der Stenose kann anhand des Endoskops, mit dem die Stenose passiert wird, bestimmt werden oder am Abstand der Branchen einer in der Stenose geöffneten Biopsiezange. Spezielle Messsonden haben sich nicht durchgesetzt. Ob in Zukunft ein neues Laser-Messverfahren zur Anwendung kommt, bleibt abzuwarten (Müller 1998). Zur sicheren Fixierung sollte der Stent immer an beiden Enden mindestens 5 mm länger und im Durchmesser 2–3 mm stärker als gemessen sein.

Wir empfehlen dringend die endoskopische Abmessung und warnen ausdrücklich vor einer alleinigen radiologisch gesteuerten Implantation nach Abschätzung am konventionellen Röntgenbild oder am CT, selbst wenn der Zugang über ein Tracheostoma leicht erscheint. Die Erfahrung lehrt, dass mit diesen Verfahren das Ausmaß der Stenose nicht sicher erfasst werden kann und komplizierende Situationen wie Granulome und malazische Abschnitte nicht beurteilt werden können (Zannini 2000, persönliche Mitteilung). Es besteht inzwischen allgemeiner Konsens, dass die Stentimplantation an den Atemwegen nur von in der interventionellen Bronchoskopie erfahrenen Untersuchern vorgenommen werden soll, die auch in der Erkennung und Behandlung der Komplikationen bewandert sind (Deutsche Gesellschaft für Pneumonologie 1998).

23.4
Stentsysteme

Zur Zeit stehen im Wesentlichen drei Systeme zur Verfügung: Kunststoffpolymere, Metallgeflechte und Hybride aus beiden.

23.4.1
Kunststoffstents

Bislang ist der Silikon-Stent nach *Dumon* die am häufigsten angewandte Atemwegsendoprothese, mit der auch die längsten Erfahrungen bestehen (Dumon 1990). Es handelt sich um Silikonröhren, die in verschiedenen Längen und Durchmessern zur Verfügung stehen, entsprechend der Lage der Stenose in den Atemwegen. Zur Fixierung trägt der Stent auf der Außenseite kleine Noppen, mit denen er sich in die Wand eindrückt und dort verankert. Die Implantation erfolgt in aller Regel unter Allgemeinanästhesie. Hierzu wird der Stent längs eingefaltet und meist in einem speziellen Implantator eingeführt, der dann über ein zuvor unter Sicht eingebrachtes Bronchoskoprohr in die Stenose eingebracht wird. Durch Zurückziehen des Implantators wird der Stent abgeladen, während er durch einen Pusher am Platz gehalten wird. Häufig wird zur genaueren Lokalisation parallel die Röntgendurchleuchtung eingesetzt, manche Untersucher bevorzugen auch die Applikation von Röntgenmarkern auf dem Brustkorb des Patienten, da in der Regel nicht gleichzeitig eine Optik eingebracht werden kann. Wir benutzen zur Implantation unter endoskopischer Sicht gerne extra große Bronchoskoprohre, in die Stent und Optik gleichzeitig eingebracht werden können oder einen speziellen Implantator, auf den der Stent aufgeladen wird, während das Lumen zur Einführung der Optik und zur Ventilation frei bleibt. Das erlaubt uns ein Arbeiten unter Sicht und ohne Zeitdruck bei gesicherter Beatmung (Dumon 1996). Nachdem der Dumon-Stent abgeladen ist, entfaltet er sich im Lumen und verankert sich an der Wand. Die Entfaltung kann durchaus erst nach 24 h vollständig sein. Gegebenenfalls kann dies durch Druck mit einer Biopsiezange oder mit einem Dilatationsballon beschleunigt werden. Im Falle der Fehlplatzierung kann der

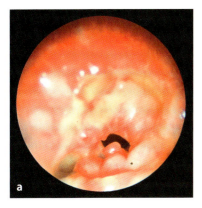
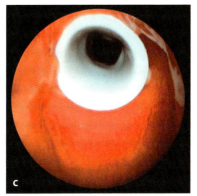
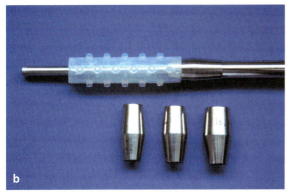

Abb. 23.1. a Gedeckte Nekrose der Anastomose nach Resektion einer Postintubationstenose der Trachea. **b** Der Dumon-Stent ist auf den nach unseren Angaben konstruierten Implantator der Fa. Wolf aufgeladen und die Optik ist zur Platzierung unter Sicht hindurchgeführt. **c** Der Stent ist in der Stenose entfaltet und deckt die Dehiszenz. Nach narbiger Ausheilung kann die Prothese wieder endoskopisch entfernt werden

Stent einfach mittels einer Fremkörperzange repositioniert oder bei Komplikationen auch nach längerer Zeit noch extrahiert werden.

Es sollte immer ein Stent mit einem Durchmesser gewählt werden, der nach vorheriger Dilatation gerade noch implantiert werden kann, um eine Dislokation zu vermeiden. Ist der Durchmesser zu klein oder der Stent nicht sicher fixiert (z. B. bei nekrotischem oder malazischem Gewebe), dann verursacht er im besten Falle einen chronischen Reiz durch die Bewegung oder kann durch Dislokation und Verkeilung unter Umständen eine bedrohliche Obstruktion der Atemwege verursachen. Er muss dann umgehend entfernt werden. Ist er allerdings sicher verankert, dann wird er erstaunlich gut toleriert und kann jahrelang ohne Komplikationen belassen werden (Abb. 23.1).

Je nach Länge und Durchmesser kann die Bronchialtoilette problematisch sein, da das Rohr starr ist und das Sekret durch Hustenstoß aktiv über die Prothese transportiert werden muss. Eine ausreichende Befeuchtung der Atemluft ist hierzu unerlässlich. Da die Atemwege einen freien Zugang für Bakterien und Pilze gewähren, ist bei allen Prothesen die mikrobielle Besiedelung des Biofilms auf der Oberfläche möglich. Silikon kann zusätzlich von Pilzen kolonisiert werden. Es wird dann empfohlen, die Prothese auszuwechseln (Freitag 1998). Nach unserer Erfahrung wird allerdings die neue Prothese anschließend ebenfalls rasch besiedelt, sodass wir die Prothese meist belassen und eine intermittierende inhalative Therapie mit Antibiotika und Antimykotika nach Antibiogramm vorziehen. Bei vielen unserer Patienten kam es nach einer vorübergehenden Phase der Adaptation mit wiederholtem bronchoskopischen Débridement zur Konsolidierung und Beschwerdefreiheit. Obwohl inzwischen auch Dumon-Stents mit variablen Durchmessern und auch mit zwei Schenkeln zur Schienung der Bifurkation zur Verfügung stehen, legen sie sich nicht an Biegungen an und neigen dann zur Verkantung gegen die Wand und damit zur Verlegung des Lumens.

Dies kann auch durch Fremkörpergranulome oder Tumorwachstum eintreten. Der Dumon-Stent kann allerdings auch noch nach Jahren leicht endoskopisch entfernt werden, wohingegen die Gewebeabtragung bei liegendem Stent mit dem Laser wegen der Brandgefahr gefährlich ist.

Der Tygon-Silikon-Stent (nach *Noppen*), der durch eine Art Schraubengewinde auf seiner Oberfläche gehalten wird, hat praktisch dieselben Eigenschaften wie der Dumon-Stent.

23.4.2
Dynamic-Stent

Obwohl der Dynamic-Stent der Fa. Rüsch eigentlich den Hybriden aus Silikon und Metall zuzurechnen ist, entsprechen seine mechanischen und funktionellen Eigenschaften in wesentlichen Punkten eher den Silikonstents. Die Prothese wurde von L. Freitag insbesondere zur Schienung der Bifurkation und der unteren Luftröhre entwickelt. Sie hat die Form eines umgekehrten Ypsilon. Die beiden bronchialen Schenkel dienen neben der Schienung der Fixierung. Der tracheale Teil hat einen anatomisch angepassten hufeisenförmigen Querschnitt mit einer flexiblen Hinterwand zur Erleichterung der Bronchialtoilette. Die ventrale Wand ist durch Metallspangen verstärkt, um einen Kollaps beim Hustenstoß zu verhindern. Der Dynamic-Stent ist im Wesentlichen zur Schienung langstreckiger Stenosen der unteren Trachea, der Bifurkation und bifurkationsnaher Fisteln geeignet. Allerdings ist die Implantation auch mit dem speziellen Gerät schwierig und meist nur in Allgemeinnarkose möglich (Abb. 23.2).

23.4.3
Polyester-Stent

Der Polyflex-Stent der Fa. Rüsch ist aus Polyesterfilamenten gewoben und erhält seine Rückstellkraft durch die geometrische Konfiguration der spiralig angeordneten Kunststoffstränge. Im Vergleich zum Dumon-Stent ist seine Wandstärke geringer und damit bleibt mehr Platz für das Lumen. Der Stent wird

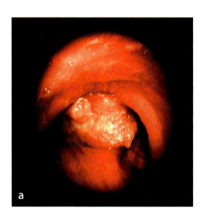

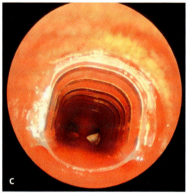

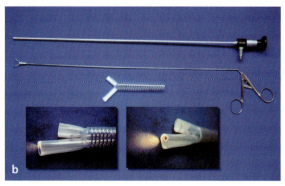

Abb. 23.2. a Tumoreinbruch an der Bifurkation der Trachea mit Stenose beider Hauptbronchien. **b** Dynamic Stent nach Freitag (Fa. Rüsch) mit elastischen bronchialen Schenkeln und Metallspangen im trachealen Teil. Oben die starre Optik und eine Fremdkörperzange, die in den unteren Bildern zur Kompression der Schenkel (*links*) und zur Einführung unter Sicht in die Prothese eingebracht sind (*rechts*). **c** Prothese in situ. Man blickt in das obere Prothesenende und sieht in der Tiefe die bronchialen Schenkel, die den Tumor beiseite drücken und die beiden Hauptbronchien offen halten

zur Implantation komprimiert und in einen Einführungskatheter geladen, aus dem er vor Ort durch Fixation mittels eines Pushers freigesetzt wird. Die Implantation, Repositionierung und auch die Extraktion ist vergleichsweise einfach. Der Stent passt sich auch sanduhrförmigen Stenosen besser an als der Dumon-Stent. Allerdings scheint diese Prothese wegen ihrer Elastizität und ihrer glatten Oberfläche auch leichter zu dislozieren, und es sind Ermüdungsfrakturen mit interner Reokklusion durch die gebrochenen Filamente beschrieben (Freitag 1998).

23.4.4
Metallstents

Metallstents bestehen aus Maschendrahtgeflechten, die aus Röhren ausgestanzt oder aus Drähten geflochten sind. Alle Metallendoprothesen werden in komprimiertem Zustand über Einführungskatheter in die Atemwege eingebracht. Nach dem Absetzen werden sie durch Ballondilatation entfaltet oder entfalten sich selbstständig durch ihre Eigenelastizität. Wegen ihrer geringen Wandstärke können sie so stark auf dem Einführungskatheter komprimiert werden, dass das Atemwegslumen kaum beeinträchtigt wird. Damit sind sie natürlich besonders attraktiv für die Einlage in Lokalanästhesie über flexible Endoskope.

23.4.5
Expandierbare Metallstents

Diese Stents sind aus Edelstahlröhrchen ausgestanzt (Palmaz-Stent) oder aus Tantalum geflochten (Strecker-Stent). Sie werden auf Gruenzig-Dilatationsballons montiert. Nachdem der nach Länge und Durchmesser passende Stent eingebracht ist, wird der Ballon entfaltet und der Stent an die Wand gepresst. Danach wird der Ballon entleert und entfernt, während der Stent dank seiner plastischen Verformung in Position verbleibt. Bei den expandierbaren Metallstents werden die Unterschiede zu anderen Anwendungsbereichen besonders deutlich. Sie wurden zunächst in den Blutgefäßen eingesetzt, wo sie nur geringen Druckschwankungen ausgesetzt sind und durch die Flüssigkeit gestützt werden. In den Atemwegen sind sie erheblichen mechanischen Beanspruchungen ausgesetzt und werden durch die kompressible Luft nicht gestützt, die ja auch während des Hustenstoßes nach außen entweicht. So können die Prothesen allmählich zusammenbrechen, wenn sie nicht in starren Stenosen von der Wand gestützt werden. Da jedoch in den meisten Fällen die Druckschwankungen übertragen werden, werden diese Prothesen häufig unter der mechanischen Belastung plastisch verformt und können dann zur lebensbedrohlichen Okklusion führen, besonders, wenn sie bereits in die Wand eingewachsen sind. Dann kann auch die Extraktion gefährlich sein, weil sich die Prothesen weiter zusammenziehen und es damit zur kompletten Verlegung kommt (Becker 1992). Es wurden mit diesen Stents Todesfälle durch Ersticken beschrieben. Aus diesem Grund sind expandierbare Metallstents verlassen worden.

23.4.6
Selbstexpandierende Metallstents

Diese Stents sind entweder in komprimiertem Zustand auf einem Einführkatheter fixiert und werden durch Zurückziehen einer Hülle oder durch Abziehen eines Haltefadens freigesetzt. Nach der Freisetzung entfalten sie sich auf einen vorgegebenen Durchmesser, entweder durch ihre geometrische Struktur (Gianturco-Stent und Wall-Stent) oder durch einen so genannten „shape memory effect" durch Behandlung „intelligenter" Metalllegierungen wie Nickel/Titan (Nitinol; Rauber 1992).

Der *Gianturco-Stent* wird aus Stahldraht hergestellt, der in Form eines Krönchens gebogen ist. Die Rückstellkraft wird durch die Spannung in den Zacken bewirkt. Der enorme Expansionsdruck wird über die wenigen Drahtfilamente und insbesondere über die Zacken auf die Wand übertragen und es sind schwere Komplikationen durch Perforation des Drahts in den Ösophagus oder in die Aorta beschrieben.

Beim *Wall-Stent* sind die Drähte spiralig umeinander gewunden. Bei Kompression kommt es durch Parallelverschiebung der Drähte zu einer Verlängerung des Stents. Somit können die Drähte in die Wand einspießen und selbst bei der beschichteten Version zu erheblichen Verletzungen führen. Beide Stahlstents sind aus diesem Grunde für die

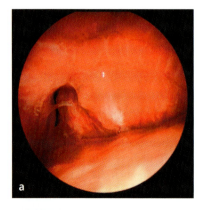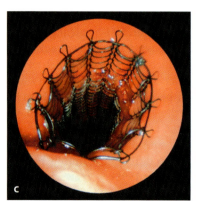

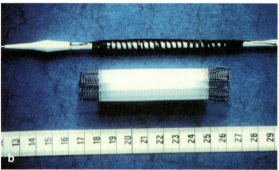

Abb. 23.3. a Hochgradige Tracheastenose bei Einbruch eines inoperablen Schilddrüsenkarzinoms. Neben dem eigentlichen Tumor sind die weißlichen gestauten Lymphgefäße deutlich zu erkennen. b Selbstexpandierende mit Polyurethanfolie beschichtete Maschendrahtprothese aus Nickel/Titan: Ultraflex Nitinol-Stent der Fa. Boston Scientific, oben mit einem Haltefaden auf dem Implantationskatheter im komprimierten Zustand fixiert, unten vom Katheter abgeladen und völlig entfaltet. c Der Ultraflex-Stent ist in die Stenose eingebracht und bereits völlig entfaltet. Am proximalen Ende ist sehr gut der zirkuläre Faden in den Maschen zu erkennen, an dem die Prothese nach proximal verlagert oder notfalls extrahiert werden kann

Behandlung zentraler Atemwegsstenosen weitgehend verlassen worden, da sie im Falle der Fehllage nicht zu reponieren und bei Komplikationen nur unter großem Risiko zu entfernen sind.

Im Gegensatz dazu erfreut sich der selbstexpandierende *Nitinol-UltrafeX-Stent* in letzter Zeit zunehmender Beliebtheit. Bei diesem Material wird dem Kristallgitter der Legierung durch entsprechende Behandlung ein „Gedächtnis" eingeprägt, sodass der Stent immer die einmal vorgegebene Form einnimmt. Vergleicht man die elastischen Eigenschaften von Knorpelgewebe, so sind sie dem Nitinol sehr ähnlich. Damit steht erstmals eine Art künstlicher Knorpel zur Unterstützung der Wand zur Verfügung. Die Kräfte, die auf die Bronchuswand einwirken, sind vergleichsweise gering (Abb. 23.3). Spontane Perforationen wurden bislang kaum beschrieben (Macklem 1987) und von uns nur nach Vorschädigung des Gewebes durch intensive Bestrahlung beobachtet. Allerdings kann es auch beim Einsatz des Nitinol-Stents zu Komplikationen kommen. Bei beschichteten Prothesen müssen einige Maschen zur Fixierung an der Wand frei bleiben. Hier können Granulationen entstehen, die das Lumen beeinträchtigen. Nach längerer Liegezeit wurden laufmaschenartige Stentfrakturen beobachtet. Sind die Nitinol-Stents in die Wand integriert, dann sind auch sie im Falle von Komplikationen nur schwer zu entfernen (Becker 1995).

23.5
Resultate der Stentbehandlung

Obwohl die Behandlung mit tracheobronchialen Stents nun seit 10 Jahren zum Repertoire der interventionellen Bronchoskopie gehört, sind noch viele Fragen offen. Es existiert derzeit noch kein Stent, der allen komplexen Anforderungen der Anwendung in den zentralen Atemwegen gerecht werden würde. Prospektive vergleichende Studien, in denen die Vor- und Nachteile der verschiedenen Systeme verglichen werden, stehen noch immer aus. Retrospektive Analysen leiden darunter, dass ein erhebli-

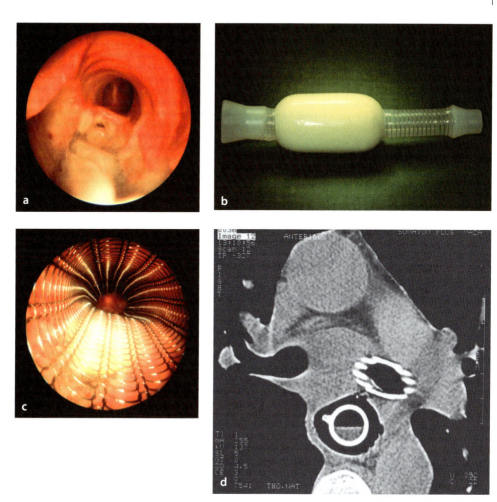

Abb. 23.4. a Große ösophagotracheale Tumorfistel. Man blickt auf die Bifurkation. Oberhalb sind die Hinterwand der Trachea und die Vorderwand des Ösophagus völlig verschwunden. Auf der Ösophagushinterwand haben sich reichlich Speisereste und nekrotisches Material angesammelt. In der Tiefe ist der Zugang zum unteren Ösophagus zu erkennen. **b** Schaumstoffarmierter Tubus (Fa. Wilson-Cook) zur Schienung des Ösophagus und zur Deckung der Fistel. **c** Nach Implantation der Ösophagusendoprothese prolabiert der Schaumstoff in die Trachea und engt das Lumen hochgradig ein. Deshalb ist ein Ultraflex-Stent in die Trachea eingelegt und hält das Lumen frei. **d** Im CT erkennt man den Ösophagustubus mit freier Nahrungspassage. Der Schaumstoff deckt die Fistel, während ein Nitinol-Stent in diesem Falle den linken Hauptbronchus offen hält. Die Doppelschienung kann auch durch Einbringen eines zweiten Nitinol-Stents in den Ösophagus vorgenommen werden

cher Prozentsatz der behandelten Patienten der Nachbeobachtung verloren gehen, da sie aus weiterer Entfernung in Zentren zur Behandlung geschickt werden (Dumon 1996).

Die Stentbehandlung *maligner Atemwegstenosen* ist eine sehr effektive Massnahme zur Behebung der lebensbedrohlichen Atemnot. Etwa 60% der Patienten kommen unter drohendem Erstickungstod zur Behandlung. Dann sind in der Regel weitergehende Untersuchungen zur Abschätzung des Risikos für den Eingriff und insbesondere auch für die Prognose hinsichtlich des weiteren Überlebens nicht möglich. Trotz des hohen Risikos waren von unseren Patienten nach der Stentimplantation lediglich 18% intensivpflichtig und nur 4% verstarben, davon allerdings keiner in der Asphyxie. Rund 38% unserer Patienten überlebten mindestens 6 Monate nach Stenteinlage, 8% mehr als ein Jahr. In einem multimodalen Therapiekonzept kann durch anschließende Radiochemotherapie das Überleben über Monate, ja sogar Jahre verlängert werden, besonders wenn der Tumor durch intraluminale Hochdosisradiotherapie (Brachytherapie) behandelt werden kann (Becker 1996).

Ein besonderes Problem sind *aerodigestive Tumorfisteln*, die sich durch unerträgliche Symptome infolge der chronischen Aspiration selbst des Speichels auszeichnen. Etwa 95% dieser Fisteln konnten wir durch Stentimplantation verschließen. Liegt begleitend eine Behinderung der Ösophaguspassage vor, dann ist die primäre und alleinige Schienung der Speiseröhre die Therapie der Wahl. Ist der Ösophagus jedoch so weit, dass sich eine Prothese nicht fixieren lässt, dann legen wir primär eine beschichtete Prothese in die Atemwege ein. Ist die Abdichtung danach ungenügend oder kommt es nach Ösophagusschienung zur Einengung der Atemwege, dann ist eine Schienung beider Systeme erforderlich. Zieht man das fortgeschrittene Tumorstadium in Betracht, dann ist die Überlebenszeit der Patienten von bis zu mehr als 1 Jahr beachtlich, besonders wenn man bedenkt, dass der Eingriff häufig ambulant durchgeführt werden kann und damit die Patienten die ihnen verbleibende Lebenszeit relativ beschwerdefrei in der häuslichen Umgebung verbringen können (Abb. 23.4).

Nach den positiven Erfahrungen mit der Behandlung maligner Atemwegsstenosen kommen zunehmend Patienten mit *benignen Stenosen* zur Behandlung. Sie machen in unserem Patientengut inzwischen etwa 40% aus. Das ursprüngliche Konzept bei der Stentbehandlung gutartiger Atemwegsstenosen war die temporäre Schienung bis zur narbigen Konsolidierung. Die retrospektive Analyse unserer Daten sowie eine prospektive Untersuchung (Brichet 1997) haben uns jedoch gelehrt, dass dies nur in der Minderzahl der Patienten möglich ist. Insbesondere bei posttraumatischen Stenosen durch Intubationsschäden kommt es zu einer tiefgreifenden Schädigung der tragenden Wandstrukturen. So sind insbesondere die Knorpel gegen Druck (Tubus), aber auch gegen Hitzeeinwirkung (Laserabtragung) und Einwirkung von Röntgenstrahlung (insbesondere Hochdosisradiotherapie) empfindlich und reagieren mit einer irreversiblen Erweichung (Chondromalazie). Zusätzlich spielt sich eine chronische Entzündung in allen Wandschichten ab, die durch Freisetzung der Elastase aus neutrophilen Leukozyten zu einer weiteren Zerstörung des elastischen Stützgewebes führt. Deshalb kommt es bei 70–80% der Patienten zu einem Rezidiv der Stenose nach Stentextraktion.

Somit konnten wir das Konzept der temporären Stenteinlage vorwiegend nur bei solchen Patienten verfolgen, bei denen wir die Schienung bis zur Stabilisierung des Allgemeinzustandes vornahmen (z.B. nach Apoplex, Herzinfarkt oder postoperativen Komplikationen mit konsekutiver Langzeitbeatmung) und danach kurzfristig eine definitive Therapie vorgenommen werden konnte. Bei Patienten, bei denen die Stenose sich später durch eine Segmentresektion mit anschließender End-zu-End-Anastomose beheben lässt, kann die Prothese zuvor entfernt werden. In den seltensten Fällen stabilisiert sich die Stenose spontan soweit, dass eine Extraktion möglich ist. Die meisten Patienten müssen also langfristig mit einem Stent leben. Dadurch sehen wir inzwischen Spätkomplikationen, die Einfluss auf die Konstruktion zukünftiger Stents haben werden.

23.6
Probleme nach Stentimplantation in den Atemwegen

Bei der Auswahl des geeigneten Stents muss man sich derzeit nach der zu behandelnden Situation und den möglichen Komplikationen richten.

Stentdislokation ▶ Diese wird hauptsächlich bei den Kunststoffprothesen mit invariablem vorgegebenen Durchmesser beobachtet. Häufig geben benigne Stenosen dem anhaltenden Expansionsdruck der Prothese zunehmend nach. Besonders bei malazischen Stenosen kann die Migrationsrate über 20% betragen (Freitag 1998). Die Dislokation kann aber auch nach Regression eines Tumors unter anschließender tumorspezifischer Therapie eintreten. Bei Metallendoprothesen, die durch partielle Epithelialisierung an der Wand fixiert sind, wird diese Komplikation nicht beobachtet.

Sekretverhalt ▶ Insbesondere die starren Silikonstents, aber auch die beschichteten Metallendoprothesen neigen zur Verborkung durch zähe Sekrete. Da die derzeitigen Kunststoffe keine sekretabweisenden Oberflächen besitzen und der Schleimtransport nur durch aktives Aushusten eines möglichst flüssigen Sekrets gewährleistet wird, kommt der physikalischen Therapie nach Stenteinlage besondere Bedeutung zu. Da sich bei manchen Patienten in den Prothesen besonders hartnäckige bakterielle Biofilme ausbilden können, ist gelegentlich eine Behandlung mit Antibiotika oder Antimykotika erforderlich. Da die Konzentration im Bronchialsekret nach unserer Erfahrung bei systemischer Gabe häufig nicht ausreicht, empfehlen wir in diesen Fällen eine inhalative Therapie. Mit dem gelegentlich empfohlenen Stentwechsel bei bakterieller Kolonisierung haben wir keine guten Erfahrungen gesammelt, da der neue Stent in aller Regel kurz nach der Implantation ebenfalls infiziert ist.

Sekundäre Obstruktion ▶ Die Verlegung des Stentlumens kann durch Verkantung gegen die Bronchialwand verursacht werden. Besonders die starren Kunststoffendoprothesen legen sich den Krümmungen und Verzweigungen des Bronchialsystems nur ungenügend an. Wenn dann durch die zusätzliche Verborkung eine hochgradige Okklusion eintritt, dann kann es zu lebensbedrohlichen Erstickungssymtomen kommen. Eine besonders unangenehme Komplikation ist das Durchwachsen von Tumorgewebe oder von reaktivem Granulationsgewebe durch die Maschenöffnungen der Metallstents, weil diese Endoprothesen dann fest in die Wand integriert sind und sich nur schwer entfernen lassen. Progredientes Tumorwachstum an den Stentenden kann auch die ansonsten gegen Durchwachsung dichten Kunststoffendoprothesen verschließen. Die thermische Abtragung des Gewebes mit dem Laser oder mit elektrischen Instrumenten ist gefährlich, da alle Kunststoffe bei den entstehenden Temperaturen entflammen können. Die Abtragung mit Kryosonden ist hingegen gefahrlos (Abb. 23.5).

Materialermüdung ▶ Durch die starke mechanische Belastung in den Atemwegen können bei Kunststoffendoprothesen, aber auch an allen Metallstents Ermüdungsbrüche auftreten. Nach unserer Beobachtung finden sie sich besonders an der Hinterwand und am Übergang der starren Wandabschnitte zum membranösen Teil, wo die Scherkräfte am größten sind. Während die meisten Endoprothesen dann ihre Stabilität verlieren und extrahiert werden müssen, behalten die selbstexpandierenden Nitinol-Stents ihre Gedächtnisform bei, die jedem einzelnen Segment eingeprägt ist. Sie können oft belassen werden.

Perforation ▶ Die unangenehmste Komplikation ist die Stentperforation in die mediastinalen Weichteile oder in Nachbarorgane wie den Ösophagus oder ein großes Gefäß. In der Regel sollte eine Prothese endoskopisch entfernt werden, sobald sie tiefer in die Wand zu penetrieren droht. Ist die Prothese durch einen nekrotischen Tumor in den Ösophagus perforiert, dann kann die Komplikation nur durch eine Gegenschienung im Ösophagus behoben werden.

23.7
Zusammenfassung und Ausblick

Die Behandlung von Stenosen und anderen Komplikationen der zentralen Atemwege durch den Einsatz von Stents ist inzwischen etabliert und wird weltweit jährlich bei Tausenden von Patienten angewandt. Dennoch sind wegen der Komplexität der Atemwege längst nicht alle Probleme gelöst und nach wie vor warten wir auf den idealen Stent. So muss man nach den jeweiligen Gegebenheiten wie

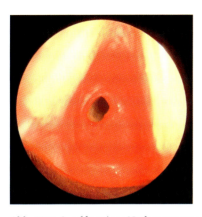

Abb. 23.5. Segelförmiger Narbenstrang am oberen Ende eines Dumon-Stents mit erheblicher Einengung des Lumens

Indikation, Expertise, Risiko, Prognose und Kosten-Nutzen-Relation den geeigneten Stent auswählen. Im Vergleich zu Silikonprothesen, die in der Regel starrer Instrumente und der Allgemeinnarkose zur Implantation bedürfen (Becker 1995; Freitag 1995), sind Metallstents einfacher zu legen – gegebenenfalls auch mit flexiblen Endoskopen unter Lokalanästhesie. Allerdings können die Komplikationen bei Metallstents sehr viel schwerer zu beheben sein. Wer Stents implantiert, sollte die möglichen Komplikationen kennen und auch endoskopisch beheben können. Obwohl manche Stents bis über 1000 Euro kosten, kann die Behandlung kostengünstig sein, wenn dadurch wiederholte stationäre Aufenthalte vermieden werden.

Mit zunehmendem Verständnis der biomechanischen und biologischen Eigenschaften der zentralen Atemwege werden auch verbesserte Endoprothesen entwickelt, die den speziellen Problemen gerecht werden. Nitinol scheint sich dem Knorpel am ähnlichsten zu verhalten, muss allerdings gegen die erheblichen mechanischen Belastungen noch resistenter werden. Ob Beschichtungen mit antiproliferativen Substanzen das Granulationsproblem beheben und Medikamente gegen die Entwicklung von bakteriellen Biofilmen effektiv sein werden, bleibt abzuwarten. Ob es gelingt, Metallendoprothesen ebenso leicht entfernbar zu machen wie Silikonstents, bleibt ebenso abzuwarten. Letztere sind immer noch Mittel der Wahl, wenn Prothesen entfernbar sein müssen. Möglicherweise wird allerdings die Lösung der komplexen Probleme aus einer ganz anderen Richtung kommen. Nachdem über die ersten Erfolge bei der Züchtung von Knorpel aus adulten Zellen berichtet wird, ist vielleicht die Zeit nicht mehr so weit entfernt, da wir die zerstörten Wandstrukturen auf endoskopischem Wege durch körpereigenes Gewebe ersetzen können.

Literatur

Becker HD, Blersch E, Vogt-Moykopf I (1987) Urgent Treatment of Tracheal Obstruction. In: Grillo H, Eschapasse H (Hrsg) International Trends in General Thoracic surgery. Major Challenges. Saunders, Philadelphia London Toronto, 2:13–18,198

Becker HD, Bodegom P van (1992) Der Einsatz des Strecker Stents in der Trachea. In: Kollath J, Liermann D (Hrsg) Stents II. Schnetztor, Konstanz, S 216–226

Becker HD (1995) Stenting of the Central Airways. Journal of Bronchology 2:98–106

Becker HD (1995) Controversy; Flexible versus Rigid Bronchoscopic Placement of Tracheobronchial Prostheses (Stents). Pro Flexible Bronchoscopy. Journal Bronchol 2:252–256

Becker HD (1996) Options and Results in Endobronchial Treatment of Lung Cancer. Min Invas. Ther & Allied Technol 5:165–178

Becker HD, Wiedemann K, Großpietsch C, Frietsch T, Ott S (1997) Der Hochrisikopatient in der Bronchologie – Indikationen, Prognosefaktoren, Verfahren. Anästhesiol. Intensivmed. Notfallmed. Schmerzther 32:747–750

Becker HD (1998) Implantation of Silicone Stents. (Letter to the Editor) Journal of Bronchology 5:175–176

Brichet A, Verkindre C, Dupont J, Carlier MJ, Darras J, Wurtzty A, Ramon P, Marquette CH (1999) Multidisciplinary approach to managementof postintubation tracheal stenoses. Eur Respir J 13:888–893

Brünings W, Albrecht W (1915) Direkte Endoskopie der Luft- und Speisewege. Enke, Stuttgart, S 134–138

Deutsche Gesellschaft für Pneumologie, Arbeitsgruppe „Qualitätssicherung in der Bronchologie" (1998) Empfehlungen zur bronchoskopischen Behandlung tracheobronchialer Verschlüsse, Stenosen und muraler maligner Tumoren. Pneumologie 5(52):243–248

Dumon JF (1990) A Dedicated Tracheobronchial Stent. Chest 97:328–332

Dumon JF, Cavaliere S, Diaz-Jimenez JP et al. (1994) Seven-year experience with the Dumon Prosthesis. J Bronchol 3:6–10

Freitag L (1995) Controversy; Flexible versus Rigid Bronchoscopic Placement of Tracheobronchial Prostheses (Stents). Pro Rigid Bronchoscopy. Journal Bronchol 2:248–251

Freitag L. (1998) Tracheobronchial Stents. In: Strausz J (ed) Pulmonary Endoscopy and Biopsy Techniques. European Respiratory Monograph 3/9:79–105

Jackson Ch, Jackson CJ (1951) Bronchoesophagology. Saunders, Philadelphia London, S 131–132

Macklem u. Mead (1987) Zit. bei Ulmer WT, Barth J, Hoffarth HP, Hötmann B, Schott D, Sieveking CF (1990) Husten. Kohlhammer, Stuttgart Berlin Köln Mainz, S 52

Müller A, Schubert M (1998) Endoluminales 3D-Scanning der oberen Luftwege. Laryngo-Rhino Otol 77:636–637

Orlowski TM (1987) Palliative Intubation of the Tracheobronchial Tree. J Thorac Cardivasc Surg 94:343–348

Rauber K, Weimar B, Syed Ali S, Kollath J, Jochims H (1992) Endotracheale NiTi-Stents – Tierexperimentelle Studie. In: Kollath J, Liermann D (Hrsg) Stents II. Schnetztor, Konstanz, S 243–250

24 V.-cava-Stent

K. Wilhelm

In den westlichen Industrienationen treten die tumorinduzierten Venenstenosen in etwa 75–85% infolge eines zentralen Bronchialkarzinoms im Bereich der V. cava superior (VCS) mit Ausbildung einer oberen Einflussstauung auf (Abeloff et al. 1988; Oudkerk et al. 1993). Da es meist erst in einem fortgeschrittenen Stadium der Tumorerkrankung (überwiegend T4-Tumoren bzw. N3-Stadien) zu einer Einengung der Vene kommt, sind diese Patienten meist in einem schlechten Allgemeinzustand, sodass die Bedeutung der palliativen gegenüber der kurativen Therapie überwiegt (Elson et al. 1991; Dempke 1999).

Beim Vorliegen einer oberen Einflussstauung kam in der Vergangenheit der Strahlentherapie die größte Bedeutung zu (Davenport et al. 1978; Baker et al. 1992; Kretschmer u. Schneider 1992; Chakravarthy et al. 1999). In Abhängigkeit von der Tumorhistologie steht insbesondere beim Vorliegen eines kleinzelligen Bronchialkarzinoms zusätzlich die Chemotherapie zur Tumorreduktion zur Verfügung. Lediglich bei Patienten in sehr gutem Allgemeinzustand wurden trotz des palliativen Therapieansatzes vereinzelt operative Tumorverkleinerungen einschließlich chirurgischem Venenersatz mit autologer Vene oder PTFE-Prothese durchgeführt (Davenport et al. 1978; Herse et al. 1986). Seit einigen Jahren wird sowohl im Rahmen der palliativen Tumortherapie als auch zur Behandlung des als onkologischer Notfall geltenden akuten Auftretens einer oberen Einflussstauung die Implantation von endovaskulären Stents eingesetzt (Eng u. Sabanathan 1993; Gross et al. 1997; Watkinson u. Hansell 1993; Wilhelm et al. 1995; Thony et al. 1999; Yim et al. 2000). Im Vergleich zu den anderen Therapieoptionen stellt die Stentimplantation die den Patienten am wenigsten belastende interventionelle Maßnahme dar, durch die auch bei noch unbekannter Tumorhistologie eine schnell einsetzende, qualitative Besserung der Beschwerdesymptomatik erzielt werden kann.

Die Kompression der V. cava inferior (VCI) aufgrund eines hepatozellulären Karzinoms stellt in Asien die häufigste Ursache einer tumorinduzierten Venenkompression dar, wird dagegen in den westlichen Industrienationen wesentlich seltener beobachtet (Furui et al. 1990, 1995). Die Abflussstörung der V. cava inferior tritt dabei meist in ihrem intrahepatischen Verlauf auf (Wilhelm et al. 1995). In Einzelfällen führen weiter distal gelegene Tumoren bzw. Lymphomkonglomerate zu einer ausgeprägten Kompression des jeweiligen Gefäßabschnittes. Klinisch resultiert daraus eine ödematöse Schwellung von Beinen und äußerem Genitale. Eine vitale Gefährdung besteht bei diesen Patienten im Gegensatz zum SVCS jedoch zunächst nicht (Mathias 1996). Erst die Ausbildung einer sekundären Phlebothrombose sowie je nach Lage der Obstruktion ein Budd-Chiari-Syndrom oder eine Niereninsuffizienz stellen ebenfalls onkologische Notfallsituationen dar (Ishiguchi et al. 1992).

24.1 Diagnostik und Klassifikation der oberen Einflussstauung

Anatomisch wird die VCS durch den Zusammenfluss der beiden Vv. brachiocephalicae gebildet. Das dünnwandige Gefäß liegt rechtsseitig im oberen Mediastinum in unmittelbarer Nähe zur Trachea, dem rechtem Hauptbronchus sowie hilären und mediastinalen Lymphknoten (Ahmann 1984; Dempke et al. 1999; Yellin et al. 1990). Durch eine tumoröse Infiltration eines benachbarten Malignoms, insbesondere beim Bronchialkarzinom, kann es zu einem

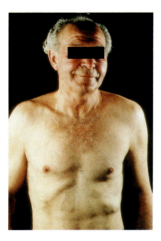

Abb. 24.1. V.-cava-superior-Syndrom. Gesichtsödem und -Erythem als Initialsymptom einer oberen Einflussstauung bei einem Patienten mit kleinzelligem Bronchialkarzinom. Erweiterte Thorax- und Bauchwandvenen

Tabelle 24.1. Häufige klinische Zeichen bzw. Symptome des SVCS. (Nach Abeloff u. Ettinger 1988)

Klinisches Zeichen/Symptom	Häufigkeit [%]
Thorakale Venenzeichnung/ Ödeme der oberen Extremität	>70
Halsvenenstauung/Gesichtsödem	>60
Tachypnoe/Glottisödem	>50

Verschluss kommen. Häufiger jedoch kommt es bereits durch extraluminal lokalisierte Lymphknotenvergrößerungen bzw. Tumormassen zu einer hochgradigen Einengung des Gefäßlumens mit den klinischen Zeichen der oberen Einflussstauung (Kretschmer u. Schneider 1992).

Maligne Prozesse sind in etwa 90% der Fälle die Ursache für die obere Einflussstauung. Dem Bronchialkarzinom kommt dabei mit 75–85% die größte Bedeutung zu. In über 5% der Fälle kommt es bei Patienten mit Bronchialkarzinomen im Verlauf der Erkrankung zur Ausbildung eines V.-cava-superior-Syndroms, wobei die Häufigkeit beim kleinzelligen BC bei etwa 10% liegt (Urban et al. 1993; Chan et al. 1997). Zweithäufigste Ursache des SVCS sind maligne Lymphome mit mediastinaler Ausbreitung. Hier kommt es in 5–15% zu einer oberen Einflussstauung. Weitere 3–20% der Fälle sind durch Metastasen, vor allem von Mamma- und Hodenkarzinomen, verursacht. Bei Frauen ist das metastasierte Mammakarzinom sogar die häufigste Ursache eines SVCS (Doty 1990; Baker u. Barnes 1992; Nieto u. Doty 1986; Kretschmer u. Schneider 1992).

Bei langsamem Tumorwachstum kann die Kompression der V. cava symptomarm bleiben, weil das Blut über kollaterale Venen der Thorax- und Bauchwand (Abb. 24.1), paravertebrale Venen, sowie durch retrograden Fluss im Azygos-Hemiazygos-System ausreichend abfließen kann (Stanford et al. 1987; Yedlicka et al. 1989). Tritt der Kavaverschluss dagegen schnell ein und bestehen nur insuffiziente Kollateralkreisläufe, können Atemnot, Tachykardie und zerebrale Blutungen rasch zum Tode führen (Davenport et al. 1978). Die häufigsten klinischen Zeichen und Symptome des SVCS sind in Tabelle 24.1 aufgeführt. Weniger häufige, jedoch den Patienten oftmals belastende Symptome eines V.-cava-superior-Syndroms sind neurologische Ausfälle, Kopfschmerzen, Zyanose und Verwirrtheitszustände. Zusätzlich wird von Lebeau et al. (1990) über ein gehäuftes Auftreten von Hirnmetastasen beim SVCS berichtet. Das unbehandelte V.-cava-superior-Syndrom führt zum Tod entweder durch zerebrale Hypoxämie, zentrales Atemversagen oder durch Ersticken aufgrund eines Glottisödems bzw. eines Ödems des tracheobronchialen Lumens (Abeloff u. Ettinger 1988).

24.2 Interventionelle Technik

Die von Dotter (1969) entwickelte Möglichkeit der mechanischen Behandlung von Gefäßverschlüssen durch die PTA, d.h. die mechanische Aufdehnung der Stenosen bzw. die Rekanalisation von Verschlüssen mit anschließender Dilatation, wurde frühzeitig auch zur Therapie tumorinduzierter venöser Gefäßstenosen eingesetzt (Zollikofer et al. 1988). Die alleinige Anwendung der Ballondilatation ergibt dabei unmittelbar postinterventionell oft ein ausreichendes Resultat, mittel- und längerfristig besteht aber im Vergleich zu den Anwendungen im arteriellen Stromgebiet eine signifikant höhere Rate von Restenosierungen und Thrombosierungen. Um diesem Gefäßwandkollaps entgegenzuwirken und

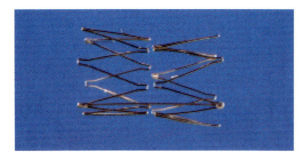

Abb. 24.2. Gianturco-Tandem-Stent. 2 Zickzack-Prothesen sind durch ein Verbindungsfilament zusammengehalten (⇒), kleine Widerhaken verhindern eine Dislokation der Prothese (→)

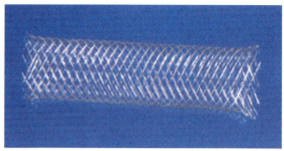

Abb. 24.3. Wallstent. Durch die bestehende Eigenspannung ist die Prothese voll ausgedehnt

eine ausreichende Gefäßlumenweite über einen möglichst langen Zeitraum zu erhalten, ist die Implantation von endovaskulären Prothesen, den Stents erforderlich (Mathias 1996). Der implantierte Stent hat dabei primär die Funktion, eine Kompression des Gefäßlumens durch den Tumor von außen durch eine mechanische Schienung des Gefäßes zu verhindern und sekundär durch Herstellung einer suffizienten Gefäßlumenweite günstige rheologische Verhältnisse zu schaffen.

Prinzipiell kann zwischen ballonexpandierenden und selbstexpandierenden Stents unterschieden werden. Ballonexpandierte Stents werden im nichtexpandierten Zustand auf einen Ballonkatheter montiert und, nachdem sie über einen Führungsdraht vor Ort appliziert wurden, durch einen Ballonkatheter auf ihren gewünschten Durchmesser aufgedehnt. Zur Behandlung der tumorinduzierten Venenkompression werden jedoch in der Regel selbstexpandierende Stents eingesetzt, da sie im Falle einer kausalen therapiebedingten Tumorregression mit dem wieder zunehmenden Gefäßlumen mitwachsen können. Als Beispiel sollen der Gianturco-Tandem-Stent (Abb. 24.2) und Wallstents (Abb. 24.3) genannt werden. Diese selbstexpandierenden Stents besitzen jeweils eine eigene elastische Federkraft durch die vorgegebene Form und das verwendete Material. Nach Implantation expandieren diese Stents auf ihren maximal möglichen definierten Durchmesser und werden durch die eigene Expansionskraft gegen die Gefäßwand in situ gehalten. Durch diesen permanenten leichten Druck auf die Gefäßwand fixieren sich die Stents von selber und wirken so im Gegensatz zu den ballonexpandierten Stents auch bei einer Tumorverkleinerung – z. B. infolge einer im Anschluss an die Stentimplantation eingeleiteten Chemotherapie beim kleinzelligen Bronchialkarzinom (SCLC) – einer Stentdislokation entgegen. Der Gianturco-Tandem-Stent besitzt sehr hohe Rückstellkräfte, da er aus Stahldraht, der zickzackartig gebogen ist, hergestellt wird. Nachteilig bei diesem Modell ist jedoch seine Rigidität und mangelnde longitudinale Flexibilität, sodass er nicht in gewundenen Gefäßverläufen implantiert werden kann. Der bis zu einem Durchmesser von 16 mm verfügbare Wallstent besteht dagegen aus einem tubulären Drahtgeflecht, das eine hohe longitudinale Flexibilität gewährleistet.

Die eigentliche Stentimplantation wird in Lokalanästhesie, in der Regel über einen transfemoralen Zugang, gelegentlich transjugulär vorgenommen. Aufgrund des Blutungsrisikos im Fall einer Gefäßperforation ist es günstiger, den Zugangsort im nichtgestauten Bereich zu wählen (Matthias 1996). Damit die Patienten trotz bestehender Dyspnoe die erforderliche Rückenlage leichter tolerieren, erhalten sie während der Intervention über eine Nasensonde 3–4 l Sauerstoff. Der Oberkörper kann zusätzlich leicht erhoben gelagert werden. Bei der transfemoralen Vorgehensweise ist für die Passage des rechten Vorhofes eine elektrokardiographische Überwachung empfehlenswert.

Zur Passage der Venenobstruktion bzw. Verschlussregion wird in der Regel ein 5F-Vertebralis-Katheter verwendet. Dieser wird unter Durchleuchtungskontrolle proximal der Obstruktion positio-

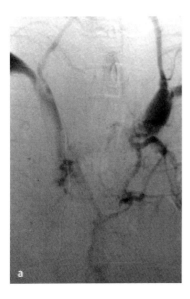 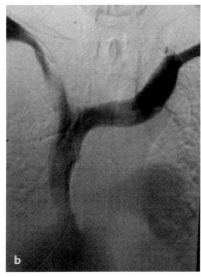

Abb. 24.4 a, b. Stentimplantation bei oberer Einflussstauung. **a** Bei klinisch vorliegender oberer Einflussstauung zeigt die obere Kavographie über beidseits peripher venöse Zugänge eine hochgradige Einengung der V. cava superior mit reduziertem Kontrastmittelabstrom zum rechten Herzen. Der Kontrastmittelabstrom erfolgt redrograd in die V. jugulares sowie über mediastinale Kollateralgefäße. **b** Nach Implantation eines Wallstents Beseitigung der Abflussbehinderung mit wieder suffizientem Kontrastmittelabstrom

niert. Die eigentliche Passage erfolgt zunächst mit einem gekrümmten, teflonbeschichteten flexiblen Führungsdraht, über den der Katheter bzw. Stent nachgeführt wird. Nach Anfertigung einer Kavographie zur genauen Ausdehnungsbestimmung der Stenoselänge wird der zu implantierende Stent über den Führungsdraht eingebracht und unter Durchleuchtungskontrolle positioniert. Die Länge des Stents wird entsprechend der vorher bestimmten Obstruktion gewählt. Der Stent sollte möglichst nicht in den Vorhof hineinreichen, da bei Kontakt mit dem Schrittmacherzentrum im Vorhofbereich Extrasystolen resultieren. Nach der Stentimplantation wird die korrekte Stentposition und Aufweitung erneut mittels Kavographie kontrolliert (Abb. 24.4 a, b). Für die untere Einflussstauung erfolgt praktisch dasselbe Vorgehen (Abb. 24.5 a, b).

Als medikamentöse Begleittherapie erfolgt periinterventionell die Applikation von 5 000 IE Heparin i.v. als Bolus, gefolgt von einer postinterventionellen Heparinisierung mit 800–1 000 IE/h Heparin für 3 bis 6 Tage.

24.3 Komplikationen

Komplikationen nach interventioneller Therapie tumorinduzierter zentralvenöser Stenosen sind insgesamt selten. Im Verlauf oder akut auftretende Stentthrombosen werden in etwa 3% der Fälle beobachtet. Sie können in der Regel durch lokale Maßnahmen wie z. B. lokale Thrombolyse behandelt werden. Berichte über klinisch relevante Lungenembolien nach Stentimplantation liegen in der Literatur bei 2 Patienten vor (Nicholson et al. 1997). Bei diesen Patienten erfolgte nach Durchführung einer lokalen Lysetherapie mit rTPA bei vollständigem Gefäßverschluss mit assoziierter Thrombosierung die Stentimplantation. Die unmittelbar im Anschluss aufgetretene periphere Lungenembolie konnte in beiden Fällen durch konservative Maßnahmen therapiert werden. Berichte über Gefäßperforationen mit Ausbildung eines Hämatoperikards liegen in der Literatur ebenfalls in 2 Fällen vor. Während die bei dem ersten Patienten etwa 15 min nach der Stentimplantation aufgetretene Hämatoperikardbildung durch Einlage einer Drainage erfolgreich behandelt werden konnte, verstarb der zweite Patient etwa 6 Monate nach der initial erfolgreichen Stentimplantation infolge Perforation zweier Stentfilamente (Smith et al. 2001; Brant et al. 2001).

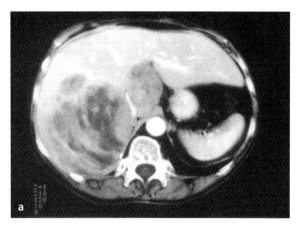
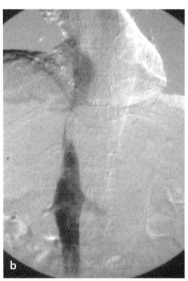
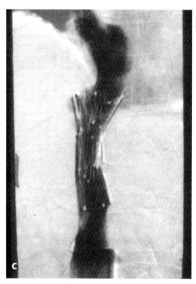

Abb. 24.5 a–c. Stentimplantation bei unterer Einflussstauung. **a** Axiales kontrastverstärktes Computertomogramm der Leber: Ausgedehnte tumoröse Infiltration des rechten Leberlappens sowie des Lobus Caudatus mit Kompression der V. cava inferior im intrahepatischen Gefäßsegment. **b** Die untere Kavographie zeigt eine filiforme Einengung der VCI im intrahepatischen Gefäßsegment mit retrograder Kontrastierung der Nierenveneneinmündung beidseits. **c** Nach überlappender Implantation zweier Gianturco-Tandem-Stents suffiziente Aufweitung der VCI mit wiederhergestelltem Kontrastmittelabstrom zum rechten Vorhof. (Wilhelm et al. 1995)

24.4 Ergebnisse

Die primäre Eröffnungsrate der Stentbehandlung ist in der Literatur mit über 90% erfreulich hoch (Mathias 1996). Solange nur Venenstenosen vorliegen, das Gefäß also nicht verschlossen ist, gelingt immer die Erweiterung des Gefäßlumens mit Normalisierung oder Absenkung des stenosebedingten Druckgradienten. Das primäre angiographische Ergebnis zeigt üblicherweise Reststenosen von 30–70% an. Trotzdem setzt die klinische Besserung in der Regel rasch ein (Mathias 1993). Irving et al. 1992 berichten in einer Serie von 25 Patienten hauptsächlich mit Kavastenosen von einer Eröffnungsrate von 96%.

Im eigenen Patientengut (23 Patienten) war der technische Erfolg bei allen Stentimplantationen gegeben. In allen Fällen war die Stentimplantation primär erfolgreich, d. h. heißt, bei jedem Patienten führte die Stenteinlage zu einer deutlichen Rückbildung der Stauungssymptomatik. Ein langfristiger palliativer Therapieerfolg mit dauerhafter Rückbildung der klinischen Symptomatik bis zum Tode infolge Tumorprogress konnte bei 78% der Patienten erzielt werden. Die mittlere Überlebenszeit vom Zeitpunkt der Stentimplantation betrug 160 Tage (kürzeste Überlebenszeit 10 Tage, Maximum 350 Tage).

Die palliative Wirkung und damit der Erfolg der Stentimplantation ist mit den Ergebnissen der Strahlentherapie vergleichbar. In einer von uns durchgeführten retrospektiven Therapieanalyse von 50 konsekutiven Patienten (27 Patienten Radiatio vs. 23 Patienten Stentimplantation) kam es bei 74% der mittels einer Strahlentherapie behandelten Patienten zu einem klinischen Erfolg. Eine dauerhafte Regredienz der klinischen Symptomatik war in der mit einem Stent versorgten Patientengruppe dagegen in 78% der Fälle gegeben. Die Kaplan-Meier-Analyse und die mittleren Überlebenszeiten lassen keine Rückschlüsse auf die Überlegenheit eines der beiden therapeutischen Ansätze zu. Die mittlere Überlebensdauer in der mit einer Strahlentherapie behandelten Gruppe lag bei 154 Tagen, in der mit Stent behandelten Patientengruppe bei 160 Tagen. Somit sind beide Gruppen auch hinsichtlich der Überlebenswahrscheinlichkeit vergleichbar.

Bezüglich der eintretenden Regredienz der klinischen Symptomatik nach Stentimplantation geben Tanigawa et al. (1998) und Nicholson et al. (1997) einen Zeitraum von etwa 12 h an. Innerhalb dieser Zeit kommt es bei nahezu allen Patienten zu einer deutlichen Befundbesserung. Diese Angaben stimmen mit unseren Ergebnissen prinzipiell überein. Anzumerken ist jedoch, dass unserer Erfahrung nach die Patienten in der Regel bereits unmittelbar nach der Stentimplantation bzw. Stentfreisetzung über eine Besserung der klinischen Symptomatik, insbesondere der Dyspnoesymptomatik berichteten. Schon innerhalb weniger Minuten nach der Stentfreisetzung nimmt die livide Verfärbung der Haut ab und verschwindet ebenso wie der oft beklagte Stauungskopfschmerz vollständig. Die Stauungsödeme im Gesicht sowie der oberen Extremität bildeten sich im eigenen Patientenkollektiv innerhalb von 12-24 h zurück. Im Gegensatz dazu kann es beim Einsatz der Strahlentherapie zur Behandlung des SVCS insbesondere in der Frühphase der Therapie zu einer initialen Befundverschlechterung durch therapieassoziierte Gewebsödeme kommen, was von den Patienten als belastend empfunden wird.

24.5
Wertung

Die Vorteile der Stentimplantation liegen bei der Therapie der tumorinduzierten Venenstenosen im Vergleich zur Strahlentherapie und Chemotherapie vor allem in der bereits kurze Zeit nach Stentimplantation einsetzenden Rückbildung der klinischen Symptomatik. Während eine subjektive Besserung der Beschwerdesymptomatik unter der Strahlentherapie von den Patienten erst nach 3 bis 4 Tagen angegeben wird, trat diese bereits unmittelbar nach Stentimplantation auf. Zytostatische Maßnahmen, die beim kleinzelligen Bronchialkarzinom die Therapie der Wahl darstellen, führen bei anderer Tumorhistologie häufig nicht zum Therapieerfolg. Auch bei diesen Patienten stellt die Stentimplantation eine wichtige Ergänzung im Therapiekonzept ihres Tumorleidens dar. Bei zunächst unbekannter Histologie oder infolge einer ausgeprägten klinischen Symptomatik kann ein zweizeitiges Vorgehen mit initialer Stentimplantation (symptomatische Therapie als onkologische Notfallmaßnahme), gefolgt von einer kausalen Therapie (z.B. Chemotherapie beim kleinzelligen Bronchialkarzinom), sinnvoll sein. Dabei wird durch die Stentimplantation die Durchführbarkeit zusätzlicher Therapiemaßnahmen nicht eingeschränkt.

Zusammenfassend lässt sich feststellen, dass die Stentimplantation insbesondere bei polymorbiden Patienten mit oberer Einflussstauung eine sinnvolle palliative Therapiemaßnahme zur Behandlung tumorinduzierter Venenstenosen darstellt. In der den Patienten verbleibenden Lebenszeit kann durch die wenig belastende interventionelle Maßnahme eine im Vergleich zu den alternativen Therapieverfahren schnell einsetzende, qualitative Besserung der Beschwerdesymptomatik erzielt werden.

Literatur

Abeloff MD, Ettinger DS (1988) Diagnosis and Management of Medical and Surgical Problems in the Patient with Lung Cancer. In: Bitran JC, Golomb HM (eds) Lung Cancer: A Comprehensive Treatise. Grune & Stratton, Orlando/FL

Ahmann F (1984) A resessment of the clinical implications of the superior vena caval syndrome. J clin oncol 2:961–969

Baker GL, Barnes HJ (1992) Superior vena cava syndrome: etiology, diagnosis and treatment. Am J Crit Care 1:54–64

Brant J, C Peebles, P Kalra, A Odurny (2001) Hematopericardium after superior vena cava stenting for malignant SVC Obstruction. Cardiovasc Intervent Radiol 24:353–355

Chakravarthy A, Johnson D, Choy H (1999) The role of radiation, with or without chemotherapy, in the management of NSCLC. Oncology 13:93–100

Chan RH, Dar AR (1997) Superior vena cava obstruction in small-cell lung cancer. Int J Radiat Oncol Biol Phys 38:513–520

Davenport D, Ferree C, Blake D, Raben M (1978) Radiation therapy in the treatment of superior vena caval obstruction. Cancer (Philad.) 42:2600–2603

Dempke W (1999) Management der Oberen Einflußstauung. Med Klin 15:681–684

Dotter CT(1969) Transluminally-placed coil-spring endarterial tube grafts: long term patency in canine popliteal artery. Invest Radiol 4:329–332

Doty PB (1982) Bypass of the superior vena cava: six years experience with spiral vein graft for obstruction of superior vena cava due to benigne or malignant disease. J Thorac Cardiovasc Surg 83:326–338

Elson JD, GJ Becker, MH Wholey, KO Ehrman (1991) Vena caval and central venous stenoses: Management with Palmaz balloon-expandable intraluminal stents. J Vasc Intervent Radiol 2:215–223

Eng J, Sabanathan S (1993) Management of superior vena cava obstruction with self expanding intraluminal stents. Scand J Thorac Cardiovasc Surg 27:53–55

Furui S, Sawanda S, Irie T et al. (1990) Hepatic inferior vena cava obstruction: Treatment of two types with Gianturco expandable metallic stent. Radiology 176:665–670

Furui S, Sawanda S, Kuramoto K et al. (1995) Gianturco Stent Placement in Malignant Caval Obstruction: Analysis of Factors for Predicting the Outcome. Radiology 195:147–152

Gross CM, Kramer J (1997) Stent implantation in patients with superior vena cava syndrome. AJR 169:429–32

Herse B, Hannekum A, Hügel W, Dalichau H (1986) Der Vena cava superior-Verschluss. Darstellung der chirurgischen Therapiemöglichkeiten. Chirurg 57:565–572

Irving JD, Dondelinger RF, Reidy JF et al. (1992) Gianturco self-expanding stents: clinical experience in the v.cava and large veins. Cardiovasc Intervent Radiol 15:328–333

Ishiguchi T, Fukatsu H, Itoh S, Shimamoto K, Sakuma S (1992) Budd-Chiari Syndrom with long segmental inferior vena cava obstruction: treatment with thrombolysis, angioplasty and intravascular stents. J Vasc Intervent Radiol 3:421–425

Kretschmer S, Schneider W (1992) Obere Einflussstauung als onkologischer Notfall. Dtsch med Wschr 117:1650–1655

Lebeau B, Chastang C, Hermant A (1990) Métastases cérébroméningées des cancers bronchopulmonaires à petites cellules. Cahiers Cancer 2:133–139

Mathias K, Willaschek J, Kempkes U (1993) Interventionelle Radiologie beim Vena cava superior-Syndrom. Radiologia diagnostica 34:332–343

Mathias K (1996) Stentimplantation bei zentralen venösen Obstruktionen. In: Günther RW, Thelen M (Hrsg) Interventionelle Radiologie. Thieme, Stuttgart 2. Aufl., S 185–189

Nicholson AA, Ettles DF, Arnold A, Greenstone M, Dyet JF (1997) Treatment of superior vena cava obstruction: metal stents or radiation therapy. J Vasc Interv Radiol 8:781–788

Nieto AF, DB Doty (1986) Superior vena caval obstruction. Clinical syndrome, etiology and treatment. Curr Probl Cancer 10:442–484

Oudkerk M, Heystraten F, Stoter G (1993) Stenting in malignant vena caval obstruction. Cancer 71:142–146

Preiß J (1994/95) Zytostatische Therapie solider Tumoren. In: Weihrauch TR (Hrsg) Internistische Therapie. Urban & Schwarzenberger, München Wien Baltimore, 10. Aufl.

Smith SL, Manhire AR, Clark DM (2001) Delayed spontaneous superior vena cava perforation associated with SVC Wallstent. Cardiovasc Intervent Radiol 24:286–287

Stanford W, Doty D (1986) The role of Venography and Surgery in the Management of Patients with Superior Vena Cava Obstruction. Ann Thorac Surg 41:158–163

Tanigawa N, Sawada S, Mishima K et al. (1998) Clinical outcome of stenting in superior vena cava syndrome. Comparism with conventional treatment. Acta Radiol 39:669–674

Thony F, Moro D, Witmeyer P, Angiolini S, Brambilla C, Coulomb M, Ferretti G (1999) Endovascular treatment of superior vena cava obstruction in patients with malignancies. Euro Radiol 9:965–71

Urban T, Lebeau B, Chastang C, Leclerc P, Botto MJ, Sauvaget J (1993) Superior Vena Cava Syndrome in Small-cell lung Cancer. Arch Intern Med 153:384–387

Watkinson AF, Hansell DM (1993) Expandable Wallstent for the treatment of obstruction of the superior vena cava. Thorax 48:915–920

Wilhelm K, Schild H, Bruch E et al. (1995) Stentimplantation als palliative Therapiemaßnahme bei tumorinduzierten Stenosen der großen Körpervenen. Fortschr Röntgenstr 162:514–520

Wilhelm K, Schild H, Textor J, Mildenberger P, Strunk H, Terjung B, Lorenz J (1995) Stent-Implantation zur palliativen onkologischen Therapie der oberen Einflussstauung bei

Bronchialkarzinom. Dtsch med Wochenschr 120(42): 1519–1525

Yedlicka JW, Schultz K, Moncada R, Flisak M (1989) CT Findings in Superior Vena Cava Obstruction. Seminars in Roentgenology 24:84–90

Yellin A, Rosen A, Reichert N, Lieberman Y (1990) Superior vena cava syndrome. The myth – The facts. Am Rev Respir Dis 141:1114–1118

Yim CD, Sane SS, Bjarnason H (2000) Superior vena cava stenting. Radiol Clin North Am 38:409–414

Smith SL, AR Manhire, DM Clark (2001) Delayed spontaneous superior vena cava perforation associated with SVC Wallstent. Cardiovasc Intervent Radiol 24:286–287

Zollikofer CL, Largiader I, Bruehlmann WF (1988) Endovascular stenting of veins and grafts, Preliminary clinical experience. Radiology 167:702–712

Gallenwegstents

C. Scheurlen, T. Sauerbruch

Aus endoskopisch-interventioneller Sicht sollte zwischen den Tumorstenosen des Gallengangs und den Tumorstenosen der Hepatikusgabel und zentralen intraheptischen Gallenwegen (hiläre Gallenwegstenosen) unterschieden werden. Tumorstenosen im distalen und mittleren Drittel des Gallengangs sind hauptsächlich durch Karzinome des Pankreas, der Gallenblase, des distalen Gallengangs und der Papille bedingt. Hiläre Gallenwegstenosen sind meist primäre Gallengangskarzinome oder hilusinfiltrierende Gallenblasenkarzinome und in 10–20% der Fälle hiläre Lymphknoten- oder Lebermetastasen anderer Primärtumoren (Magen-, Pankreas-, Kolon-, Mamma-, Bronchialkarzinome u. a.) oder selten maligne Lymphome (De Groen et al. 1999; Henson et al. 1992). Differenzialdiagnostisch müssen natürlich entzündliche Strikturen (5–10%), z. B. eine umschriebene sklerosierende Cholangitis oder postoperative Narben, in Betracht gezogen werden.

Gallengangskarzinome weisen häufig ein lokal begrenztes Wachstum vorwiegend entlang der Gallenwege auf. Wegen der Infiltration der zentralen Gallenwege oder der versorgenden Gefäße beider Leberlappen sind etwa 80% dieser Karzinome nicht mehr kurativ (R0) resektabel (De Groen et al. 1999). Die R0-Resektion ergibt nur bei lokal begrenzten Gallengangskarzinomen (pT1 oder pT2, Tabelle 25.1) bzw. bei Papillenkarzinomen ohne Lymphknotenbefall Fünfjahresüberlebensraten von 20–40% bzw. bis zu 60% (Henson et al. 1992; Klempnauer et al. 1997; Launois et al. 1999; Madariaga et al. 1998). Bei einer N1-Situation liegen die entsprechenden Zahlen für alle Karzinome nur bei 5–15%. Inoperable Karzinome stenosieren die Gallenwege und in bis zu 20% der Fälle das Duodenum und metastasieren in regionale Lymphknoten, das Peritoneum und die Leber (De Groen et al. 1999). Die zunehmende Tumorinfiltration der zentralen intrahepatischen

Tabelle 25.1. Klassifikation der Gallenwegskarzinome (nach Lokalisation)

TNM-Klassifikation				UICC-Stadien (Sobin et al. 1997)	
Kategorie	Gallenblase	Ampulla Vateri	Gallengang extrahepatisch		
T1	GB-Wand	Ampulla	GG-Wand	0	Tis
T1a	Schleimhaut	Schleimhaut	Schleimhaut	I	T1N0M0
T1b	Muskularis	Muskularis	Muskularis	II	T2N0M0
T2	Perimuskulär	Perimuskulär	Perimuskulär	III	T1/2N1M0
T3	Serosa, Leber	Pankreas ≤2 cm	Nachbarorgane/Gefäße		(T3NxM0)[a]
T4	Leber >2 cm oder 2 Organe	Pankreas >2 cm	–	IV	T4NxMx[a] T4NxM1
N1a	Dd cysticus und Choledochus sowie Lig. hepatoduodenale				
N1b	Entferntere Regionen	Idem	Idem		

[a] Die Kategorie T4 gibt es für das extrahepatische Gallengangskarzinom nicht mehr; deshalb entspricht T3NxMx dem Stadium IVA und TxNxM1 dem Stadium IVB des Gallengangskarzinoms.

Gallenwege führt zur refraktären mechanischen Cholestase, sehr häufig zur bakteriellen Cholangitis und meist rasch zum Tod durch Sepsis oder Leberversagen (Farley et al. 1995; De Groen et al. 1999; Klatskin 1965).

Standard der palliativen Therapie ist daher heute die endoskopische, seltener die perkutane Einlage von Gallenwegsendoprothesen zur Drainage der Gallenwege bzw. der beiden Leberlappen.

25.1
Tumorstenosen des distalen und mittleren Gallengangs

25.1.1
Ablative endoskopische Verfahren für Papillenkarzinome

Bei eingeschränkter allgemeiner Operabilität sollten Papillenkarzinome der endosonographisch diagnostizierten Kategorie uT1–2 durch endoskopische Papillektomie abgetragen werden. Diese wird mit vertretbaren Komplikationsraten (8–10% Blutung, 12% Pankreatitis) durchgeführt und derzeit als palliatives und potenziell kuratives Verfahren evaluiert (Binmoeller et al. 1995; Farell et al. 1996).

25.1.2
Palliative Gallengangdrainagen

Zur Palliation bei distalen Tumorstenosen des Gallengangs ist die endoskopische Einlage eines 10-French-Teflonstents (Abb. 25.1) der chirurgischen Anlage einer biliodigestiven Anastomose im randomisierten Vergleich hinsichtlich technischer und therapeutischer Erfolgsraten (95% vs. 94% bzw. 92% vs. 92%) und medianer Überlebenszeit (21 vs. 26 Wochen) ebenbürtig, aber in der Komplikationsrate (11% vs. 29%) und verfahrensbezogener Mortalität (3% vs. 14%) überlegen. Die mediane Funktionsdauer der Stents beträgt dabei 4,5 Monate (Smith et al. 1994). Deshalb werden inoperable Tumorstenosen des distalen und mittleren Gallengangsdrittel mit einer palliativen Gallengangdrainage versorgt. Alternativ wird endoskopisch ein Plastikstent (≥3 10-French, aus Teflon oder Polyethylen)

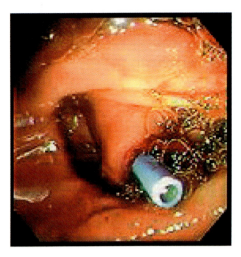

Abb. 25.1. Endoskopische Ansicht einer Kunststoffendoprothese bei distalem malignen Gallenwegsverschluss. Das duodenale Prothesenende darf die gegenüberliegende Duodenalwand nicht berühren (Drucknekrosen)

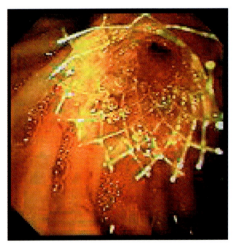

Abb. 25.2. Endoskopische Ansicht eines Metallstents bei distalem malignem Gallenwegsverschluss. Bei korrekter Implantation ist die Gefahr der Dislokation im Gegensatz zu den Kunststoffendoprothesen deutlich geringer

oder ein selbstexpandierender Metallstent eingelegt (O'Brien et al. 1995; Davids et al. 1992; Neuhaus et al. 1991; Abb. 25.2), der auch perkutan-transhepatisch implantiert werden kann (Neuhaus et al. 1991; Rossi et al. 1994). Die Metallstents expandieren auf einen Durchmesser von 6–10 mm, deutlich größer als der 1,8–2 mm Innendurchmesser von 10- oder

11,5-French-Teflonstents. Die Metallstent-Typen (Metallgitterstents, Wallstent, Spiral-Z-Stent, ZA-Stent, Shape-Memory-Stent) unterscheiden sich in der Anpassungsfähigkeit an den Abwinkelungen, der Expansionskraft und dem Ausmaß der Verkürzung bei Entfaltung des Stents, was bei sehr derben oder abgewinkelten Tumorstenosen zu berücksichtigen ist. Am häufigsten wird der Metallgitterstent in dieser distalen Lokalisation eingesetzt. Kunststoffstents sind wesentlich kostengünstiger als Metallgitterstents, sie verstopfen aber rascher (Tabelle 25.2). Im randomisierten Vergleich funktionieren bei Pankreas- oder Papillenkarzinomen die Metallgitterstents wesentlich länger als 10-French-Kunststoffstents (median 9 vs. 4,1 Monate); sie erfordern eine um 28% geringere Anzahl von endoskopischen (Re-) Eingriffen bei gleicher medianer Überlebenszeit (5,8 vs. 4,8 Monate) der Patienten (Davids et al. 1992).

Die Plastikendoprothesen verstopfen durch Anlagerung von Gallesludge und bakteriellem Biofilm, die Metallgitterstents durch Tumoreinbruch in das Stentlumen (Chang et al. 1998). Letzteres wird bei den neuen, kunststoffbeschichteten Metallstents vermieden. Prospektive Untersuchungen, die Okklusion von 10-French- und 11,5-French-Kunststoffstents durch eine medikamentöse Prophylaxe (Gyrasehemmer kombiniert mit einem Choleretikum) zu verzögern, haben einen geringen Effekt (Barrioz et al. 1994), größtenteils aber keinen Effekt gezeigt (Halm et al. 2001; Luman et al. 1999). Bei Patienten mit geringem Karnofski-Index und vermutlich kurzer Prognose (<6 Monate) kann ein Kunststoffstent (11,5-French) eingesetzt werden, der nach längstens 4 Monaten elektiv gewechselt werden sollte (Frakes et al. 1993). Der Metallgitterstent wird für Patienten mit günstigerer Prognose (wahrscheinliche Überlebenszeit >6 Monate) bevorzugt, aber auch für Patienten mit schwierigem endoskopischem Zugang.

25.2
Tumorstenosen der hilären Gallenwege

Tumorstenosen im Bereich der Hepatikusgabel sind vorwiegend durch Gallengangskarzinome oder hilusinfiltrierende Gallenblasenkarzinome verursacht. Gallenblasenkarzinome sind bei Hilusinfiltration nicht mehr kurativ operabel. Gallengangkarzinome, die auf den Gallengang, die Hepatikusgabel oder nur einen der beiden Hepatikusäste begrenzt sind, d.h. die Ausbreitungstypen I, II und III nach Bismuth (1992; Abb. 25.3.), können oft noch kurativ reseziert werden. Die Fünfjahresüberlebensrate liegt zwischen 9% und 21% (Henson et al. 1992; Klempnauer et al. 1997; Madagaria et al. 1998), in ausgewählten Serien zwischen 26% und 30% (Launois et al. 1999; Nagino et al. 1998). Rund 80% der Patienten sind nicht mehr kurativ operabel wegen Tumorinfiltration der Segmentäste in beiden Leberlappen (Bismuth IV; Abb. 25.3), der Hilusgefäße oder wegen Fernmetastasierung (zöliakale Lymphknoten, Peritoneum, Leber; Bismuth et al. 1992; De Groen et al. 1999; Henson et al. 1992). Dann beträgt die mediane Überlebenszeit ohne Intervention noch 3 Monate (Farley et al. 1995). Die Palliation beschränkt

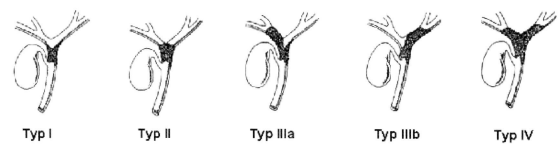

Abb. 25.3. Klassifikation hilärer Gallengangstumoren nach Bismuth (1992). *Typ I:* Tumorbefall ausschließlich des Ductus hepaticus communis; *Typ II:* Tumorbefall des Ductus hepaticus communis und der Bifurkation; *Typ III:* zusätzliche Beteiligung des Ductus hepaticus dexter (*IIIa*) oder sinister (*IIIb*); *Typ IV:* Tumorbefall des Ductus hepaticus communis, beider Dd. hepatici sowie evtl. weiterer Segmentäste

sich daher derzeit auf die Einlage von Gallenwegsdrainagen. Als Verfahren der Tumorablation werden die Brachytherapie mit ^{192}Iridium als Strahlenquelle und die photodynamische Therapie untersucht (s. Kap. 20).

Palliative Optionen umfassen die chirurgische Bypassoperation oder die chirurgische perkutane oder endoskopische Einlage von Endoprothesen. Ziel dieser Palliation ist – auch bei älteren Patienten – die Verbesserung der Lebensqualität (Polydorou et al. 1991; Luman et al. 1997), d.h. die Beseitigung der Cholestasesymptome.

25.2.1
Endoskopische vs. perkutane Drainageneinlage

Anders als bei der Lokalisation einer malignen Gallengangsobstruktion im mittleren oder distalen Gallengangsdrittel erfordert die palliative Therapie eine sehr viel größere Erfahrung des Endoskopikers oder des Radiologen. Abgesehen von der jeweiligen Expertise des zur Verfügung stehenden Arztes bleibt die Frage derzeit noch offen, welchem der beiden Drainageverfahren aufgrund vorliegender Studien der Vorzug zu geben ist. Dennoch wird allgemein akzeptiert, dass zunächst der interne Drainageweg gewählt werden sollte, aus Gründen der Elektrolytbilanzierung, einer nicht auszuschließenden Tumorabsiedelung bei perkutanem Zugang und aus kosmetischen und psychologischen Gründen. Die en-

Tabelle 25.2. Palliative Behandlung mit Gallengangsdrainagen (Plastikendoprothesen bzw. Metallstents) für hiläre Tumorstenosen (Bismuth-Typ I–IV)

		Plastikendoprothesen[a]	Metallstents[b]
Patienten (*n*)		597	209
Gallengangskarzinom (%)			
Bismuth-Typ der Stenosen (%)		62	42
	Typ I	30 (18–30)	16 (11–38)
	Typ II	35 (22–39)	21 (11–45)
	Typ III	35 (20–42)	42 (13–51)
	Typ IV	1,2 (0–9)	21 (5–35)
Drainage			
	Eine Drainage (% d.F.)	89 (73–98)	100
	Beidseitige bei Typ II–IV (%)	48 (3–89)	34 (12–64)
	Drainage effizient (% d.F.)	41–80	49–88
	Funktionsdauer (Monate)	2–3[c]	3–8[d]
Cholangitis (% d.F.)[e]		18–33	6–36
30-Tage-Mortalität (%)		8–43	6–36
	Typ I	0–5	0–23
	Typ II	0–37	0–44
	Typ III	12–73	12–38
	Typ IV	n.b.	≥28%
Mediane Überlebenszeit (Monate)		2,0–5,9	2,9–6,2
	Typ I	5–6	5–9
	Typ II	3–5	3–6
	Typ III	<1–2,5	3,9
	Typ IV	n.b.	n.b.

[a] Daten von 7 Fallserien.
[b] Daten von 6 Fallserien.
[c] 1 bis 8 Wochen bei Erstversorgung mit 7-French-Endoprothesen.
[d] Für langfristig (>5 Monate) Überlebende wurden 11–12 Monate angegeben.
[e] Retrospektive Analysen ohne prospektive Untersuchung auf Cholangitis. Die Cholangitisrate war wahrscheinlich höher in Anbetracht der hohen 30-Tage-Mortalität mit ätiologisch ungeklärten Todesursachen (z.B. Nierenversagen).

doskopische Gallengangdrainage scheint auch mit weniger Komplikationen behaftet zu sein (Speer et al. 1987). Bei proximalen Gallenwegstumoren des Typs Bismuth II–IV gelingt die Drainage eines Leberlappens primär endoskopisch bei 89%, kombiniert endoskopisch-perkutan (Rendez-vous-Verfahren) bei bis zu 98% und perkutan bei 100% der Patienten (Tabelle 25.2.).

25.2.2
Einseitige oder doppelseitige Drainage

Die Gefahr der Entstehung einer Cholangitis mit Sepsis in nicht drainierten Lebersegmenten hat vor allem in europäischen Zentren zu den Empfehlungen geführt, zwei oder mehr Stents in die Gallenwege zu implantieren, um die Gefahr infektiöser Komplikationen so gering wie möglich zu halten (Abb. 25.4). Kontrollierte, randomisierte Studien zu diesen Empfehlungen existieren derzeit noch nicht. Dennoch konnten Deviere et al. (1988) in einer nichtrandomisierten, nicht kontrollierten Studie zeigen, dass die Überlebensrate bei mehrfacher Drainage bei Patienten mit Tumoren vom Typ II und III nach Bismuth im Gegensatz zu einfach drainierten Befunden verlängert werden konnte (119 vs. 176 Tage) und gleichzeitig die Häufigkeit septischer cholangitischer Komplikationen gesenkt werden konnte (38% vs. 17%). Andere Arbeitsgruppen (Polydorou et al. 1991; Hatfield 1995) erzielten aber auch mit einfacher Drainage niedrige Cholangitisraten (<10%) und Überlebensraten und entschlossen sich nur bei Auftreten von infektiösen Komplikationen zur Drainage weiterer Lebersegmente.

Die gegenwärtige Datenlage lässt keine eindeutige Empfehlung zur ein- oder mehrfachen biliären Drainage von Gallengangsegmenten bei hilären Gallengangstumoren zu. Im Einzelfall ist zu entscheiden, ob die Implantation einer 2. oder sogar 3. Drainage zu einer signifikanten Verbesserung der palliativen Therapie führt.

25.2.3
Kunststoff- oder Metall-Endoprothese

Der Einsatz selbstexpandierender Metallstents gilt als attraktive Alternative zur Implantation von Kunststoffendoprothesen auch bei hilären Gallengangstumoren, insbesondere wegen der Gefahr einer Stentdislokation bei Kunststoffprothesen (20–30%; Mueller et al. 1985; Huibregtse et al. 1986). Das größere Lumen entfalteter Metallstents sollte

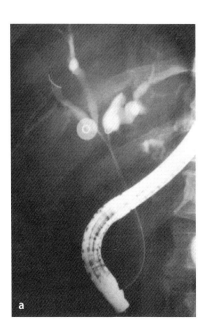
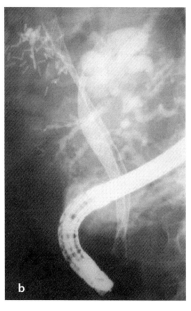

Abb. 25.4 a, b. Simultane Implantation von Metallstents bei hilärem Gallengangskarzinom Typ IV. **a** Zunächst werden die stenosierten Segmente kanüliert und Führungsdrähte gelegt, **b** anschließend Implantation von Metallstents über die Führungsdrähte. Trotz der hohen Expansionskraft eines Metallstents ist die Einlage weiterer Metallstents (hier 2) möglich, da die volle Entfaltung der Stents erst nach etwa 24 h erreicht ist

die Verschlussrate senken und eine Dislokation aufgrund der Lage im Leberhilus nahezu unmöglich machen. Allerdings zeigen neuere Studien auch bei diesen Metallstents Okklusionsraten von 18%–27% (Peters et al. 1997; Wagner et al. 1993; Schima et al. 1997) bei hilären Tumoren.

Ebenso wie für den transhepatischen Zugangsweg bieten die schmalen Applikationssystems der Metallstents (8-French) auch für das primär endoskopische Vorgehen Vorteile. Kleinere Studien zeigen hier bei fast allen Patienten eine ausreichende Drainage der Gallenwege (90%) und eine Funktionsdauer der Stents von bis zu 12 Monaten (Peters et al. 1997). Ein Vorteil der Implantation von Metallstents liegt wohl darin, dass durch die Maschen der Drahtgeflechte Seitäste des intrahepatischen Gallenwegsystems weiterhin drainiert werden können. Probleme entstehen andererseits durchaus bei einer Fehlplatzierung der Stents oder bei Tumoreinbruch. Hier kann die Implantation eines zweiten Metallstents oder die Versorgung mit einem Kunststoffstent im Lumen des Metallstents notwendig werden. Auch mit den selbstexpandierenden Metallstents ist die Drainage mehrfacher Segmente möglich.

25.2.4
Erfolgsraten und Komplikationen der Prothesenimplantation

Obwohl das primäre Ziel der palliativen Implantation einer Gallengangsprothese die Verbesserung von Symptomen wie Ikterus, Pruritus und Übelkeit ist, haben verschiedene Studien (Luman et al. 1997; Ballinger et al. 1994) darüber hinaus auch eine Verbesserung der Lebensqualität (emotionaler, kognitiver, sozialer Status) und subjektiver Symptome (Appetit, Schmerzen, Schlafstörungen) zeigen können. Die meisten Studien definieren die erfolgreiche Prothesenimplantation allerdings über die radiologisch oder funktionelle korrekte Lage; hierbei liegen die Erfolgsraten sowohl für die Implantation von Kunststoffprothesen (89%) und Metallprothesen (90%) vergleichbar hoch.

Die häufigste (Früh)komplikation (< 30 Tage) der Stentimplantation, unabhängig von der gewählten Methode, ist die Cholangitis (7–38%; Polyporou et al. 1991; Deviere et al. 1988). Um die Cholangitisrate zu senken, empfehlen die meisten Untersucher eine prophylaktische Antibiotikagabe mit gut gallegängigen Medikamenten, z. B. Mezlocillin, Ampicillin/Clavulansäure, Piperacillin/Tazobactam oder Cefotaxim, sowie die Drainage beider Leberlappen (Becker et al. 1993; Chang et al. 1998). Die biliären Plastikendoprothesen (≥ 3 10-French) sollten nach 3 Monaten routinemäßig gewechselt werden, bevor es zur Okklusion kommt (Tabelle 25.2). Eine eitrige Cholangitis infolge Okklusion oder Dislokation einer Drainage verläuft nicht selten als so genannte latente biliäre Sepsis mit normalen oder subfebrilen Temperaturen und raschem Gewichtsverlust, was klinisch mit Symptomen einer Tumorprogression verwechselt werden kann. Deshalb sollten Entzündungs- und Cholestaseparameter (Leukozytenzahl, C-reaktives Protein, Bilirubin, Sonographie) regelmäßig im Abstand von 2 bis 4 Wochen kontrolliert und bei Verdacht auf Cholangitis unverzüglich die Drainagen gewechselt werden. Wir empfehlen für den Fall einer eitrigen Cholangitis eine nasobiliäre externe Drainage für einige Tage, bis unter antibiotischer Therapie wieder klare Galle abfließt.

Die Wirksamkeit einer antibiotischen Prophylaxe oder Rezidivprophylaxe ist nicht erwiesen, entscheidend ist die gute Drainage der Gallenwege.

25.3
Zusammenfassung

Die palliative Standardtherapie der Gallengangskarzinome ist die endoskopische oder perkutan-transhepatische Implantation biliärer Endoprothesen. Bei inkompletter Drainage der Gallenwege ist sie mit einer hohen Rate an Cholangitiden und infolgedessen mit einer erhöhten 30-Tage-Mortalität behaftet. Deshalb sollte – auch wenn die Datenlage eine generelle Empfehlung hierzu noch nicht zulässt- eine Drainage beider Leberlappen auf endoskopischem Wege („multiple guide wire", Simultanstent-Technik) oder auf kombiniert endoskopisch-perkutanem (Rendezvous-Technik) Wege erreicht werden. Weitlumige Plastikendoprothesen bleiben meist mindestens 2 bis 3 Monate offen, Metallstent sehr viel länger. Bei letzteren muss die Gefahr eines Tumoreinbruchs in das Stentlumen beachtet werden. Ein Monitoring der Drainagefunktion und Entzündungsparameter sollte mittels Laborkontrollen (Blutbild, C-reaktives Protein, Bilirubin) und Sonographie der Leber im Abstand von 2 bis 4 Wochen durchgeführt werden.

Literatur

Ballinger AB, McHugh M, Catnach SM et al. (1994) Symptom relief and quality of life after stenting for malignant bile duct obstruction. Gut 35:467–470

Barrioz T, Ingrand P, Besson I et al. (1994) Randomised trial of prevention of biliary stent occlusion by ursodeoxycholic acid plus norfloxacin. Lancet 344:581–585

Becker CD, Glättli A, Maibach R et al. (1993) Percutaneous palliation of malignant obstructive jaundice with the wallstent endoprothesis: follow-up and reintervention in patients with hilar and non-hilar obstruction. J Vasc Intervent radiol 4:597–604

Binmoeller KF, Bonaventura K, Ramsperger K et al. (1993) Endoscopic snare excision of benign adenomas of the papilla of Vater. Gastrointest Endosc 39:27–131

Bismuth H, Nakache R, Diamond T (1992) Management strategies in resection for hilar cholangiocarcinoma. Ann Surg 215:31–38

Chang WH, Kortan P, Haber GB et al. (1998) Outcome in patients with bifurcation tumors who undergo unilateral versus bilateral hepatic duct drainage. Gastrointest Endosc 47:354–362

Davids PHP, Groen AK, Rauws EAJ et al. (1992) Randomised trial of self-expanding metal stents versus polyethylene stents for distal malignant biliary obstruction. Lancet 340:1488–1492

Deviere J, Baize M, Toeuf J de et al. (1988) Long-term follow-up of patients with hilar malignant stricture treated by endoscopic internal biliary drainage. Gastrointest Endosc 34:95–101

Farell RJ, Khan MI, Noonan N et al. (1996) Endoscopic papillectomy: a novel approach to difficult cannulation. Gut 39:36–38

Farley DR, Khan MI, Noonan N et al. (1995) „Natural history" of unresected cholangiocarcinoma: Patient outcome after noncurative intervention. Mayo Clin Proc 70:425–429

Frakes JT, Johanson JF, Stake JJ (1993) Optimal timing for stent replacement in malignant biliary tract obstruction. Gastroinest Endosc 39:164–167

Groen PC de, Gregory GJ, LaRusso NF et al. (1999) Biliary tract cancers (review). New Engl J Med 341:1369–1378

Halm U, Schiefke I, Fleig WE et al. (2001) Ofloxacin and ursodeoxycholic acid versus ursodeoxycholic acid alone to prevent occlusion of biliary stents: a prospective, randomised trial. Endoscopy 33:491–494

Hatfield ARW (1995) Endoscopic management of hilar cholangiocarcinoma – one stent or two? Bildgebung 62 [Suppl]:53–54

Henson DE, Albores-Saavedra J, Corle D (1992) Carcinoma of the extrahepatic bile ducts. Histologic types, stage of disease, grade and survival rates. Cancer 70:1498–1501

Huibregtse K, Katon RM, Coene PP et al. (1986) Endoscopic palliative treatment in pancreatic cancer. Gastrointest Endosc 32:334–338

Klatskin G (1965) Adenocarcinoma of the hepatic duct and its bifurcation within the porta hepatis. An unusual tumor with distinctive clinical and pathological features. Am J Med 38:241–256

Klempnauer J, Ridder GJ, Werner M et al. (1997) What constitutes long-term survival aftersurgery for hilar cholangiocarcinoma? Cancer 79:26–34

Launois B, Terblanche J, Lakehal M et al. (1999) Proximal bile duct cancer: high resectability rate and 5-year survival. Ann Surg 230:266–275

Luman W, Cull A, Palmer KR (1997) Quality of life in patients stented for malignant biliary obstructions. Eur J gastroenterol Hepatol 9:481–484

Luman W, Ghosh S, Palmer KR (1999) A combination of ciprofloxacin and rawachol does not prevent biliary stent occlusion. Gastrointest Endosc 49:316–321

Madariaga JR, Iwatsuki S, Todo S et al. (1998) Liver resection for hilar and peripheral cholangiocarcinomas: A study of 62 cases. Ann Surg 227:70–79

Mueller PR, Ferrucci JT, Teplick SK (1985) Biliary stent endoprothesis: analysis of complications in 113 patients. Radiology 156:637–639

Nagino M, Nimura J, Kamiya J et al. (1998) Segmental liver resections for hilar cholangiocarcinoma. Hepatogastroenterology 45:7–13

Neuhaus H, Hagenmüller F, Griebel M et al. (1991) Percutaneous cholangioscopic or transpapillary insertion of self-expanding biliary, metal stents. Gastrointest Endosc 37:31–37

O'Brien S, Hatfield ARW, Craig PI et al. (1995) A three year follow-up of self-expanding metal stents in the endoscopic palliation of long-term survivors with malignant biliary obstruction. Gut 36:618–621

Peters RA, Williams SG, Lombard M et al. (1997) The management of high-grade hilar strictures by endoscopic insertion of self-expanding metal endoprothesis. Endoscopy 29:10–16

Polydorou AA, Cairns SR, Dowsett JF et al. (1991) Palliation of proximal malignant biliary obstruction by endoscopic endoprothesis insertion. Gut 32:685–689

Rossi P, Bezzi M, Rossi M et al. (1994) Metallic stents in malignant biliary obstruction: results of a multicenter European study of 240 patients. J Vasc International Radiol 5:279–285

Schima W, Prokoesch R, Österreicher C et al. (1997) Biliary Wallstent endoprothesis in malignant hilar obstruction: long-term results with regard to the type of obstruction. Clin Radiol 52:213–219

Smith AC, Dowsett JF, Russell RCG et al. (1994) Randomised trial of endoscopic stenting versus surgical bypass in malignant low bile duct obstruction. Lancet 344:1655–1660

Sobin LH, Wittekind C (1997) UICC: TNM classification of malignant tumors. Wiley-Liss, New York, 5th ed, pp 81–83

Speer AG, Cotton PB, Russell RC et al. 1987 Randomised trial of endoscopic versus percutaneous stent insertion in malignant obstructive jaundice. Lancet 2:57–62

Wagner HJ, Knyrim K, Vakil N et al. (1993) Plastic endoprotheses versus metal stents in the apalliative treatment of malignant hilar biliary obstruction. A prospective and randomized trial. Endoscopy 25:213–218

KOMMENTAR

Der wesentliche Unterschied der Kapitel über die palliativen Stentimplantationen zu den weiteren Kapiteln in diesem Buch liegt in der Tatsache, dass die Stentimplantation in Ösophagus, Trachealsystem, V. cava und Gallengängen eine etablierte und vor allem sinnvolle palliative Therapieoption darstellt. Obwohl keine dieser Therapien eine Überlebenszeitverlängerung bewirkt, können die Patienten bei deutlich gesteigerter Lebensqualität relativ normal ihrem täglichen Leben nachgehen. Krankenhausaufenthalte werden deutlich verkürzt und die Möglichkeiten einer palliativen Radio- oder Chemotherapie in der Regel nicht beeinträchtigt. Palliative operative Therapien sind gänzlich in den Hintergrund verdrängt worden. Bei den eindeutig guten Ergebnissen im Hinblick auf die Palliation waren vergleichende Studien nie notwendig geworden.

So kann abschließend gesagt werden, dass die Stentimplantation eine wirklich segensreiche Entwicklung in der palliativen Behandlung der terminal erkrankten Patienten mit den genannten Erkrankungen ist.

Hyperthermie VIII

26 Hyperthermie

M. Schlemmer, S. Abdel-Rahman, R. D. Issels

Die klinische Hyperthermie mit einer kontrollierten Temperaturerhöhung (40–44 °C) im Zielgebiet wird in interdisziplinären onkologischen Behandlungskonzepten kombiniert mit Strahlen- und/oder Chemotherapie eingesetzt (Issels u. Falk 2001). Neben der direkten zytotoxischen Wirkung der Hyperthermie (Temperaturbereich > 42,5 °C) besteht zusätzlich ein strahlen- und chemosensibilisierender sowie indirekt ein immunmodulatorischer Effekt im hyperthermierten Gewebe (Temperaturbereich 40–44 °C).

Definitionsgemäß bedeutet klinische Hyperthermie allgemein invasive oder nichtinvasive technische Energieankopplung mittels physikalischer Energieträger an den Körper des Patienten, die artifiziell zu einer selektiven Erwärmung des tumortragenden Gewebes führt. Die klinisch angewandten, regionalen Hyperthermieverfahren richten sich nach dem Ausbreitungsmuster der onkologischen Erkrankung. Man unterscheidet demnach die lokale Oberflächenhyperthermie (LHT) und die regionale Tiefenhyperthermie (RHT) zur Überwärmung entsprechend lokalisierter Malignome. Die Teilkörperhyperthermie (PBH) mit magnetresonanztomographischem Monitoring wird zur hyperthermen Behandlung einer tumortragenden Körperregion (z. B. Abdomen) mit einer regional metastasierten Erkrankung (z. B. isolierte Lebermetastasen) eingesetzt.

26.1 Thermobiologische Grundlagen

Ergebnisse der Grundlagenforschung zeigen, dass eine Temperaturerhöhung $\geq 42{,}5\,°C$ einen zytotoxischen Effekt zur Folge hat. Dieser Effekt der Hyperthermie folgt in Abhängigkeit von der jeweiligen Temperatur und der Einwirkungsdauer einem Dosiswirkungsprinzip und ist bei tierischen Zelllinien generell nachweisbar (Bauer u. Henle 1979). Unterhalb dieses Temperaturbereichs behandelte Zellen verhalten sich gegenüber einer kontinuierlichen Temperatureinwirkung zunehmend resistent, d. h. sie entwickeln Thermotoleranz. Dieses Phänomen ist reversibel und der Thermotoleranzstatus der Zellen klingt 24–48 h nach Absetzen der Hyperthermie wieder ab.

Für humane Tumorzellen besteht eine unterschiedliche Hitzeempfindlichkeit, wobei neben dem Tumorzelltyp insbesondere der jeweilige Temperaturbereich bzw. die Dauer der Einwirkung bei Vergleich mit tierischen Zellen den Ausschlag geben (Hahn et al. 1989; Armour et al. 1993). Trotz variabler Hitzeempfindlichkeit verschiedener Zelltypen ermöglicht das Thermische-Isoeffekt-Dosis-Konzept (TID) mit Hilfe der in vitro beobachteten Abtötungsraten der Zellen bei verschiedenen Temperaturen eine Berechnung von so genannten thermischen Äquivalenzdosen (Sapareto u. Dewey 1984; Oleson et al. 1993; Dewey 1994). Damit ist eine thermische Dosisberechnung für hyperthermiertes Gewebe unter klinischen Bedingungen grundsätzlich möglich.

Die molekularen Mechanismen, die in der Zelle während der Temperaturerhöhung zu einer thermischen Stressantwort führen, sind teilweise aufgeklärt (Streffer 1996). Hyperthermie bewirkt bereits ab 40 °C eine Proteindenaturierung in verschiedenen Zellkompartimenten. Konformationsänderungen beeinflussen die Stabilität, Fluidität und Transporteigenschaft von intrazellulären Membransystemen (z. B. endoplasmatisches Retikulum, Mitochondrien) und führen zu Beeinträchtigungen des Spindelapparates und des Zytoskeletts. Im Rahmen des Zellzyklus besteht eine erhöhte Wärmeempfindlichkeit und Hemmung der Zellproliferation während der Mitose und in der S-Phase. Für den hyperthermiebedingten Zelluntergang ist neben einer direkten zytotoxischen Wirkung mit Nekrose auch die Induktion von Apoptose (programmierter Zelltod) verantwortlich. Unter Hyperthermiebedingungen wird in der Zelle die Proteinsynthese zunächst gehemmt und nach einer Erholungsphase auf ein bevorzugtes Proteinmuster, die so genannten „Heat shock proteins" (HSP), umgestellt (Hendrick u. Hartl 1993). Das Auftreten von atypischen (denaturierten) Proteinen und deren Aggregation im Zellkern wird derzeit als „Trigger-Signal" für die HSP-Induktion durch Aktivierung von Hitzeschockfaktoren gesehen (Morimoto et al. 1992). Hierbei wird ein spezifischer Satz von Genen und die Synthese von HSP induziert (z. B. HSP-70, HSP-27, HSP-90). Die klinische Bedeutung der HSP-Expression zur Beurteilung der Thermoempfindlichkeit von Tumorgewebe oder deren Neuinduktion nach einer Hyperthermiebehandlung für die Steigerung der Immunogenität sind Gegenstand der Forschung. Grundsätzlich muss zwischen einer bereits vorhandenen konstitutiven HSP-Expression und der spezifischen Funktion hitzeinduzierter HSP im Tumorgewebe unterschieden werden. Nach Ergebnissen verschiedener Arbeitsgruppen ist die Expression von verschiedenen HSP in Tumorgeweben mit einer spezifischen T-Zellantwort korreliert (Wells u. Malkowsky 2000). Der Nachweis einer hitzeinduzierten Synthesesteigerung und Oberflächenexpression von HSP-70 auf Tumorzellen (Multhoff et al. 1995, 1997) sowie Immunogenitätsänderungen von hyperthermierten Zielzellen stehen im Einklang mit dem Konzept einer Modulation der Antigenpräsentierung (Tamura et al. 1997).

In vivo ist die Thermoempfindlichkeit der Zellen in hohem Maße von externen Milieufaktoren wie pH-Wert, Sauerstoff- und Nährstoffversorgung abhängig (Vaupel u. Kelleher 1995). So weisen Zellen bei niedrigem pH-Wert eine größere Empfindlichkeit gegenüber einer Wärmebehandlung auf. Gleiches gilt auch für hypoxisches Gewebe und Zellen mit Nährstoffverarmung. Da sich solche Milieufaktoren bei soliden Tumoren in Abhängigkeit von ihrer Größe, Durchblutung und der Wachstumsgeschwindigkeit ändern, ist das Tumorgewebe für die Effektivität der Hyperthermie – in ähnlicher Weise wie Strahlen- und Chemotherapie – ein heterogenes Gewebe.

Verschiedene physiologische Phänomene bieten eine Rationale für den komplementären Charakter der Hyperthermie mit Strahlentherapie oder Chemotherapie (Vaupel 1990). Gerade die radio- und/oder chemoresistenten Tumorareale, die während der Hyperthermiebehandlung vermindert perfundiert und hypoxisch bleiben, sind besonders thermoempfindlich, In diesen Tumorbereichen werden aufgrund der schlechteren Durchblutung auch höhere Temperaturen erreicht. Typischerweise kommt es unter Hyperthermie in Teilbereichen auch zu einer Perfusionssteigerung, allerdings in geringerem Maße als im umgebenden Normalgewebe. Bei regionaler Perfusionssteigerung entsteht durch eine höhere Anflutung von Zytostatika oder durch eine verstärkte Reoxygenierung des Tumors zusätzlich ein positiver Effekt für die jeweilige Kombinationstherapie.

26.2
Interaktion mit Radiotherapie und Chemotherapie

Die temperaturabhängige Verstärkung des zytotoxischen Effekts ist bei gleichzeitiger Kombination von Strahlen- und/oder Chemotherapie mit der Hyperthermie (Temperaturbereich 40–44 °C) am stärksten ausgeprägt und verliert sich 3–5 h nach der kombinierten Anwendung.

Im Falle der Strahlentherapie beruht der Verstärkungseffekt weitgehend auf einer thermischen Hemmung der Reparaturprozesse für strahleninduzierte DNA-Schäden (Iliakis et al. 1990). Auf molekularer Ebene kommt es zur Zunahme des nukleären Proteingehalts und einer Translokation von HSP in den Zellkern (Kampinga et al. 1989). Durch Proteinaggregate werden vermutlich die Anheftpunkte der Reparaturenzyme an den DNA-Strukturen gehemmt. Auch wurde eine herabgesetzte Aktivität der DNA-Polymerase-β nachgewiesen. Neben verminderter Reparatur von letalen bzw. subletalen Strahlenschäden (z. B. DNA-Strangbrüchen) durch direkte Strahlwirkung spielen die gesteigerte Generierung von Sauerstoffradikalen und die Änderung im Redoxstatus der Zellen mit Verminderung der antioxidativen Schutzfaktoren (z. B. Glutathion-System) eine wichtige Rolle bei der Strahlensensibilisierung unter Hyperthermie.

Unabhängig	Additiv	Synergistisch
• 5-Fluorouracil • Methotrexat • Actinomycin D • Cytarabin • Taxane	• Doxorubicin • Mitoxantron • Cyclophosphamid • Ifosfamid • Melphalan • BCNU • Gemcitabin	• Cisplatin • Carboplatin • Mitomycin C • Bleomycin

Abb. 26.1. Interaktion zwischen Hyperthermie und Zytostatika

Für die Wirkungspotenzierung von Zytostatika bei ihrer Interaktion mit Hyperthermie sind die Mechanismen vielgestaltig (Dahl 1994; Urano et al. 1999). Neben beschleunigtem Transport und gesteigerter metabolischer Aktivierung kommt es zu einer verstärkten Reaktivität bei der Interaktion mit zellulären Zielstrukturen (z. B. DNA-Alkylierung). Dosiswirkungsuntersuchungen in Zellkulturen oder in Tiermodellen erlauben, die Art der Interaktion (unabhängig, additiv oder synergistisch) für verschiedene Zytostatika mit Hyperthermie phänomenologisch zu beschreiben (Abb. 26.1).

Auffallend ist, dass für antimetabolisch wirksame Zytostatika (z. B. 5-Fluorouracil, Methotrexat) meist keine oder nur eine geringe Wirkungssteigerung unter hyperthermen Bedingungen zu beobachten ist. Auch Taxane (Paclitaxel, Docetaxel) zeigen keine Wirkungsverstärkung (unabhängige Wirkung). Für alkylierende Substanzen (z. B. Cyclophosphamid, Ifosfamid) und Nitrosoharnstoffverbindungen (BCNU) tritt ein weitgehend linearer Anstieg (additiver Effekt) der Wirkung mit Erhöhung der Temperatur auf. Wichtig ist für einige Zytostatika, dass die Wirkungsverstärkung in Abhängigkeit von der sequentiellen Gabe (z. B. Gemcitabin) der Hyperthermie erfolgt (Havemann et al. 1995). Für andere Zytostatika (z. B. Cisplatin) lässt sich auch eine exponentielle Zunahme der zytostatischen Effektivität (synergistische Wirkung) nachweisen.

Die transiente Thermotoleranzinduktion durch Hyperthermie führt zwar zu einer Abschwächung der Thermosensibilisierung in vitro, die Chemoempfindlichkeit der Tumorzellen gemessen an dem Effekt der Zytostatika bei 37 °C bleibt aber erhalten. Von besonderem klinischen Interesse ist die Beobachtung, dass auch primär chemoresistente Zellen eine unverändert hohe Thermosensibilisierung für Zytostatika aufweisen und eine chemisch induzierte Chemoresistenz (z. B. Mitomycin C, Cisplatin, Anthrazykline, BCNU) unter hyperthermen Bedingungen überwunden werden kann (Towle 1994).

Zusammenfassend ergibt sich unter Berücksichtigung der experimentellen Daten eine fundierte Basis für die Applikation einer Radiotherapie und/oder Chemotherapie simultan in Kombination mit Hyperthermie, wobei neben molekularen Mechanismen an Zielstrukturen in Tumorzellen insbesondere auch die physiologischen Gegebenheiten im Tumorgewebe zu einer komplementären Wirkungsverstärkung in vivo führen. Aufgrund der genannten Hemmung der Reparaturprozesse wird im klinischen Anwendungsbereich die Hyperthermie innerhalb von 2–3 h nach der Strahlentherapie durchgeführt. Die Kombination der Hyperthermie mit Chemotherapie erfolgt meist simultan während der Zytostatikainfusion, wobei die Zeitdauer 1–2 h beträgt.

26.3
Physikalische Grundlagen und technische Möglichkeiten

Seit Mitte der 80er Jahre werden Hyperthermie-Systeme in der Klinik eingesetzt, die ständig verbessert werden. Bei der nichtinvasiven Energieankopplung ist es möglich, die Wärme von außen gezielt auf den Tumor bzw. die tumortragende Region zu applizieren (Hand et al. 1986). Hierzu kommen im Wesentlichen zwei physikalische Energieträger zur Anwendung: Elektromagnetische Wellen und Ultraschall. Obwohl sich Ultraschall gut fokussieren lässt, gibt es größere Probleme in tieferen Körperregionen, in denen der Ultraschall Knochen und Luft passieren muss. Hierbei treten Phänomene der Absorption und Kavitation im Gewebe auf, die die klinische Anwendung einschränken. Die Erzeugung der Hyperthermie mit elektromagnetischen Wellen findet derzeit eine zunehmende Anwendung in der Klinik für eine lokale oder regionale Hyperthermie von oberflächlichen bzw. tieferliegenden Tumoren. Bei dieser Methodik erfolgt die Überwärmung durch eine Energieabsorption im Feldbereich des Hyperthermieapplikators, während die Blutperfusion im Tumor und Normalgewebe durch Abtransport von Wärme der Hyperthermie entgegenwirkt (Wärmekonvektion). Aufgrund der unterschiedlichen Perfusionsverhältnisse kommt es zu einem heterogenen Temperaturprofil, das für das jeweilige Tumorgewebe mit seiner individuellen Gefäßversorgung charakteristisch ist. Im Gegensatz dazu erfolgt bei den Perfusionsverfahren (z. B. Extremitätenperfusion) die Zuführung der Wärme in das perfundierte Gewebe mittels eines isolierten Kreislaufs, wobei das Blut künstlich über einen Wärmeaustauscher extrakorporal überwärmt wird und mit hoher Flussrate mittels einer Rollerpumpe der isolierten Körperregion zurückgeführt wird.

26.3.1
Lokale Oberflächenhyperthermie

Die lokale Oberflächenhyperthermie (LHT) wird mit Applikatoren durchgeführt, die auf den oberflächlich liegenden Tumor aufgesetzt werden. In der Regel handelt es sich um Antennen im Radiowellenbereich (100–300 MHz) oder im Mikrowellenbereich (>300 MHz). Da die Eindringtiefe elektromagnetischer Wellen in das Gewebe mit steigender Frequenz abnimmt, eignen sich diese Frequenzbereiche nur für oberflächlich liegende Tumorareale. Bei 915 MHz und 434 MHz beträgt die theoretische Eindringtiefe in das Muskelgewebe etwa 1 cm. Diese Eindringtiefe ist definiert als die Tiefe im Gewebe, an der noch 50% der applizierten Leistung vorhanden ist. Die therapeutisch nutzbare Eindringtiefe bei diesen Frequenzen liegt bei etwa 3–4 cm. Auch Ultraschall-Transducer (anstelle von Antennen) werden eingesetzt. Durch mehrere synchron geschaltete Applikatoren bzw. Antennen kann die Steuerbarkeit und Eindringtiefe erhöht werden.

26.3.2
Regionale Tiefenhyperthermie

Technisch schwieriger ist die nichtinvasive regionale Hyperthermie (RHT) für tiefliegende Tumoren des Beckens und Abdomens sowie tiefliegende Stamm- oder Extremitätentumoren. Aufgrund der erforderlichen Eindringtiefe werden hier Frequenzen gewählt, die unter 100 MHz liegen. Eine kapazitive Ankopplung der Wellen (<30 MHz) an den Körper kann mittels Kondensatorplatten (RF-8-Thermotron, Japan) erreicht werden.

Ein wesentlicher Fortschritt konnte in den letzten Jahren durch die Verwendung radiativer Antennen erzielt werden. Der Frequenzbereich der Geräte reicht von 27 MHz bis etwa 120 MHz. Die Energieeinstrahlung erfolgt über phasengesteuerte Vielantennensysteme, die um den tumortragenden Querschnitt zirkulär angeordnet werden (sog. Annular-phased-array-Systeme). Bei dem BSD-2000 (Sigma 60-Applikator, USA) umgeben 4 Antennenpaare den Körperquerschnitt, wobei durch die Phasensteuerung der Antennenpaare die Leistungsverteilung innerhalb des Zielgebietes fokussiert werden kann (Abb. 26.2). Der Durchmesser des Fokus ist frequenzabhängig und beträgt bei 60 MHz etwa 10–15 cm; bei 100 MHz etwa 5–8 cm. Durch Phasen- und Amplitudenverschiebung wird eine Fokussie-

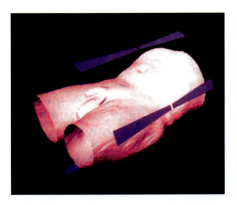
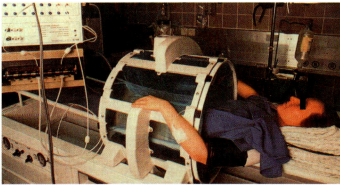

Abb. 26.2. RHT-Techniken für tiefliegende Tumoren: Radiative Applikation

rung der Welleneinstrahlung auch auf exzentrisch gelegene, d.h. außerhalb der Körperachse liegende Tumoren erreicht (Feldmann et al. 1993). Die neuere Entwicklung integriert 12 Antennenpaare in longitudinaler Anordnung (Sigma Eye), wodurch die Tiefenhyperthermie bei entsprechender Ansteuerung des Applikators auch für Teilkörperbereiche (Abdomen, Becken) möglich wird. Die Teilkörperhyperthermie (PBH) wird mit simultaner Magnetresonanztomographie für die bildgebende Therapieüberwachung durchgeführt.

Die RHT ist eine aufwendige Behandlungsform, die spezielle Kenntnisse und Ausbildung der ärztlichen und technischen Mitarbeiter voraussetzt. Neben den Lagerungsproblemen im Wasserbolus, der den Patienten umgibt, können vor allem lokale Missempfindungen durch die Einstrahlung der Radiowellen entstehen. Diese werden durch eine sorgfältige Behandlungsplanung mit Positionsänderungen des Patienten und Änderung der Energieeinstrahlparameter meist verhindert. Bei adäquater Vorgehensweise ist die klinische Durchführung der regionalen Hyperthermie eine risikoarme und verträgliche Therapie.

Eine Sonderform der Tiefenhyperthermie für spezielle anatomische Lokalisationen (z. B. Gehirn, HNO-Bereich, Urogenitalbereich) wird mit multiplen interstitiellen Applikatoren erreicht, die mit invasiven Verfahren in das Tumorgewebe eingebracht werden müssen. Dies setzt eine präzise Bestimmung der Tumorgrenzen und eine danach ausgerichtete kontrollierte Implantation der Einzelkatheter voraus. Nach Implantation kann sowohl eine interstitielle Radiotherapie mit einer Iridium-Quelle als auch eine interstitielle Thermotherapie mit Mikrowellenantennen über den jeweiligen Katheter durchgeführt werden (Emami et al. 1987).

26.3.3 Thermometrie

Ein wichtiger Bestandteil der Hyperthermie ist die Messung der Temperaturverteilung im Tumor und umliegenden Normalgewebe, um eine effektive Feldeinstellung überprüfen zu können. Für die derzeit gültige invasive Temperaturmessung werden 1 bis 2 dünne Kunststoffkatheter in den Tumor implantiert, in die Thermistoren für die Temperaturmessung eingeführt werden. Diese Temperaturfühler lassen sich entlang des Katheters verschieben. Auf diese Weise wird ein Temperaturprofil entlang der Verlaufsstrecke des Katheters erstellt („thermal mapping", Abb. 26.3). Die Hohlkatheter (Durchmesser 0,9–1,3 mm) werden nach Möglichkeit entweder unter CT-Kontrolle perkutan oder während einer Inzisionsbiopsie (z. B. bei der Histologiegewinnung) bzw. intraoperativ implantiert und nach außen geleitet.

Neben der direkten Thermometrie im Tumorgewebe wird häufig bei soliden Tumormanifestationen, die topographisch-anatomisch eine Beziehung zu Hohlräumen aufweisen (z. B. Blase, Rektum, Zervix, Ösophagus, Magen) ein endoluminaler Ther-

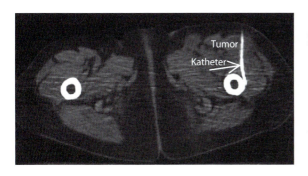
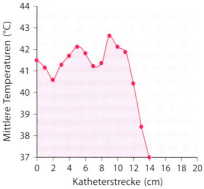

Abb. 26.3. Lage einer Temperatursonde unter Hyperthermie und die entsprechende Kurve für Temperatur und Katheterstrecke

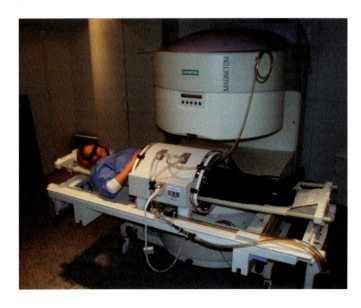

Abb. 26.4. MR-Hyperthermie-Hybridsystem: Magneton Open Viva Siemens (0,2 Tesla) Sigma Eye-MR-Applikator mit integrierter MR-Empfangsspule und 3-D-Feldeinstellung

mistor gelegt. Die Temperaturmessung in dem paratumoralen Hohlraum dient dabei als indirekte Referenzmessung während der Hyperthermiebehandlung. Eine Erfassung behandlungsinduzierter Veränderungen (z. B. Koagulationsnekrosen) ist in tiefliegenden Geweben mittels simultaner Magnetresonanzbildgebung (MRT) zur Kontrolle der Hyperthermiebehandlungen (z. B. für Teilkörperhyperthermie) möglich und wird derzeit für die nichtinvasive Temperaturmessung weiterentwickelt (Carter et al. 1998). Ein MRT-integriertes Hyperthermiesystem (sog. Hybridsystem) ist in Abb. 26.4 wiedergegeben (Peller et al. 1999). Mit diesem Hybridsystem wird eine simultane Tiefenhyperthermie und MRT-Bildgebung für die Teilkörperbereiche durchgeführt.

26.4 Klinische Studien und Ergebnisse

26.4.1 Hyperthermie in Kombination mit Radiotherapie

Aufgrund der historischen Entwicklung der präklinischen Hyperthermieforschung im Bereich der Radiobiologie wurden bereits Mitte der 80er Jahre zahlreiche klinische Studien mit der Kombination von Hyperthermie und Strahlentherapie durchgeführt.

Im Bereich der Oberflächenhyperthermie wurde eine Effektivitätssteigerung der Strahlentherapie mit akzeptabler Komplikationsrate in einer Vielzahl von Phase-I/II-Studien nachgewiesen (Overgaard 1989). Umfangreichere Phase-II-Studien erfolgten in der Regel bei Hautmetastasen von malignen Melanomen, Lokalrezidiven von Mammakarzinomen und lokal fortgeschrittenen Karzinomen im HNO-Bereich mit regionalen Lymphknotenmetastasen. Die Ergebnisse der Thermoradiotherapie oberflächlicher Tumoren zeigen, dass für verschiedene Tumorlokalisationen die Tumoransprechrate (CR+PR) bei konstanter Strahlendosis um den Faktor 1,5 durch die Hyperthermie gesteigert wird. In kontrollierten Studien wurde anschließend die Abhängigkeit der lokalen Tumorkontrolle durch Hyperthermie unter Stratifizierung verschiedener Kriterien (z. B. Tumorgröße, Strahlendosis, Fraktionierung der Hyperthermie) untersucht.

Neben den Ergebnissen von Studien aus den USA zur Thermoradiotherapie liegen auch neuere Ergebnisse aus Phase-III-Studien vor, die von europäischen Arbeitsgruppen im Rahmen der ESHO (European Society for Hyperthermic Oncology) erfolgreich abgeschlossen wurden (Tabelle 26.1).

Die bereits 1981 initiierte randomisierte Multizenter-Studie (RTOG 81–04) aus den USA mit gro-

Tabelle 26.1. Regionale Hyperthermie in Kombination mit Radiotherapie: Phase-III-Studien

Autor	Tumorart	Patienten (n)	RT (%)	RT+RHT (%)	Ergebnis Signifikanz ($p<0{,}05$)
Perez et al. (1989, 1991)	HNO-Tumoren	218	28 CR	32 CR	–
Datta et al. (1990)	HNO-Tumoren	65	32 CR	55 CR	+
			19 DFS	33 DFS	+
Valdagni et al. (1988, 1993)	HNO-Tumoren mit N2/N3	41	41 CR	83 CR	+
			24 LRFS	83 CR	+
			0 OS	53 OS	+
Overgaard et al. (1995) ESHO-3	Melanom (Hautmetastasen)	71	35 CR	62 CR	+
			28 LRFS	46 LRFS	+
Vernon et al. (1996) MRC/ESHO-5	Mammakarzinom	306	41 CR	59 CR	+
	Rezidiv-Tumoren		k.A. LRFS	k.A. LRFS	+
			k.A. OS	k.A. OS	–
V.d. Zee et al. (2000)	Rektum-Ca.	143	16 CR	21 CR	–
	Blasen-Ca.	104	22 OS	13 OS	–
	Zervix-Ca.	115	51 CR	74 CR	+
			22 OS	30 OS	–
			57 CR	83 CR	+
			27 OS	52 OS	+
Emami et al. (1996)	HNO-Tumoren, Becken-Tumoren	173	53 CR	55 CR	–
Sneed et al. (1998)	Glioblastom (postoperativ)	79	15 LRFS	31 LRFS	+

RT Radiotherapie; *RHT* Hyperthermie; *CR* komplette Remission; *DFS* krankheitsfreies Überleben; *LRFS* lokalrezidivfreies Überleben; *OS* Gesamtüberleben.

ßer Fallzahl (n=218 Patienten) ergab für die Radiotherapie oberflächlicher HNO-Tumoren in Kombination mit lokaler Hyperthermie keinen signifikanten Unterschied in Bezug auf Tumoransprechen (CR 32%) gegenüber der Kontrollgruppe (CR 28%). Eine Analyse zeigte, dass gerade größere Tumoren (>3 cm) mit unzulänglichen Techniken der Hyperthermie sowie unzureichender Temperaturkontrolle im Rahmen der Studie behandelt wurden (Perez et al. 1989, 1991). Im Gegensatz dazu konnte in einer randomisierten Studie (Datta et al. 1990) mit 65 Patienten bei lokal fortgeschrittenen HNO-Tumoren gezeigt werden, dass die kombinierte Thermoradiotherapie neben einer kompletten Ansprechrate (CR: 55% vs. 32%) auch zu einer Verlängerung des krankheitsfreien Überlebens nach 18 Monaten führt (DFS: 33% vs. 19%).

Eine randomisierte Studie (Valdagni et al. 1988) an N2/N3-positiven HNO-Plattenepithelkarzinomen (n=41 Patienten) ergab einen signifikant höheren Anteil an Tumoren mit kompletter Remission für die Kombinationstherapie (CR: 83%) gegenüber der alleinigen Strahlentherapie (CR: 41%). In der folgenden Nachbeobachtung (Valdagni u. Amichetti 1993) ergibt sich für den Studienarm Radiotherapie+Hyperthermie eine signifikant bessere lokale Tumorkontrolle im Vergleich zu dem Kontrollarm mit alleiniger Strahlentherapie (68% vs. 24%), die auch einen signifikanten Vorteil im Fünfjahresüberleben zur Folge hat ($p=0{,}02$). Ebenso lag die Inzidenz der Fernmetastasen bei diesen lokal fortgeschrittenen Tumoren im Studienarm niedriger (12,5%) als im Kontrollarm (24%).

Die European Society for Hyperthermic Oncology (ESHO) konnte 2 randomisierte, multizentrische Studien für lokal fortgeschrittene Tumoren mit exakten Richtlinien für die Qualitätskontrolle der angewandten Hyperthermietechnik und Temperaturmessung abschließen. Die Ergebnisse der randomisierten Melanomstudie (ESHO Protocol 3–85) zeigen für die Kombination von Strahlentherapie mit lokaler Hyperthermie gegenüber der alleinigen Strahlentherapie einen statistisch signifikanten Vorteil in Bezug auf die Rate kompletter Tumorremission (62% vs. 35%) und die Dauer des rezidivfreien Überlebens (46% vs. 28%) (Overgaard et al. 1995). In einer internationalen Kooperation der ESHO mit dem UK Medical Research Council (MRC, England) und dem Princess Margaret Hospital (Ontario, Kanada) wurden die Ergebnisse der Thermoradiotherapie vs. alleiniger Strahlentherapie von 306 randomisierten Patientinnen mit lokal fortgeschrittenen Mammakarzinomen ($n=30$) oder Rezidiven ($n=276$) gemeinsam veröffentlicht (Vernon et al. 1996). Die höhere Rate an Komplettremissionen (59% vs. 41%) für die Patientinnen nach Thermoradiotherapie führte auch zu einer statistisch verlängerten Dauer des rezidivfreien Überlebens ($p=0,007$). Aufgrund der hohen Inzidenz von Fernmetastasen (227 von 306 Patientinnen bzw. 74%) führte dennoch die verbesserte Tumor-/Rezidivkontrolle zu keinem Vorteil im Gesamtüberleben nach 2 Jahren Beobachtung.

In einer Übersichtsarbeit wurden die klinischen Erfahrungen (Zeitraum 1980–1986) von 14 Institutionen in den USA mit dem BSD-System einer Tiefenhyperthermiebehandlung in Kombination mit Strahlentherapie bei 353 Patienten zusammengefasst (Phase-I/II-Studien). Die lokale Tumoransprechrate betrug 27% (CR 10%+PR 17%). Alle Patienten waren vorbehandelt (Operation, Bestrahlung und/oder Chemotherapie) und zeigten vor Beginn der Thermoradiotherapie einen progredient wachsenden Tumor im Becken (55%) und Abdomen (21%) oder an anderen tiefliegenden Stellen, wobei Magen-, Darm- und kolorektale Tumoren (41%) sowie gynäkologische Tumoren (24%) im Vordergrund standen (Petrovich et al. 1989). Die Arbeitsgruppe von Hiraoka (1987) an der University of Kyoto berichtete unter Anwendung des RF-8-Thermotron-Systems bei 33 Patienten mit lokal fortgeschrittenen (überwiegend kolorektalen) Tumoren nach Tiefenhyperthermie kombiniert mit Bestrahlung eine lokale Ansprechrate von 54% (CR 12%+PR 42%). Bei der retrospektiven Analyse der Temperaturparameter fanden die Autoren bei 12 von 18 Respondern eine durchschnittliche Tumortemperatur von >42 °C.

Aufbauend auf diesen klinischen Erfahrungen für tiefliegende Tumoren im Beckenbereich, die mit regionaler Tiefenhyperthermie in Kombination mit konventioneller Strahlentherapie behandelt wurden, liegen neuere Ergebnisse einer randomisierten Studie mit 362 Patienten aus der Rotterdamer Arbeitsgruppe mit dem BSD-2000-System vor. Für lokal fortgeschrittene Rektumkarzinome (143 Patienten), Blasenkarzinome (104 Patienten) und Zervixkarzinome (115 Patientinnen) fand sich im Studienarm mit regionaler Hyperthermie (RHT) jeweils eine höhere Rate an kompletten Remissionen, die für die beiden zuletzt genannten Tumorentitäten statistisch signifikant waren. Die Nachbeobachtung nach 3 Jahren zeigt, dass die Verbesserung der lokalen Tumorkontrolle durch Thermoradiotherapie beim Zervixkarzinom zu einem signifikanten Überlebensvorteil führt. Für Patienten mit Rektumkarzinom oder mit Blasenkarzinom, die initial eine deutlich bessere lokale Tumorkontrolle nach RHT aufwiesen, zeigen die Gesamtüberlebenskurven dagegen keinen Unterschied (van der Zee et al. 2000).

In zwei randomisierten Studien aus den USA wurde der Stellenwert der interstitiellen Thermotherapie mit Mikrowellen-Antennen in Kombination mit interstitieller Radiotherapie in Afterloading-Technik untersucht.

In der 1996 von Emami publizierten Studie fand sich bei 173 Patienten mit HNO-Tumoren und einigen tiefliegenden Beckentumoren in Bezug auf die Zahl der kompletten Remission kein Unterschied. In einer Studie an Glioblastomen erhielten die Patienten postoperativ eine konventionelle Schädelbestrahlung und wurden anschließend nach stereotaktischer Implantation von Afterloading-Katheter randomisiert, wobei 39 Patienten eine alleinige Boost-Bestrahlung und 40 Patienten die Kombination dieser Bestrahlung mit interstitieller Hyperthermie erhielten. Im Ergebnis konnte das rezidivfreie Intervall sowie das Gesamtüberleben der Patienten, die adjuvant die Kombinationstherapie erhielten, signifikant verbessert werden (Sneed et al. 1998).

Zusammenfassend können aus den Ergebnissen der Phase-III-Studien zur Kombination von Radiotherapie und Hyperthermie folgende Schlüsse gezogen werden: Bei oberflächlich gelegenen, lokal fortgeschrittenen Halslymphknotenmetastasen von HNO-Tumoren, regionalen Hautrezidiven oder Metastasen des malignen Melanoms, inoperablen primären Mammakarzinomen bzw. Lokalrezidiven im

Brustwandbereich sowie bei tiefliegenden, lokal fortgeschrittenen Blasentumoren, Zervixkarzinomen und bei Glioblastomen in adjuvanter Situation wurde eine signifikante Verbesserung der therapiebedingten Ansprechrate gemessen. Weiterhin wurden mehr komplette Remissionen und eine Verlängerung des rezidivfreien Überlebens durch die zusätzlich applizierte Hyperthermie beobachtet. Eine Verlängerung des Gesamtüberlebens bei verbesserter lokaler Tumorkontrolle wird durch die Ergebnisse der Studien nur zum Teil belegt. Dies ist trotz der lokoregionalen Therapieintensivierung durch die systemische Ausbreitung der Erkrankung erklärbar. Besonders hervorzuheben ist, dass in keiner Studie von den Autoren eine signifikante Verstärkung der Akut- bzw. Spättoxizität der Strahlentherapie zu beobachten war. Häufig wird neben der objektiven Tumoransprechrate nach Thermoradiotherapie ein objektivierbarer Palliationseffekt in Bezug auf die lokale Symptomatik (z. B. Schmerzlinderung, funktionelle Besserung) beschrieben, der die Lebensqualität der Patienten positiv beeinflusst.

26.4.2
Hyperthermie in Kombination mit Chemotherapie

Seit dem Beginn der 90er Jahre wurden zahlreiche Phase-I/II-Studien zur Chemotherapie in Kombination mit lokaler bzw. regionaler Hyperthermie durchgeführt, wobei durch die technische Entwicklung im Bereich der regionalen Tiefenhyperthermie (RF-8-Thermotron, Japan; BSD 2000, USA) auch zunehmend Patienten mit Tumoren im Bereich des Abdomens und Beckens sowie tiefliegende Stammoder Extremitätentumoren in diese Studien rekrutiert wurden.

In Tabelle 26.2 sind schwerpunktmäßig klinische Ergebnisse an lokal fortgeschrittenen, soliden Tumoren aufgeführt, die im Rahmen eines multimodalen Konzepts in kontrollierten Phase-II-Studien gewonnen wurden und in Phase-III-Studien weiter überprüft werden.

Die bereits 1990 veröffentlichte Phase-II-Studie aus Japan (Kakehi et al. 1990) zeigt, dass mit dem Thermotron RF-8-Gerät durch kapazitive Energieankopplung bei fortgeschrittenen Magen- (33 Patienten) und Pankreaskarzinomen (22 Patienten) Temperaturen im Bereich von 40,5–43 °C im Tumor erreicht werden. Bei Kombination mit systemischer Chemotherapie (Mitomycin+5-Fluorouracil) lag die objektive Remissionsrate bei 39% bzw. 36%, wobei die Häufigkeit der tumorbedingten Symptomatik (abdomineller Schmerz, Aszites, gastrointestinale Blutung, Passagehindernis, Übelkeit und Erbrechen) bei zwei Drittel der Patienten deutlich gebessert wurde. Unter Berücksichtigung der positiven Ergebnisse bei inoperablen Pankreaskarzinomen mit Thermoradiotherapie (Shibamoto et al. 1996) erscheint gerade diese Tumorentität mit schlechter Gesamtprognose für multimodale Konzepte (z. B. präoperative Chemotherapie oder Radiochemotherapie) unter Einbeziehung der RHT geeignet zu sein, wobei auch neuere Wirkstoffkombinationen (Gemcitabin, Cisplatin) berücksichtigt werden sollten (Burris et al. 1997).

In Europa wird die regionale Tiefenhyperthermie an hochspezialisierten Zentren klinisch kontinuierlich erforscht, wobei sich der Antennenarray als Hyperthermiestandardsystem zunehmend durchsetzt. Die Flexibilität der Feldanpassung sowie die Verfügbarkeit verschiedener Applikatorgrößen für die Behandlung von Erwachsenen und Kindern haben den Indikationsbereich in der Tiefenhyperthermie deutlich erweitert.

Die Ergebnisse bei Sarkomen im Erwachsenenalter lassen sich in folgender Weise zusammenfassen: In einer Phase-II-Studie (RHT-86) bei 38 auswertbaren Patienten mit lokal fortgeschrittenen Weichteil- und Knochensarkomen, die sich gegenüber einer vorausgegangenen Operation, Bestrahlung und/oder Chemotherapie refraktär verhielten, konnte mit RHT und simultaner Chemotherapie (Ifosfamid/Etoposid-Kombination) eine lokale Ansprechrate von 37% erzielt werden. In Bezug auf die erreichten Temperaturparameter im Tumor zeigten die Responder und Non-Responder einen signifikanten ($p<0,001$) Unterschied (Issels et al. 1990). Diese Interimsanalyse der RHT-86-Studie konnte später an insgesamt 65 Patienten bestätigt werden, wobei bei Responder-Patienten auch eine langfristige Tumorkontrolle erzielt wurde (Issels et al. 1991). In der Folgestudie (RHT-91) wurden 59 Patienten mit Hochrisikoweichteilsarkomen im Erwachsenenalter (Tumorgröße ≥8 cm oder Rezidive, Grad II/III)

Tabelle 26.2. Hyperthermie in Kombination mit Chemotherapie

Autor	Studie	Tumorart	Patienten (n)	RHT	Chemotherapie	Ergebnis
Kakehi et al. (1990)	Phase II	Magen Ca.	33	Thermotron 27 MHz	Mitomycin+5FU	3CR + 10PR (39%)
		Pankreas Ca.	22	Thermotron 27 MHz	Mitomycin+5FU	3CR + 5PR (36%)
Issels et al. (1990)	Phase II (RHT 86)	Sarkome (chemovorbeh.)	38	BSD 1000 60–110 MHz	VP 16+IFO	6pCR+4PR+4FHR (37%)
(1991)	Nacherhebung	Sarkome (chemovorbeh.)	65	60–110 MHz	VP 16+IFO	9pCR+4PR+8FHR (32%)
(2001)	Phase II (RHT 91)	Hochrisiko-Weichteilsarkome	59	BSD 2000 80–110 MHz	VP 16+IFO+ADR (=EIA)	1CR/6pCR+8PR+13MR (47%) 5 y OS: 46%
Wendtner et al. (2001)	Phase II (RHT 95)	Hochrisiko-Weichteilsarkome	54	BSD 2000 80–110 MHz	EIA (+RHT nur präoperativ)	LRFS signifikant (p=0,027) schlechter
	Phase III (EORTC 62961)	Hochrisiko-Weichteilsarkome	[150]	BSD 2000 80–110 MHz	EIA±RHT (randomisiert)	im Vergleich zur RHT-91-Studie (offen)
Im Vergleich zur RHT-91-Studie (offen)	Phase II	Pädriatrische Sarkome	34	BSD 2000 80–110 MHz	VP 16+IFO+ Carbo	7CR („best response") Dauer: 7–64 Monate
Wessalowski et al. (1998)	Phase II	Pädriatrische Keimzelltumoren	10	BSD 2000	CDDP+VP 16+IFO (= PEI)	5CR+2PR (70%) 6 Patienten leben tumorfrei (10–33 Monate)
Rietbroek et al. (1997)	Phase II	Cervix Ca. (Rezidive)	23	Array-System 70 MHz	CDDP (wöchentlich)	2pCR/1CR+9PR (52%)
Sugimachi et al. (1994)	Phase II/III	Ösphagus-Ca.	40	Endoradiotherm	Bleo+CDDP ±RHT (randomisiert)	1CR+5PR+4MR (50%) mit RHT (n=20)
		Präoperativ		13–56 MHz		5PR (25%) ohne RHT (n=20)

RHT Hyperthermie; *5FU* 5-Fluorouracil; *CR* komplette Remission; *PR* partielle Remission; *VP 16* Etoposid; *IFO* Ifosfamid; *p* pathohistologisch; *FHR* >75% histologisches Ansprechen; *ADR* Adriamycin; *MR* geringe Remission; *CDDP* Cisplatin; *Bleo* Bleomycin; *OS* Gesamtüberlebensrate; *LRFS* lokalrezidivfreie Überlebensrate.

einheitlich mit EIA (Etoposid 250 mg/m^2+Ifosfamid 5 g/m^2+Adriamycin 50 mg/m^2) plus RHT präoperativ behandelt. Die Pilotphase ergab, dass 4 Zyklen dieser Chemotherapie in Kombination mit RHT über 12 Wochen ohne schwere Toxizität und Steigerung der chemotherapiebedingten Nebenwirkungen präoperativ appliziert werden können.

Nach Resektion wurde die Therapiekombination (EI+RHT) adjuvant fortgesetzt und wenn möglich durch eine Strahlentherapie komplettiert. Die Gesamtrate an radiographischen und pathologischen Remissionen lag bei 42%. Nach einer medianen Nachbeobachtungszeit (80 Monate) beträgt die Wahrscheinlichkeit des Fünfjaresüberlebens 49%

(Issels et al. 2001). In einer anschließenden Studie (RHT 95) mit 54 Patienten wurde der Nachweis erbracht, dass auf die postoperative Hyperthermie nicht verzichtet werden kann (Wendtner et al. 2001). Derzeit wird im Rahmen der EORTC in einer multizentrischen, randomisierten Kooperationsstudie mit der ESHO der Stellenwert der RHT in Kombination mit EIA-Chemotherapie im Sinne einer Therapieoptimierung für den multimodalen Therapieansatz bei Hochrisiko-Patienten mit Weichteilsarkomen im Erwachsenenalter überprüft (EORTC 62961/ESHO RHT 95).

Im Bereich der pädiatrischen Onkologie wurde an einigen Zentren das Konzept der Thermochemotherapie für therapierefraktäre Knochentumore (Weichteilsarkome, Ewing-Sarkome) zur Verbesserung der lokalen Tumorkontrolle aufgenommen, nachdem erstmals erfolgreich die RHT bei Kindern an dem Hyperthermiezentrum in München durchgeführt werden konnte (Romanowski et al. 1993). Die Behandlungsergebnisse einer Pilotstudie bei Kindern und Jugendlichen ($n=10$) im Alter zwischen 1 und 23 Jahren mit lokoregionalen Rückfällen von abdominellen Keimzelltumoren zeigte, dass durch den kombinierten Einsatz von konventionellen Therapiemaßnahmen (Chemotherapie+Bestrahlung) mit RHT die lokale Tumorkontrolle und das rezidivfreie Überleben gegenüber einer Vergleichsgruppe mit 23 Patienten („match cohort analysis") signifikant verbessert wurde (Wessalowski et al. 1998). Aufgrund dieser günstigen Behandlungsergebnisse ist bei malignen Keimzelltumoren mit unzureichend lokalem Tumoransprechen auf neoadjuvante Chemotherapie eine zusätzliche RHT im Rahmen der Erstbehandlung künftig vorgesehen. Im Bereich gynäkologischer Tumoren wurde von der Amsterdamer Gruppe bei Rezidiven von Zervixkarzinomen eine Phase-II-Studie abgeschlossen. Die wöchentliche Cisplatin-Therapie (CDDP 50 mg/m^2) in Kombination mit RHT über 8 Wochen zeigte bei 52% (12/23 Patientinnen) ein objektives Tumoransprechen, das im Beobachtungszeitraum für 4–35 Monate anhielt (Rietbroek et al. 1997). Eine kontrollierte Phase-II/III-Studie (40 Patienten) wurde von der japanischen Arbeitsgruppe um Sugimachi (1994) bei Patienten mit Ösophaguskarzinomen durchgeführt, in die die präoperative Chemotherapie (Bleomycin+CDDP) mit einer lokoregionalen Hyperthermie mittels einer endoskopisch platzierten Thermosonde kombiniert wurde. Objektive Tumorregression, histopathologisches Ansprechen und palliative Effekte waren signifikant besser im Vergleich zur Gruppe von Patienten nach alleiniger Chemotherapie.

26.4.3
Hyperthermie in Kombination mit Radiochemotherapie

Eine Erweiterung des multimodalen Therapiekonzepts stellt die Kombination der Hyperthermie mit Radiochemotherapie bei soliden Tumoren dar. In mehreren Phase-I/II-Studien wurde ein derartiger trimodaler Therapieansatz für Ösophaguskarzinome, HNO-Tumoren und Lokalrezidive des Mammakarzinoms untersucht (Tabelle 26.3)

Bei Ösophaguskarzinomen wurde mit der zusätzlichen Strahlensensibilisierung durch Bleomycin im Vergleich zur Kontrollgruppe ohne Hyperthermie eine höhere Anzahl an histopathologisch kompletten Remissionen erreicht (Sugimachi et al. 1992). In einer italienischen Studie mit lokal fortgeschrittenen HNO-Tumoren wurde einmal wöchentlich Cisplatin (20 mg/m^2) als Kurzinfusion unmittelbar vor der Strahlentherapie (Gesamtdosis 70 Gy) über 7 Wochen appliziert, wobei die Hyperthermie jeweils in der 1. und 2. Woche nach der Bestrahlung durchgeführt wurde. In 13 von 18 nichtvorbehandelten Patienten wurden komplette Remissionen erreicht, wobei bei einer mittleren Beobachtungszeit von 18 Monaten 2 dieser Patienten ein Rezidiv erlitten (Amichetti et al. 1993). Eine Studie der Bostoner Arbeitsgruppe ergab bei 29 Patientinnen mit Lokalrezidiv eines Mammakarzinoms in 53% komplette Remissionen (CR), wobei Cisplatin (40 mg/m^2) oder Bleomycin (15 mg/m^2) einmal wöchentlich mit einer lokalen Hyperthermie und anschließender Strahlentherapie (30–45 Gy Gesamtdosis) kombiniert wurden (Bornstein et al. 1992).

Die Ergebnisse der Radiochemotherapie kombiniert mit Hyperthermie erscheinen bei den genannten Tumorentitäten erfolgversprechend und werden in prospektiven Studien überprüft.

Aufbauend auf den Phase-II-Ergebnissen der Berliner Arbeitsgruppe mit regionaler Tiefenhyperther-

Tabelle 26.3. Hyperthermie in Kombination mit Radiochemotherapie

Autor	Studie	Tumorart	Patienten (n)	RHT	Radiochemo-therapie	Ergebnis
Sugimachi et al. (1992)	Phase II/III	Ösophagus-Ca. (präoperativ)	53	Endoradiotherm 13–56 MHz	32 Gy (HD)+Bleo (3 Wochen)	7pCR (27%) mit RHT (n=27) 2pCR (8%) ohne RHT (n=20)
Armichetti et al. (1993)	Phase I/II	HNO-Tumoren mit N2/N3	18	BSD-MA 150 280–300 MHz	70 Gy (HD)+CDDP (7 Wochen)	13CR + 3PR (89%)
Bornstein et al. (1992)	Phase I/II	Mamma-Ca. (Rezidive)	29	Clinitherm 915 MHz Sonotherm 1–3 MHz	30–60 Gy (HD)+CDDP (3–6 Wochen)	CR (53%)
Rau et al. (1998)	Phase II	Rektum-Ca. (präoperativ)	37	BSD 2000 90 MHz	45 Gy (HD)+5FU/Lv (4 Wochen)	5pCR (14%)+17PR (46%)
	Phase III	Rektum-Ca. (postoperativ)	140	BSD 2000 90 MHz	45 Gy (HD)+5FU/Lv (4 Wochen)±RHT (randomisiert)	offen

RHT Hyperthermie; *HD* Herddosis; *Bleo* Bleomycin; *p* pathohistologisch; *CR* komplette Remission; *CDDP* Cisplatin; *PR* partielle Remission; *5FU* Fluorouracil; *Lv* Leucovorin.

mie und Strahlentherapie bei kolorektalen Rezidivtumoren (Rau et al. 1998) wird derzeit eine randomisierte multizentrische Studie zur Wirksamkeit einer präoperativen Radiochemotherapie+RHT vs. alleiniger Radiochemotherapie bei primären, lokal fortgeschritttenen Rektumkarzinomen (T3/T4) sowie Rezidiven durchgeführt. Dabei wird eine systemische Chemotherapie (50 mg/m^2 Leucovorin+350 mg/m^2 5-Fluorouracil, Tag 1–5 bzw. Tag 22–26) mit einer Strahlentherapie über 5 Wochen (Gesamtdosis 45 Gy)±RHT vor der chirurgischen Resektion appliziert und in Abhängigkeit von dem Resektionsergebnis eine systemische Chemotherapie mit lokaler Aufsättigung der Strahlendosis fortgeführt.

Literatur

Amichetti M, Griaff C, Fellin G, Pani G, Bolner, A, Maluta S, Valdagni R (1993) Cisplatin, hyperthermia, and radiation (trimodal therapy) in patients with locally advanced head and neck tumors: a phase I-II study. Int J Radiation Oncology Biol Phys 26:801–807

Armour EP, McEachern D, Wang Z, Corry PM, Martinez A (1993) Sensitivity of human cells to mild hyperthermia. Cancer Res 53:2740–2744

Bauer KD, Henle KJ (1979) Arrhenius analysis of heat survival curves form normal and thermotolerant CHO cells. Radiation Res 78:251–263

Bornstein BA, Zouranjian PS, Hansen JL, Fraser SM, Gelwan LA, Teicher BA, Svensson GK (1992) Local hyperthermia, radiation therapy, and chemotherapy in patients with local-regional recurrence of breast carcinoma. Int J. Radiation Oncology Biol Phys 25:79–85

Burris HA, Moore MJ, Andersen J, Green MR, Rothenberg ML, Modiano MR, Cripps MC, Portenoy RK, Storniolo AM, Tarassoff P, Nelson R, Dorr FA, Stephens CD, Hoff DD von (1997) Improvements in survival and clinical benefit with gemcitabine as first-line therapy for patients with advanced pancreas cancer: a randomized trial. J Clin Oncol 15:2403–2413

Carter DL, MacFall JR, Clegg ST, Wan X, Prescott DM, Charles HC, Samulski TV (1998) Magnetic resonance thermometry during hyperthermia for human high-grade sarcoma. Int J Radiation Oncology Biol Phys 40:815–822

Dahl O (1994) Mechanisms of thermal enhancement of chemotherapeutic cytotoxicity. In: Urano M, Douple E (eds). Hyperthermia and Oncology, vol IV. VSP, Utrecht, pp 9–28

Datta NR, Bose AK, Kapoor HK, Gupta S (1990) Head and neck cancers: results of thermoradiotherapy versus radiotherapy. Int J Hyperthermia 6:479–486

Dewey WC (1994) Arrhenius relationships from the molecule and cell to the clinic. Int J Hyperthermia 10:457–483

Emami B, Perez C, Leybovich L, Straube W, Gerichten D von (1987) Interstitial thermoradiotherapy in the treatment of malignant tumors. Int J Radiation Oncology Biol Phys 3:107–118

Emami B, Scott C, Perez CA et al. (1996) Phase III study of interstitial thermoradiotherapy compared with interstitial radiotherapy alone in the treatment of recurrent or persistent human tumors: a prospectively controlled randomized study by the radiation therapy oncology group. Int J Radiation Oncology Biol Phys 34:1097–1104

Feldmann HJ, Molls M, Krümpelmann S, Stuschke M, Sack H (1993) Deep regional hyperthermia: comparison between the annular phased array and the sigma-60 applicator in the same patients. Int J Radiation Oncology Biol Phys 26:111–116

Hahn GM, Ning SC, Elizaga M, Kapp DS, Anderson RL (1989) A comparison of thermal responses of human and rodent cells. Int J Radiation Biology 56:817–825

Hand JW, Hind AJ (1986) A review of microwave and RF applicators for localised hyperthermia. In: Hand JW, James JR (eds) Physical techniques in clinical hyperthermia. Research Studies Press, Letchworth Hertfordshire, pp 98–148

Haveman J, Rietbroek RC, Gererdink A, Rijn J van, Bakker PJM (1995) Effect of hyperthermia on the cytotoxicity of 2′,2′-difluorodeoxycytidine (gemcitabine) in cultered SW1573 cells. Int J Cancer 62:627–630

Hendrick JP, Hartl FU (1993) Molecular chaperone functions of heat-shock proteins. Annu Rev Biochem 62:349–384

Hiraoka M, Jo S, Akuta K, Nishimura Y, Takahashi M, Abe M (1987) Radiofrequency capacitive hyperthermia for deep-seated tumors. Cancer 60:128–135

Iliakis G, Seaner R, Okayasu R (1990) Effects of hyperthermia on the repair of radiation-induced DNA single- and double-strand breaks in DNA double-strand break repair-deficient- and repair-proficient cell lines. Int J Hyperthermia 6:813–833

Issels, RD, Abdel-Rahman, S, Wendtner et al. (2001) Neoadjuvant chemotherapy combined with regional hyperthermia (RHT) for locally advanced primary or recurrent high-risk soft tissue sarcomas (HR-STS) of adults: Long-term results of a phase II study. Eur J Cancer 37:1599–1608

Issels R, Falk M (2001) Hyperthermia in oncology. Int J Hyperthermia 17:1–18

Issels RD, Prenninger SW, Nagele A et al. (1990) Ifosfamide plus etoposide combined with regional hyperthermia in patients with locally advanced sarcomas: a phase II study. J Clin Oncol 8:1818–1829

Issels RD, Mittermüller I, Gerl A et al. (1991) Improvement of local control by regional hyperthermia combined with systemic chemotherapy (ifosfamide plus etoposide) in advanced sarcomas: updated report on 65 patients. Cancer J Res Clin Oncol 117:141–147

Kakehi M, Ueda K, Mukojima T, Hiraoka M, Seto O, Akanuma A, Nakatsugawa S (1990) Multi-institutional clinical studies on hyperthermia combined with radiotherapy or chemotherapy in advanced cancer of deep-seated organs. Int J Hyperthermia 6:719–740

Kampinga HH, Turkel-Uygur N, Roti JL, Konings AWT (1989) The relationship of increased nuclear protein content induced by hyperthermia to killing of HeLa S3 cells. Radiat Res 117:511–522

Morimoto RA, Sarge KD, Abravaya K (1992) Transcriptional regulation of heat shock genes. A paradigm for inducible genomic responses. J Biol Chem 267:21987–21990

Multhoff G, Botzler C, Wiesnet M, Müller E, Meier T, Wilmanns W, Issels RD (1995) A stress-inducible 72-kDa heat shock protein (HSP72) is expressed of the surface of human tumor cells, but not on normal cells. Int J Cancer 61:272–279

Multhoff G, Botzler C, Jennen L, Schmidt J, Ellwart J, Issels R (1997) Heat shock protein 72 on tumor cells. A recognition structure for NK cells. J Immunol 158:4341–4350

Oleson JR, Samulski TV, Leopold KA, Scott TC, Dewhirst MW, Dodge RK, George SL (1993) Sensitivity of hyperthermia trial outcomes to temperature and time: implications for thermal goals of treatment. Int J Radiation Oncology Biol Phys 25:289–297

Overgaard J (1989) The current and potential role of hyperthermia in radiotherapy. Int J Radiation Oncology Biol Phys 16:535–549

Overgaard J, Gonzalez Gonzalez D, Hulshof MCCM, Arcangeli G, Dahl O, Mella O, Bentzen SM for European Society for Hyperthermic Oncology (1995) Randomised trial of hyperthermia as adjuvant to radiotherapy for recurrent or metastatic malignant melanoma. The Lancet 345:540–543

Peller M, Löffler R, Baur A et al. (1999) MRT-gesteuerte regionale Tiefenhyperthermie. Radiologe 39:756–763

Perez CA, Gillespie B, Pajak T, Horback NB, Emami B, Rubin P (1989) Quality assurance problems in clinical hyperthermia and their impact on therapeutic outcome. a report by the Radiation Therapy Oncology Group. Int J Radiation Oncology Biol Phys 16:551–558

Perez CA, Pajak T, Emami B, Hornback NB., Tupchong L, Rubin P (1991) Randomized phase III study comparing irradiation and hyperthermia with irradiation alone in superficial measurable tumors. Am J Clin Oncol 14:133–141

Petrovich Z, Langholz B, Gibbs FA et al. (1989) Regional hyperthermia for advanced tumors: a clinical study of 353 patients. Int J Radiation Oncology Biol Phys 16:601–607

Rau B, Wust P, Hohenberger P et al. (1998) Preoperative hyperthermia combined with radiochemotherapy in locally advanced rectal cancer. A phase II clinical trial. Annal of Surgery 227:380–289

Rietbroek RC, Schilthuis MS, Bakker PJM et al. (1997) Phase II trial of weekly locoregional hyperthermia and cisplatin in patients with a previously irradiated recurrent carcinoma of the uterine cervix. Cancer 79:935–942

Romanowski R, Schött C, Issels R et al. (1993) Regionale Hyperthermie mit systemischer Chemotherapie bei Kindern und Jugendlichen: Durchführbarkeit und klinische Verläufe bei 34 intensiv vorbehandelten Patienten mit prognostisch ungünstigen Tumorerkrankungen. Klin Pädiatr 205:249–256

Sapareto SA, Dewy WC (1984) Thermal dose determination in cancer therapy. Int J Radiation Oncology Biol Phys 10:787–800

Shibamoto Y, Nishimura Y, Abe M (1996) Intraoperative radiotherapy and hyperthermia for unresectable pancreatic cancer. Hepato-Gastroenterology 46:326–332

Sneed PK, Stauffer PR, McDermott MW et al. (1998) Survival benefit of hyperthermia in a prospective randomized trial of brachytherapy boost ± hyperthermia for glioblastoma multiforme. Int J Radiation Oncology Biol Phys 40:287–295

Streffer C. (1995) Molecular and cellular mechanisms of hyperthermia. In. Seegenschmiedt MH, Fessenden P, Vernon CC (eds) Thermoradiotherapy and thermocheotherapy. Springer, Berlin Heidelberg New York Tokyo, S 47–74

Sugimachi K, Kitamura K, Baba K, Ikebe M, Morita M, Matsuda H, Kuwano H (1992) Hyperthermia combined with chemotherapy and irradiation for patients with carcinoma of the oesophagus – A prospective randomized trial. Int J Hyperthermia 8:289–295

Sugimachi K, Kuwano H, Ide H, Toge T, Saku M, Oshiumi Y (1994) Chemotherapy combined with or without hyperthermia for patients with oesophageal carcinoma: a prospective randomized trial. Int J Hyperthermia 10:485–493

Tamura Y, Peng P, Liu K, Daou M, Srivastava PK (1997) Immunotherapy of tumors with autologous tumor-derived heat shock protein preparations. Science 278:117–120

Towle LR (1994). Hyperthermia and drug resistance. In. Urano M, Douple E (eds) Hyperthermia and oncology, vol IV. VSP, pp 91–113

Urano M, Kuroda M, Nishimura Y (1999) For the clinical application of thermochemotherapy given at mild temperatures. Int J Hyperthermia 15:79–107

Valdagni R, Amichetti M, Pani G (1988) Radical radiation alone versus radical radiation plus microwave hyperthermia for N_3 (TNM-UICC) neck nodes: A prospective randomized clinical trial. Int J Radiation Oncology Biol Phys 15:13–24

Valdagni R, Amichetti M (1993) Report of long-term follow-up in a randomized trial comparing radiation therapy and radiation therapy plus hyperthermia to metastatic lymphnodes in stage IV head and neck patients. Int J Radiation Oncology Biol Phys 28:163–169

Vaupel P (1990) Pathophysiological mechanisms of hyperthermia in cancer therapy. In. Gautherie M (ed) Biological basis of oncologic thermotherapy. Springer, Berlin Heidelberg New York Tokyo, pp 74–134

Vaupel PW, Kelleher DK (1995) Metabolic status and reaction to heat of normal and tumor tissue. In: Seegenschmiedt MH, Fessenden P, Vernon CC (eds) Thermoradiotherapy and thermocheotherapy. Springer, Berlin Heidelberg new York Tokyo, pp 157–176

Vernon CC, van der Zee J, Liu FF (1996) Radiotherapy with or without hyperthermia in the treatment of superficial localized breast cancer: results from five randomized controlled trials. Int J Radiation Oncology Biol Phys 35:731–744

Wells AD, Malkovskky M (2000) Heat shock proteins, tumor immunogenicity and antigen presentation: an integrated view. Immunol Today 21:129–132

Wendtner, CM, Abdel-Rahman, S, Baumert, J et al. (2001) Treatment of primary, recurrent or inadequately resected high-risk soft tissue sarcomas (HR-STS) of adults: results of a phase II pilot study (RHT-95) of neoadjuvant chemotherapy combined with regional hyperthermia. Eur. J. Cancer 37:1609–1616

Wessalowski R, Kruck H, Pape H, Kahn T, Willers R, Göbel U (1998) Hyperthermia for the treatment of patients with malignant germ cell tumors. A phase I/II study in ten children and adolescents with recurrent or refractory tumors. Cancer 82:793–800

Zee J van, Gonzalez Gonzalez D, Rhoon GC van, Dijk JD van, Putten WL van, Hart AA (2000) Comparison of radiotherapy alone with radiotherapy plus hyperthermia in locally advanced pelvic tumors: a prospective, randomised, multicentre trial. Dutch Deep Hyperthermia Group. Lancet 355:119-125

KOMMENTAR

Schlemmer et al. geben eine klaren Überblick über den aktuellen Stand der Hyperthermie. Sie besprechen die thermobiologischen Grundlagen, mögliche Interaktionen mit einer Radio- und einer Chemotherapie und zeigen die physikalisch/technischen Methoden zur Durchführung auf. Damit ist der Therapieansatz der Hyperthermie in Kombination mit einer Strahlen- oder Chemotherapie theoretisch sehr gut begründet.

Zur Frage, ob die regionale Tiefenhyperthermie (RHT) als Zusatz zu einer Strahlentherapie die Ergebnisse im Vergleich zu einer alleinigen Strahlentherapie verbessert, werden 10 randomisierte Studien mit zusammen 1315 Patienten aufgeführt. Die Bewertung fällt schwer, da 7 verschiedene Tumorentitäten untersucht werden und die Ergebnisse selbst bei gleichen Tumortypen widersprüchlich sind: In den 2 Studien mit >100 Patienten mit lokal fortgeschrittenen HNO-Tumoren wurde weder ein signifikanter Anstieg der Remissionsraten noch – nur in 1 Studie angegeben – des Überlebens nachgewiesen. Die positiven Ergebnisse in 2 weiteren Studien mit allerdings nur 65 bzw. 41 Patienten müssen trotz einer signifikanten Verbesserung der Remissionsraten durch die zusätzliche Hyperthermie sehr kritisch gesehen werden, da ein Anstieg des Langzeitüberlebens von 0 auf 53% schlechterdings unglaubhaft ist. Aus unserer Sicht sind die Ergebnisse bei rezidivierten Mammakarzinomen wesentlich interessanter und solider, da bei Auswertung von immerhin 306 Patientinnen ein signifikanter Anstieg der Rate an Vollremissionen von 41% im alleinigen Strahlentherapiearm auf 59% unter der Kombination aus Bestrahlung und Hyperthermie signifikant war. Auch hier fehlen leider Angaben über mögliche Effekte auf das Überleben. Als Schlussfolgerung kann man feststellen, dass die Hyperthermie als Zusatz zu einer Strahlentherapie bei den bisher untersuchten Tumorentitäten noch kein Standard ist und dass gut geplante Studien mit größeren Fallzahlen dringend notwendig sind. Am ehesten erfolgversprechend scheinen mir derzeit die Ansätze der Kombination aus Strahlentherapie und Hyperthermie bei nicht-operablen Rezidiven eines Mammakarzinoms zu sein.

Der Schwerpunkt der bisher durchgeführten Studien zur Kombination aus RHT mit einer systemischen Chemotherapie liegt bisher ganz auf den Weichteilsarkomen. In den Phase-II-Studien aus der Arbeitsgruppe um Issels (2001) werden gerade bei Hochrisikopatienten (bereits vorbehandelt und/oder sehr große Tumoren) ermutigende Ergebnisse erzielt. Interessant ist besonders die Studie RHT 91, in der immerhin mit der Kombination aus Hyperthermie und Chemotherapie (EIA, Etoposid/Ifosfamid/Adriamycin) in knapp 50% ein Ansprechen und eine Fünfjahresüberlebensrate von 46% erzielt wird. Endgültige Klarheit über den Stellenwert der zusätzlichen Hyperthermie zur Chemotherapie von Weichteilsarkomen mit sonst schlechter Prognose wird die multizentrische Studie der EORTC liefern, die die Ergebnisse der RHT+/–EIA vergleicht. Es sollten möglichst viele Patienten in diese wichtige Studie aufgenommen werden. Sind die Voraussetzungen hierzu nicht gegeben, sehen wir heute in Einzelfällen (sehr großer Tumor mit einem Durchmesser >5 cm, ungünstige Lage, primäre Inoperabilität) sehr wohl die Indikation zu einer Kombination aus Chemotherapie und RHT.

Möglichkeiten der regionalen Gentherapie

27 Lokale Gentherapie zur Behandlung von Lebertumoren

V. Schmitz, W. H. Caselmann

Die Leber nimmt in zweierlei Hinsicht eine zentrale Rolle in der Onkologie ein: Zum einen kann die Leber Sitz von primären Malignomen sein, zum anderen ist sie nach den Lymphknoten das zweithäufigste Zielorgan für Metastasen anderer Primärtumoren (Lau 2000; McCarter u. Fong 2000). Unter den primären Lebertumoren macht das hepatozelluläre Karzinom (HCC) mit etwa 80% den Hauptteil aus. Weit weniger häufig ist das cholangiozelluläre Karzinom. Angiosarkome, primäre Lymphome und Hepatoblastome kommen selten vor, letztere insbesondere bei Kindern unter 5 Lebensjahren. Bei den sekundären Lebermalignomen hat das kolorektale Karzinom als Primärtumor die größte Bedeutung, gefolgt von Metastasen neuroendokriner Tumoren (McCarter u. Fong 2000). Lediglich für eine kleine Untergruppe der betroffenen Patienten mit primären Lebertumoren (15–30%) und Metastasen (5–10%) kommt ein kurativer chirurgischer Ansatz in Frage (Anthony 2001; Lau 2000; McCarter u. Fong 2000; Okuda 2000). Daher werden bei einem erheblichen Anteil dieser Patienten palliative Maßnahmen verfolgt. Aus diesen Gründen besteht sowohl für die primären als auch die sekundären Lebermalignome die Notwendigkeit, intensiv nach innovativen alternativen Therapiestrategien zu suchen.

Unter den innovativen alternativen Therapiestrategien haben in den zurückliegenden Jahren insbesondere gentherapeutische Ansätze in experimentellen Studien vielversprechende Ergebnisse gezeigt, sodass teils eine klinische Erprobung erfolgte oder zur Zeit noch verfolgt wird (Heideman et al. 2000; Qian et al. 2000; Ruiz et al. 1999; Schmitz et al. 2002).

27.1 Grundlagen der Gentherapie

Grundlage aller gentherapeutischen Ansätze ist das genetische Material, das die Information für ein therapeutisches Genprodukt trägt. Dabei kann es sich um natürliche oder künstlich veränderte Gene handeln. Daneben kann subgenomische DNA und RNA eingesetzt werden, wobei diese darauf abzielen, die Expression endogener Gene mit therapeutischem Nutzen zu modulieren. Das genetische Material kann als so genannte nackte DNA direkt oder über virale und nichtvirale Vektorsysteme in die Zielzellen eingebracht werden. Je nach Therapieziel werden an diese Vektorsysteme spezifische Anforderungen gestellt. Grundsätzlich sollten sie eine hohe Transduktionseffizienz und Transportkapazität, eine gezielte und steuerbare Transgenexpression, niedrige Antigenität sowie geringe Nebenwirkungen für Patient und die Umwelt aufweisen und außerdem mit möglichst wenig Aufwand herzustellen sein. Trotz bedeutender Fortschritte in der Vektortechnologie ist der perfekte Vektor bisher nicht verfügbar. Erschwerend kommt hinzu, dass in Abhängigkeit der zu behandelnden Erkrankung durchaus unterschiedliche Anforderungen an das Vektorsystem gestellt werden. So kann für bestimmte Krankheiten wie in der Malignombehandlung eine zeitlich begrenzte Transgenexpression ausreichend sein, während für andere Entitäten wie die Korrektur hereditärer Enzymdefekte eine lebenslange kontinuierliche, bevorzugt steuerbare Genexpression erforderlich ist (Übersicht vgl. McCormick 2001; Prince 1998).

In der antitumoralen Gentherapie werden ganz unterschiedliche Strategien zur Bekämpfung maligner Tumorerkrankungen verfolgt:

- Eine Möglichkeit ist die Gen-Subsitution mutierter Gene durch den gesunden Wildtyp wie im Falle des Tumorsuppressorgens p53.
- Des weiteren kann in die Tumorzelle ein sogenanntes Suizidgen wie das Herpes-simplex-Virus-Thymindinkinase(HSV-TK)-Gen mit dem Ziel eingebracht werden, die transduzierte Tumorzelle für bestimmte toxische Substanzen zu sensibilisieren.
- Vielversprechende Ergebnisse wurden in experimentellen Gentherapiestudien auch mittels immunmodulatorischer Ansätze erzielt, bei denen die gegen den Tumor gerichtete Immunantwort des Wirts durch Zytokine, Chemokine, kostimulatorische Moleküle oder durch Kombination von Zytokinen und Chemokinen, genetische Vakzinierung mit (tumorspezifischen) Antigenen oder durch aktivierte Immunzellen wie dendritische Zellen stimuliert wird.
- Andere Therapieansätze wie antiangiogene Behandlungen zielen auf die Beeinflussung des biologischen Tumorwachstums ab.

27.2
Lokale Gentherapie von Lebertumoren

Die Mehrzahl gentherapeutischer Studien setzt retrovirale oder adenovirale Vektorsysteme ein. Nach systemischer Suizidgentherapie wurden in Tierexperimenten deutliche lebertoxische, durch das Transgen bedingte Nebenwirkungen beobachtet (Qian et al. 1997). In einer Pilotstudie mit 17 Patienten zur Gentherapie des partiellen Ornithintranscarbamylase-Mangels kam es nach Vektorinjektion in die rechte Leberarterie zu einem Todesfall, der im Zusammenhang mit durch den Vektor bedingten Nebenwirkungen gesehen wurde. Bei den übrigen Patienten waren die Leberfunktionsparameter nur vorübergehend verändert (Raper et al. 2002). In einer Phase-I-Studie bei Patienten mit Lebermetastasen kolorektaler Karzinome traten nach lokaler, intratumoraler Vektorapplikation hingegen nur leichte Veränderungen der Leberenzyme auf (Sung et al. 2001).

Die lokale Vektorapplikation zur Behandlung von Lebermalignomen vermag die Immunantwort gegen gesunde, nichtmaligne Leberzellen zu reduzieren und damit auch das Nebenwirkungsprofil günstig zu beeinflussen. Aufgrund dieser Zusammenhänge werden in den folgenden Abschnitten überwiegend lokale Gentherapieansätze dargestellt.

27.2.1
Gensubstitution

In 60% der hepatozellulären Karzinome lassen sich im Tumorsuppressorgen p53 Mutationen nachweisen (Chang et al. 1991). In Zellversuchen konnte nachgewiesen werden, dass eine Behandlung mit Wildtyp p-53 (wt-p53) das Wachstum von HCC-Zellen hemmt. Bereits 1996 wurde über eine klinische Pilotstudie berichtet, in der fünf HCC-Patienten durch intratumorale Injektion mit Plasmid DNA kodierend für wt-p53 behandelt wurden (Habib et al. 1996). In dieser Studie wurde die Therapie bezüglich ihrer Nebenwirkungen untersucht und als sicher bewertet. In einer klinischen Phase-I/II-Studie erfolgt die Vektorapplikation eines rekombinanten Adenovirus, der wt-p53 unter der Kontrolle eines Cytomegalie-Virus-Promotors (CMV-Promotor) exprimiert, bei Patienten mit Lebermetastasen kolorektaler Karzinome über die Leberarterie (Habib et al. 1999). Im Mittelpunkt dieser Studie stehen zunächst ebenfalls Toxizitätsuntersuchungen. Publizierte Ergebnisse liegen zur Zeit noch nicht vor, auch Aussagen zur antitumoralen Wirksamkeit stehen noch aus.

Bestimmte Veränderungen in der E1-Region mit Deletion für die E1B-Region des adenoviralen Genoms erlauben im Gegensatz zu herkömmlichen E1-deletierten Viren eine Virusreplikation in Zellen, in denen das Tumorsuppressorgen p53 inaktiviert ist. In diesem E1B-deletierten Konstrukt ist die Virusreplikation von einem inaktiven p53-Tumorsuppressorgen abhängig, sodass sich das Virus nur in p53 inaktiven HCC-Zellen replizieren und damit durch zytotoxische Effekte eine Tumorzelllyse induzieren kann. Kürzlich wurde dieser Therapieansatz in 2 randomisierte klinische Studien übertragen (Habib et al. 2002; Habib et al. 2001). Die intratumorale Applikation eines E1B-deletierten Adenovirus (dl1520) wurde mit einer intratumoralen Ethanolinjektion verglichen. Die intratumorale Vektorgabe wurde in dieser Studie gut vertragen und führte nur zu geringen Nebenwirkungen, insbesondere kam es nicht zu einem signifikanten Anstieg der Lebertransaminasen. Allerdings konnte das Tumorleiden im Vergleich zur Kontrollgruppe mit Ethanol-Injektion nicht beeinflusst werden. So wurde bei 2 von 5 Patienten, denen Ethanol injiziert wurde, im Beobachtungszeitraum das Tumorwachstum gestoppt, in der mit dl1520 behandelten Gruppe hingegen wiesen nur 1 Patient ein partielles Ansprechen und 4 weitere ein fortschreitendes Tumorleiden auf (Habib et al. 2002).

27.2.2
Suizidgentherapie

Die Suizidgentherapie basiert auf dem Gentransfer eines Gens kodierend für z. B. die Herpes-simplex-Virus-Thymidinkinase (HSV-TK). HSV-TK konvertiert in transduzierten Zellen das nichttoxische Ganciclovir in die toxisch wirksame, phosphorylierte Form. Diese terminiert die zelluläre DNA-Synthese und hemmt die DNA Polymerase (Moolten 1994). Auch bei niedriger Transduktionseffizienz kann aufgrund des sogenannten Bystander-Effektes noch eine beträchtliche zelltoxische und antitumorale Wirkung erreicht werden (Qian et al. 1995). Dies gründet sich teils auf Diffusion des toxischen Metaboliten in benachbarte, nicht transduzierte Zellen, zum anderen auf eine durch indirekte Effekte bedingte Zellnekrose, die wiederum eine Entzündungsreaktion, die Einwanderung von Immunzellen und die antitumorale Immunität fördert (Qian et al. 2000).

Mehrere tierexperimentelle Studien haben die Wirksamkeit dieses Ansatzes zur Behandlung hepatozellulärer Karzinome und metastasierter Kolonkarzinome belegt (Bilbao et al. 2000; Hayashi et al. 1997a; Hayashi et al. 1997b; Kuriyama et al. 1999; Qian et al. 1995; Qian et al. 1997). Die gute antitumorale Wirksamkeit dieses Ansatzes wird maßgeblich durch toxische Nebenwirkungen limitiert, sodass Wege gesucht werden, die Toxizität zu verringern. Die lokale Vektorapplikation ist im Vergleich zur systemischen besser verträglich, des Weiteren kann der Einsatz tumorspezifischer Promotoren und der gezielte Gentransfer die Nebenwirkungen reduzieren. Sung et al. (2001) berichten über eine klinische Phase-I-Studie zur lokalen Behandlung von Lebermetastasen kolorektaler Karzinome. Rekombinante Adenoviren kodierend für HSV-TK wurden unter sonografischer Kontrolle in eine Lebermetastase injiziert, anschließend erfolgte die systemische Gabe von Ganciclovir. Insgesamt wurden in dieser Studie 16 Patienten in unterschiedlichen Dosisgruppen behandelt. Interessanterweise wurden auch bei der höchsten Virusdosierung von 10^{13} Viruspartikeln nur leichte Nebenwirkungen, insbesondere auch bezüglich der Lebertransaminasenerhöhung beobachtet. Damit legt diese Studie eine Grundlage für weitere Untersuchungen für die lokale Tumortherapie bei Lebermalignomen. Entsprechend wird die lokale Therapie durch adenoviralen Gentransfer für HSV-TK zur Zeit in einer Phase-I/II-Studie zur Behandlung des HCC im Menschen untersucht (Schmitz et al. 2002).

27.2.3
Immunmodulation

Entartete Zellen können der Immunantwort des Wirtes entgehen, sodass es zu einem fortschreitenden Malignomwachstum kommt. Mögliche Ursachen liegen in der fehlenden Expression von tumorspezifischen Antigenen, oder vorhandene Tumorantigene werden vom Immunsystem nicht erkannt bzw. sind nicht in der Lage, eine kompetente Immunantwort des Wirtes auszulösen, sodass gewissermaßen eine Immuntoleranz gegenüber dem Tumor bestehen kann (Gabrilovich et al. 1996a; Gabrilovich et al. 1996b; Roth et al. 1994). Immunmodulatorische Therapieansätze zielen auf eine Stimulation des Immunsystems ab, um die beschriebene Immuntoleranz zu durchbrechen und eine Tumorelimination zu erreichen. In experimentellen Therapiestudien an verschiedenen Tumormodellen im Tier konnte die antitumorale Wirksamkeit dieses Therapieprinzips überzeugend belegt werden (Heideman et al. 2000; Qian et al. 2000; Ruiz et al 1999; Schmitz et al. 2002). Auch die Anwendung auf Tiermodelle für das HCC und das metastasierte CRC hat vielversprechende Ergebnisse gebracht. So resultierte der lokale, adenoviral vermittelte Gentransfer für IL-12 und für CD40L in den untersuchten HCC-Modellen bei knapp 70% der behandelten Tiere in eine komplette Tumorelimination (Barajas et al. 2001;

Schmitz et al. 2001). Es konnte belegt werden, dass die Tiere mit tumorfreiem Überleben darüber hinaus eine antitumorale Immunität entwickelt hatten, sodass es auch nach Tumorzellreexposition nicht zu einem erneuten Tumorwachstum kam. Andere Strategien setzten z. B. als Transgen das kostimulatorische Molekül B7.1 oder IL-2 ein und wiesen ebenfalls eine gute antitumorale Wirksamkeit auf. Rubin et al. (1994) haben in einer Phase-I-Studie die Verträglichkeit einer lokalen Behandlung für liposomalen Gentransfer für HLA-B7, ein MHC-Klasse-I-Gen, untersucht und eine gute Verträglickeit belegt (Rubin et al. 1994). Eine Phase-II-Studie zur systemischen Behandlung des fortgeschrittenen Nierenzellkarzinoms mit IL-12 wurde aufgrund schwerwiegender Nebenwirkungen einschließlich Todesfolge abgebrochen (Cohen 1995). Aktuell wird in einer klinischen Phase-I/II-Studie zur Behandlung des HCC der adenoviral vermittelte Gentransfer für IL-12 untersucht (Schmitz et al. 2002). Die Vektorapplikation erfolgt ebenfalls lokal, um systemische Toxizitäten zu reduzieren und möglichst hohe Transduktionsraten im Malignom selbst zu erreichen. Abschließende Ergebnisse dieser Studie liegen nicht vor.

Dendritische Zellen nehmen eine zentrale Rolle bei der Antigenerkennung und Antigenpräsentation ein. Zunehmend rücken sie deshalb in das Interessenfeld der Tumortherapie mit dem Ziel, die Präsentation von tumorspezifischen Antigenen zu verbessern und die Immuntoleranz zu durchbrechen. Für verschiedene Tumorentitäten, wie das Nierenzellkarzinom, erfolgt die Überprüfung dieses Prinzips in klinischen Studien, die Anwendung auf das HCC beschränkt sich zur Zeit noch auf tierexperimentelle Studien (Homma et al. 2001 a; Homma et al. 2001 b; Onji et al. 2001).

Vakzinierungsstrategien bedienen sich tumorspezifischer Antigene, um durch Überexpression eines oder mehrerer Tumorantigene oder durch Koexpression zusammen mit immunmodulatorischen Genen, eine Immunantwort auszulösen. Tierexperimentelle Untersuchungen konnten für ein Tumorantigen des HCC, das Alfafetoprotein (AFP), eine signifikante Hemmung des HCC-Wachstums bzw. AFP-exprimierender Tumoren in Mausmodellen belegen (Grimm et al. 2000; Hanke et al. 2002). Die Übertragung in klinische Studien ist möglicherweise problematisch, da es aufgrund der Expression von AFP in nicht malignen Zellen auch zu einer Immunantwort gegen nicht Tumorgewebe kommen und so das Nebenwirkungsprofil ungünstig beeinflusst werden könnte (Geissler et al. 2001). Grundsätzlich scheint eine AFP-spezifische Stimulation von Patienten mit HCC möglich, da sich bei Patienten mit Leberzirrhose mit oder ohne HCC AFP-spezifische T-Lymphozyten nachweisen ließen, die in vitro durch AFP aktiviert werden konnten. (Hanke et al. 2002). Die Identifizierung neuer tumorspezifischer Antigene kann diesbezüglich möglicherweise nebenwirkungsärmere Vakzinierungsstrategien aufzeigen und ist Ziel von Untersuchungen zur spezifischen Genexpression in menschlichem und tierischem HCC-Gewebe.

27.2.4
Antiangiogene Gentherapie

Die Rolle der Tumorangiogenese ist in den zurückliegenden Jahren in den Mittelpunkt zahlreicher Untersuchungen zur Tumortherapie gerückt. Dabei hat die Entdeckung der physiologischen antiangiogenen Proteine Angiostatin und Endostatin besonders viel Aufmerksamkeit auf sich gezogen. Tierexperimentelle Untersuchungen hatten hervorragende Resultate bezüglich antitumoraler Wirksamkeit und Verträglichkeit gebracht, sodass rasch die Übertragung in klinische Studien vorangetrieben wurde (Cao 2001). Beide Substanzen werden zur Zeit in klinischen Studien überprüft, wobei eine Anwendung auf das CRC oder HCC bisher nicht publiziert ist. Grundsätzlich gilt das HCC als hypervaskularisierter Tumor als geeignetes Ziel einer antiangiogenen Tumortherapie (Anthony 2001), allerdings liegen auch für das Tiermodell bisher nur wenige Kongressberichte vor. Die Entstehung eines HCC kann über dysplastische Vorstufen verlaufen. Die zunehmende Entartung und Dedifferenzierung der Zellen geht mit einer verstärkten Expression von proangiogenen Faktoren einher (Anthony 2001), sodass das Ziel einer antiangiogenen HCC-Therapie neben der Hemmung des Tumorwachstums selbst auch in einem prophylaktisch-präventiven Ansatz liegen könnte. Das Tumorwachstum menschlicher HCC-Zellen (Huh7) in einem Mausmodell konnte durch adenoviral vermittelten Gentransfer für einen Angiostatinabkömmling signifikant gehemmt werden (Schmitz 2002). Andere Untersuchungen konzentrieren sich auf die antitumorale Wirksamkeit von Endostatin und Therapiekombinationen zur Behandlung des HCC.

27.3 Ausblick

Die zunehmende Zahl experimenteller und klinischer Gentherapiestudien unterstreicht die Rolle der Gentherapie, in Zukunft als kurative oder palliative Medikation in der Malignombehandlung zu dienen. Zukünftige Arbeiten werden sich auf die Entwicklung von Vektorsystemen mit
- hoher und gezielter Zelltransduktion,
- regulierbarer und längerer Transgenexpression,
- Identifizierung der wirksamsten Transgene oder Transgenkombinationen und
- der günstigsten Vektorapplikation konzentrieren.

Die Gentherapie primärer und sekundärer Lebermalignome steht sowohl in tierexperimentellen als auch klinischen Studien noch in der Anfangsphase und beschränkt sich zur Zeit überwiegend auf lokale Applikationswege, wobei sich ihre Bedeutung und ihr Potenzial in diesem Anwendungsbereich nur abschätzen lassen.

Literatur

Anthony PP (2001) Hepatocellular carcinoma: an overview. Histopathology 39:109–118

Barajas M, Mazzolini G, Genove G et al. (2001) Gene therapy of orthotopic hepatocellular carcinoma in rats using adenovirus coding for interleukin 12. Hepatology 33: 52–61

Bilbao R, Gerolami R, Bralet MP et al. (2000) Transduction efficacy, antitumoral effect, and toxicity of adenovirus-mediated herpes simplex virus thymidine kinase/ganciclovir therapy of hepatocellular carcinoma: the woodchuck animal model. Cancer Gene Ther 7:657–662

Cao Y (2001) Endogenous angiogenesis inhibitors and their therapeutic implications. Int J Biochem Cell Biol 33: 357–369

Chang K, Ding I, Kern FG, Willingham MC (1991) Immunohistochemical analysis of p53 and HER-2/neu proteins in human tumors. J Histochem Cytochem 39:1281–1287

Cohen J (1995) IL-12 deaths: explanation and a puzzle. Science 270:908

Gabrilovich DI, Chen HL, Girgis KR et al. (1996a) Production of vascular endothelial growth factor by human tumors inhibits the functional maturation of dendritic cells. Nat Med 2:1096–1103

Gabrilovich DI, Nadaf S, Corak J, Berzofsky JA, Carbone DP (1996b) Dendritic cells in antitumor immune responses. II. Dendritic cells grown from bone marrow precursors, but not mature DC from tumor-bearing mice, are effective antigen carriers in the therapy of established tumors. Cell Immunol 170:111–119

Geissler M, Mohr L, Weth R et al. (2001) Immunotherapy directed against alpha-fetoprotein results in autoimmune liver disease during liver regeneration in mice. Gastroenterology 121:931–939

Grimm CF, Ortmann D, Mohr L et al. (2000) Mouse alpha-fetoprotein-specific DNA-based immunotherapy of hepatocellular carcinoma leads to tumor regression in mice. Gastroenterology 119:1104–1112

Habib N, Salama H, Abd El Latif Abu Median A et al. (2002) Clinical trial of E1B-deleted adenovirus (dl1520) gene therapy for hepatocellular carcinoma. Cancer Gene Ther 9:254–259

Habib NA, Ding SF, el-Masry R et al. (1996) Preliminary report: the short-term effects of direct p53 DNA injection in primary hepatocellular carcinomas. Cancer Detect Prev 20:103–107

Habib NA, Hodgson HJ, Lemoine N, Pignatelli M (1999) A phase I/II study of hepatic artery infusion with wtp53-CMV-Ad in metastatic malignant liver tumours. Hum Gene Ther 10: 2019–2034

Habib NA, Sarraf CE, Mitry RR et al. (2001) E1B-deleted adenovirus (dl1520) gene therapy for patients with primary and secondary liver tumors. Hum Gene Ther 12:219–226

Hanke P, Serwe M, Dombrowski F, Reimann J, Sauerbruch T, Caselmann WH (2002) DNA vaccination with AFP-encoding plasmid DNA prevents growth of subcutaneous AFP-expressing tumors and does not interfere with liver regeneration in mice. Cancer Gen Ther 202,9 (4):346-355

Hanke P, Serwe M, Dombrowski F, Sauerbruch T, Caselmann WH (2002) Cirrhotic patients with or without hepatocellular carcinoma harbour AFP-specific T-lymphocytes that can be activated in vitro by human AFP. Scan J Gastroenterol (im Druck)

Hayashi S, Emi N, Yokoyama I, Namii Y, Uchida K, Takagi H (1997a) Inhibition of establishment of hepatic metastasis in mice by combination gene therapy using both herpes simplex virus-thymidine kinase and granulocyte macrophage-colony stimulating factor genes in murine colon cancer. Cancer Gene Ther 4:339–344

Hayashi S, Emi N, Yokoyama I, Uchida K, Takagi H (1997b) Effect of gene therapy with the herpes simplex virus-thymidine kinase gene on hepatic metastasis in murine colon cancer. Surg Today 27:40–43

Heideman DA, Gerritsen WR, Craanen ME (2000) Gene therapy for gastrointestinal tract cancer: a review. Scand J Gastroenterol [Suppl 232]:93–100

Homma S, Toda G, Gong J, Kufe D, Ohno T (2001a) Preventive antitumor activity against hepatocellular carcinoma (HCC) induced by immunization with fusions of dendritic cells and HCC cells in mice. J Gastroenterol 36:764–71

Homma S, Toda G, Ohno T (2001b) Immunotherapy for hepatocellular carcinoma using dendritic cells. Nippon Rinsho 59 [Suppl 6]:693–698

Kuriyama S, Kikukawa M, Masui K et al. (1999) Cancer gene therapy with HSV-tk/GCV system depends on T-cell-mediated immune responses and causes apoptotic death of tumor cells in vivo. Int J Cancer 83:374–380

Lau WY (2000) Primary liver tumors. Semin Surg Oncol 19:135–144

McCarter MD, Fong Y (2000) Metastatic liver tumors. Semin Surg Oncol 19:177–188

McCormick F (2001) Cancer gene therapy: fringe or cutting edge? Nature Rev Cancer 1:130–141

Moolten FL (1994) Drug sensitivity („suicide") genes for selective cancer chemotherapy. Cancer Gene Ther 1:279–287

Okuda K (2000) Hepatocellular carcinoma. J Hepatol 32:225–237

Onji M, Akbar F, Horiike N (2001) Dendritic cell-based immunotherapy for hepatocellular carcinoma. J Gastroenterol 36:794–797

Prince HM (1998) Gene transfer: a review of methods and applications. Pathology 30:335–347

Qian C, Bilbao R, Bruna O, Prieto J (1995) Induction of sensitivity to ganciclovir in human hepatocellular carcinoma cells by adenovirus-mediated gene transfer of herpes simplex virus thymidine kinase. Hepatology 22:118–123

Qian C, Drozdzik M, Caselmann WH, Prieto J (2000) The potential of gene therapy in the treatment of hepatocellular carcinoma. J Hepatol 32:344–351

Qian C, Idoate M, Bilbao R, Sangro B, Bruna O, Vazquez J, Prieto J (1997) Gene transfer and therapy with adenoviral vector in rats with diethylnitrosamine-induced hepatocellular carcinoma. Hum Gene Ther 8:349–358

Raper SE, Yudkoff M, Chirmule N et al. (2002) A pilot study of in vivo liver-directed gene transfer with an adenoviral vector in partial ornithine transcarbamylase deficiency. Hum Gene Ther 13:163–175

Roth C, Rochlitz C, Kourilsky P (1994) Immune response against tumors. Adv Immunol 57:281–351

Rubin J, Charboneau JW, Reading C, Kovach JS (1994) Phase I study of immunotherapy of hepatic metastases of colorectal carcinoma by direct gene transfer. Hum Gene Ther 5:1385–1399

Ruiz J, Qian C, Drozdzik M, Prieto J (1999) Gene therapy of viral hepatitis and hepatocellular carcinoma. J Viral Hepat 6:17–34

Schmitz V, Barajas M, Wang L, Peng D, Duarte M, Prieto J, Qian C (2001) Adenovirus-mediated CD40-Ligand gene therapy in a rat model of orthotopic hepatocellular carcinoma. Hepatology 34:72–81

Schmitz V, Qian C, Ruiz J et al. (2002) Gene therapy for liver diseases: recent strategies for treatment of viral hepatitis and liver malignancies. Gut 50:130–135

Schmitz V, Barajas L, Peng M, Prieto D, Qian J(2002) Enzymatic release of angiostatin like molecule and characterization of its angiostatic and antitumoral effects. J Hepatol 36 [Suppl 1]:161

Sung MW, Yeh HC, Thung SN, Schwartz ME, Mandeli JP, Chen SH, Woo SL (2001) Intratumoral adenovirus-mediated suicide gene transfer for hepatic metastases from colorectal adenocarcinoma: results of a phase I clinical trial. Mol Ther 4:182–191

KOMMENTAR

Schmitz u. Caselmann beschreiben sehr klar den derzeitigen Stand der lokalen und regionalen gentherapeutischen Ansätze. Gerade bei der zumeist immer noch unbefriedigenden Effektivität der Chemotherapie bei primären und sekundären Lebertumoren macht es Sinn, große Anstrengungen in die Weiterentwicklung der Gentherapie zu unternehmen, um möglichst bald eine effiziente und vor allem auf die Tumorzellen begrenzte Transduktion zu erzielen. Auch wenn die beschriebenen Ansätze noch weit von einer Routinetherapie entfernt sind, geben sie wichtige Anregungen für zunächst experimentelle und hoffentlich bald auch klinische Studien zum Einsatz einer lokalen und/oder regionalen Gentherapie.

Sachverzeichnis

A
Ablationsverfahren
- Alkoholinjektion 183
- Kryotherapie 183
- laserinduzierte Thermotherapie (LITT) 183
- Radiofrequenztherapie 183

Actilyse 39
Aderhautmelanom 138
Adriamycin 112
Alkoholinjektion
- perkutane
- - Ergebnisse 226
- - Indikation 225, 226
- - Komplikationen 225
- - Kontraindikation 226
- - Nebenwirkungen 225
- - Rezidivrate 226, 227
- - Technik 223–225

Angiosarkom 99
Arteria
- carotis 74
- - externa 61
- gastrica dextra 36
- gastroduodenalis 35
- glutaea superior 152
- hepatica
- - communis 38
- - Katheter 35
- - propria 38
- lienalis 38
- mammaria interna 74, 78
- supraduodenalis 36
- temporalis 62
- thyreoidea superior 61
- uterina
- - Embolisation 146
- vertebralis 74

Atemwegsstenose, zentrale 255
AUC (area under curve) 6

B
Budd-Chiari-Syndrom 267

C
Chemoembolisation 106
- Embolisat 108
- Indikationen 113, 114
- Komplikationen 120, 121
- Kontraindikationen 114–116
- Leber 19
- Lipiodol 108
- Technik 118, 119

Chemoperfusion 106, 107
- Indikationen 113, 114
- Komplikationen 120, 121
- Kontraindikationen 114–116
- Technik 118, 119

Chemotherapie, regionale 131
Child-Pugh-Klassifikation 103
Cholangiozelluläres Karzinom (CCC) 99–101
Cisplatin 112
Clusterelektroden 194

D
DCES 16
Dioden-Laser 185
Drugcarrier 22

E
Effekt, phototoxischer 232
Einflussstauung, obere 267
Eiskristallbildung 211
Embolisationsbehandlung
- Beckentumor 30
- Bronchialkarzinom 25
- Gastrointestinaltrakt 29
- Kopf-/Halsbereich 25
- Leber 28
- Nierentumor 27
- Ösophaguskarzinom 27

Embolisationsmaterialien 19
Embolisationstherapie 19
Embolisationsverschleppung 31
Endoprothesen 245
Ethibloc 21
Extraktionsraten, hepatische 12
Extremitätenperfusion
- isolierte
- - Gentherapie 168
- - Histologie 165
- - Misserfolg 163
- - Transitmetastasen MM 159
- - Weichteilsarkome 159
- lokale Toxizität 160
- malignes Melanom 160
- Temperatur 160, 161

F
FAM-Schema 138
Fehlperfusion 9
Fibrolamelläres Karzinom (FLC) 100
First-pass-Effekt 11
Fluordeoxyuridin (FUDR) 131
5-Fluorouracil (5-FU) 131, 133
- systemische Spiegel 12
Flussverlangsamung
- Stärkepartikel 15
- temporäre Okklusion 15
FUDR 134

G
Gallengangdrainage 276
Gallengangskarzinom 236
Gallengangstumor 277
Gallenwegskarzinom 275
Gallenwegstent 275
- Ergebnisse 280
- Komplikationen 280
Gefäßanomalien 36
Gelfoam 20
Gemcitabine 93
Genfähre 168
Gentherapie
- antiangiogene Therapie 306
- Grundlagen 303
- Immunmodulation 305
- isolierte Extremitätenperfusion 168
- Lebertumoren 303, 304
- Vakzinierungsstrategien 306
Gesamtkörperclearance 6
Gewebetemperatur 159
Grenzwerthyperthermie 162

H

Hämangiosarkom
- Prognosefaktoren 102

HAP (hypoxisch abdominelle Perfusion) s. auch Stop-flow-Methode
- Ergebnisse 177
- Komplikationen 176, 177
- Kontraindikationen 176
- Operationstechnik 175
- Pharmakokinetik 177

HCC (hepatozelluläres Karzinom)
- Ätiologie 100
- Chemoembolisation
- – Ergebnisse 110, 111
- – Zytostatika 109–111
- Chemotherapie
- – adjuvante regionale 112
- – neoadjuvante regionale 112
- – systemische 106
- Hormontherapie 106
- pathologische Klassifikation 101

Heparinspülung 41
Hepatozelluläres Karzinom (HCC) 99
Histoacryl 21
Holter-Katheter 37
Hyperthermie 161, 285
- eigentliche 162
- milde 161
- Ergebnisse 290–296
- Radiochemotherapie 295, 296
- Thermoempfindlichkeit 286
- Thermometrie 289
- Thermosensibilisierung 287

I

IFN (Interferon) 162
Intransit-Metastasen 163
Ivalon 20

J

^{131}Jodlipiodoltherapie 112

K

Karzinom
- cholangiozelluläres (CCC) 99–101
- fibrolamelläres (FLC) 100
- hepatozelluläres 99, 106, 109–112

Kaskadentheorie 3
Knochensarkom 293
Koagulationsvolumen 188
Konzentrationsvorteil 6
- regionaler 11
Kryodestruktion 212
Kryotherapie
- Ergebnisse 214, 215, 217
- HCC 217, 218
- Indikationen 219, 220
- Komplikationen 215

- Kontraindikationen 216
- Rezidivrate 220
- Technik 213, 214
- Wirkungsmechanismus 211

L

Laserapplikator
- Multifaserapplikation 188
- Quarzlaser 187
- Ringmode 187
- Tip-Applikator 187

Laserenergie 185
Laser-Gewebe-Interaktion 186
Leberarterienkatheter
- Implantationstechnik 35
- Komplikationen 40

Lebergefäßversorgung 35
Leberhypertrophie 28
Leberkatheter, portalvenöser 44
Lebermetastasen
- adjuvante regionale Therapie 135, 136
- Indikation regionaler Chemotherapie 136, 137
- kolorektale 131
- malignes Melanom 139
- Mammakarzinom 138
- neuroendokriner Tumor 140
- nichtkolorektaler Ursprung 138
- Nierenzellkarzinom 140
- Pankreaskarzinom 140
- regionale Chemotherapie 131
- Studienergebnisse 132
- Weichteilsarkom 140

Leberreserve, funktionelle 105
Lebertumor
- BCLC-Klassifikation 129
- maligner
- – WHO-Klassifikation 101
- primärer
- – Okuda-Einteilung 103
- – Prognosefaktoren 102, 104, 105
- – Therapie 105–113
- – TNM-Klassifikation 103
- – WHO-Klassifikation 101
- sekundärer 131

Leiomyom
- Embolisation 146
- uterines 145

Lipiodol 8, 22
Liposom, pegyliertes 16
Lysetherapie 39

M

Magenfrühkarzinom 236
Mammakarzinom 138
- exulzerierendes Rezidiv 78
- inflammatorisches 81

- intraarterielle Chemotherapie 73
- Kathetertechnik 74
- neoadjuvante intraarterielle Therapie 76
- Therapieergebnisse 77

Mammarezidivtumor 77
Melanom, malignes 139
Melphalan 162
Metastasierung
- Erstorgan 3
- hämatogene 3
- monotope 3
- polytope 3

Methylen-Blau-Probe 40
MIAH-Katheter 40
- A. subclavia 44
- Interkostalarterie 44

Mikrosphären 22
Mitoxantron 74
Mitomycin C 74, 93, 112
Multifaserapplikation 188
Mundbodenkarzinom
- präoperative intraarterielle Chemotherapie 67
- intraarterielle regionale Therapie 63–65
- Remissionsrate 68

Myomektomie 145

N

Nd:YAG-Laser 185
Normothermie 160

O

Oberflächenhyperthermie (LHT) 285, 288
Oropharynxkarzinome 61
Ösophagusstent
- Ergebnisse 252
- Ösophaguskarzinom 249
- Technik 251, 252

Oven-Effekt 197
Oxaliplatin 135

P

Pankreaskarzinom
- Ätiologie 85
- Epidemiologie 85
- lokal fortgeschrittenes 91
- metastasierendes 91
- Pathologie 86
- Prognosefaktoren 87
- Radiochemotherapie 91
- regionale adjuvante Therapie 88–90
- regionale Katheterisierung 94
- regionale palliative Therapie 91, 92
- – Komplikationen 94

– Stadieneinteilung 86
Papillenkarzinom 276
Perfusionskontrolle 64
Perfusionsleck 159
Perfusionsszintigraphie 153
Pfortader
– Chemoembolisation 122
– Embolisation 123
Pharmakologie
– Dosis-Wirkungs-Beziehung 5
Photonenabstrahlungscharakteristik 187
Photodynamische Therapie
– Gallengang 236
– Kolon 237
– Magen 236
– Nebenwirkungen 233
– Ösophagus 234
– phototoxischer Effekt 232
– Prinzipien 231
Photosensitizer 231
pNET-Tumoren 138
Polyurethankatheter 44
Port-Implantation 38
Port-Katheter-System 137
Perkutan implantiertes Port-Katheter-System
– A. femoralis 46
– A. subclavia 50
– Infektionsrisiko 55
– Komplikationen 54
– Pseudoaneurysma 56
– Thrombosierung 54
Postembolisationssyndrom 28, 31

R
Radiochemotherapie 91
Radiofrequenzablation (RFA)
– bipolare RFA 193
– Ergebnisse 198
– Grundlagen 193
– HCC 198, 201

– Indikationen 207
– Kontraindikationen 207
– Lebermetastasen 202, 203
– monopolare RFA 193
– Nekrosegröße 197
– Tumorrezidive 204
Rektumkarzinom, inoperables 151
Rektumkarzinom
– Ergebnisse i.a. Therapie 157
– inoperabel primär 152
– intraarterielle Therapie 151
– Kathetertechnik 154
– Kontraindikationen i.a. Therapie 156
– Nebenwirkungen i.a. Therapie 157
– Strahlentherapie 151
Remissionsraten 7

S
Sklerose, biliäre 13
Stärkepartikel 8
Stent
– ballondilatierbarer 247
– selbstexpandierender 247
– Typen 246
Stop-flow-Methode 175–177
Strahlentherapie
– Rektumkarzinomrezidiv 151
Suizidgentherapie 305

T
Therapiekatheter
– kleines Becken 46
– komplexe Gefäßanomalie 41
– laparoskopische Implantationstechnik 42
– Lunge 45
– Mamma 45
– Pankreas 45
Thermobiologie 285
Thermoempfindlichkeit 286
Thermoradiotherapie 291

Tiefenhyperthermie (RHT) 285, 288
Toxizität 9
Tracheobronchialstent
– Dumon-Stent 259
– Dynamic-Stent 260
– Ergebnisse 262, 263
– Implantationstechnik 257
– Komplikationen 264, 265
– Kunststoffstent 258
– Metallstent 261
– Polyester-Stent 260, 261
Truncus coeliacus 90
Tumorembolisation
– Komplikationen 31
Tumornekrosefaktor α (TNF-α) 162
Tumortargeting 22
Tumortherapie
– Extraktionsrate 6
– Konzentrationsvorteil 6
– regionale 6
– Selektivität 6

U
Urokinase 39
Uteruskarzinom 146

V
Vaporisationseffekte 187
Vena-cava-Stent
– Ergebnisse 271, 272
– Komplikationen 270
– Technik 268, 269

W
Weichteilsarkom 293
– Extremitätenperfusion 164

Z
Zervix 146
Zytostatika
– regionaler Konzentrationsvorteil 7